麻醉学基础知识要点解析

编著　[加]杰夫·加兹登
　　　[加]迪恩·琼斯
主译　严　敏

世界图书出版公司

上海·西安·北京·广州

主 译 简 介

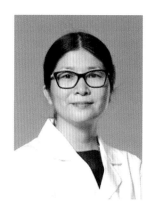

　　严敏　教授,主任医师,博士研究生导师,浙江大学求是特聘医师,浙江大学医学院附属第二医院麻醉手术部主任。现任中华医学会麻醉学分会委员、中华医学会疼痛学分会委员、中国女医师协会疼痛专家委员会副主任委员兼秘书长、中国医疗保健国际交流促进会区域麻醉与疼痛医学分会专委会副主任委员、浙江省医学会麻醉学分会主任委员、浙江省临床麻醉质量控制中心常务副主任、浙江省麻醉住院医师规范化培训质量控制中心主任、浙江省医学会疼痛学分会前任主任委员(2011—2018)、浙江省中西医结合学会理事会副会长。入选浙江省卫生创新人才,荣获第五届"中国女医师协会五洲女子科技奖"临床医学科研创新奖。

译 者 名 单

主　　译　严　敏

副 主 译　陈祥明　邬伟东

审　　校　李　雪　王　屹　郁丽娜

译　　者　（按姓氏拼音排序）

鲍韵如　陈　翀　陈聪聪　陈祥明　房丽丽　龚　明　胡小凤

黄　浩　黄　晟　纪　娜　姜　志　李金兰　李　雪　刘　兰

刘云青　吕秀旎　朴明燚　齐梦迭　施庆余　孙军锋　孙　凯

孙林敏　唐素林　王　斌　王超琼　王海莺　王文娜　王雪宁

王　屹　魏庆麒　邬伟东　吴竖光　吴晓庆　夏晨钟　夏苏云

谢蔚影　许竞艳　严　敏　杨瑾婷　姚媛媛　于　静　郁丽娜

张冯江　章丽芳　钟寅波　周祥勇　周晓霞　左晓卓

译者助理　（按姓氏拼音排序）

陈首名　郭　进　唐丽辉　邢　甜

译 者 序

　　麻醉学作为临床医学的重要组成部分，其重要性越来越被广泛认识。麻醉医师要成为真正意义上的临床医师，需要扎实的基础医学知识。国内麻醉科住院医师规范化培训已全面开展，部分地区的规范化培训已与国际接轨，甚至少数医院的麻醉科住院医师培训基地已被美国毕业后教育认证委员会（ACGME）认可，并已接收美国麻醉科住院医师来华培训。而且少部分国内医学生也参加美国职业医师资格考试（USMLE）。可见，医学教育培训相关的国际交流越来越多。因此，当新青年麻醉论坛的周祥勇医师希望我和我的团队翻译这本书的时候，我毫不犹豫地答应了。翻译该书过程中，我们深深体会到美国麻醉学会对麻醉医师要求掌握的基础医学知识范围之广、程度之深。作为一个资深的麻醉医师和临床带教老师，我深信国内对麻醉医师的培训要求会不断规范和严格。我们翻译本书，一方面有助于国内医学生了解美国麻醉学会基础医学考试如何备考，另一方面有助于国内麻醉科住院医师顺利通过结业考试，同时对麻醉科医师处理临床问题也有帮助。

　　感谢我的团队不遗余力翻译该书。我们衷心希望我们的工作对所有医学生、麻醉科医师以及所有临床医师都有所帮助。

严　敏

2019 年 8 月

致　谢

　　科里（Corie）——我的妻子，最好的朋友和心灵伙伴。感谢您的鼓励、您的支持！感谢您陪伴我一起度过每一个深夜和周末来完成这本书的编写——我欠了您很多约会之夜。

　　我出色的孩子们杜克（Duke）、里夫（Reef）、霍尔特（Holt）和吉吉（Gigi）——爸爸爱你们，希望我们能总在一起学习、共同成长。

杰夫·加兹登

　　埃琳娜（Elena）、亚历山德拉（Alessandra）和迪伦（Dylan）——我的灵感。感谢你们的支持和耐心。

　　玛格丽特·伍德（Margaret Wood）——非常感谢您的指导和支持。谢谢您。

迪恩·琼斯

前　　言

　　麻醉学员需要在培训结束时掌握足够的知识以应对医学知识不断丰富。近来美国麻醉学委员会实施了分阶段的考核方案，这是为了确保受训人员在研究生第 2 学年结束之前掌握基础医学知识，然后将重点转向更高级的临床医学主题。

　　这类干系重大的考试，如美国麻醉学会基础医学考试（ABA BASIC 考试），备考的压力很大；住院医师培训期间，时间又非常宝贵。不论作为教育工作者，还是在住院医师培训阶段，我们发现高质量的多项选择题对集中学习和获得信心非常有益。然而，目前大多数的习题集主要关注于临床专题，旨在帮助您通过高阶考试（ADVANCED 考试）这一"最终"笔试。本习题集的目的是作为"一站式商店"，以补充您的初级阅读。这 800 多个问题的设计和编写是尤其符合 BASIC 考试的内容大纲，基本覆盖各个领域。每个问题都附有答案解析：为什么是正确答案，干扰项错在哪里。每个解释都参考重要教材和/或期刊文章。

　　该书分为 30 个章节，归类为 4 个主要部分：第 1 部分：解剖学和生理学；第 2 部分：药理学；第 3 部分：物理，设备，监测和运算；第 4 部分：临床麻醉主题。

　　我们希望您能够使用这些习题来学习，完善您的知识，测试自己，并最终轻松地完成 BASIC 考试。我们也希望本书能够成为在整个培训过程中快速查看重要日常主题的工具。恭喜您开始接受令人兴奋的麻醉学专业培训，祝您在 BASIC 考试中一切顺利！

杰夫·加兹登　医学博士

迪恩·琼斯　医学博士

目　　录

第三部分　生理学、设备、监测和运算

第四部分　临床麻醉主题

第一部分

解剖学与生理学

第 1 章

基 础 解 剖

1. 你正准备进行左侧颈内静脉置管,在颈总动脉和椎动脉之间最可能的结构是什么?
   (A) 颈内静脉
   (B) 甲状腺腺体
   (C) C6 横突
   (D) C7 神经根
   (E) 胸导管

2. 下列哪一项是对沙塞尼亚克结节(颈动脉结节)正确的描述?
   (A) C5 横突前结节
   (B) C5 横突后结节
   (C) C6 横突前结节
   (D) C6 横突后结节
   (E) C7 横突前结节

3. 当定位胸 5~6 硬膜外间隙时,最好从下述哪一个体表标志开始?
   (A) C5 棘突
   (B) C7 棘突
   (C) T4 棘突
   (D) T6 棘突
   (E) L4 棘突

4. 图 1-5 中字母 B 所指的结构是

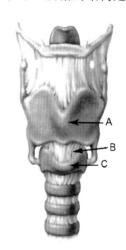

图 1-5 喉头及气管解剖
(经授权转载自 Hung O,Murphy MF. Management of the Difficult and Failed Airway. 2nd ed. New York,NY:McGraw Hill;2012.)

   (A) 甲状舌骨韧带
   (B) 环甲膜
   (C) 甲状软骨
   (D) 环状软骨
   (E) 小角软骨

5. 在 T4 水平右后胸壁处听诊闻及湿啰音。说明受累肺叶最可能是下述哪一项?
   (A) 右肺上叶
   (B) 右肺中叶
   (C) 舌叶
   (D) 右肺后叶
   (E) 右肺下叶

6. 如图 1-7 所示,下述哪一项描述最好地解释了心影与其心脏解剖的关系?

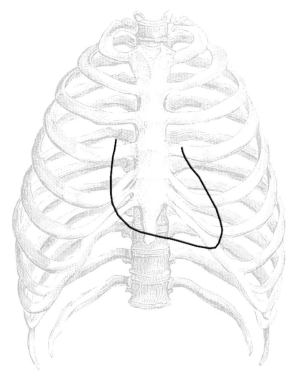

图 1-7　心影和肋骨笼

（A）心影的左缘主要由左心房组成

（B）心影的左缘主要由左心室组成

（C）心影的下缘主要由右心房组成

（D）心影的右缘主要由右心室组成

（E）心影的右缘由右心房和左心房共同组成

7. 下述哪一项描述符合二尖瓣及主动脉瓣的最佳听诊位置?

（A）主动脉瓣在左侧第二肋间;二尖瓣在右侧第二肋间

（B）主动脉瓣在右侧第二肋间;二尖瓣在左侧第二肋间

（C）主动脉瓣在左侧第二肋间;二尖瓣在心尖

（D）主动脉瓣在右侧第二肋间;二尖瓣在心尖

（E）主动脉瓣在左侧第二肋间;二尖瓣在胸骨左缘

8. 考虑选取锁骨下静脉开通中心静脉通路,下述哪项最好地描述了其解剖关系?

（A）静脉在锁骨下动脉的前方

（B）静脉在锁骨下动脉的下方

（C）静脉在锁骨下动脉的上方

（D）静脉从后方通过第一肋延伸至前斜角肌

（E）静脉在臂丛的侧面

9. 双侧髂嵴连线一般通过哪个椎体水平?

（A）T12

（B）L2

（C）L4

（D）S_1

（E）S2

10. 下述哪项体表标志对识别骶管间隙有益?

（A）髂嵴

（B）坐骨结节

（C）坐骨切迹

（D）骶骨角

（E）S4 棘突

11. 下述哪项描述最符合手腕从侧面(桡侧)到中间(尺侧)的结构顺序?

（A）桡动脉、桡神经、正中神经、尺动脉、尺神经

（B）桡神经、桡动脉、正中神经、尺动脉、尺神经

（C）桡动脉、桡神经、正中神经、尺神经、尺动脉

（D）桡神经、桡动脉、正中神经、尺神经、尺动脉

（E）桡动脉、正中神经、桡神经、尺动脉、尺神经

12. 下述对胫后神经位置的描述哪项最准确?

（A）在内踝后方

（B）在内踝前方

（C）在外踝后方

（D）在跟腱外侧

（E）毗邻足背动脉

13. 下述哪项的脊神经根与皮区是相对应的？

(A) C8；拇指后侧

(B) T5；腋窝

(C) L1；脐

(D) L3；足背侧

(E) S_1；腘窝

14. 你需要对患者进行运动筛查，下述哪一项的脊神经根与肌肉运动是相对应的？

(A) C5～C6；屈肘

(B) C5；拇对掌

(C) L1；屈髋

(D) L5；伸膝

(E) S2；踝背屈

16. 箭头 2 指向：

(A) 支气管旁淋巴结

(B) 中段支气管

(C) 左主支气管

(D) 奇静脉

(E) 食管

17. 箭头 3 指向：

(A) 上腔静脉

(B) 下腔静脉

(C) 降主动脉

(D) 左肺动脉

(E) 右肺动脉

提示：第 15～17 题题干请参考图 1‑16 的胸部 CT。

15. 箭头 1 指向：

(A) 主动脉弓

(B) 升主动脉

(C) 降主动脉

(D) 颈总动脉

(E) 肺动脉干

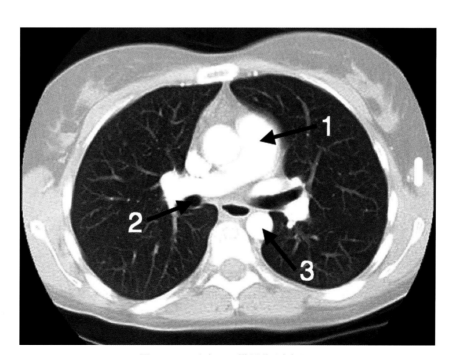

图 1‑16　胸部 CT 横轴位（未标记）

18. 图 1-18 所示,下述哪项诊断最为符合?

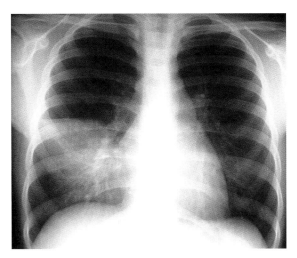

图 1-18 前后位胸部 X 线片

（A）右上叶实变

（B）右中叶实变

（C）右下叶实变

（D）右侧肺癌

（E）肺不张

19. 根据图 1-19 所示,下述哪项诊断最为符合?

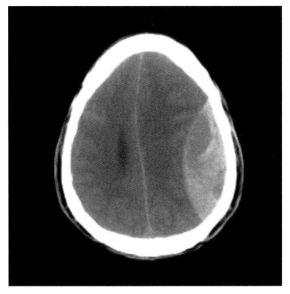

图 1-19 头部 CT 横轴位

（A）脑膜瘤

（B）星形细胞瘤

（C）硬膜下血肿

（D）硬膜外血肿

（E）蛛网膜下腔血肿

20. 在下述所给的选项中,根据图 1-20 这张矢状位的头颅 MRI 中标号的部位,找出对应的名称。

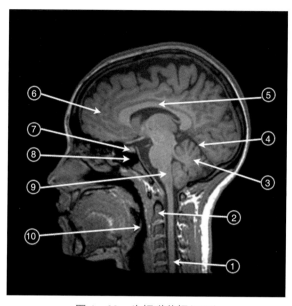

图 1-20　头颅磁共振(MRI)

(1) _____	(A) 小脑 cerebellum	(K) 中脑 midbrain
(2) _____	(B) 脑桥 pons	(L) 脑垂体 pituitary gland
(3) _____	(C) 顶叶 parietal lobe	(M) 侧脑室 lateral ventricle
(4) _____	(D) 脊髓 spinal cord	(N) 丘脑 thalamus
(5) _____	(E) 胼胝体 corpus callosum	(O) 小脑幕 tentorium
(6) _____	(F) 寰椎弓(颈 1)arch of atlas(C1)	(P) 额叶 frontal lobe
(7) _____	(G) 海绵窦 cavernous sinus	(Q) 会厌 epiglottis
(8) _____	(H) 延髓 medulla	(S) 小脑扁桃体 cerebellar tonsil
(9) _____	(I) 声带 vocal cords	(T) 蝶窦 sphenoid sinus
(10) _____	(J) 齿状突 odontoid process	(U) 视神经 optic nerve

21. 下述哪项最符合图 1-21 颈椎前屈后伸侧位 X 线片所示?

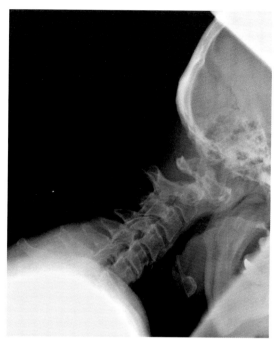

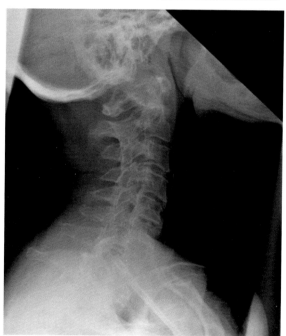

图 1-21　颈椎屈曲/伸展位 X 线片

(A) C7 棘突骨折

(B) 脊椎前移

(C) 骨关节炎伴活动范围受限

(D) 椎体滑移

(E) 寰枢半脱位

提示：根据图 1 - 23 所示回答第 22、23 题。

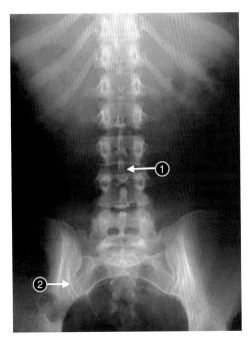

图 1 - 23　腰椎前后位 X 线片

24. 根据图 1 - 24 所示，下述哪项临床诊断最为符合？

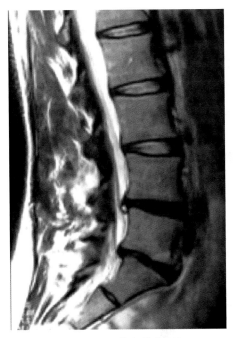

图 1 - 24　腰椎矢状位 MRI

22. 在图 1 - 23 中，箭头 1 所指的是下述哪个结构？

(A) L2 棘突

(B) L2/3 椎间盘

(C) L3 棘突

(D) L2/3 椎间关节

(E) L4 棘突

23. 图 1 - 23 中，箭头 2 所指的是什么结构？

(A) 髂嵴

(B) 骶骨孔

(C) 坐骨切迹

(D) 骶裂孔

(E) 骶髂关节

(A) L4 压缩性骨折

(B) 脊椎前移

(C) L2/3 椎间盘突出

(D) L3/4 椎间盘突出

(E) L4/5 椎间盘突出

提示：根据图 1－25 所示回答第 25、26 题。

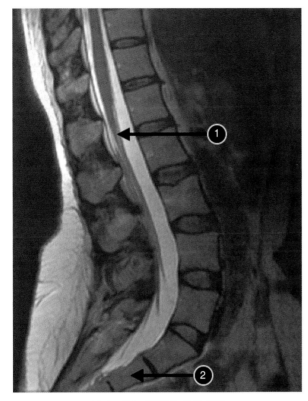

图 1－25　腰椎矢状位 MRI

25. 图 1－25 中,箭头 1 所指的是下述哪个结构?
    (A) 一个硬膜外血肿
    (B) 一个硬膜外脓肿
    (C) 腰 5 椎孔
    (D) 脊髓圆锥
    (E) 终丝

26. 图 1－25 中,箭头 2 所指的是下述哪个结构?
    (A) L5 椎体
    (B) L5/S_1 椎间盘
    (C) S_1 椎体
    (D) 骶孔
    (E) S2 椎体

提示：根据图 1－26 中的颈前区超声表现,回答第 27～30 题。

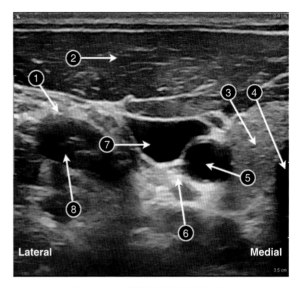

图 1－26　颈前区超声图(横向)
Lateral：外侧,Medial：中间

27. 图 1－26 中,哪个箭头所指为甲状腺?
    (A) 1
    (B) 3
    (C) 4
    (D) 6
    (E) 8

28. 图 1－26 中,哪个箭头所指为颈内静脉?
    (A) 4
    (B) 5
    (C) 6
    (D) 7
    (E) 8

29. 图 1 - 26 中,哪个箭头所指为最可能是迷走神经的位置?

(A) 1

(B) 3

(C) 4

(D) 6

(E) 8

30. 图 1 - 26 中,哪个箭头所指为最可能是膈神经的位置?

(A) 1

(B) 2

(C) 3

(D) 6

(E) 8

答案与解析：基础解剖

1. 你正准备进行左侧颈内静脉置管，在颈总动脉和椎动脉之间最可能的结构是

    （A）颈内静脉

    （B）甲状腺腺体

    （C）C6 横突

    （D）C7 神经根

    （E）胸导管

    颈内静脉位于颈动脉鞘内，大多数时候位于颈动脉和迷走神经的前外侧（图 1-1），起始于颅骨的颈静脉孔，在锁骨后方与锁骨下静脉汇合成头臂静脉。在很多患者中，颈内静脉走行于颈动脉之上，穿刺时进针过深可能导致误穿动脉，尤其是穿刺方向朝内的时候。

    在颈动脉鞘及其内容后方是脊椎横突、斜角肌、神经根以及椎动静脉。曾有报道，在颈内静脉穿刺过程中由于进针过深导致误穿椎动脉并置管。由于这些椎血管非常靠近神经根，误穿椎动静脉同时也是肌间沟入路臂丛神经阻滞的一个可能的并发症。

    胸导管在食管和胸膜之间从胸廓内穿出，在颈动脉鞘后方弓状弯曲，沿椎血管前侧向下走行，开口汇入颈内静脉与锁骨下静脉形成的静

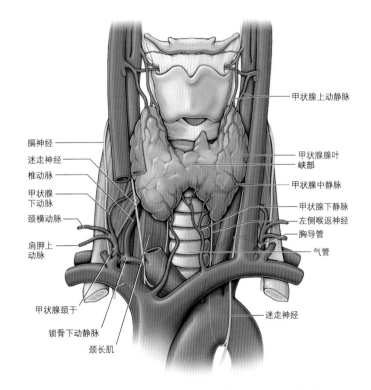

图 1-1 颈部解剖。注意观察颈内动脉、颈内静脉及胸导管的相对位置

（经授权转载自 Morton DA，Albertine K，Foreman KB：The Big Picture：Gross Anatomy, 1st Ed. New York, NY：McGraw Hill；2011.）

脉角。误穿损伤胸导管在左侧中心静脉置管（包括颈内静脉和锁骨下静脉置管）中较罕见但也有所报道，可能会导致乳糜胸或皮肤乳糜瘘。

参考文献： Jacob S. *Human Anatomy: A Clinically-Orientated Approach*. 1st ed. London, UK：Churchill Livingstone；2007.

2. 下列哪一项是对沙塞尼亚克结节（颈动脉结节）正确的描述？

(A) C5 横突前结节

(B) C5 横突后结节

(C) C6 横突前结节

(D) C6 横突后结节

(E) C7 横突前结节

沙塞尼亚克结节是 C6 横突前结节的别称（图 1-2）。可在环状软骨水平的胸锁乳突肌中段附近触及。其表面即是颈动脉。当对室上性心动过速患者颈动脉进行按摩时，很容易将其压向该结节。

沙塞尼亚克结节同时也是局部神经阻滞中非常有用的体表标志，如星状神经节阻滞。星状神经节是由颈下神经节和第一胸神经节融合而成的交感神经节（图 1-2）。星状神经节阻滞的常用方法包括触诊 C6 结节，然后轻柔地将颈动脉推向外侧，进针触及结节后注射局部麻醉

（简称局麻）药物。由于一般星状神经节的位置会更靠下一些［C7 和（或）T1 椎体的前外侧］，较难直接定位，触及颈 6 骨性标志进针更为简单安全。给予足够的容量（如 20 mL），局麻药会向下扩散阻滞星状神经节。对颈深丛阻滞（如为颈动脉内膜剥脱提供麻醉）的体表定位同样也结合使用了沙塞尼亚克结节。

典型的颈椎椎骨（C3～C6）一般横突较短，具有前结节和后结节，横突上有横突孔供椎动脉和静脉穿行（图 1-3）。C7 横突有一个退化

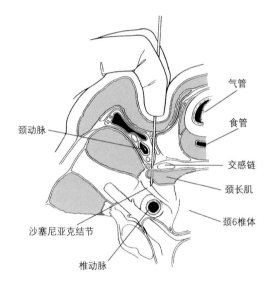

图 1-2 星状神经节与颈椎横突的解剖关系

（经授权转载自 Warfield CA, Bajwa ZH. *Principles and Practice of Pain Medicine*, 2nd ed. New York, NY：McGraw Hill；2004.）

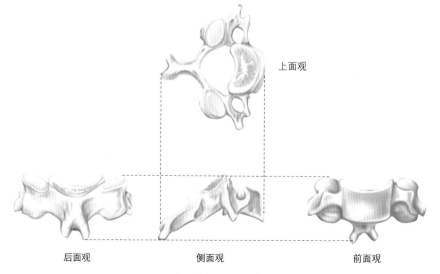

图 1-3 颈椎。前面、后面、侧面及上面观

（经授权转载自 Mattox KL、Moore EE, Feliciano DV. *Trauma*. 7th ed. New York, NY：McGraw Hill；2012.）

（有时缺失）的前结节，椎动静脉走行于较小的横突孔的外侧。

参考文献：Mattox KL，Moore EE，Feliciano DV. *Trauma*. 7th ed. New York，NY：McGraw Hill；2012.

3. 当定位胸 5～6 硬膜外间隙时，最好从下述哪一个体表标志开始？

（A）C5 棘突

（B）C7 棘突

（C）T4 棘突

（D）T6 棘突

（E）L4 棘突

　　虽然很多水平的棘突都可以被触诊到，但最容易触及、最为突出的是 C7（也被称为隆椎）。这为行胸部硬膜外麻醉或椎旁神经阻滞的定位提供了参照点。胸椎的棘突一般不难扪及，但没有一个参照点，很难确定大致的节段水平。另一个常用的体表标志是肩胛下角，一般位于 T7 棘突水平（图 1-4）。

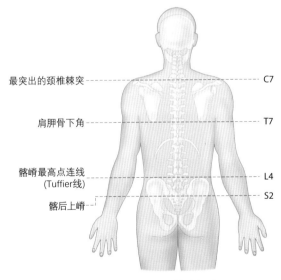

图 1-4　脊椎各水平体表标志
（经授权转载自 Butterworth JF IV，Mackey DC，Wasnick JD. Morgan and Mikhail's Clinical Anesthesiology. 5th ed. New York，NY：McGraw Hill；2013.）

参考文献：Butterworth JF IV，Mackey DC，Wasnick JD. *Morgan and Mikhail's Clinical Anesthesiology*. 5th ed. New York，NY：McGraw Hill；2013.

4. 图 1-5 中字母 B 所指的结构是

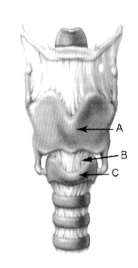

图 1-5　喉头及气管解剖
（经授权转载自 Hung O，Murphy MF. Management of the Difficult and Failed Airway. 2nd ed. New York，NY：McGraw Hill；2012.）

（A）甲状舌骨韧带

（B）环甲膜

（C）甲状软骨

（D）环状软骨

（E）小角软骨

　　在喉的浅表面，喉的甲状软骨（A）和环状软骨（C）由环甲膜（B）相连。这层膜一般 2～3 cm 宽，1 cm 高。声带的前附着点在环甲膜上界上方大约 1 cm 的位置。因此，通过这层膜进入气道（如环甲膜切开）可以保证操作者远离这些关键结构。唯一需要注意的是，甲状腺上动脉的分支环甲动脉一般穿过环甲膜的上外侧。因此，尽量在环甲膜的下侧做切口并限制切口的宽度是明智的选择（虽然在抢救患者的紧要关头，做环甲膜切开时，小血管的损伤并不会是你的关注重点）。大约有 40% 的人的甲状腺锥状叶沿着中线向上延伸，所以在环甲膜切开时可能会被损伤。

参考文献：Hung O，Murphy MF. *Management of the Difficult and Failed Airway*. 2nd ed. New York，NY：McGraw Hill；2012.

5. 在胸 4 水平右后胸壁处听诊闻及湿啰音。说明受累肺叶最可能是下述哪一项？

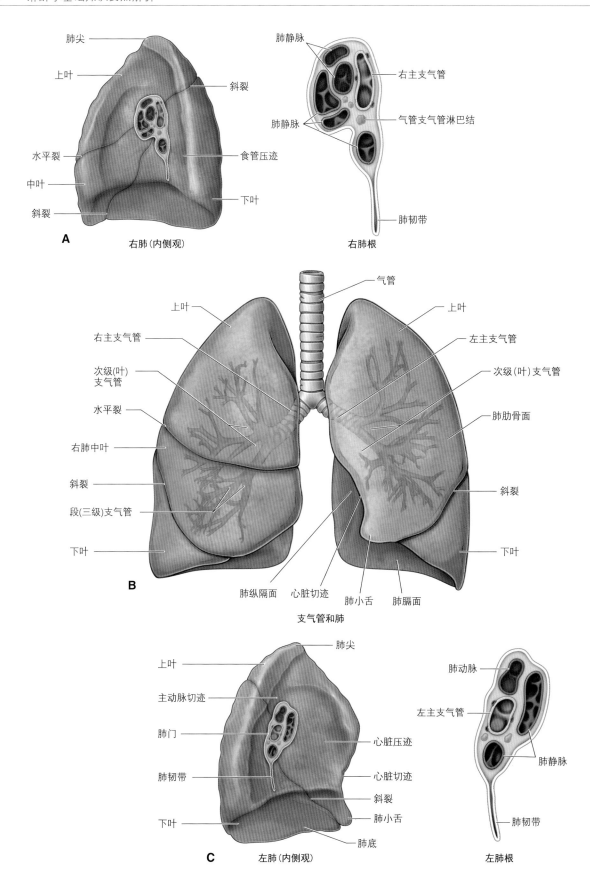

图 1-6 A. 右肺内侧观。B. 支气管和肺。C. 左肺内侧观

（经授权转载自 Morton DA，Albertine K，Foreman KB. The Big Picture：Gross Anatomy. 1st ed. New York，NY：McGraw Hill；2011.）

（A）右肺上叶

（B）右肺中叶

（C）舌叶

（D）右肺后叶

（E）右肺下叶

　　胸部听诊音的解读需要对肺部的解剖有较深入的了解。两肺下叶向上延伸至 T3 棘突水平（图 1-6），因此，背部除最上方区域外的所有区域内部均是下肺。在左胸，整个前部区域内部是左上叶，右前胸则主要是右上叶及小部分的右中叶。斜裂由前下向后上走行，因此，胸部侧面的听诊可以检测到任何一个肺叶的异常呼吸音，具体取决于听诊的水平。

　　舌叶是左肺上叶的下侧分支，两肺都没有后叶。

参考文献：Morton DA，Alvertine K，Foreman KB. Gross Anatomy：The Big Picture. 1st ed. New York，NY：McGraw Hill；2011.

6. 如图 1-7 所示，下述哪一项描述最好地解释了心影与其心脏解剖的关系？

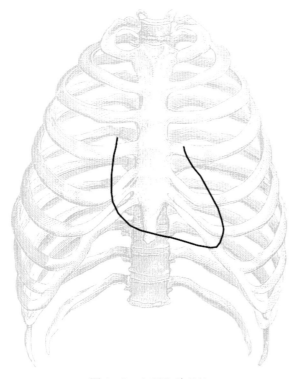

图 1-7　心影和肋骨笼

（A）心影的左缘主要由左心房组成

（B）心影的左缘主要由左心室组成

（C）心影的下缘主要由右心房组成

（D）心影的右缘主要由右心室组成

（E）心影的右缘由右心房和左心房共同组成

　　整个心脏左缘几乎全由左心室构成，下缘包括左心室的心尖部分和右心室，右缘主要是右心房（图 1-8）。

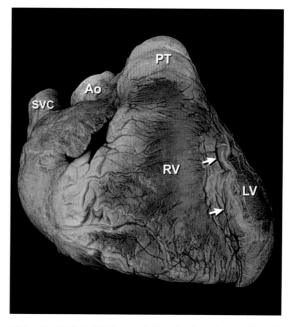

图 1-8　原位心脏图。下边界及左边界分别为右心室及左心室。左心室的顶端同时也参与下边界的构成。右心房构成了右边界的大部分。箭头对应位置为前房室沟

（经授权转载自 Fuster V，Walsh R，Harrington R. Hurt's The Heart. 13th ed. New York，NY：McGraw Hill；2011.）

PT 肺动脉干，AO 主动脉，SVC 上腔静脉，RV 右心室，LV 左心室。

参考文献：Fuster V，Walsh R，Harrington R. *Hurst's The Heart*. 13th ed. New York，NY：McGraw Hill；2011.

7. 下述哪一项描述符合二尖瓣及主动脉瓣的最佳听诊位置？

（A）主动脉瓣在左侧第二肋间；二尖瓣在右侧第二肋间

（B）主动脉瓣在右侧第二肋间；二尖瓣在左侧第二肋间

（C）主动脉瓣在左侧第二肋间；二尖瓣在心尖

(D) 主动脉瓣在右侧第二肋间；二尖瓣在心尖

（E）主动脉瓣在左侧第二肋间；二尖瓣在胸骨
　　左缘

　　心脏瓣膜在纵隔内相对集中，但由于它们的位置都在胸骨后，每个瓣膜的最佳听诊位置有所不同，分别是（图1-9）：

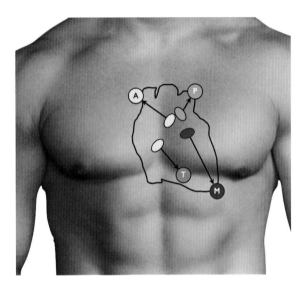

图1-9　心脏瓣膜相对于体表标志的解剖位置。箭头指示为听诊时在胸壁上能听到相应瓣膜声音的最佳位置 A=主动脉瓣，M=二尖瓣，P=肺动脉瓣，T=三尖瓣

主动脉瓣：右侧第二肋间

肺动脉瓣：左侧第二肋间

二尖瓣：心尖

三尖瓣：胸骨左下缘

参考文献：Fuster V，Walsh R，Harrington R. *Hurst's The Heart*. 13th ed. New York，NY：McGraw Hill；2011.

8. 考虑选取锁骨下静脉开通中心静脉通路，下述哪项正确描述了其解剖关系？

(A) 静脉在锁骨下动脉的前方

（B）静脉在锁骨下动脉的下方

（C）静脉在锁骨下动脉的上方

（D）静脉从后方通过第一肋延伸至前斜角肌

（E）静脉在臂丛的侧面

　　锁骨下静脉是腋静脉的延续。它在锁骨下走行于锁骨下动脉的前方，并在第1肋上方经过将静脉和动脉分开的前斜角肌向内延续（图1-10）。当进行锁骨下静脉置管时，如果针的指向过度向后，可能会误伤锁骨下动脉。同样地，针尖过深可能穿过第一肋和第二肋之间导

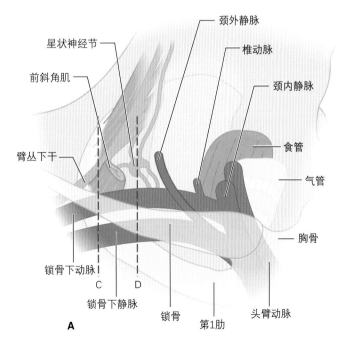

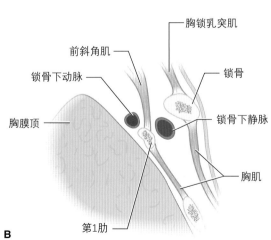

图1-10　锁骨下静脉周围解剖学关系

（经授权转载自 Tintinalli JE. Tintinalli's Emergency Medicine：A Comprehensive Study Guide. 7th ed. New York，NY：McGraw Hill；2011.）

致气胸。基于这个原因,大多数穿刺方法建议在锁骨外侧 1/3 和内侧 2/3 的交界处进行皮肤穿刺,并将针头指向胸骨切迹,旨在贴近锁骨下侧面。

参考文献: Tintinalli JE. *Tintinalli's Emergency Medicine: A Comprehensive Study Guide*. 7th ed. New York, NY: McGraw Hill; 2011.

9. 双侧髂嵴连线一般通过哪个椎体水平?

(A) T12

(B) L2

(C) L4

(D) S_1

(E) S2

　　髂嵴连线一般被描述为穿过 L4 椎体水平,但也可能是 L4/5 或者 L3/4 椎间盘水平,甚至另一个节段(图 1-11)。与 MRI 或超声检查的标准相比,人工估计椎体水平的精确度较差,经常会偏离 1 个或 2 个椎体水平。其原因主要与覆盖髂嵴的软组织的可变性及难以精确定位骨性标志物有关。当结合 X 线检查时,明确髂嵴连线穿过 L4 椎体。

　　在胸椎中,肩胛下角大约在 T7 棘突水平,但并不完全可靠。

参考文献: Longnecker DE, Brown DL, Newman MF, Zapol WM. *Anesthesiology*. 2nd ed. New York, NY: McGraw Hill; 2012.

10. 下述哪项体表标志对识别骶管间隙有益?

(A) 髂嵴

(B) 坐骨结节

(C) 坐骨切迹

(D) 骶骨角

(E) S4 棘突

　　进行骶管麻醉的体表标志相对简单。穿刺针必须穿过骶裂孔进入硬膜外腔的骶管部分。

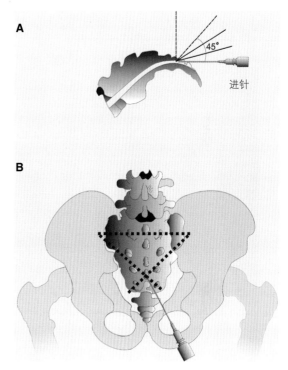

图 1-12 A:骶管入路:进入骶管所需要的进针角度。B:体表标志
(经授权转载自 Hadzic A. NYSORA Textbook of Regional Anesthesia and Acute Pain Medicine. 1st ed. New York, NY: McGraw Hill; 2007.)

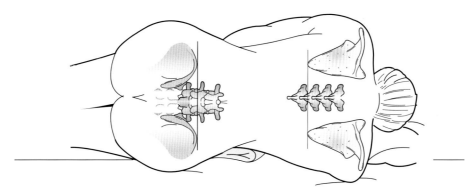

图 1-11 两侧髂嵴连线平腰 4 椎体水平,两侧肩胛角的连线平胸 7 椎体水平
(经授权转载自 Longnecker DE, Brown DL, Newman MF, Zapol WM. Anesthesiology. 2nd ed. New York, NY: McGraw Hill; 2012.)

骶裂孔是由 S4 和 S5 的未融合板层造成的中线缺损,并被骶尾韧带覆盖,触摸起来像尾骨旁的一个凹陷,两侧都有一个骨突起,即骶骨角。骶裂孔与两侧髂后上棘形成一个等边三角形,这是另一个有用的体表标志(图 1 - 12)。

参考文献: Hadiz A. *NYSORA Textbook of Regional Anesthesia and Acute Pain Medcine.* 1st ed. New York, NY: McGraw Hill; 2007.

11. 下述哪项描述最符合手腕从侧面(桡侧)到中间(尺侧)的结构顺序(图 1 - 13)?

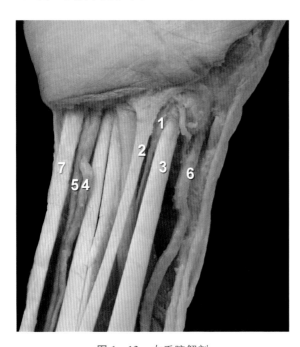

图 1 - 13　右手腕解剖
1=正中神经,2=掌长肌腱,3=桡侧腕屈肌,4=尺动脉,5=尺神经,6=桡动脉,7=尺侧腕屈肌
(经授权转载自 Hadzic A. Hadzic's Peripheral Nerve Blocks and Anatomy for Ultrasound Guided Regional Anesthesia. 2nd ed. New York, NY: McGraw Hill; 2012.)

(A) 桡动脉、桡神经、正中神经、尺动脉、尺神经

(B) 桡神经、桡动脉、正中神经、尺动脉、尺神经

(C) 桡动脉、桡神经、正中神经、尺神经、尺动脉

(D) 桡神经、桡动脉、正中神经、尺神经、尺动脉

(E) 桡动脉、正中神经、桡神经、尺动脉、尺神经

参考文献: Hadiz A. Hadzic's Peripheral Nerve Blocks and Anatomy for Ultrasound Guided Regional Anesthesia. 2nd ed. New York, NY: McGraw Hill; 2012.

12. 下述对胫后神经位置的描述哪项最准确?

(A) 在内踝后方

(B) 在内踝前方

(C) 在外踝后方

(D) 在跟腱外侧

(E) 毗邻足背动脉

　　胫后神经是支配足部的 5 条神经之一(图 1 - 14):

　　(1) 胫后神经(胫神经的分支),支配足跟和足底,以及足部的大部分骨骼、韧带和肌肉。位于内踝后方,邻近胫后动脉。

　　(2) 腓浅神经(腓总神经的分支),支配足背。位于脚踝伸肌的表面。

　　(3) 腓深神经(腓总神经的分支),支配第一趾和第二趾之间的趾蹼。位于胫骨前,毗邻足背动脉。

　　(4) 腓肠神经(由胫神经的分支腓肠内侧皮神经与腓总神经的分支腓肠外侧皮神经汇合而成),支配足的侧面。位于跟腱线表的外侧。

　　(5) 隐神经(股神经的分支),支配内踝和大部分足内侧缘。位于内踝前方。

参考文献: Hadiz A. *Hadzic's Peripheral Nerve Blocks and Anatomy for Ultrasound Guided Regional Anesthesia.* 2nd ed. New York, NY: McGraw Hill; 2007.

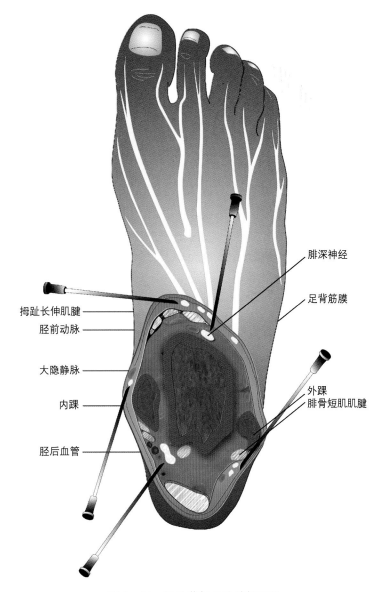

拇趾长伸肌腱

胫前动脉

大隐静脉

内踝

胫后血管

腓深神经

足背筋膜

外踝
腓骨短肌肌腱

图 1 - 14　踝关节与足的神经支配
（经授权转载自 Hadzic A. Hadzic's Peripheral Nerve Blocks and Anatomy for Ultrasound Guided Regional Anesthesia. 2nd ed. New York：McGraw Hill；2012. ）

13. 下述哪项的脊神经根与皮区是相对应的？

（A）C8；拇指后侧

（B）T5；腋窝

（C）L1；脐

（D）L3；足背侧

(E) S₁；腘窝

人体皮肤的感觉神经支配（脸部除外）是以脊髓神经根为基础，以一种简单而合理的方式组织起来的（图 1 - 15）。胸部和腹部最易理解，因为肋间神经环绕在两侧，产生覆盖皮节的"带"。

当每根脊神经根从椎间孔穿出时，小的背侧支在后方分出分支以支配躯干的背侧面（即脊髓中线及其周围的几个厘米）。

除四肢外，那些更大的腹侧支（我们通常认为是肋间神经）继续支配躯干的外侧及前侧。颈丛、臂丛和腰骶丛仅由脊神经前根组成，这就是为什么胸前壁没有 C6、C7 或 C8 支配的皮区，而是直接从 C5 跳到了 T1。脊神经前根及其分支专门支配上肢。相反，身体的背部由 C2

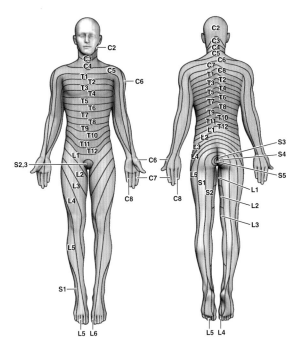

图 1 - 15　身体皮区神经支配

(经授权转载自 Diwan S, Staats P. Atlas of Pain Medicine Prcedures. New York, NY: McGraw Hill, 2014.)

到 S5 依次支配。C1 严格来说是纯运动神经，支配颈部的几块肌肉。

那么下肢神经支配的模式为何如此怪异？在胎儿发育期间，肢芽从管状胚胎中萌出，由每个肌节"牵引"各自的神经。早期，发育的足部脚掌朝前，随着时间的推移，肢体经历一次完全的内向旋转，使得膝部朝向前方，而足底朝向后方。这种旋转拖动已经发育的皮肤组织及其下方的组织，从而出现"理发师旋转招牌"的模式，例如斜向的条纹由侧面向内侧延伸。

参考文献：Morton DA, Albertine K, Foreman KB. Gross Anatomy: The Big Picture. 1st ed. New York, NY: McGraw Hill; 2011.

14. 你需要对患者进行运动筛查，下述哪一项的脊神经根与肌肉运动是相对应的？

(A) C5～C6；屈肘

（B）C5；拇对掌

（C）L1；屈髋

（D）L5；伸膝

（E）S2；踝背屈

要当一名优秀的麻醉医师，并不需要成为世界上最好的神经科医师，但是必须知道如何定位神经根。测试运动功能是常用的方法。将抵抗阻力的等长收缩的力量与对侧肢体进行比较分级。以下这个清单很有用。

表 1 - 1　用于测试相应神经根运动功能的动作

神经根	诊断动作
C5～C6	手臂抵抗阻力屈曲（肌皮神经）
C6～C7	手腕抵抗阻力伸展（桡神经）
C8	握力（正中神经）
T1	手指抵抗阻力扇形外展（尺神经）
C8～T1	拇抵抗阻力对掌（正中神经）
L2～L3	髋抵抗阻力屈曲（股神经）
L3～L4	膝关节抵抗阻力伸展（股神经）
L4～L5	踝抵抗阻力背屈（腓神经）
L5～S$_1$	膝盖抵抗阻力屈曲（坐骨神经）
S$_1$～S2	踝抵抗阻力跖屈（胫神经）

参考文献：Hadiz A. NYSORA Textbook of Regional Anesthesia and Acute Pain Medcine. 1st ed. New York, NY: McGraw Hill; 2007.

提示：第 15～17 题题干请参考图 1 - 16 的胸部 CT。

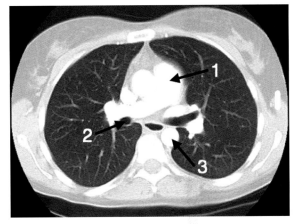

图 1 - 16　胸部 CT 横轴位（未标记）

15. 箭头 1 指向：

（A）主动脉弓

（B）升主动脉

（C）降主动脉

（D）颈总动脉

(E) 肺动脉干

16. 箭头 2 指向:
    (A) 支气管旁淋巴结
    (B) 中段支气管
    (C) 左主支气管
    (D) 奇静脉
    (E) 食管

17. 箭头 3 指向:
    (A) 上腔静脉
    (B) 下腔静脉
    (C) 降主动脉
    (D) 左肺动脉
    (E) 右肺动脉

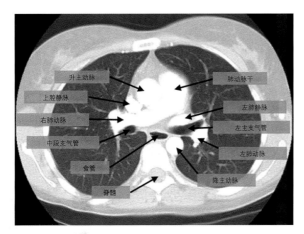

图 1-17 胸部 CT 横轴位(已标记)

18. 图 1-18 所示胸片与下述哪项诊断最为符合?

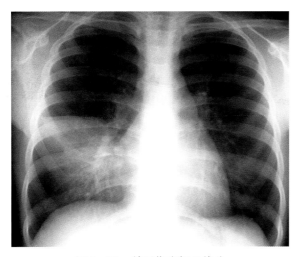

图 1-18 前后位胸部 X 线片

(A) 右上叶实变
(B) 右中叶实变
(C) 右下叶实变
(D) 右侧肺癌
(E) 肺不张

这张胸部 X 线片显示了右中叶的实变区域。可以清楚地看到水平裂将受影响的区域与右上叶分开。肋膈角和膈肌也清晰可见,表明下叶没有实变。可以看到充气支气管征。肺不张也可能表现为楔形或线形的不透明,但通常伴有体积减小和同侧偏移,这些特征在此 X 线片中没有表现。未见到明显的肺癌征象。

参考文献: Chen MYM, Pope TL, Ott DJ. Basic Radiology. 2nd ed. New York, NY: McGraw Hill; 2011.

19. 根据图 1-19 所示,下述哪项诊断最为符合?

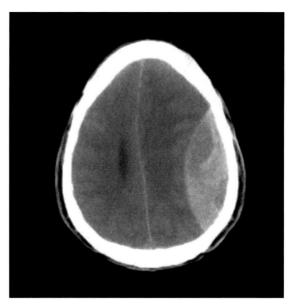

图 1-19 头部 CT 横轴位

(A) 脑膜瘤
(B) 星形细胞瘤
(C) 硬膜下血肿
(D) 硬膜外血肿
(E) 蛛网膜下隙血肿

这张头部 CT 显示凸起的、透镜状的高密度影,这是硬膜外血肿的一个影像特征。某些中线偏移也可见于同侧侧脑室的压缩。头颅硬膜外血肿通常是由于头部受到撞击,导致骨膜硬脑膜与颅骨分离而损伤之间插入的血管,最常见于颞顶部,脑膜中动脉是最常见的受损血管。相比之下,硬膜下血肿一般表现为凹陷的高密度影。

参考文献: Chen MYM, Pope TL, Ott DJ. Basic Radiology. 2nd ed. New York, NY: McGraw Hill; 2011.

20. 在下述所给的选项中,根据图 1-20 这张矢状位的头颅 MRI 中标号的部位,找出对应的名称。

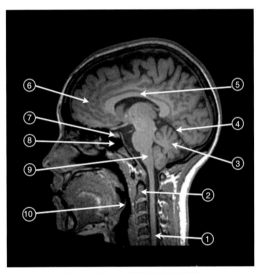

图 1-20　头颅磁共振(MRI)

(1) _____	(A) 小脑 cerebellum	(K) 中脑 midbrain
(2) _____	(B) 脑桥 pons	(L) 脑垂体 pituitary gland
(3) _____	(C) 顶叶 parietal lobe	(M) 侧脑室 lateral ventricle
(4) _____	(D) 脊髓 spinal cord	(N) 丘脑 thalamus
(5) _____	(E) 胼胝体 corpus callosum	(O) 小脑幕 tentorium
(6) _____	(F) 寰椎弓(颈 1)arch of atlas(C1)	(P) 额叶 frontal lobe
(7) _____	(G) 海绵窦 cavernous sinus	(Q) 会厌 epiglottis
(8) _____	(H) 延髓 medulla	(S) 小脑扁桃体 cerebellar tonsil
(9) _____	(I) 声带 vocal cords	(T) 蝶窦 sphenoid sinus
(10) _____	(J) 齿状突 odontoid process	(U) 视神经 optic nerve

1D, 2J, 3A, 4O, 5E, 6P, 7L, 8T, 9H, 10Q

参考文献: Chen MYM, Pope TL, Ott DJ. Basic Radiology. 2nd ed. New York, NY: McGraw Hill; 2011.

21. 下述哪项最符合图 1-21 颈椎前屈后伸侧位 X 线片所示?

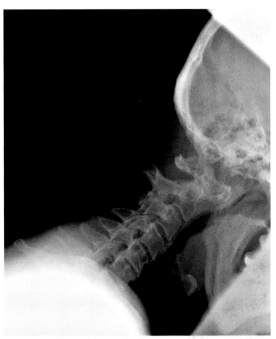

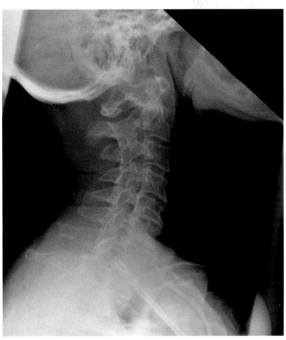

图 1-21　颈椎屈曲/伸展位 X 线片

(A) C7 棘突骨折

(B) 脊椎前移

(C) 骨关节炎伴活动范围受限

(D) 椎体滑脱

(E) 寰枢半脱位

寰枢关节半脱位定义为颈椎屈曲时齿状突向后方 C1 椎体的椎孔移动,从而出现椎管狭窄。一般是由横韧带的松弛引起的,横韧带通常负责固定齿状突在 C1 的前弓处并限制其后移。半脱位可以非常严重,可能导致脊髓受压、出现运动和(或)感觉症状,以及肠/膀胱或其他脊髓病变症状。与增加的横韧带松弛性相关的疾病包括唐氏综合征、类风湿关节炎、系统性红斑狼疮、银

屑病关节炎、神经纤维瘤病和外伤等。

颈椎前屈后伸位侧位 X 线片可做出诊断(图 1 - 22)。齿状突与 C1 前结节后部之间的间隙(即"齿状突前间隙")在伸展时应该几乎可忽略不计。在屈曲时,成人的间隙变宽应该小于等于 3 mm(儿童应小于等于 5 mm)。齿状突前间隙变宽超过此范围提示应该转诊给神经外科医师做进一步评估。对于严重类风湿关节炎或有症状的唐氏综合征等预计接受手术治疗患者,应进行 X 线筛查。

参考文献: Longnecker DE, Brown DL, Newman MF, Zapol WM. *Anesthesiology*. 2nd ed. New York, NY: McGraw Hill; 2012.

提示: 根据图 1 - 23 所示腰椎平片回答第 22、23 题。

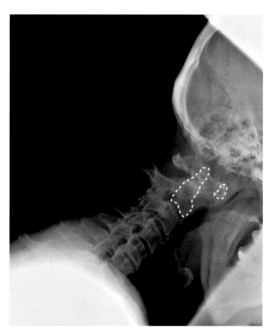

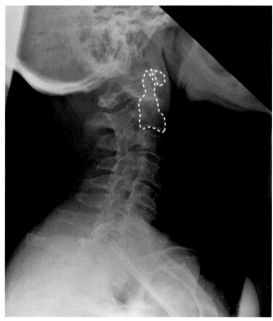

图 1 - 22　颈椎屈曲/伸展位 X 线检查显示寰齿前间隙过度增宽

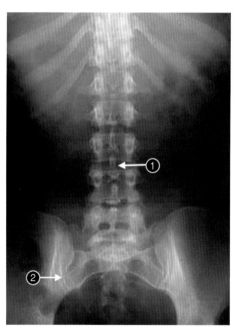

图 1 - 23　腰椎前后位 X 线片

22. 在图 1 - 23 中,箭头 1 所指的是下述哪一个结构?

(A) L2 棘突

(B) L2/3 椎间盘

(C) L3 棘突

(D) L2/3 椎间关节

(E) L4 棘突

参考文献： Chen MYM，Pope TL，Ott DJ. Basic Radiology. 2nd ed. New York，NY： McGraw Hill；2011.

23. 图 1 - 23 中，箭头 2 所指的是什么结构？

　　（A）髂嵴

　　（B）骶骨孔

　　（C）坐骨切迹

　　（D）骶裂孔

　　(E) 骶髂关节

参考文献： Chen MYM，Pope TL，Ott DJ. Basic Radiology. 2nd ed. New York，NY： McGraw Hill；2011.

24. 根据图 1 - 24 MRI 所示，下述哪项临床诊断最为符合？

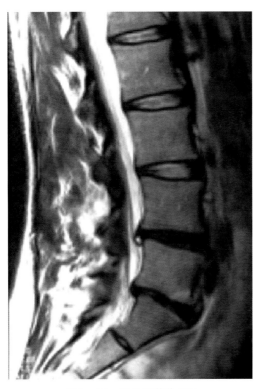

图 1 - 24　腰椎矢状位 MRI

　　（A）L4 压缩性骨折

　　（B）脊椎前移

　　（C）L2/3 椎间盘突出

　　（D）L3/4 椎间盘突出

　　(E) L4/5 椎间盘突出

在这张腰椎矢状位 MRI 中，靠近骶尾端为 2 个骶椎体，然后是 L5 到 L2 的椎体，L1 椎体部分可见。这些结构内没有见到明显的骨性异常，如骨折等。同样的，也没有见到任何椎骨有明显的移位（例如脊椎前移）。在 L1/2、L2/3 和 L3/4 之间可见正常外观的椎间盘。然而，L4/5 椎间盘的后部突出明显，导致硬脊膜受压。L5/S1 椎间盘也向椎管内突出，程度较轻。MRI 是诊断椎间盘突出的主要方法。

参考文献： Chen MYM，Pope TL，Ott DJ. Basic Radiology. 2nd ed. New York，NY： McGraw Hill；2011.

提示：根据图 1 - 25 所示 MRI 图像回答第 25、26 题。

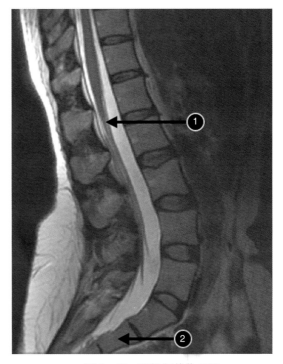

图 1 - 25　腰椎矢状位 MRI

25. 在图 1 - 25 中，箭头 1 所指的是下述哪个结构？

　　（A）一个硬膜外血肿

　　（B）一个硬膜外脓肿

　　（C）L5 椎孔

　　(D) 脊髓圆锥

　　（E）终丝

26. 图 1-25 中,箭头 2 所指的是下述哪个结构?

(A) L5 椎体

(B) L5/S₁ 椎间盘

(C) S₁ 椎体

(D) 骶孔

(E) S2 椎体

在这张矢状位 MRI 中,脊髓和神经根是明亮的脑脊液背景下位于椎管内的暗色结构。箭头"1"所指的是脊髓末端的部分,即脊髓圆锥。脊髓通常终止于成人 L1 椎体的水平(在这张图像中,脊髓终止于 L1/2 椎间盘处)。在婴儿中,脊髓一般终止于 L3 水平。这一解剖特点的临床意义明确:脊麻应该在离 L1 足够远的位置进行,以便将穿刺针直接损伤脊髓的风险降至最低。鉴于麻醉实施者在正确评估髂嵴等体表标志方面的水平可能较差(有时可能偏离多达 2 个椎体水平),因此常规在 L4/5 或 L5/S₁ 上进针可能比较安全。

由于其融合特性,骶骨可与腰椎椎体区分开来,在 S₁/S2 节段之间(仅一个小空间)未见明显的椎间盘,而在所有腰椎椎体之间看到明确的椎间盘。值得注意的是,成年人的硬膜囊一般在 S₁ 附近水平结束(婴儿为 S3)。

终丝是软膜起源的链状纤维组织,从脊髓圆锥延伸到椎管的末端(内终丝),然后通过骶管硬膜外腔(外终丝)连接到尾骨。

参考文献:Chen MYM, Pope TL, Ott DJ. Basic Radiology. 2nd ed. New York, NY: McGraw Hill; 2011.

提示:根据图 1-26 中的颈前区超声表现,回答第 27～30 题。

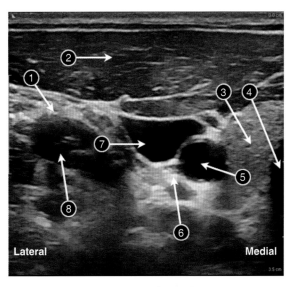

图 1-26 颈前区超声图
1=沿前斜角肌前表面走行的膈神经大致位置,2=胸锁乳突肌,3=甲状腺,4=气管内的空间,5=颈内动脉,6=颈动脉鞘内迷走神经走行的大致位置,7=颈内静脉,8=前斜角肌。
Lateral:外侧;Medial:中间

27. 图 1-26 中,哪个箭头所指为甲状腺?

(A) 1

(B) 3

(C) 4

(D) 6

(E) 8

28. 图 1-26 中,哪个箭头所指为颈内静脉?

(A) 4

(B) 5

(C) 6

(D) 7

(E) 8

29. 图 1-26 中,哪个箭头所指为最可能是迷走神经的位置?

(A) 1

(B) 3

(C) 4

(D) 6

（E）8

30. 图 1－26 中,哪个箭头所指为最可能是膈神经的位置?

(A) 1

（B）2

（C）3

（D）6

（E）8

　　该图像是常规超声引导下行颈内静脉（IJV）穿刺采集到的图像。通过将一个线阵超声探头横向置于环状软骨外侧,向内外侧滑动,调整至 IJV 位于图像中心。IJV 与邻近的颈动脉有 4 项区别:

　　（1）IJV 通常在颈动脉的外侧及上方。

　　（2）静脉一般是三角形或不规则形的,而颈动脉是圆形的。随着超声探头对皮肤施加压力,静脉可以被压塌陷,而动脉不会。

　　（3）可以要求清醒的患者做 Valsalva 动作,这能使静脉充盈,大大增加静脉的横截面积。

　　（4）彩色多普勒功能可用于确认动脉中活跃的脉冲血流以区别于静脉。但是,在某些情况下,动脉脉冲通过血管壁传导到静脉,也可以导致 IJV 出现脉冲血流。

　　在确认 IJV 目标后,在超声引导下将针头从平面外(即从上方笔直向下)穿过胸锁乳突肌。操作人员密切注意针头穿透静脉前壁时出现的凹陷,在感到"突破"时,超声图像中 IJV 的腔内应该可以见到针尖,并且回抽见静脉血以确认位置。然后大多数的操作人员会将超声探头放下,使用非优势手将导丝置入穿刺针,在扩张皮肤和置入套管之前,可以使用超声来确认 IJV 中的导丝位置。

参考文献: Carmody KA, Moore CL, Feller-Kopman D. Handbook of Critical Care and Emergency Ultrasound. New York, NY: McGraw Hill; 2011.

（李雪　严敏译　王屹校）

第 2 章

中枢和外周神经系统的解剖和生理

1. 下列哪一种途径参与了疼痛的传递？
   - （A）皮质延髓束
   - （B）皮质脊髓束
   - （C）脊髓丘脑侧束
   - （D）脊髓背柱
   - （E）内侧丘系

2. 下列关于脊髓半切综合征的描述正确的是？
   - （A）对侧肢体瘫痪
   - （B）同侧振动觉受损
   - （C）对侧关节位置觉受损
   - （D）同侧痛觉受损
   - （E）对侧所有感觉丧失

3. 大脑皮质由 6 个脑叶组成。下列哪个脑叶与"战斗或逃跑"反应有关？
   - （A）额叶
   - （B）顶叶
   - （C）胼胝体
   - （D）岛叶
   - （E）边缘系统

4. 小脑的下列哪一部分参与诸如行走之类的推进运动？
   - （A）小脑蚓部
   - （B）脊髓小脑
   - （C）皮质小脑
   - （D）前庭小脑
   - （E）绒球小结叶

5. 下列哪一种结构是基底节的主要输出通道？
   - （A）尾状核
   - （B）壳核
   - （C）苍白球
   - （D）丘脑底核
   - （E）红核

6. 控制吸气向呼气转换的部位位于下列哪个区域？
   - （A）孤束核
   - （B）腹侧呼吸组
   - （C）背侧呼吸组
   - （D）延髓呼吸中枢
   - （E）长吸中枢

7. 吸气和呼气的呼吸模式可受到颈动脉和主动脉的化学感受器的影响。舌咽和迷走神经的传入神经纤维投射于下列哪一区域？
   - （A）孤束核
   - （B）腹侧呼吸组
   - （C）Botzinger 复合体
   - （D）长吸中枢
   - （E）脑桥呼吸组

8. 网状结构包括以下哪些结构除外：
   - （A）丘脑
   - （B）中脑
   - （C）脑桥
   - （D）延髓
   - （E）蓝斑核

9. 椎动脉穿过枕骨大孔进颅后构成下列哪条血管?
   - (A) 大脑前动脉
   - (B) 前交通动脉
   - (C) 大脑后动脉
   - (D) 后交通动脉
   - (E) 基底动脉

10. 头部的哪一条静脉或者静脉窦通常回流入颈外静脉?
   - (A) 枕静脉
   - (B) 上矢状窦
   - (C) 翼丛
   - (D) 海绵窦
   - (E) 大脑大静脉(Galen 静脉)

11. 成人的脊髓末端,或者脊髓圆锥,通常终止于脊柱哪一节段?
   - (A) L2
   - (B) L3
   - (C) L4
   - (D) L5
   - (E) S_1

12. 内侧支阻滞经常被用来诊断脊柱的小关节痛。"内侧支"是脊神经哪一支的主要感觉成分?
   - (A) 后支
   - (B) 脊神经前支
   - (C) 交通支
   - (D) 背根神经节
   - (E) 脊神经前根

13. T4 感觉皮区在体表的解剖标志是下列哪项?
   - (A) 乳头
   - (B) 脐部
   - (C) 颈前部
   - (D) 拇指后侧面
   - (E) 大腿前侧面

14. 一例腹主动脉瘤患者拟行开腹肾上腹主动脉阻断下腹主动脉瘤修补术。术后,该患者出现了截瘫症状,但是仍保留有本体感觉。如果该患者的脊髓损伤是由腹主动脉阻断引起的,那么下列哪根动脉最有可能是受累血管?
   - (A) 脊髓前沟动脉
   - (B) 脊髓后外侧动脉
   - (C) 脊髓前动脉
   - (D) 脊髓前延中动脉
   - (E) 脊髓根最大动脉

15. 在第二产程,产妇出现了明显的会阴部疼痛。会阴部的感觉支配来源于下列哪一神经?
   - (A) 腰骶干
   - (B) 上腹部神经丛
   - (C) 腹下丛
   - (D) 盆腔内脏神经
   - (E) 阴部神经

16. 某产妇,L3/4 节段行硬膜外穿刺置管用于分娩镇痛,但是效果欠佳:镇痛起效时间延迟且镇痛效果分布不均。那么,在此病例中,下列哪项最有可能是硬膜外导管的放置位置?
   - (A) 椎间孔
   - (B) 蛛网膜下隙
   - (C) 硬膜下隙
   - (D) 硬膜外隙
   - (E) 硬膜外静脉

17. 下列选项中硬膜外隙解剖边界正确的是?
   - (A) 上端=骶骨裂孔
   - (B) 尾端=颅底
   - (C) 后面=棘间韧带
   - (D) 侧面=椎弓根
   - (E) 前面=脊髓

18. 动眼神经(第Ⅲ对脑神经)是通过下列哪个神经节提供眼睛的副交感神经支配?

　　(A) 膝状神经节

　　(B) 蝶腭神经节

　　(C) 耳神经节

　　(D) 睫状神经节

　　(E) 颌下神经节

19. 术前麻醉评估,1 例患者诉其感到"头晕"。神经源性晕厥主要是由下列哪项因素造成的?

　　(A) 糖尿病

　　(B) 血容量不足

　　(C) 室上性心动过速

　　(D) 压迫眼球

　　(E) 心肌缺血

20. 多个神经节参与头部的神经调节。下列哪个神经节包含有交感神经节前纤维?

　　(A) 颌下神经节

　　(B) 睫状神经节

　　(C) 蝶腭神经节

　　(D) 耳神经节

　　(E) 颈上神经节

21. 激活颈动脉窦内受体的反射被称为压力感受性反射。下列关于压力感受性反射的定义哪一项是正确的?

　　(A) 低血压可增加压力感受器动作电位的数目。

　　(B) 传入神经纤维从颈动脉窦出发,通过迷走神经到达延髓。

　　(C) 在延髓中,孤束核释放 GABA。

　　(D) 交感神经的紧张性放电被抑制。

　　(E) 压力反射的结局是血管收缩,心率增快。

22. 脊髓中,交感神经系统的哪一部分构成了白交通支?

　　(A) 节前神经元

　　(B) 节后神经元

　　(C) 副神经节

　　(D) 脊神经

　　(E) 交感神经节

23. 外周传入性伤害性感受器可对不同形式的伤害性刺激做出反应,下列哪一种形式的外周伤害性感受器是由炎性介质激活的?

　　(A) 沉默伤害性感受器

　　(B) 多形性伤害性感受器

　　(C) 温度感受器

　　(D) 机械感受器

　　(E) 化学性感受器

24. 疼痛刺激主要通过 Aδ 纤维传导至脊髓灰质的不同板层中。对于未受损的脊髓,Aδ 纤维终止于脊髓背角的哪一个板层?

　　(A) 板层 Ⅰ

　　(B) 板层 Ⅲ

　　(C) 板层 Ⅳ

　　(D) 板层 Ⅵ

　　(E) 板层 Ⅶ

提示：第 **25～29** 题即针对神经系统的某些解剖结构进行了功能性描述。请从选项 **A** 到 **K** 中选择与其描述最贴合的选项。每一个选项可被选择 **1** 次、多次，或者不被选择。

（A）小脑扁桃体

（B）基底节

（C）大脑皮质

（D）小脑

（E）海马

（F）下丘脑

（G）内囊

（H）脊髓

（I）脑桥

（J）网状上行激活系统

（K）丘脑

25. 属于边缘系统的一部分，位于颞叶的内侧。在将短期记忆转化为长期记忆以及空间导航能力中发挥重要作用。

26. 是弥散性神经元的集合，负责维持人体的觉醒状态。

27. 覆盖于脑回和脑沟表面的 $2\sim3$ mm 厚的灰质层，负责人体的记忆、语言、抽象和判断等复杂的功能。

28. 位于额叶基底部的一组核团，与人体的自主运动控制有关。

29. 是一大束白质的集合，为进出大脑皮质的神经元轴突提供通道。

30. 患者甲，男性，30 岁，全身麻醉下行窦道手术。气管插管时，麻醉偏浅，血压升高至 175/90 mmHg（基础血压是 120/80 mmHg）。问此时血压升高对该患者的脑血流可造成什么影响（假设颅内压不变）？

（A）脑血管扩张，脑血流增加

（B）脑血管扩张，脑血流减少

（C）脑血管收缩，脑血流增加

（D）脑血管收缩，脑血流减少

（E）脑血管收缩，脑血流不变

31. 下列关于脑血流量（cerebral blood flow，CBF）的说法哪项是正确的？

（A）CBF 的正常值是 150 mL/(100 g·min)。

（B）与灰质相比，白质部分的 CBF 更大。

（C）CBF 会随 $PaCO_2$ 的增加呈对数增加。

（D）当 PaO_2 高于 60 mmHg 时，CBF 不会随着 PaO_2 的改变而改变。

（E）吸入性麻醉药导致 CSF 呈剂量依赖性降低。

32. 下列关于 CBF"反向窃血"现象的说法正确的是？

（A）低碳酸血症时，病变区域的 CBF 会相应降低

（B）高碳酸血症时，病变区域的 CBF 会相应增加

（C）低碳酸血症时，病变区域的 CBF 会相应增加

（D）低碳酸血症时，正常颅脑的 CBF 会相应降低

（E）高碳酸血症时，正常颅脑的 CBF 会相应增加

33. 下列关于脑氧代谢率（cerebral metabolic rate for oxygen，$CMRO_2$）与脑血流（cerebral blood flow，CBF）之间关系的说法正确的是？

（A）在 $CMRO_2$ 降到最低安全值前，CBF 都恒定不变。

（B）$CMRO_2$ 降低，CBF 会相应比例地增加。

（C）$CMRO_2$ 增加，CBF 会相应比例地减少。

（D）$CMRO_2$ 降低，CBF 会相应比例地减少。

（E）CBF 与 $CMRO_2$ 之间没有关系，相互独立。

34. 患者有长期中度高血压的病史，平时控制欠佳。实施麻醉过程中，为保证良好的脑血流自我调节能力，下列选项中能接受的最佳平均动脉压范围是多少？

（A）50～100 mmHg

（B）50～125 mmHg

（C）50～150 mmHg

（D）75～150 mmHg

（E）75～175 mmHg

35. 下列关于脑缺血的说法哪项是正确的

（A）缺血灶的边缘最容易受到缺氧的影响。

（B）全脑缺血是由一侧大脑半球的脑血流中断引起的。

（C）脑细胞的缺血性去极化通常发生在脑血流量低于 $30\ mL/(100\ g \cdot min)$ 时。

（D）缺血灶内细胞死亡是由谷氨酸激活细胞内的 AMPA 受体，进而导致钙内流引起的。

（E）脑血流的自我调节只存在于缺血区域，不影响全脑。

36. 下列关于血糖和脑缺血之间的说法正确的是

（A）高血糖对于局灶性和全脑性脑缺血均有害。

（B）高血糖仅对局灶性脑缺血有害，对全脑性脑缺血无影响。

（C）高血糖仅对全脑性脑缺血有害，对局灶性脑缺血无影响。

（D）含有右旋糖酐的溶液可安全应用于脑损伤患者，因为其糖含量较少。

（E）脑损伤、脑肿瘤以及脑卒中患者应强化胰岛素治疗以保证严格的血糖控制。

37. 图 2-9 中哪条曲线描绘了脑外伤后脑组织血流量的自身调节曲线

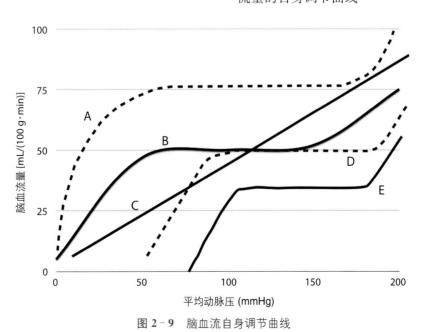

图 2-9　脑血流自身调节曲线

38. 中枢神经系统中,下列哪一部位可生成脑脊液?

（A）中脑导水管

（B）小脑延髓池

（C）第四脑室

（D）脉络丛

（E）脚间池

39. 下列关于脑脊液的说法哪项是正确的?

（A）CSF 的总量约 250 mL。

（B）CSF 是由侧脑室的蛛网膜颗粒生成的。

（C）坐位时,CSF 的压力通常是 $2.0 \sim 2.9$ kPa（$20 \sim 30$ cmH$_2$O）。

（D）CSF 的生成速度约 60 mL/h。

（E）CSF 循环呈非脉冲性流动。

40. 下列关于血脑屏障（the blood-brain barrier，BBB)的说法正确的是

（A）血脑屏障可调节 CSF 和脑间质的钾离子水平。

（B）血脑屏障对血浆谷氨酸具有良好的渗透性。

（C）血脑屏障中主要起屏障功能的是毛细血管的基底膜。

（D）出生时血脑屏障是不完整的,需要 $3 \sim 4$ 个月才能发育完善。

（E）能够自由通过正常血脑屏障的细胞是中性粒细胞。

41. 下列关于血脑屏障之间物质转运的说法正确的是

（A）CO$_2$ 必须解离成 HCO$_3^-$ 和 H$^+$ 形式才能穿过血脑屏障。

（B）氢离子很容易通过血脑屏障扩散。

（C）葡萄糖通过 GLUT-5 转运体进行转运。

（D）分子量＜400 Da 的脂溶性药物可以扩散的方式穿过血脑屏障。

（E）水溶液中氢键含量高（＞8)的药物更容易穿过血脑屏障。

42. 下列哪种说法正确描述了外伤性脑损伤后血脑屏障的损伤机制?

（A）星形胶质细胞分泌转化生长因子 β。

（B）脂多糖通过自由基和白细胞介素促使紧密连接的破坏。

（C）缓激肽促使星形胶质细胞释放 IL-6,进而导致血脑屏障开放。

（D）淀粉样 β 蛋白的沉积。

（E）降低 P-糖蛋白的功效。

43. 一例患者以闭合性脑外伤入 ICU。住院医师针对这例患者下达过度通气的医嘱,维持 PaCO$_2$ 25 mmHg。下列哪项说法可解释这一医嘱?

（A）增加 CSF 内碳酸氢盐的浓度

（B）降低 CSF 中碳酸氢盐的浓度

（C）增加 CSF 中血钾的浓度

（D）降低 CSF 中血钠的浓度

（E）降低 CSF 的 pH

44. 同一个时间点提取同一例患者的血液和脑脊液标本,下列哪个数值在血液和脑脊液是一样的?

（A）PaCO$_2$

（B）K$^+$

（C）Ca^{2+}

（D）葡萄糖

（E）渗透压

45. 假设正常体温下,大脑可承受 4 min 的缺血,那么,在 27℃ 情况下,大脑可承受多长时间的缺血?

（A）5 min

（B）6 min

（C）9 min

（D）12 min

（E）15 min

46. 在缺血性脑损伤患者麻醉期间,下列哪种药物最不可能提供神经保护作用?
    (A) 丙泊酚
    (B) 依托咪酯
    (C) 右美托咪定
    (D) 利多卡因
    (E) 氙气(一种化学气体)

47. 你正在给一例接受冠状动脉搭桥手术的患者施行麻醉,下列哪一种药物是进行缺血预处理的最佳选择?
    (A) 丙泊酚
    (B) 硫喷妥钠
    (C) 芬太尼
    (D) 异氟烷
    (E) 氯胺酮

48. 下列哪一解剖结构构成了脊髓的下(远)端?
    (A) 颈膨大
    (B) 腰骶膨大
    (C) 脊髓圆锥
    (D) 马尾
    (E) 终丝

49. 脊髓的横截面显示由白质包围的灰质呈现"H"型,下列脊髓的哪一部分构成了自主神经系统的节前神经纤维?
    (A) 前角
    (B) 中间带
    (C) 后角
    (D) 背柱
    (E) 前灰柱(脊髓)

50. 脊髓灰质可分为许多不同的层或板层(也称为"Rexed 分层")。下列哪一板层构成了支配手臂和腿部运动的下运动神经元?
    (A) Ⅰ
    (B) Ⅱ
    (C) Ⅴ
    (D) Ⅵ
    (E) Ⅸ

51. 深反射(脊柱反射的一个例子)涉及下列传导通路中的哪个过程?
    (A) 肌梭中肌纤维的伸展。
    (B) 传入性 Ia 纤维的激活。
    (C) 中间神经元激活 α 运动神经元。
    (D) 中间神经元激活 γ 运动神经元。
    (E) 肌内肌纤维的收缩。

52. 眼心反射的传入支是下列哪一脑神经?
    (A) Ⅲ
    (B) Ⅴ
    (C) Ⅹ
    (D) Ⅶ
    (E) Ⅱ

53. 脊髓丘脑束的上升支位于脊髓下列的哪一区域?
    (A) 中央管
    (B) 前索
    (C) 侧索
    (D) 背索
    (E) 背角

54. 皮质脊髓束的下行神经纤维主要位于脊髓的以下哪一区域?
    (A) 中央管
    (B) 前索
    (C) 侧索
    (D) 背索
    (E) 背角

55. 患者正在进行复杂的脊柱侧凸修复手术,下列监测项目中哪一项可提示脊髓前角(腹侧角)缺血?
   (A) 体感诱发电位 SEP
   (B) 运动诱发电位 MEP
   (C) 脑干听觉诱发电位 BAEP
   (D) 脑电图 EEG
   (E) 视觉诱发电位 VEP

56. 烟碱乙酰胆碱门控离子通道是由几个亚基构成的?
   (A) 2
   (B) 3
   (C) 4
   (D) 5
   (E) 7

57. 下列哪一条是关于成熟型烟碱受体的特征性描述?
   (A) 它们集中分布在突触间隙的褶皱内。
   (B) 在烧伤患者,此类受体主要表达在突触间隙外。
   (C) 它们含有 1 个 γ 亚基,而不是 ε 亚基。
   (D) 同不成熟型烟碱受体相比,成熟型烟碱受体开放时间相对较长。
   (E) 在重症肌无力患者,成熟型烟碱受体表达上调。

58. 下列关于神经元静息电位的描述,哪一项是正确的?
   (A) 细胞外高浓度的 K^+ 离子使静息电位保持在 $-90\ mV$。
   (B) 细胞内高浓度的 K^+ 离子使静息电位保持在 $-70\ mV$。
   (C) 细胞外高浓度的 Ca^{2+} 离子使静息电位保持在 $-90\ mV$。
   (D) 细胞内高浓度的 K^+ 离子使静息电位保持在 $-55\ mV$。
   (E) 细胞内高浓度的 Na^+ 离子使静息电位保持在 $-90\ mV$。

59. 下列关于神经元细胞动作电位的电化学特性陈述正确的是
   (A) 阈电位为 $-90\ mV$。
   (B) 钾外流是动作电位中的起始事件。
   (C) 电压门控钾通道比钠通道开放的慢。
   (D) 超极化(或"下冲")即钠通道维持开放状态。
   (E) 高血钾可降低神经元细胞的兴奋性。

60. 关于动作电位的不应期,下列说法正确的是
   (A) 在绝对不应期,只有电刺激能产生另一动作电位。
   (B) 在相对不应期内不可能产生另一动作电位。
   (C) 相对不应期的持续时间是绝对不应期的 2 倍。
   (D) 无论是相对不应期还是绝对不应期,电压门控钾通道均处于开放状态。
   (E) 绝对不应期是在相对不应期后面发生的。

61. 下面关于顺行传导的描述最佳的是
   (A) 在轴突上沿 2 个方向传导。
   (B) 仅在有髓鞘轴突上传导。
   (C) 传导是从神经细胞胞体到轴突末端。
   (D) 传导是沿着轴突朝向胞体传导。
   (E) 仅在无髓鞘轴突上呈脉冲式传导。

62. 下列关于动作电位的跳跃式传导说法正确的是
    （A）跳跃式传导与连续传导相比需要更多的能量。
    （B）跳跃式传导比连续传导快 2 倍。
    （C）2 个郎飞结之间的距离可达 4 mm。
    （D）郎飞结处电压门控钠通道的浓度是无髓鞘轴突上的电压门控钠通道浓度的 100 倍。
    （E）跳跃式传导（saltatory）之所以命名是因为钠（salt～saltatory）通道加快了传播。

63. 下列哪一个神经递质参与突触前抑制？
    （A）γ-氨基丁酸（GABA）
    （B）谷氨酸盐
    （C）去甲肾上腺素
    （D）甘氨酸
    （E）天门冬氨酸盐

64. 下列哪种神经递质可与中枢神经系统中的 N-甲基-D-天冬氨酸（NMDA）受体结合？
    （A）乙酰胆碱
    （B）去甲肾上腺素
    （C）γ-氨基丁酸
    （D）谷氨酸盐
    （E）P 物质

65. 下列哪一项是肾上腺素的生化前体？
    （A）异丙肾上腺素
    （B）二羟基苯丙氨酸
    （C）谷氨酰胺
    （D）色氨酸
    （E）乙酰辅酶 A

66. 下列哪一个选项正确描述了肌纤维兴奋收缩耦联的具体步骤？
    （A）运动神经元放电→乙酰胆碱与烟碱受体相结合→增加了运动终板膜上 Na^+ 和 K^+ 的电传导→肌纤维动作电位的产生→钙与肌钙蛋白 C 的结合→肌动蛋白与肌球蛋白交叉连接形成。
    （B）去极化沿 T 管向内扩散→乙酰胆碱与烟碱受体的结合→Ca^{2+} 从肌浆网中释放→肌纤维动作电位的产生→钙与肌钙蛋白 C 的结合→肌动蛋白与肌球蛋白交叉连接形成。
    （C）运动神经元放电→乙酰胆碱与烟碱受体的结合→增加了运动终板膜上 Na^+ 和 K^+ 的电传导→肌纤维动作电位的产生→钙与肌钙蛋白 C 的结合→肌动蛋白与肌球蛋白交叉连接形成。
    （D）运动神经元放电→去极化沿 T 管向内扩散→增加了运动终板膜上 Na^+ 和 K^+ 的电传导→肌纤维动作电位的产生→Ca^{2+} 从肌浆网中释放→肌动蛋白与肌球蛋白交叉连接形成。
    （E）肌纤维动作电位的产生→运动终板上动作电位形成→增加了运动终板膜上 Na^+ 和 K^+ 的电传导→肌纤维动作电位的产生→钙与肌钙蛋白 C 的结合→肌动蛋白与肌球蛋白交叉连接形成。

67. 肌肉收缩的分子机制包括“细肌丝”在“粗肌丝”上滑动。称为“肌丝滑动理论”，“细肌丝”是指：
    （A）肌动蛋白
    （B）肌球蛋白
    （C）原肌球蛋白
    （D）肌钙蛋白 C
    （E）肌浆网

68. 关于伤害性刺激，下列哪一项表述是正确的？

(A) 大多数的伤害感受器都是西尔维奥·迈斯纳小体或帕金尼小体。

(B) 伤害性传入纤维主要由 Aβ 纤维和 C 纤维组成。

(C) 多行性伤害性感受器可对压力和温度作出反应。

(D) C 纤维的传导速率是 $12\sim35$ m/s。

(E) 食用卡罗来纳死神辣椒可激活 TRPM8 受体。

69. P 物质可作用于下列哪种类型的受体？

(A) NMDA

(B) AMPA

(C) 胆碱能

(D) 5-羟色胺能

(E) 神经激肽-1

70. 关于广动力范围神经元的下列哪一个表述是正确的？

(A) 它们只对有害性刺激做出反应。

(B) 它们主要负责"Windup"现象。

(C) 它们是三级神经元。

(D) 它们在板层 Ⅱ 中最丰富。

(E) 它们是传出性神经元。

71. 以下关于胶的质细胞的说法哪个是正确的？

(A) 它是所有 Rexed 板层的最腹侧。

(B) 它又叫作板层 Ⅴ。

(C) 它主要接受外周 Aδ 神经纤维的传入信号。

(D) 它是阿片类药物介导的疼痛传递调节的作用部位。

(E) 它包含交感节前神经元的细胞体。

72. 以下哪种神经结构参与疼痛类冲动传递到更高水平的中枢神经系统？

(A) 薄束

(B) 腹后外侧核

(C) 楔束

(D) 内侧丘系

(E) 皮质脊髓侧束

73. 以下哪种疼痛治疗方式用 Melzack 和 Wall 的闸门控制学说解释最贴切？

(A) 脊髓背索电刺激

(B) 阿米替林

(C) 卡马西平

(D) 经皮利多卡因贴片

(E) 普瑞巴林

74. 调节疼痛传导的脊髓下行抑制通路，主要是通过以下哪种物质实现？

(A) P 物质

(B) 降钙素基因相关肽(CGRP)

(C) 甘氨酸

(D) 谷氨酸盐

(E) 去甲肾上腺素

75. 以下哪项关于内脏痛的说法是正确的？

(A) 内脏痛的传入纤维主要是 B 纤维。

(B) 内脏包含"沉默"的伤害感受器，这些感受器在基线水平时反应最小。

(C) 内脏传入神经占脊髓传入神经的 40% 以上。

(D) 迷走传入神经投射到楔束核。

(E) 传入神经的一级神经元进入脊髓的某个节段，并且在同一节段和二级神经元形成突触联系。

76. 以下关于疼痛和情感障碍的说法哪个是正确的?

(A) 相对于畏惧活动和二次损伤而言,疼痛的严重程度更能预测功能受限情况。

(B) 大约 10% 的慢性疼痛患者患有抑郁。

(C) 慢性疼痛患者比非慢性疼痛患者更容易激惹。

(D) 愤怒情绪的内化和疼痛的程度有关。

(E) 纤维肌痛患者焦虑的发生率不高。

77. 以下关于性别差异和疼痛感知相关性的说法哪项是正确的?

(A) 男性更容易被诊断为颞下颌关节紊乱和偏头痛。

(B) 整体上而言,女性的疼痛程度重于男性。

(C) 雌激素有减少镇痛需求的作用。

(D) 红头发和白皮肤的女性对疼痛更加敏感。

(E) 社会文化因素可能在感知差异方面起作用。

78. 在自主神经系统中,所有的节前神经元都能释放下列哪种神经递质?

(A) 乙酰胆碱

(B) 去甲肾上腺素

(C) ATP

(D) P 物质

(E) 神经肽 Y

79. 以下哪种肾上腺素能受体是在自主神经系统中起负反馈作用,因而被称为"自身受体"?

(A) α_1

(B) α_2

(C) β_1

(D) β_2

(E) β_3

80. 去甲肾上腺素在交感神经节后纤维末梢的消除主要是由于:

(A) 单胺氧化酶的代谢。

(B) 儿茶酚-O-甲基转移酶的代谢。

(C) 多巴脱羧酶的代谢。

(D) 通过 uptake-1 机制的再摄入。

(E) 通过 uptake-2 机制的再摄入。

81. 在去甲肾上腺素能神经元的突触中,下列哪种酶是合成去甲肾上腺素的限速酶?

(A) 苯丙氨酸羟化酶

(B) 酪氨酸羟化酶

(C) 左旋多巴脱羧酶

(D) β-多巴胺羟化酶

(E) 苯乙醇胺-N-甲基转移酶

82. 肉毒杆菌毒素("肉毒素")有许多医学适应症,也有肌无力相关的不良反应。肉毒杆菌毒素是如何影响胆碱能传输的?

(A) 阻止胆碱从细胞外转移到神经末梢。

(B) 阻断神经末梢乙酰胆碱的合成。

(C) 阻断乙酰胆碱转移到神经末梢的囊泡中。

(D) 阻止 Ca^{2+} 进入神经末梢。

(E) 阻止乙酰胆碱通过胞吐的方式进入到突触间隙。

83. 下列哪一种自主神经系统的神经元主要释放去甲肾上腺素?

(A) 节前神经元

(B) 副交感神经节后神经元

(C) 支配汗腺的交感神经节后神经元

(D) 支配骨骼肌血管的交感神经节后神经元

(E) 支配全身静脉的交感神经节后神经元

84. 乙酰胆碱对副交感神经突触后受体的作用可由下列哪种物质终止？

    (A) 假性胆碱酯酶

    (B) 丁酰胆碱酯酶

    (C) 乙酰胆碱酯酶

    (D) 突触前膜上自身受体对乙酰胆碱的再摄取

    (E) 突触后膜上毒蕈碱受体的下调

85. 在副交感神经节中,乙酰胆碱作用于烟碱受体会导致下列哪一种第二信使的激活或离子的流入？

    (A) Na^+

    (B) Cl^-

    (C) cAMP

    (D) IP3

    (E) DAG

86. 下列交感神经系统中的哪一部分负责支配头部和颈部？

    (A) 第Ⅲ对颅神经

    (B) 第Ⅹ对颅神经

    (C) 内脏神经

    (D) 颈下神经节

    (E) 腹腔神经节

87. 自主神经系统受到许多高等中枢神经系统的支配。延髓头端腹外侧区(RVLM)具有调节外周血管张力的作用。来自延髓头端腹外侧区的下行神经元通过释放下列哪种神经递质来调节交感神经节前神经元？

    (A) 谷氨酸

    (B) γ-氨基丁酸

    (C) 乙酰胆碱

    (D) 去甲肾上腺素

    (E) 多巴胺

88. 脊髓损伤(SCI)患者患有自主神经功能障碍。下列哪项陈述最为恰当地解释了患者可能面临高血压危象的原因？

    (A) 脊髓损伤阻断了外周压力感受器的激活。

    (B) 脊髓损伤阻断了上行性感觉信号传入到交感神经。

    (C) 脊髓损伤阻断了下行性抑制信号传入到交感神经。

    (D) 脊髓损伤阻断了副交感神经的下行传导通路。

    (E) 脊髓损伤阻断了上行性感觉信号传入到副交感神经。

89. 哪一种类型的神经纤维负责传入有关冷的神经冲动？

    (A) Aα 纤维

    (B) Aβ 纤维

    (C) Aδ 纤维

    (D) B 纤维

    (E) C 纤维

90. 主要的体温调节中枢位于

    (A) 脊髓丘脑束

    (B) 脑桥

    (C) 网状激活系统

    (D) 下丘脑

    (E) 脑垂体前叶

91. 下列关于"调定点"的描述最佳的是？

    (A) 下丘脑的体温设定值,当体温处于调定点时,下丘脑的信号输出为零。

    (B) 发热时,开始出汗时的体温。

    (C) 不可能发生进一步的血管扩张时的体温。

    (D) 血管扩张至极限的体温。

    (E) 网球比赛中激动人心的时刻。

92. 以下哪种产热机制最为准确地描述了对寒冷的最早的温度调节反应？
    (A) 多巴胺的神经内分泌释放
    (B) 从内脏器官中分流血液
    (C) 血管收缩
    (D) 寒战
    (E) 甲状腺素的神经内分泌释放

93. 以下哪一项不是增加新生儿低体温风险的因素？
    (A) 体表面积相对较大。
    (B) 皮肤的热传导增加。
    (C) 较高的蒸发损失。
    (D) 不成熟的体温调节反应。
    (E) 手指和脚趾的非功能性分流。

94. 在胆碱能神经末端,乙酰胆碱的合成是由下列哪种酶催化的？
    (A) 胆碱乙酰基转移酶
    (B) 胆碱甲基转移酶类
    (C) 乙酰胆碱酯酶
    (D) 假性胆碱酯酶
    (E) 特种胆碱酯酶

95. 乙酰胆碱从突触小泡释放到突触间隙是依赖于哪种离子的内流？
    (A) 钠
    (B) 钾
    (C) 钙
    (D) 镁
    (E) 氢

96. 在神经肌肉接头处自发的、小幅度的去极化电位通常可见于下列哪种情况？
    (A) 上运动神经元损伤。
    (B) 乙酰胆碱的正常定量释放。
    (C) 使用琥珀胆碱后的肌震颤。
    (D) 兰伯特–伊顿综合征。
    (E) 高钙血症。

97. 以下关于神经肌肉接头的陈述哪一项是正确的？
    (A) 乙酰胆碱与一种特定的毒蕈碱胆碱能受体亚型结合。
    (B) 胆碱能受体激活可导致肌肉细胞中钾离子的大量涌入。
    (C) 钙必须通过乙酰胆碱受体通道外流而产生终板电位。
    (D) 神经肌肉接头的胆碱能受体有 2 个乙酰胆碱结合位点。
    (E) 运动终板的连接褶皱有助于减少胆碱能受体对乙酰胆碱的暴露。

98. 位于运动神经末梢的接头前烟碱受体的主要作用是
    (A) 减少细胞对胆碱的摄取。
    (B) 通过正反馈机制增加乙酰胆碱的释放。
    (C) 调节去极化后钙的流入。
    (D) 降低囊泡与质膜的融合率。
    (E) 使细胞膜超极化,防止乙酰胆碱进一步释放。

99. 下列关于神经肌肉接头的解剖和功能的描述正确的是
    (A) 每条肌纤维通常接受 5～10 个运动神经元轴突的支配。
    (B) 慢缩肌的神经末梢比快缩肌的神经末梢更大、更复杂。
    (C) 眼外肌的运动单位与股四头肌的运动单位相比拥有更多的肌纤维。
    (D) 突触间隙 20～50 nm 宽。
    (E) 乙酰胆碱酯酶是在肝脏中合成的,然后被转运至突触间隙。

答案与解析：中枢和外周神经系统的解剖和生理

1. 下列哪一种途径参与了疼痛的传递？

   (A) 皮质延髓束

   (B) 皮质脊髓束

   (C) 脊髓丘脑侧束

   (D) 脊髓背柱

   (E) 内侧丘系

   脊髓丘脑侧束参与机体疼痛、温度和触觉的传递。当痛觉纤维进入脊髓时，交叉到对侧形成了脊髓丘脑侧束，即负责对侧痛觉的上行传递。

   控制运动系统的下行通道包括皮质脊髓束、皮质延髓束、皮质脑桥束、红核脊髓束、网状脊髓束、前庭脊髓束和顶盖脊髓束。

   脊髓背柱主要参与精细触觉、本体感觉和两点辨别觉的上行传递。其相对应的感觉纤维起源于皮肤、关节和肌腱，终止于脊髓背柱核（薄束核和楔束核）。薄束核、楔束核发出的纤维，交叉到对侧通过内侧丘系投射到对侧丘脑。丘脑的腹后外侧核随后将上述感觉信息传递到大脑躯体感觉皮质。

   参考文献：Waxman SG. Clinical Neuroanatomy. 27th ed. New York，NY：McGraw Hill；2013. Hammer GD，McPhee SJ. Pathophysiology of Disease：An Introduction to Clinical Medicine. 7th ed. New York，NY：McGraw Hill；2014.

2. 下列关于脊髓半切综合征的描述正确的是

   (A) 对侧肢体瘫痪

   (B) 同侧振动觉受损

   (C) 对侧关节位置觉受损

   (D) 同侧痛觉受损

   (E) 对侧所有感觉丧失

   脊髓半切综合征的临床表现包括：

   (1) 同侧肢体瘫痪（由于皮质脊髓束的横断）。

   (2) 同侧关节位置觉和振动觉丧失（由于后柱的横断）。

   (3) 低于病变1～2个节段的对侧痛觉和温度觉丧失（由于脊髓丘脑束的横断）。

   (4) 其他症状包括单侧、节段性神经根痛和肌肉萎缩。

   参考文献：Hammer GD，McPhee SJ. Pathophysiology of Disease：An Introduction to Clinical Medicine. 7th ed. New York，NY：McGraw Hill；2014.

3. 大脑皮质由6个脑叶组成。下列哪个脑叶与"战斗或逃跑"反应有关？

   (A) 额叶

   (B) 顶叶

   (C) 胼胝体

   (D) 岛叶

   (E) 边缘系统

   大脑皮质由额叶、顶叶、颞叶、枕叶、岛叶和边缘叶组成。

   (1) 额叶：运动皮质和负责抽象推理、判断、创造力和社会行为的区域。

   (2) 顶叶：躯体感觉皮质。

   (3) 枕叶：初级视觉皮质。

（4）颞叶：初级听觉皮质。

（5）岛叶：被认为与内感受性意识（例如意识到身体状态，如你自己的心跳），以及诸如吞咽和情绪等运动活动有关。

（6）边缘叶：边缘系统的一部分。

边缘叶是由海马回、扣带回和胼胝体回组成的。边缘系统包括大脑边缘叶、海马体、齿状核以及杏仁核。边缘系统涉及以下行为：喂养、"战斗或逃跑"反应、攻击和情绪反应。胼胝体包含有髓鞘和无髓鞘的纤维，并连接 2 个大脑半球。

参考文献：Waxman SG. *Clinical Neuroanatomy*. 27th ed. New York, NY：McGraw Hill；2013.

4. 小脑的下列哪一部分参与诸如行走之类的推进运动？

（A）小脑蚓部

（B）脊髓小脑

（C）皮质小脑

（D）前庭小脑

（E）绒球小结叶

从解剖学上讲，小脑被分成 2 个半球，由蚓部连接。每个半球进一步被划分为：

（1）前庭小脑，由绒球、蚓小结和连接部（绒球小结叶）组成。与机体保持平衡有关，与前庭系统有关。

（2）脊髓小脑，与行走或游泳等推进运动有关。

（3）皮质小脑，与精细运动的协调有关。

参考文献：Waxman SG. Clinical Neuroanatomy. 27th ed. New York, NY：McGraw Hill；2013.

5. 下列哪种结构是基底节的主要输出通道？

（A）尾状核

（B）壳核

（C）苍白球

（D）丘脑底核

（E）红核

锥体外系对于运动和姿势的控制是很重要的。锥体外系包括基底节、黑质、丘脑底核、红核和脑干网状结构。基底节是由尾状核、壳核和苍白球组成的。基底节的主要输入点是纹状体（尾状核和壳核）。纹状体（尾状核和壳核）接受来自多部位大脑皮质的兴奋性信号传入。接着，尾状核和壳核表达抑制性信号，并输入到苍白球内部（GPi）。GPi 将抑制性传出信号发送到丘脑。丘脑进而投射回大脑皮质，从而形成反馈回路。另一个反馈回路涉及黑质。传入信号自大脑皮质发出，到纹状体（尾状核和壳核），经过黑质，然后又回到纹状体。黑质致密部的多巴胺能神经元投射到纹状体。这就是所谓的黑质纹状体通路。黑质致密部的变性可改变基底神经节的活性，引起帕金森病。总的来说，苍白球和黑质都是基底神经节的主要输出点。

参考文献：Waxman SG. *Clinical Neuroanatomy*. 27th ed. New York, NY：McGraw Hill；2013.

6. 控制吸气向呼气转换的部位位于下列哪个区域？

（A）孤束核

（B）腹侧呼吸组

（C）背侧呼吸组

（D）延髓呼吸中枢

（E）长吸中枢

自主呼吸的维持依赖于延髓和脑桥。延髓呼吸中枢是由背侧呼吸组（DRG）和腹侧呼吸组（VRG）组成。DRG 位于孤束核（NTS），主要由吸气神经元组成。VRG 同时包含吸气和呼气神经元。脑桥包含了长吸中枢，它被认为是控制吸气向呼气转换的区域。（脑桥水平的病变可引起长吸式呼吸，这可能是由于延髓呼吸神经元细胞的持续放电导致吸气相延长和呼气相缩短所致。）

参考文献：Levitzky MG. *Pulmonary Physiology*. 8th ed. New York, NY：McGraw Hill；2013.

7. 吸气和呼气的呼吸模式可受到颈动脉和主动脉的化学感受器的影响。舌咽和迷走神经的传入神经纤维投射于下列哪一区域？

(A) 孤束核

(B) 腹侧呼吸组

(C) Botzinger 复合体

(D) 长吸中枢

(E) 脑桥呼吸组

　　舌咽和迷走神经的传入纤维主要投射到孤束核(NTS)。自主呼吸的维持主要依赖于延髓和脑桥。延髓呼吸中枢由背侧呼吸组(DRG)和腹侧呼吸组(VRG)组成。DRG 位于 NTS 中，主要由吸气神经元组成，投射到对侧脊髓并通过膈神经来支配膈肌运动。VRG 同时包含吸气和呼气神经元。在 VRG 中，有一组神经元被称为 Botzinger 复合体，它可被看作呼吸节律的"起搏点"。脑桥呼吸组(PRG)，或呼吸调节中枢，位于高位脑桥。它有助于调节呼吸节律，并影响到长吸中枢(同样位于脑桥)。长吸中枢被认为是控制吸气向呼气转换的区域。

参考文献：Ropper AH，Samuels MA，Klein JP. Adams and Victor's Principles of Neurology. 10th ed. New York，NY：McGraw Hill；2014.
Levitzky MG. Pulmonary Physiology. 8th ed. New York，NY：McGraw Hill；2013.

8. 网状结构包括以下哪些结构除外：

(A) 丘脑

(B) 中脑

(C) 脑桥

(D) 延髓

(E) 蓝斑核

　　网状结构是一组复合的神经元集合，位于延髓、脑桥和中脑内。网状结构也包括一些神经元核团，如蓝斑核、中缝复合体和臂旁核。网状结构向上投射到下丘脑外侧区和非特异性丘脑核。然后，丘脑核再投射到整个大脑皮质。

　　蓝斑核位于脑桥的网状结构内。它参与睡眠/觉醒周期。诸如右旋美托咪啶这种药物可作用于蓝斑核内的去甲肾上腺素神经元。网状结构在维持机体觉醒状态，调节呼吸、血压和心率方面起着重要作用。下行网状脊髓通路也参与了脊髓反射的调节。网状激活系统这一术语有时被使用，表明网状结构在觉醒中起到的重要作用。

参考文献：Waxman SG. Clinical Neuroanatomy. 27th ed. New York，NY：McGraw Hill；2013.

9. 椎动脉穿过枕骨大孔进颅后构成下列哪条血管？

(A) 大脑前动脉

(B) 前交通动脉

(C) 大脑后动脉

(D) 后交通动脉

(E) 基底动脉

　　基底动脉是由 2 条椎动脉在穿过枕骨大孔后融合形成的(如图 2-1)。主要的大脑动脉都

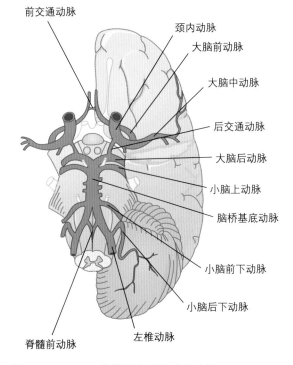

前交通动脉
颈内动脉
大脑前动脉
大脑中动脉
后交通动脉
大脑后动脉
小脑上动脉
脑桥基底动脉
小脑前下动脉
小脑后下动脉
左椎动脉
脊髓前动脉

图 2-1　Willis 环和脑干主要的动脉支配
(经授权转载自 Waxman SG. Clinical Neuroanatomy. 27th ed. New York，NY：McGraw Hill；2013.)

起源于 Willis 环。Willis 环由两侧颈内动脉和椎基底动脉供应。大脑前动脉起源于颈内动脉。前交通动脉连接 2 条大脑前动脉。大脑后动脉起源于椎基底动脉，而且同时也接受后交通动脉的供应。后交通动脉则连接颈内动脉和大脑后动脉。

参考文献：Waxman SG. *Clinical Neuroanatomy*. 27th ed. New York，NY：McGraw Hill；2013.

10. 头部的哪条静脉或者静脉窦通常回流入颈外静脉？

　　（A）枕静脉

　　（B）上矢状窦

　　（C）翼丛

　　（D）海绵窦

　　（E）大脑大静脉（Galen 静脉）

　　翼丛接受面部表面的静脉回流。它最后回流入下颌后静脉，下颌后静脉随后下降并分为后支，随后汇入颈外静脉（它还有前支，最后汇入颈内静脉）。静脉窦存在于硬脑膜的内层和外层之间。下矢状窦和大脑大静脉（Galen 窦）形成直窦。直窦、上矢状窦和枕静脉形成了窦汇，窦汇进而流入横窦、乙状窦，最终汇入颈内静脉（图 2 - 2）。

　　海绵窦围绕大脑底部的蝶鞍。许多重要的结构都穿过海绵窦，包括颈内动脉、动眼神经、滑车神经、外展神经、三叉神经的眼支和三叉神经节。上、下岩静脉窦流入海绵窦，最后流入颈内静脉。值得注意的是，导静脉也将颅内海绵窦与颅外翼丛连接起来。由于脑静脉和静脉窦是无瓣的，这意味着血液的流动方向可以是双向的——流向颅内或者流向颅外。由于这种解剖结构，颅外感染可能通过静脉系统转移到颅内。

参考文献：Waxman SG. *Clinical Neuroanatomy*. 27th ed. New York，NY：McGraw Hill；2013.

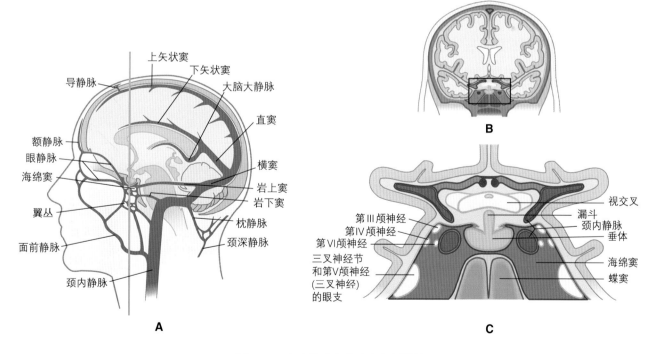

图 2 - 2　大脑静脉和静脉窦解剖结构

A：— 矢状断面（经授权转载自 Waxman SG. *Clinical Neuroanatomy*. 27th ed. New York，NY：McGraw Hill；2013.）；B：— 图 A 中蓝线水平的冠状面（经授权转载自 Poirer J，Gray F，Escourolle R. *Manual of Basic Neuropathology*. 3rd ed. WB Saunders，1990.）；C：— 海绵体以及周边结构的扩展观（经授权转载自 Waxman SG. *Clinical Neuroanatomy*. 27th ed. New York，NY：McGraw Hill；2013.）

11. 成人的脊髓末端,或者脊髓圆锥,通常终止于脊柱哪一节段?

(A) L2

(B) L3

(C) L4

(D) L5

(E) S$_1$

　　成人的脊髓圆锥终止于脊柱的 L1 或 L2 水平。脊髓起于延髓终止于脊髓圆锥。脊髓有一个颈膨大,是上肢神经的起源,还有一个腰骶膨大,是下肢神经的来源。脊髓的硬脑膜起源于枕骨大孔(与颅内硬脑膜相连)大约终止于第二骶椎。马尾是由来自腰椎和骶椎的脊神经根组成。这些脊神经根下行至硬膜囊内的脊髓圆锥的硬膜囊以下。因为它的外观类似马的尾巴,因此得名"马尾"。

参考文献:Waxman SG. *Clinical Neuroanatomy*. 27th ed. New York,NY:McGraw Hill;2013.

12. 内侧支阻滞经常被用来诊断脊柱的小关节痛。"内侧支"是脊神经哪一支的主要感觉成分?

(A) 后支

(B) 脊神经前支

(C) 交通支

(D) 背根神经节

(E) 脊神经前根

　　人体有 31 对脊神经:8 对颈神经,12 对胸神经、5 对腰神经,5 对骶神经和 1 对尾神经。每个脊神经均由前根和后根组成。前、后根均由从脊髓发出的神经纤维束构成。背根(后根)与背根神经节相连,主要是感觉神经元。腹侧根(前根)主要包括了脊髓的下行运动通路。在胸腰段,腹侧根还包含了自主神经节前纤维。从椎间孔发出后,脊神经分成了以下几部分:

　　(1)初级背支(后支);

　　(2)初级腹侧支(前支);

　　(3)交通支(白交通支和灰交通支):分别发自脊神经和交感干。

初级背支含有感觉内侧支和运动外侧支。感觉内侧支阻滞通常用于脊柱小关节的诊断性治疗。初级腹侧支比初级背支要粗大,在胸段主要形成肋间神经,还包括了颈丛、臂丛和腰骶丛。

参考文献:Waxman SG. *Clinical Neuroanatomy*. 27th ed. New York,NY:McGraw Hill;2013.

13. T4 感觉皮区在体表的解剖标志是下列哪项?

(A) 乳头

(B) 脐部

(C) 颈前部

(D) 拇指后侧面

(E) 大腿前侧面

　　皮区即脊神经的感觉支配区域。临床上,值得注意的是,2 个相邻脊神经支配的感觉区域可能会互相重叠。皮区主要的体表标志如下:

　　(1)手臂:C5、C6、C7、C8 和 T1

　　(2)手:C6、C7、C8

　　(3)乳头:T4

　　(4)脐部:T10

　　(5)腹股沟:L1

　　C3 和 C4 主要支配颈部前侧皮肤的感觉;C6 主要支配大拇指的前侧和背侧皮肤感觉;L2、L3 和 L4 主要支配大腿前侧皮肤的感觉。

参考文献:Waxman SG. *Clinical Neuroanatomy*. 27th ed. New York,NY:McGraw Hill;2013.

14. 一例患者拟在开腹肾上腹主动脉阻断下行腹主动脉瘤修补术。术后,该患者出现了截瘫症状,但是仍保留有本体感觉。如果该患者的脊髓损伤是由腹主动脉阻断引起的,那么下列哪根动脉最有可能是受累血管?

(A) 脊髓前沟动脉

(B) 脊髓后外侧动脉

(C) 脊髓前动脉

(D) 脊髓前正中动脉

(E) 脊髓根最大动脉

脊髓根最大动脉（Adamkiewicz 动脉）通常起源于 T5 和 T12 水平的肋间动脉和腰部的腹主动脉。尽管有时候存在解剖变异，脊髓根最大动脉（Adamkiewicz 动脉）仍被认为是低位胸段和腰段脊髓的脊髓前动脉的主要供应血管。脊髓前综合征（anterior cord syndrome，ACS）可由很多病因引起，其中包括脊髓前动脉的灌注不全。ACS 主要表现为运动功能的丧失以及受累脊髓节段水平以下的痛觉和温度觉丧失。但是，本体感觉、振动觉以及触压觉是不受影响的。在上述病例中，手术操作导致脊髓根最大动脉的闭塞最终导致了 ACS。椎动脉的分支形成了脊髓前根动脉，脊髓前根动脉沿着脊髓的腹侧面下降。T4 水平以下，脊髓前根动脉亦被称为脊髓前动脉。脊髓前沟动脉是脊髓前根动脉的分支。脊髓后外侧动脉同样也起源于椎动脉。

参考文献：Butterworth JF IV，Mackey DC，Wasnick JD. *Morgan and Mikhail's Clinical Anesthesiology. 5th ed*. New York，NY：McGraw Hill；2013.

15. 在第二产程，产妇出现了明显的会阴部疼痛。会阴部的感觉支配来源于下列哪一神经？
    （A）腰骶干
    （B）上腹部神经丛
    （C）腹下丛
    （D）盆腔内脏神经
    (E) 阴部神经

阴部神经（S2、S3、S4）支配会阴部的感觉。骨盆接受腰骶干、骶神经丛、尾骨丛、盆腔交感干和副交感神经的神经支配。骶丛起源于 L4、L5、S_1、S2、S3 和部分 S4（其中 L4 和 L5 统称为腰骶干）。骶丛有很多分支，包括：
    （1）臀上神经—L4 - S_1
    （2）臀下神经—L5 - S2
    （3）阴部神经—S2、S3、S4
    （4）坐骨神经—L4、L5、S_1、S2、S3

支配骨盆的交感神经纤维起源于 T10 到 L2，形成了上腹部神经丛。上腹部神经丛进而在骶骨岬水平分为左、右腹下丛。盆腔脏器的副交感以及传入神经是由起源于 S2 - S4 的盆腔内脏神经（勃起神经）组成的。腹下丛和盆腔内脏神经一起构成了下腹下神经丛（含有交感和副交感 2 种成分）。下腹下神经丛进一步分成其他神经丛，主要支配人体的排便、排尿、射精以及性高潮行为。

参考文献：Morton DA，Albertine K，Foreman KB. *Gross Anatomy*：the Big Picture. 1st ed. New York，NY：McGraw Hill；2011.

16. 某产妇，L3/4 节段行硬膜外穿刺置管用于分娩镇痛，但是效果欠佳：镇痛起效时间延迟且镇痛效果分布不均。那么，在此病例中，下列哪项最有可能是硬膜外导管的放置位置？
    （A）椎间孔
    （B）蛛网膜下隙
    (C) 硬膜下隙
    （D）硬膜外隙
    （E）硬膜外静脉

硬膜下隙置管可导致镇痛起效延迟，镇痛不均，阻滞平面过高或者全脊椎麻醉。硬膜外置管需要熟知脊髓周围的各种膜和腔的解剖结构。鞘内即蛛网膜下隙内充满了脑脊液。脑脊液被软脑膜和蛛网膜所包围，软脑膜附着在脊髓的表面。硬脑膜和蛛网膜紧紧贴合在一起，硬膜下隙（是一个潜在的腔隙）则是位于两者之间。硬膜外隙，位于硬脑膜表面，没有液体填充，主要包括了血管、脂肪以及神经根。

参考文献：Hadzic A. NYSORA *Textbook of Regional Anesthesia and Acute Pain Medicine*. 1st ed. New York，NY：McGraw Hill；2007.

17. 下列选项中硬膜外隙解剖边界正确的是
    （A）上端＝骶骨裂孔
    （B）尾端＝颅底
    （C）后面＝棘间韧带

(D) 侧面=椎弓根

（E）前面=脊髓

在脊柱中,硬脑膜周围有前后硬膜外间隙。硬膜外隙的解剖边界如下(如图2-3)：

(1) 上端—颅底

(2) 下端—骶骨裂孔

(3) 后侧—黄韧带

(4) 侧面—椎弓根和椎间孔

(5) 前面—硬脑膜

参考文献： Hadzic A. NYSORA *Textbook of Regional Anesthesia and Acute Pain Medicine*. 1st ed. New York, NY：McGraw Hill；2007.

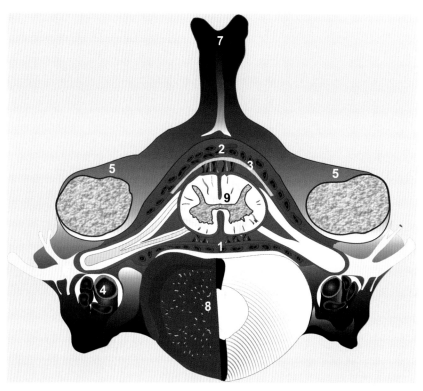

图 2-3　硬膜外腔。

1. 硬膜外前间隙；2. 硬膜外后间隙；3. 黄韧带；4. 硬膜外内血管丛；5. 椎弓根；6. 神经根；7. 棘突；8. 椎体；9. 脊髓

（经授权转载自 Hadzic A. NYSORA Textbook of Regional Anesthesia and Acute Pain Medicine. 1st ed. New York, NY：McGraw Hill；2007.）

18. 动眼神经(第Ⅲ对脑神经)是通过下列哪个神经节提供眼睛的副交感神经支配？

（A）膝状神经节

（B）蝶腭神经节

（C）耳神经节

(D) 睫状神经节

（E）颌下神经节

第Ⅲ、Ⅶ、Ⅸ和Ⅹ对颅神经(cranial nerves, CN)(动眼神经、面神经、舌咽神经和迷走神经)均含有副交感节前纤维。头部的副交感神经支配主要通过4个神经节实现(值得注意的是,这些神经节另外还含有交感和感觉神经纤维)：

(1) 睫状神经节-动眼神经(CN Ⅲ)的副交感节前神经纤维到达睫状神经节。节后神经纤维延伸到眼睛的虹膜和晶状体。

(2) 蝶腭神经节(翼突腭神经节)-面神经(CN Ⅶ)的副交感节前神经纤维经舌腭神经到达膝状神经节,经大岩神经到达蝶腭神经节。节后神经纤维到达鼻腔的泪腺和黏膜,以及软腭。

(3) 耳神经节—舌咽神经(CN Ⅸ)的副交感节

前神经纤维经颈神经节、鼓室神经和岩小神经到达耳神经节。节后神经纤维到达腮腺。

(4) 颌下神经节-面神经(CN Ⅶ)的副交感节前神经纤维经舌咽神经、鼓室索到达膝状神经节,经舌神经到达颌下神经节。节后神经纤维到达颌下腺和舌下腺。

参考文献: Waxman SG. *Clinical Neuroanatomy*. 27th ed. New York, NY: McGraw Hill; 2013.

19. 术前麻醉评估,一例患者诉其感到"头晕"。神经源性晕厥主要是由下列哪项因素造成的?

    (A) 糖尿病

    (B) 血容量不足

    (C) 室上性心动过速

    (D) 压迫眼球

    (E) 心肌缺血

    引起晕厥(短暂性的意识丧失)的病因包括:

    (1) 神经源性晕厥

    (2) 直立性低血压

    (3) 心源性晕厥

    神经源性晕厥是由副交感神经(通过迷走神经)兴奋性增高导致心动过缓;而交感神经受抑制导致血管扩张。引发这一反射的诱因包括:

    (1) 血管迷走性晕厥(由疼痛、恐惧、焦虑引起)

    (2) 气管内操作

    (3) 泌尿生殖系统内操作

    (4) 胃肠道内操作

    (5) 颈动脉窦按摩

    (6) 压迫眼球和眼部手术

    直立性低血压通常是由于自主神经系统不能提供足够的交感张力,不能维持血管收缩和心率反应性增快导致的。导致自主神经系统功能障碍的原因包括:

    (1) 帕金森病

    (2) 直立性低血压(Shy-Drager 综合征)

    (3) 糖尿病

    (4) 容量不足

    (5) 遗传性和免疫性神经疾病

    心源性晕厥可能是由心律失常(窦房结功能失调、室上性心动过速、室性心动过速)或者器质性心脏病(心肌病、心肌缺血、瓣膜疾病)导致的。

参考文献: Kasper D, Fauci A, Hause S, Longo D, Jameson J, Loscalzo J. *Harrison's Principles of Internal Medicine*. 19th ed. New York, NY: McGraw Hill; 2015.

20. 多个神经节参与头部的神经调节。下列哪个神经节包含有交感神经节前纤维?

    (A) 颌下神经节

    (B) 睫状神经节

    (C) 蝶腭神经节

    (D) 耳神经节

    (E) 颈上神经节

    头部的交感神经支配是通过颈上神经节实现的。节前交感神经纤维自脊髓发出,通过白交通支,到达颈上神经节(交感链形成了 3 个颈部神经节:颈下神经节,颈中神经节,颈上神经节)。发自颈上神经节的交感神经节后纤维,通过颈神经丛,到达头部。在头部,总共有 4 对自主神经节:

    (1) 睫状神经节

    (2) 蝶腭神经节(翼突腭神经节)

    (3) 耳神经节

    (4) 颌下神经节

    除了这些交感神经节后纤维,每个神经节还包含副交感和感觉纤维。

参考文献: Waxman SG. *Clinical Neuroanatomy*. 27th ed. New York, NY: McGraw Hill; 2013.

21. 激活颈动脉窦内受体的反射被称为压力感受性反射。下列关于压力感受性反射的定义哪项是正确的?

    (A) 低血压可增加压力感受器动作电位的

数目。

(B) 传入神经纤维从颈动脉窦出发，通过迷走神经到达延髓。

(C) 在延髓中，孤束核释放 GABA。

(D) 交感神经的紧张性放电被抑制。

(E) 压力反射的结局是血管收缩，心率增快。

　　压力反射的激活导致交感神经被抑制。压力感受性反射是一个负反馈环路(图 2-4)。血压的增加牵拉颈动脉窦和主动脉弓上的压力感受器。在颈动脉窦，接收到的信息通过舌咽神经传递到延髓(在主动脉弓，则是通过迷走神经传递到延髓)。在延髓，传入神经纤维突触与孤束核(the nucleus of the tractus solitaries，

NTS)相连，后者释放兴奋性神经递质，谷氨酸。随后，孤束核发出交感、副交感 2 种成分神经纤维到心脏和血管。在副交感神经的支配下，孤束核释放谷氨酸并刺激疑核以及迷走神经背核内的迷走神经。在交感神经支配下，孤束核释放谷氨酸并刺激延髓尾侧腹外侧区(the caudal ventrolateral medulla，CVLM)的抑制性神经元。

　　CVLM 受到激活后释放 GABA，后者进而抑制延髓头侧腹外侧区(the rostral ventrolateral medulla，RVLM)。RVLM(或血管运动区)向脊髓的交感神经元发送兴奋信号。在这一通路中，压力感受性反射的激活刺激副交感神经系

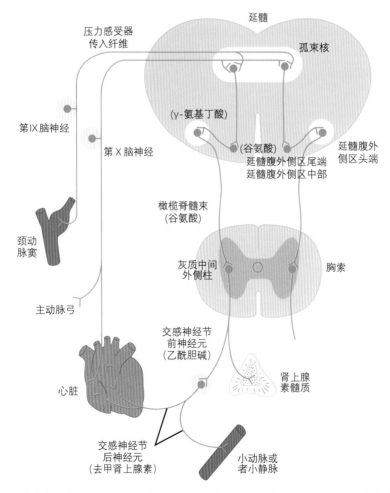

图 2-4　延髓水平血压调控的基本通路。延髓腹外侧区头端(RVLM)是交感神经控制脉管系统兴奋性传入的主要来源之一。这些神经元通过延髓腹外侧区尾端(CVLM)内的抑制性神经元从压力感受器接受抑制性信号。孤束核(NTS)是压力感受器传入性神经纤维的终点。这一通路所涉及的神经递质列举在图中括号内。

(经授权转载自 Barrett KE，Boitano S，Barman SM，Brooks HL. Ganong's Review of Medical Physiology. 24th ed. New York，NY：McGraw Hill；2012.)

统,抑制交感神经系统,导致血管扩张、心动过缓、低血压以及心排血量降低。另外,颈动脉体以及主动脉体是化学感受器,参与呼吸的调节(通常是由低氧血症、血 CO_2 分压以及 pH 的降低引起)。值得注意的是,颈动脉体以及主动脉体同样传送兴奋性信号到 RVLM 和交感神经系统。

参考文献: Barrett KE, Boitano S, Barman SM, Brooks HL. *Ganong's Review of Medical Physiology*. 24th ed. New York, NY: McGraw Hill; 2012.

22. 脊髓中,交感神经系统的哪一部分构成了白交通支?

    (A) 节前神经元

    (B) 节后神经元

    (C) 副神经节

    (D) 脊神经

    (E) 交感神经节

    　　交感神经系统起源于脊髓的 T1 到 L2 阶段(即胸腰段输出)。节前神经元细胞体位于脊髓的中间外侧柱,其神经纤维则伴随着腹根及脊神经根从椎间孔发出,通过白交通支主要是有髓纤维跟椎旁神经节链内的交感神经节相连。节前神经纤维会停留在其起源的脊髓节段或者向上/向下走行,又或者离开椎旁神经节链。一部分最终与节后神经节相连,一部分则与侧支交感神经节(中间交感神经节)相连,如腹腔和肠系膜神经节。灰交通支是无髓鞘的交感神经节后纤维,从椎旁神经节链内发出后,同脊神经根一起延伸到靶器官。

参考文献: Waxman SG. *Clinical Neuroanatomy*. 27th ed. New York, NY: McGraw Hill; 2013.

23. 外周传入性伤害性感受器可对不同形式的伤害性刺激做出反应,下列哪种形式的外周伤害性感受器是由炎性介质激活的?

    (A) 沉默伤害性感受器

    (B) 多形性伤害性感受器

    (C) 温度感受器

    (D) 机械感受器

    (E) 化学性感受器

    　　在未受损的组织中,沉默伤害性感受器处于未被激活的状态,它需要炎性介质激活。通常,初级传入性伤害性感受器可对多种形式的刺激做出反应,包括温度(温度感受器)、压力(机械感受器)和化学介质,如前列腺素、白细胞介素、缓激肽(化学感受器),多形性感受器则对多种刺激做出反应。Aδ 神经纤维主要包括机械和温度感受器 2 种成分,C 纤维的主要成分是多形性感受器。

参考文献: Kasper D, Fauci A, Hauser S, Longo D, Jameson J, Loscalzo J. *Harrison's Principles of Internal Medicine*, 19th ed. New York, NY: McGraw Hill; 2015.

24. 疼痛刺激主要通过 Aδ 纤维传导至脊髓灰质的不同板层中。对于未受损的脊髓,Aδ 纤维终止于脊髓背角的哪一个板层?

    (A) 板层 I

    (B) 板层 III

    (C) 板层 IV

    (D) 板层 VI

    (E) 板层 VII

    　　伤害性刺激通过 Aδ 纤维或者 C 纤维传导至脊髓内(图 2-5)。Aδ 纤维终止于板层 I 和 II,其旁支终止于板层 V 和 X。C 纤维终止于板层 I、II 和 V。

    　　脊髓背角的 Rexe 功能分区包括板层 I～VI(其中板层 I 和 II 统称为脊髓胶状质)。脊髓前角包括板层 VII～IX,板层 X 包绕在中央管的周边。值得注意的是,脊髓受损后,其背角的细胞结构可发生改变,这可能就是异常性疼痛和神经病理性疼痛的发生机制。

参考文献: Butterworth JF IV, Mackey DC, Wasnick JD. *Morgan and Mikhail's Clinical Anesthesiology*. 5th ed. New York, NY: McGraw Hill; 2013.

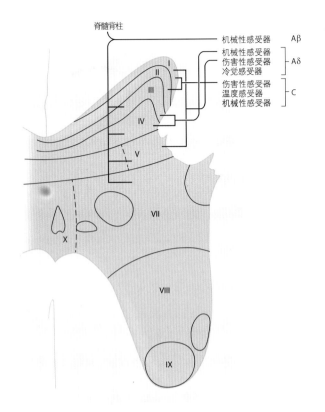

图 2-5　Rexed 脊髓板层分布图。注意不同类别的初级传入性神经元的终止板层

（经授权转载自 Butterwoth JF IV，Mackey DC，Wasnick JD. *Morgan and Mikhail's Clinical Anesthesiaology*. 5th ed. New York，NY：McGraw Hill；2013.）

提示：第 25～29 题即针对神经系统的某些解剖结构进行了功能性描述。请从选项 A 到 K 中选择与其描述最贴合的选项。每一个选项可被选择一次、多次，或者不被选择。

　　（A）杏仁核

　　（B）基底节

　　（C）大脑皮质

　　（D）小脑

　　（E）海马

　　（F）下丘脑

　　（G）内囊

　　（H）延髓

　　（I）脑桥

　　（J）网状上行激活系统

　　（K）丘脑

25. 属于边缘系统的一部分，位于颞叶的内侧。在将短期记忆转化为长期记忆以及空间导航能力中发挥重要作用。

（E）海马

　　海马，同丘脑、下丘脑以及杏仁核一起构成了边缘神经系统。因为在解剖结构上，上述这些结构都隐藏在大脑皮质的边缘之下（拉丁文 limbus 就是边缘的意思），故统称"边缘系统"。海马，形状上像香蕉或者海马（希腊语 hippos 意思是"马"，Kampos 意思是"海怪"）。

　　海马在人类记忆形成上扮演重要角色。双侧海马受损会导致新的记忆形成困难，而一侧海马受损功能影响很小。海马受损不会影响所有记忆类型的形成。例如，学习新技能所涉及记忆的形成过程，就不受海马损伤的影响。海马是神经系统中极少可以神经元再生的结构，因此，被认为是神经元干细胞的主要来源。

　　海马在空间记忆能力中发挥重要作用。如若一个人的海马处于无功能状态，他将记不住自己去过何处和将要去哪里。伦敦的出租车司机，在取得驾驶执照前要通过严格的城市街道认路测试。研究发现，他们的海马比一般人的海马体积偏大。但是，究竟是拥有更好导航能力的人更容易被选中担任出租车司机，还是出租车司机通过不断地街道导航锻炼从而增大了海马的体积，仍不是很清楚。

　　另外，海马似乎对应激更敏感。在压力环境下，人体皮质醇水平升高可导致某些神经元的兴奋性减低，抑制新的神经元的发育，诱导海马锥体细胞树突的萎缩。研究发现，创伤后应激障碍和库欣综合征患者就存在海马萎缩的现象。

参考文献：Ropper AH，Samuels MA，Klein JP. *Adams and Victor's Principles of Neurology*. 10th ed. New York，NY：McGraw Hill；2014.

26. 是弥散性神经元的集合，负责维持人体的觉醒状态。

（J）网状上行激活系统

网状激活系统(RAS)是由脑干的一系列核团组成。在觉醒、睡眠-觉醒转换中以及中枢神经系统总体活动水平方面发挥重要作用。RAS系统是网状结构的上行传导部分。RAS系统接受多种形式的传入信号,包括传入性感觉通路、三叉神经通路、听觉和视觉传入通路。RAS系统的神经元细胞最终投射到丘脑的板内核以及绕过丘脑的弥散性通路到达大脑皮层。RAS系统涉及多种神经递质,包括血管紧张素能、肾上腺素能、组胺类、多巴胺类以及胆碱能类递质。

清醒状态下,来自大脑皮质和RAS系统的组合兴奋性信号保持丘脑皮质始终处于紧张性放电状态。这样就有助于人体处于警觉、易唤醒的状态,并有助于人体对细节的关注。

另外,在慢动眼睡眠或者全身麻醉状态下,丘脑皮质神经元一直处于暴发性放电状态。这有助于大脑皮质的同步放电,在EEG形式下,则表现为非快动眼深睡眠时1~4 Hz的慢波。在RAS系统中,主要影响传入性兴奋信号传输至下丘脑、丘脑和大脑皮质的脑干核团是蓝斑核和中缝背核。

麻醉药物可作用于RAS系统,从而诱发意识丧失。右美托咪定通过抑制蓝斑核中去甲肾上腺素能成分而发挥其镇静作用。同样,CNS中儿茶酚胺的浓度可影响挥发性麻醉药的

MAC。长期吸食可卡因/安非他命的患者对麻醉药的需求量会增大,其原因可能与其激活蓝斑核有关。脊椎麻醉会减少外周传入RAS系统的信号,导致这些患者对镇静剂更敏感。

参考文献: Waxman SG. Clinical Neuroanatomy. 27th ed. New York, NY: McGraw Hill; 2013.

27. 覆盖于脑回和脑沟表面的2~3 mm厚的灰质层,负责人体的记忆、语言、抽象和判断等复杂的功能。

(C) 大脑皮质

大脑皮质覆盖于大脑半球的最外层,厚度为2~3 mm,以折叠的存在形式大大增大了其表面积。大脑皮质主要分为新皮质和异生皮质。新皮质占大脑皮质的大部分,分为Ⅰ~Ⅵ层,其中,前3层(也称超颗粒层,supragranular layers)是皮质内神经回路的起点和终点。第Ⅳ层负责接收丘脑至皮质的神经回路。第Ⅴ层和第Ⅵ层则负责连接皮质和皮质下区域,如基底节、脑干和脊髓之间的神经回路。异生皮质是大脑皮质中较为古老的部分,不到6层,包括了嗅皮质和海马。新皮质的功能组成见表2-1。

参考文献: Waxman SG. Clinical Neuroanatomy. 27th ed. New York, NY: McGraw Hill; 2013.

表 2-1 新皮质的组成

组成成分	位置	功能
初级躯体感觉皮质	中央后回(顶叶)	躯体感觉,根据机体不同部位感觉的敏感程度不同,投射的感觉皮质的面积也不同(例如,嘴唇和手指所投射出的感觉皮质面积比其他部分要大)
视觉皮质	距状沟周围(枕叶)	解读从视神经传输来的视觉信号
听觉皮质	颞横回(颞叶)	解读声音信号。在优势大脑半球,听觉皮质周边的大脑皮质(即Wernicke区),可解读言语和文字
初级躯体运动皮质	中央前回(额叶)	皮质脊髓束的起源;也包括一些皮质延髓纤维以及投射到丘脑和基底节的神经纤维
前额皮质	额叶	负责执行功能,如记忆、判断、规划、抽象推理和注意力的分散。另外,还有冲动控制、个性、以及对周围环境和情绪的反应

28. 位于额叶基底部的一组核团,与人体的自主运动控制有关。

(B) 基底节

基底节是由纹状体(尾状核和壳核)、苍白球(黑质伏隔线)以及丘脑底核组成的。主要负责机体自主运动的控制以及奖赏行为。神经递

质主要是多巴胺。帕金森病是 CNS 的一种退行性疾病,主要原因是黑质中多巴胺生成细胞的减少。临床表现主要是僵硬、迟缓、静止性震颤以及步态障碍。亨廷顿舞蹈症,主要表现为不受控制的肢体运动、协调功能障碍、神经精神症状,可影响大脑其他结构的功能。其中最敏感的是纹状体。

参考文献:Waxman SG. *Clinical Neuroanatomy*. 27th ed. New York, NY:McGraw Hill;2013.

29. 是一大束白质的集合,为进出大脑皮质的神经元轴突提供通道。

(G) 内囊

内囊是有髓鞘轴突的集合,可将信号从大脑皮质传输到皮质下结构,同样也负责将皮质下结构接收到的感觉信号上行传导至感觉皮质。锥体束也走行于内囊内,是自主运动信号从皮质传导至延髓椎体的通路,最终到达脊髓水平。

内囊是从辐射冠(在皮质下方)发出的,分隔基底节(侧方)和丘脑(中间)。在进入脑干前缩小变细。内囊是腔隙性脑梗死的好发部位。

参考文献:Waxman SG. Clinical Neuroanatomy. 27th ed. New York, NY:McGraw Hill;2013.

30. 患者甲,男性,30 岁,全身麻醉下行窦道手术。

气管插管时,麻醉偏浅,血压升高至 175/90 mmHg(基础血压是 120/80 mmHg)。问此时血压升高对该患者的脑血流可造成什么影响(假设颅内压不变)?

(A) 脑血管扩张,脑血流增加

(B) 脑血管扩张,脑血流减少

(C) 脑血管收缩,脑血流增加

(D) 脑血管收缩,脑血流减少

(E) 脑血管收缩,脑血流不变

脑灌注压(cerebral perfusion pressure,CCP)即维持脑组织血灌注的压力值。它是平均动脉压(MAP)减去颅内压(ICP)得到的。如果颈静脉压(JVP)高于 ICP,则脑灌注压＝MAP－JVP。成人正常脑灌注压为 70～90 mmHg。如果患者的脑灌注压<70 mmHg 将会出现脑缺血。

脑血流的自我调节,即根据 MAP 的不同,颅内血管发生扩张或者收缩来保证恒定的脑血流。当脑灌注压降低时,脑血管会发生扩张以保证脑血流恒定;相反,当脑灌注压升高时,脑血管通过收缩增加外周阻力来保证脑血流恒定。当 MAP 在 50～150 mmHg 时,脑血流可保证良好的自我调节能力。低于 MAP<50 mmHg 时,脑血管已经扩张到最大程度,MAP 的进一步降低将导致脑血流量呈线性减少(图 2-6)。

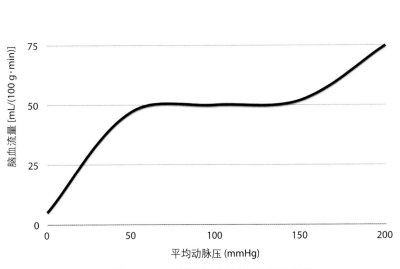

图 2-6　正常的脑血流量自身调节曲线

相反,当 MAP>150 mmHg 时,脑血管已经收缩到最大程度,MAP 的进一步增高将导致脑血流量呈线性增加。在某些病理情况下,脑血流量的自我调节能力将减弱或者消失,例如外伤、肿瘤,脑血流量会随着 MAP 的增加而增加,导致颅内血液流量急剧增加,最终导致颅内压的增加,从而形成了一个恶性循环,最终导致脑缺血的发生。

参考文献: Longnecker DE, Brown DL, Newman MF, Zapol WM. *Anesthesiology*. 2nd ed. New York, NY: McGraw Hill; 2012.

31. 下列关于脑血流量(cerebral blood flow,CBF)的说法哪项是正确的?

(A) CBF 的正常值是 150 mL/(100 g·min)。

(B) 与灰质相比,白质部分的 CBF 更大。

(C) CBF 会随 $PaCO_2$ 的增加呈对数增加。

(D) 当 PaO_2 高于 60 mmHg 时,CBF 不会随着 PaO_2 的改变而改变。

(E) 吸入性麻醉药导致 CSF 呈剂量依赖性降低。

CBF 大约 750 mL/min,相当于大约 15% 的心排血量(大约是人体体重的 2%)。换种说法,即 50 mL/(100 g 脑组织·min)。脑血流并不是平均分布于全脑的各个部位的,代谢活跃的区域需要更多的脑灌注。正是由于这个原因,灰质需要的脑血流量是白质的 4 倍,白质仅由神经细胞的轴突以及支持细胞组成。所有的吸入性麻醉剂可导致 CBF 呈剂量依赖性升高。这种效应在氟烷最为显著,在异氟烷、七氟烷、地氟烷也存在,尤其是当吸入浓度大于 1.5 MAC 时。然而,吸入性麻醉剂可增加 CBF,同时却降低脑代谢,这种现象称为"分离现象",因为脑代谢需求的降低并不使 CBF 比例降低。

脑血管阻力和脑灌注压是影响 CBF 的两大决定因素。脑血管阻力主要受血管内 $PaCO_2$ 和 PaO_2 的影响。在正常的人体,随着 $PaCO_2$ 的增加 CBF 会呈线性增加(图 2-7)。血氧分压正常或者较高,对 CBF 的影响较小,而当 $PaO_2 < 60$ mmHg 时,脑血管会显著地扩张,继而 CBF 增加,保证了脑细胞氧的供应。

参考文献: Longnecker DE, Brown DL, Newman MF, Zapol WM. *Anesthesiology*. 2nd ed. New York, NY: McGraw Hill; 2012.

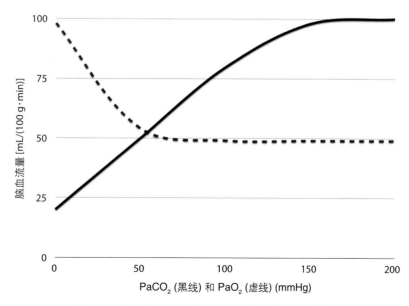

图 2-7　脑血流量与氧分压/二氧化碳分压之间的关系

32. 下列关于CBF"反向窃血"现象的说法正确的是
（A）低碳酸血症时，病变区域的CBF会相应降低
（B）高碳酸血症时，病变区域的CBF会相应增加
（C）低碳酸血症时，病变区域的CBF会相应增加
（D）低碳酸血症时，正常颅脑的CBF会相应降低
（E）高碳酸血症时，正常颅脑的CBF会相应增加

通常情况下，脑血管与高碳酸血症之间呈线性关系（即脑血流量会随着$PaCO_2$的升高而增加）。在肿瘤、创伤或者脑梗死区域，由于酸性代谢产物的累积，脑血管已经扩张到最大程度。当机体发生高碳酸血症时，未受损区域的脑血管会发生扩张，导致病变区域内血流向未受损区域流动，病变区域内血流量减少，这就被称为"窃血"现象。

相反，当机体发生低碳酸血症时，上述现象也同样存在。当$PaCO_2$降低时，未受损区域的脑血管发生收缩，增加了血管阻力，这样病变区域内的血流将相应增加。这个被称为"反向窃血"现象或者"Robin Hood效应"。

参考文献： Longnecker DE, Brown DL, Newman MF, Zapol WM. Anesthesiology. 2nd ed. New York, NY: McGraw Hill; 2012.

33. 下列关于脑氧代谢率（cerebral metabolic rate for oxygen，$CMRO_2$）与脑血流（cerebral blood flow，CBF）之间关系的说法正确的是
（A）在$CMRO_2$降到最低安全值前，CBF都恒定不变。
（B）$CMRO_2$降低，CBF会相应比例地增加。
（C）$CMRO_2$增高，CBF会相应比例地减少。
（D）$CMRO_2$降低，CBF会相应比例地减少。
（E）CBF与$CMRO_2$之间没有关系，相互独立。

脑代谢率是决定CBF的主要因素之一。正常情况下，正常成年人体脑代谢率为3～3.8 mL/100 g脑组织。脑代谢率并不是平均分布于整个大脑组织的，灰质的脑代谢率是白质的4倍。脑氧供应量与脑氧利用量之间的比例为15∶1〔正常的CBF为50 mL/（100 g·min）〕。两者之间相互成比例，但机制并不清楚，可能跟局部一氧化氮、腺苷、环氧合酶、星形胶质细胞的细胞色素P450酶的产生，以及钾离子有关。当脑血流量大幅度减少或者消失时（如深低温停循环状态），可以降低$CMRO_2$，以减少脑组织对氧气的需求。

增加$CMRO_2$的因素包括觉醒、警觉、癫痫以及脑温度高于42℃。大多数的麻醉药（除了氯胺酮）可降低$CMRO_2$，尤其是巴比妥类药物可诱导脑电图的电静息状态。脑电图静息状态即$CMRO_2$降低大约60%（为维持细胞稳态，细胞需要最起码40%的$CMRO_2$）。低体温可降低$CMRO_2$，每降低1℃，$CMRO_2$降低6%～7%。低温是当$CMRO_2$降低到40%后再进一步降低$CMRO_2$的唯一措施。

参考文献： Longnecker DE, Brown DL, Newman MF, Zapol WM. Anesthesiology. 2nd ed. New York, NY: McGraw Hill; 2012.

34. 患者有长期中度高血压的病史，平时控制欠佳。实施麻醉过程中，为保证良好的脑血流自我调节能力，下列选项中能接受的最佳平均动脉压范围是多少？
（A）50～100 mmHg
（B）50～125 mmHg
（C）50～150 mmHg
（D）75～150 mmHg
（E）75～175 mmHg

多种因素可影响正常的脑血流量自我调节曲线（图2-8），例如高碳酸血症、低氧血症、吸入麻醉剂以及一些脑病理性改变，如创伤、肿瘤、卒中和颅内动脉瘤破裂。在上述这些病理改变中，为避免大脑灌注过低/过高，保持适当

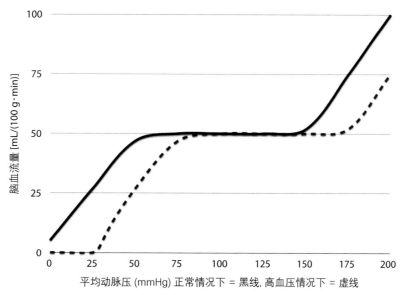

图 2-8　正常脑血流量自身调节曲线(黑线)在长期慢性高血压情况下会出现"右移"

的平均动脉压是非常重要的。上述题目中,患者长期的高血压病史已导致脑血流自我调节曲线右移(图 2-8),这是机体为维持足够脑血流量的一种保护性机制。对于一例平素血压控制正常的患者,保持 MAP 在 70 mmHg 水平是足够的,但是,对于一例既往 MAP 125 mmHg 的患者,保持 MAP 在 70 mmHg 水平则是保证正常脑灌注的最低限值。当一名麻醉医师面对一例长期高血压的患者时,由于其脑血流自我调节曲线已右移,为避免大脑低灌注,合理调节血流动力学是很关键的。因此,术前正确判断一例患者的高血压是否得到了有效控制,其脑血流自我调节曲线是正常还是已经发生了右移很重要。仔细的术前评估、门诊或者院前血压基础值都是可以参考的数据。

血压正常者,MAP 50～150 mmHg 即可维持正常的脑血流自我调节能力,上述中答案中 E 选项是唯一一个高于 MAP 正常范围的答案。

参考文献: Longnecker DE, Brown DL, Newman MF, Zapol WM. Anesthesiology. 2nd ed. New York, NY: McGraw Hill; 2012.

35. 下列关于脑缺血的说法哪一项是正确的?

(A)　缺血灶的边缘最容易受到缺氧的影响。

(B)　全脑缺血是由一侧大脑半球的脑血流中断引起的。

(C)　脑细胞的缺血性去极化通常发生在脑血流量低于 30 mL/(100 g·min)时。

(D)　缺血灶内细胞死亡是由谷氨酸激活细胞内的 AMPA 受体,进而导致钙内流引起的。

(E)　脑血流的自我调节只存在于缺血区域,不影响全脑。

脑缺血根据缺血范围可分为全脑或局灶性脑缺血。全脑缺血通常发生于整个脑组织的血流量严重不足时,多见于心搏骤停者。局灶性脑缺血通常指缺血局限于某一特定血管的支配区域,多见于由血栓栓塞或者动脉粥样硬化导致脑卒中者。

正常脑组织的血流量为 50 mL/(100 g·min)。当脑血流量减少至大约 18 mL/(100 g·min)时,ATP 的消耗可造成离子泵失活(称为缺血性去极化),钙离子进入细胞内,导致谷氨酸释放。谷氨酸通过与 AMPA 和 NMDA 受体结合进而加速钙离子内流,从而促使机体产生自由基、活性氧以及有害的磷脂酶和半胱天冬酶。水分随之顺着渗透压梯度进入到细胞内,导致缺氧区域内的脑细胞水肿(即细胞毒性水肿）。上述这些病理改变过程，最终导致脑细胞的凋亡和坏死。受损或坏死细胞的产物可激活机体炎性反应通路。当脑血流量降低至 $10 \ mL/(100 \ g \cdot min)$ 以下时，这些病理性改变将是不可逆的。

对于局灶性脑缺血者，根据病理改变不同，将缺血脑组织分为两部分。其中，没有任何血流的区域称为"缺血区"，缺血区内脑组织发生的病理改变与上述全脑缺血造成的病理改变是一致的。而位于缺血区周边的区域，则称为"水肿带"，水肿带内的脑组织细胞仍有少量的脑灌注，这些脑灌注通常来源于侧支血管。局灶性脑缺血造成的临床结局取决于缺血的严重程度和持续时间。如果缺血时间较长，水肿带内的神经元细胞也将死亡。如果侧支血流足够，或者"病变血管"在短时间内被打通，水肿带内的神经元细胞可存活。在脑缺血时，脑血流量的自我调节功能失调，脑灌注主要依靠压力来维持。

参考文献：Longnecker DE, Brown DL, Newman MF, Zapol WM. *Anesthesiology*. 2nd ed. New York, NY: McGraw Hill; 2012.

36. 下列关于血糖和脑缺血之间的说法正确的是

(A) 高血糖对于局灶性和全脑性脑缺血均有害。

(B) 高血糖仅对局灶性脑缺血有害，对全脑性脑缺血无影响。

(C) 高血糖仅对全脑性脑缺血有害，对局灶性脑缺血无影响。

(D) 含有右旋糖酐的溶液可安全应用于脑损伤患者，因为其糖含量较少。

(E) 脑损伤、脑肿瘤以及脑卒中患者应强化胰岛素治疗以保证严格的血糖控制。

一些研究发现，血糖可对脑缺血（无论是局灶性还是全脑性脑缺血）的结局造成影响。高血糖（即血糖$>126 \ mg/dL$）加重脑损伤的具体机制不明，可能的机制包括兴奋性氨基酸（如谷氨酸）的释放增加，抑制性神经递质的释放减少，中性粒细胞聚集，线粒体损伤。动物实验发现，血糖的降低可减少脑缺血性脑损伤，强调了此类患者应该避免高血糖的发生。

含右旋糖酐的溶液应该避免应用于可疑或者确诊的脑损伤患者。然而，最佳的血糖范围还不确定。AHA/ASA 指南针对急性脑缺血性卒中患者建议血糖应该控制在 $7.8 \sim 10.6 \ mmol/L$。强化胰岛素治疗（即血糖目标值是 $4.5 \sim 6.2 \ mmol/L$）被很多临床实验采用，其结果也是有争议的。对于极危重症患者，严格控制血糖可增加严重低血糖的发生率（某些研究发现严格控制血糖还增加了死亡率），严重低血糖可模拟局灶性神经功能缺损，严重者可导致神经元损伤。总之，无论是高血糖还是低血糖都将加重神经功能损伤，因此，围术期应加强血糖的监测和管理。

参考文献：Longnecker DE, Brown DL, Newman MF, Zapol WM. *Anesthesiology*. 2nd ed. New York, NY: McGraw Hill; 2012.

37. 图 2-9 中哪条曲线描绘了脑外伤后脑组织血流量的自身调节曲线？

(C)

受损的脑组织（外伤、卒中、肿瘤、脑血管畸形等导致）呈现的是一种非正常的脑组织血流自身调节曲线。由于局部的炎性介质或者缺血性介质的释放，缺血区域的血管扩张可使该区域的脑血流量达到最大化，并使脑血管对血管阻力调节因素如 $PaCO_2$ 和脑灌注压（CPP）的反应性降低。例如，高碳酸血症患者，非受损部位的脑血管会发生扩张，这样，损伤部位的脑血管扩张空间将相应减少。这就是所谓的"窃血"现象，健康的脑组织容纳了较多的脑血流，使受损部位脑组织脑血流减少。

因此，在脑损伤患者，血压和脑血流之间呈现线性相关（例如，随着脑灌注压升高，脑血流也相应增加）。对于脑外伤的患者，平均动脉压

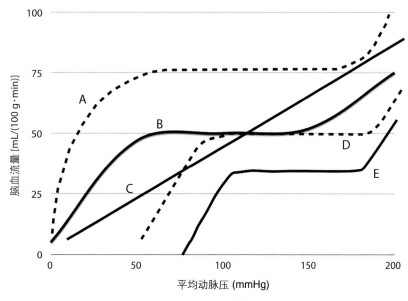

图 2 - 9　脑血流自身调节曲线

将升高,脑血流量也相应地增高,最终,增高的血管流体静水压将导致受损脑组织的水肿加重。

参考文献: Longnecker DE, Brown DL, Newman MF, Zapol WM. Anesthesiology. 2nd ed. New York, NY: McGraw Hill; 2012.

38. 中枢神经系统中,下列哪一部位可生成脑脊液?

(A) 中脑导水管

(B) 小脑延髓池

(C) 第四脑室

(D) 脉络丛

(E) 脚间池

　　脑脊液(CSF)是由脉络丛生成的。脉络丛分布于侧脑室、第三和第四脑室。脉络丛是由血管性软脑膜嵌入脑室形成,在脑室内高度折叠,呈现花椰菜状。CSF 的生成既是一种主动分泌过程,又是一种被动过滤过程。脑脊液有一个明确的循环模式,由侧脑室(绝大部分的 CSF 产生于侧脑室)产生,通过室间孔进入第三脑室,然后通过中脑导水管进入第四脑室,最后经由正中孔和 2 个外侧孔离开脑室进入蛛网膜下隙。随后,CSF 经由枕骨大孔流入脊髓。CSF 在大脑半球上方被重吸收,主要通过大量

蛛网膜绒毛再吸收进入静脉系统。蛛网膜下隙是由脑膜窦壁构成。再吸收的驱动力是静水压。

参考文献: Waxman SG. Clinical Neuroanatomy. 27th ed. New York, NY: McGraw Hill; 2013.

39. 下列关于脑脊液的说法哪项是正确的?

(A) CSF 的总量约 250 mL。

(B) CSF 是由侧脑室的蛛网膜颗粒生成的 。

(C) 坐位时,CSF 的压力通常是 20~30 cmH₂O。

(D) CSF 的生成速度约 60 mL/h。

(E) CSF 循环呈非脉冲性流动。

　　CSF 是由脑室内的脉络丛生成的,速度约 500 mL/d(或者 30 mL/h)。生成的 CSF 绝大部分通过蛛网膜颗粒或者神经根旁的淋巴管被重吸收,因此,中枢神经系统内 CSF 的容量通常保持在 100~150 mL。CSF 的意义是为脑和脊髓组织提供物理缓冲作用,增加大脑浮力,通过重吸收入血的方式清除大脑内多余的代谢或神经内分泌物质。

　　CSF 循环流经侧脑室、第 3 脑室和第 4 脑室,在大脑和脊髓的蛛网膜下隙内流通。CSF 循环的驱动力来自脉络丛不断生成新的脑脊液,由于受到颅内血管搏动的影响,CSF 也是以

一种脉冲型方式进行循环流动。

　　根据人体体位的不同,CSF 的压力也不同。平躺时,CSF 的压力为 $1.0 \sim 2.0$ kPa($10 \sim 20$ cmH$_2$O),平躺时的压力被看作等同于颅内压。坐位时,通过腰椎穿刺测得的 CSF 压将上升至 $2.0 \sim 2.9$ kPa($20 \sim 30$ cmH$_2$O),是脑组织到穿刺针针孔的脑脊液压力差。

参考文献:Waxman SG. Clinical Neuroanatomy. 27th ed. New York,NY:McGraw Hill;2013.

40. 下列关于血脑屏障(the blood-brain barrier, BBB)的说法正确的是

(A) **血脑屏障可调节 CSF 和脑间质的钾离子水平。**

(B) 血脑屏障对血浆谷氨酸具有良好的渗透性。

(C) 血脑屏障中主要起屏障功能的是毛细血管的基底膜。

(D) 出生时血脑屏障是不完整的,需要 $3 \sim 4$ 个月才能发育完善。

(E) 能够自由通过正常血脑屏障的细胞是中性粒细胞。

　　BBB 的屏障功能能够阻止电解质、神经递质、大分子以及从血浆内摄入的神经毒素进入颅内,保证了中枢神经系统微环境的稳态。例如,摄食后,人体血浆内兴奋性氨基酸谷氨酸会出现峰值,但是 BBB 可阻止其扩散入中枢神经系统,从而避免了其大量释放入脑造成的神经毒性损伤。颅内电解质平衡是保证神经元之间信号传递的基础。BBB 上的离子转运体以及转运通道确保了当血浆内的钾离子浓度发生大幅度改变时,脑组织间质以及 CSF 内钾离子的浓度始终保持在大约 2.9 mmol/L。BBB 还允许脑组织所需的营养物质和代谢产物的主动运输。

　　BBB 上对大分子和绝大多数带电离子的屏障作用主要依赖大脑内皮细胞之间的紧密连接。紧密连接是由闭合蛋白和封闭蛋白组成,连接 2 个相邻的大脑内皮细胞。这些紧密连接形成了一个内部的蜂窝支架。细胞内外的钙离子浓度改变可以调节紧密连接的结构,改变细胞层间的电阻。

　　BBB 在胎儿期发育,出生时已发育完善,尤其是对蛋白质和大分子的屏障功能已形成。单核细胞系的细胞在胚胎发育期已进入颅内,形成具有免疫活性的小胶质细胞。对于炎症患者(如肿瘤和创伤),BBB 是不完整的,中性粒细胞可穿透 BBB,寄居在小血管的血管旁间隙内;然而,这是非正常情况,因为在无病理学损害的情况下,中枢神经系统是免疫豁免区。

参考文献:Waxman SG. Clinical Neuroanatomy. 27th ed. New York,NY:McGraw Hill;2013.

41. 下列关于血脑屏障之间物质转运的说法正确的是

(A) CO_2 必须解离成 HCO_3^- 和 H^+ 形式才能穿过血脑屏障。

(B) 氢离子很容易通过血脑屏障扩散。

(C) 葡萄糖通过 GLUT-5 转运体进行转运。

(D) **分子质量<400 Da 的脂溶性药物可以扩散的方式穿过血脑屏障。**

(E) 水溶液中氢键含量高(>8)的药物更容易穿过血脑屏障。

　　少数物质可轻易穿过血脑屏障,如血液内溶解的气体,CO_2 和 O_2,可以经血脑屏障自由扩散。带有电荷的物质,由于具有极大的电阻力,不能或者以极慢的速度穿过血脑屏障,如果需要穿过血脑屏障,需要依靠特定的载体。这就解释了为何氢离子不能轻易扩散至脑脊液内。葡萄糖主要通过 GLUT-1 转运体转运通过血脑屏障。

　　水分子可以在血脑屏障两边自由扩散,但是带有电荷的离子是不能的。血浆渗透压的显著改变可以在 CNS 和血浆之间形成显著的渗透压梯度,水分子主要是依靠这一渗透压梯度

自由进出血脑屏障。当血脑屏障两侧渗透压一致时,水分子的进出将达到平衡。但是,值得注意的是,当血浆渗透压增高的过快时,水分由于渗透压梯度快速透过血脑屏障进入颅内,将导致脑细胞水肿,以及严重的低钠血症。

某些药物可以经由脂质介导在血脑屏障两侧自由扩散。总体上,这些药物具有低分子质量($<400\,Da$)和脂溶性 2 个特点(例如,丙泊酚是脂溶性的,其分子质量是 178 Da)。含氢键的程度与脂溶性程度成反比。

参考文献:Waxman SG. Clinical Neuroanatomy. 27th ed. New York, NY: McGraw Hill; 2013.

42. 下列哪一说法正确描述了外伤性脑损伤后血脑屏障的损伤机制?

(A) 星形胶质细胞分泌转化生长因子 β。

(B) 脂多糖通过自由基和白细胞介素促使紧密连接的破坏。

(C) 缓激肽促使星形胶质细胞释放 IL-6,进而导致血脑屏障开放。

(D) 淀粉样 β 蛋白的沉积。

(E) 降低 P-糖蛋白的功效。

血脑屏障的损伤机制有很多,而且多种机制参与到同一疾病的形成过程中。血脑屏障的损伤与创伤导致炎性介质缓激肽的释放有关。缓激肽的释放可促使星形胶质细胞释放 IL-6,IL-6 进而导致血脑屏障发生渗漏。

在卒中患者,血脑屏障的损伤是一个复杂的病理过程,涉及了转化生长因子 β 的分泌,后者可降低内皮细胞表达 tPA 和血栓调节蛋白,诱导水通道蛋白产生,从而导致基底膜的蛋白水解。

脂多糖的破坏是细菌性脑膜炎或脑炎的病理损伤特征。淀粉样蛋白 β 的形成是阿尔茨海默病的主要病理特征,这种物质的累积可破坏血脑屏障基底层的完整性。很多疾病的病理改变都牵扯到了 P-糖蛋白的改变,这种蛋白的效能降低是帕金森病的主要病理特征

之一。

参考文献:Waxman SG. Clinical Neuroanatomy. 27th ed. New York, NY: McGraw Hill; 2013.

43. 1 例患者以闭合性脑外伤入 ICU。住院医师针对这例患者下达过度通气的医嘱,维持 $PaCO_2$ 25 mmHg。下列哪项说法可解释这一医嘱?

(A) 增加 CSF 内碳酸氢盐的浓度

(B) 降低 CSF 中碳酸氢盐的浓度

(C) 增加 CSF 中血钾的浓度

(D) 降低 CSF 中血钠的浓度

(E) 降低 CSF 的 pH

过度通气有助于快速降低颅内压,具体原理是低的 $PaCO_2$ 可致脑血管收缩(即脑血流减少)。每降低 1 mmHg $PaCO_2$ 大约可使 CSF 减少 2%。

针对有明确颅高压的患者,过度通气可作为外科治疗前的一项缓冲桥接治疗方法。

值得注意的是,CO_2 可以在血脑屏障两侧自由扩散,但是带有电荷的离子,例如碳酸氢盐却不能自由通过 BBB。因此,过度通气可使局部形成一个偏碱的环境以及血管收缩,造成 BBB 两侧酸碱失衡。由于 CSF 中碳酸氢根的浓度会逐渐减少,故上述效应会在 6~24 h 内逐渐减轻,直到 CSF 和血管间 pH 恢复平衡,随之脑内小动脉直径也将恢复至原来大小。然而,当停止过度通气,$PaCO_2$ 恢复至正常水平,增高的 $PaCO_2$ 将导致血管扩张,脑血管血流量迅速增加(可增加至基础值的 120%),继而颅内压增加,受损区域由于 BBB 的渗漏从而诱发脑水肿的发生。

目前临床治疗指南指出,针对脑外伤的患者,需谨慎使用过度通气,建议只应用于颅内压快速增高的患者。另外,$PaCO_2$ 应该维持在 30 mmHg 以上。

参考文献:Longnecker DE, Brown DL, Newman MF, Zapol WM. Anesthesiology. 2nd ed. New York, NY: McGraw Hill; 2012.

44. 同一个时间点提取同一例患者的血液和脑脊液标本，下列哪个数值在血液和脑脊液是一样的？

(A) $PaCO_2$

(B) K^+

(C) Ca^{2+}

(D) 葡萄糖

(E) 渗透压

CSF 的成分与血浆有很多相似之处，因此过去大家仅将 CSF 看作血浆的超滤液。然而，CSF 实际上是被主动分泌的，故与血浆不同，它还有一些特征性的组分。例如，CSF 内大多数离子的浓度是稳定不变的，但是在血浆内，离子的浓度是波动的。另外，体外离体培养脉络丛细胞发现即使在没有血液供应的情况下，脉络丛细胞依然可以生成 CSF。

血浆和 CSF 成分的主要区别在于 K^+、Ca^{2+}、葡萄糖的浓度在 CSF 内的浓度偏低，而 Mg^{2+}、Cl^- 在 CSF 内浓度偏高。CSF 的 pH 比血浆低，原因是 CSF 内 PCO_2 更高，而且与血浆相比，CSF 内的 PCO_2 更不容易被缓冲抵消掉。CSF 内蛋白的含量明显比血浆要低。渗透压在 CSF 和血浆之间是一致的（表 2-2）。

表 2-2　CSF 和血浆的溶质对比表

	CSF	血浆
Na^+（mmol/L）	141	142
K^+（mmol/L）	2.9	4.6
Ca^{2+}（mmol/L）	2.5	5.0
Mg^{2+}（mmol/L）	2.2	1.7
Cl^-（mmol/L）	124	101
HCO_3^-（mmol/L）	21	23
Glucose(mg/dL)	61	95
Protein(mg/dL)	30	7 000
pCO_2(mmHg)	50.5	41.1
pH	7.33	7.41
Osmolality(mosm/L)	289	289

参考文献：Waxman SG. *Clinical Neuroanatomy*. 27th ed. New York，NY：McGraw Hill；2013.

45. 假设正常体温下，大脑可承受 4 min 的缺血，那么，在 27℃ 情况下，大脑可承受多长时间的缺血？

(A) 5 min

(B) 6 min

(C) 9 min

(D) 12 min

(E) 15 min

低体温可降低大脑的代谢和功能活性，体温每降低 1℃，脑氧代谢率就下降大约 7%。然而，在临床体温的范围内，两者的关系并不是线形关系。两者的关系可用一个体温系数（Q10）表示，即体温每降低 10℃ 的脑代谢降低值。体温在 27～37℃ 时，Q10 大约等于 2.3。换言之，当患者体温降低至 27℃ 时，脑氧代谢率（$CMRO_2$）是 57%。在上述题目中，正常体温下（37℃）人脑可承受 4 min 的缺血时间，当体温降低至 27℃，人脑可承受的缺血时间即为 9 min(4×2.3＝9.2)。

当人体体温低于 27℃ 时，Q10 为 4.5。此时，神经元功能逐渐迟钝，临床上表现为等电脑电（体温在 18～21℃ 时），根据线形关系模型，此时的大脑可能忍受更长时间的缺血。轻度的低体温可减轻脑缺血对脑细胞造成的损伤。可能的机制包括减少钙内流，减少谷氨酸的释放，保证血脑屏障的完整性，和防止脂质过氧化。

对于重型颅脑损伤的患者，避免体温过高是很重要的，因为在此类患者，体温过高会导致 $CMRO_2$ 增加，进一步加重缺血性脑损伤。

参考文献：Longnecker DE，Brown DL，Newman MF，Zapol WM. Anesthesiology. 2nd ed. New York，NY：McGraw Hill；2012.

46. 在缺血性脑损伤患者麻醉期间，下列哪种药物最不可能提供神经保护作用？

(A) 丙泊酚

(B) 依托咪酯

(C) 右美托咪定

（D）利多卡因

（E）氙气（一种化学气体）

许多麻醉药物已被发现可作为潜在的神经功能保护剂，特别是很多麻醉药都能降低脑氧代谢率。

异丙酚在全脑和局灶性脑缺血的动物模型中都表现出了神经保护作用，其中一种机制是它的抗氧化作用，由酚羟基组介导。其他的理论包括减少谷氨酸的摄入、激活 CABA 受体、减少多巴胺的释放。

右美托咪定能以多种方式提供神经保护作用。在啮齿动物缺血模型上，它可降低血浆儿茶酚胺水平，改善神经系统预后。它还能保持线粒体膜的完整性，促进星形胶质细胞对谷氨酸的吸收和代谢。

利多卡因，作为一种钠通道阻断剂，已被证明可以减少局灶性脑缺血后脑梗死的面积。氙气是一种惰性气体，也是 NMDA 受体的拮抗剂，它被证明可以改善低氧所致的缺血性脑损伤的预后。

在动脉瘤夹闭手术中，依托咪酯曾被认为具有神经功能保护作用。然而，最近的数据显示，这种药物可降低缺血脑组织中一氧化氮的含量（因此脑血流量也随之降低），进而导致脑梗死面积增大。

参考文献： Longnecker DE，Brown DL，Newman MF，Zapol WM. *Anesthesiology*. 2nd ed. New York，NY：McGraw Hill；2012.

47. 你正在给一例接受冠状动脉搭桥手术的患者施行麻醉，下列哪种药物是进行缺血预处理的最佳选择？

（A）丙泊酚

（B）硫喷妥钠

（C）芬太尼

（D）异氟烷

（E）氯胺酮

使用挥发性麻醉药对大脑进行缺血预处理进而改善神经系统的预后已经有据可查。在缺血损伤发生前即刻或提前 4 d 给予这些药物可减少神经元丢失的数量。异氟醚和七氟醚已被证实可用于缺血预处理。缺血预处理的机制可能与 K^+-ATP 通道以及相应的信号通路的激活有关，但也可能与 Bcl-2 等抗凋亡因子的表达增加有关，后者可降低线粒体膜的通透性，使细胞色素 C 释放到细胞质中。

静脉麻醉药未被证实有缺血预处理效应。氯胺酮有双面作用：一方面，它是一种 NMDA 受体拮抗剂，能够阻断钙离子进入细胞内；另一方面，它已被证明可使某些神经元亚型发生空泡化，其是否可被作为神经保护剂尚不清楚。惰性气体（比如氙气）也可作为缺血预处理剂。

参考文献： Longnecker DE，Brown DL，Newman MF，Zapol WM. *Anesthesiology*. 2nd ed. New York，NY：McGraw Hill；2012.

48. 下列哪一解剖结构构成了脊髓的下（远）端？

（A）颈膨大

（B）腰骶膨大

（C）脊髓圆锥

（D）马尾

（E）终丝

脊髓上与延髓相连，向下延伸到脊髓圆锥，其末端通常终止于 L1 或 L2 水平（成人）或 L2 或 L3 水平（婴儿）。终丝是神经胶质细胞的纤维长丝，由软脑膜包裹，从脊髓圆锥发出并延伸至尾骨，有固定脊髓的作用。马尾（因形似"马的尾巴"而得名）起源于脊髓圆锥的腰骶部神经，在穿出椎管前一直在硬膜囊内走行。硬膜囊终止于 S_1 水平（成人）和 S3 水平（婴儿）。为避免脊髓损伤，脊椎麻醉或腰椎穿刺应采用低于脊髓圆锥的位置，通常是在 L3～L4 的间隙或 L4～L5 间隙。

颈膨大和腰骶膨大分别是上肢及臂丛、下肢和腰丛神经的起源。

参考文献：Waxman SG. Clinical Neuroanatomy. 27th ed. New York，NY：McGraw Hill；2013.

49. 脊髓的横截面显示由白质包围的灰质呈现"H"型，下列脊髓的哪一部分构成了自主神经系统的节前神经纤维？

（A）前角

(B) 中间带

（C）后角

（D）背柱

（E）前灰柱（脊髓）

"H"型的脊髓灰质纵贯脊髓的全长。前角（或前柱或腹侧柱）是脊髓下运动神经元的起源，延伸为脊神经的前根。背角（或后柱或背侧柱）主要负责接收疼痛、温度、压力和本体感觉。中间带（或中间外侧柱）将脊髓前角和后角隔开，在脊髓的胸段、上腰段以及骶段水平构成了自主神经系统的节前纤维。

参考文献：Waxman SG. Clinical Neuroanatomy. 27th ed. New York，NY：McGraw Hill；2013.

50. 脊髓灰质可分为许多不同的层或板层（也称为"Rexed 分层"）。下列哪一板层构成了支配手臂和腿部运动的下运动神经元？

（A）Ⅰ

（B）Ⅱ

（C）Ⅴ

（D）Ⅵ

(E) Ⅸ

椎板Ⅰ～Ⅵ形成了脊髓背角：

（1）椎板Ⅰ和Ⅱ（胶状质）对疼痛刺激作出反应。

（2）椎板Ⅲ和Ⅳ构成了固有核，接收触觉和位置觉的相关信息。

（3）椎板Ⅴ接收疼痛和内脏感觉的感觉信息。

（4）椎板Ⅵ接收来自肌梭的感觉信息并参与脊髓反射。

椎板Ⅶ包含了 Clarke 柱（参与本体感觉的中间神经元），同样也是中间带的起源，参与构成了自主神经系统的节前纤维。椎板Ⅷ和Ⅸ包含了支配轴肌、手臂和腿部运动的下运动神经元。椎板Ⅹ包含了围绕中央管周围的灰质。每一板层的功能尚未被完全阐明。

参考文献：Waxman SG. Clinical Neuroanatomy. 27th ed. New York，NY：McGraw Hill；2013.

51. 深反射（脊柱反射的一个例子）涉及下列传导通路中的哪个？

（A）肌梭中肌纤维的伸展。

(B) 传入性 Ia 纤维的激活。

（C）中间神经元激活 α 运动神经元。

（D）中间神经元激活 γ 运动神经元。

（E）肌内肌纤维的收缩。

深反射（也称为"牵张反射"），是一种单突触脊髓反射，反射弧主要由下列几部分构成：

（1）肌肉受体

（2）感觉轴突

（3）下运动神经元

（4）肌肉

肌肉内肌梭被激活可引发深反射。肌梭是一种机械感受器，可对肌肉长度的变化以及肌长变化率作出反应。肌梭受刺激后进而激活传入神经纤维，主要是 Ia 神经纤维。Ia 神经纤维与脊髓内的运动神经元直接相连的。α 运动神经元被激活可导致肌梭外的肌纤维收缩。

γ 运动神经元则主要支配肌梭内的肌纤维。被大脑高级神经中枢激活后，γ 运动神经元并不会引起肉眼可见的肌肉收缩，而是调节深反射激活的设定点。

中间神经元（也称为"Renshaw 细胞"）是抑制性神经元，对反射弧有抑制作用，以防止 α 运动神经元的过度活跃或多突触反射，进而使得对侧肌肉呈现松弛状态。

参考文献：Waxman SG. Clinical Neuroanatomy. 27th ed. New York，NY：McGraw Hill；2013.

52. 眼心反射的传入支是下列哪一脑神经?

    (A) Ⅲ

    (B) Ⅴ

    (C) Ⅹ

    (D) Ⅶ

    (E) Ⅱ

    眼心反射是一种内脏反射,其传入支是第Ⅴ脑神经,传出支是第Ⅹ脑神经。大体上,脊髓反射可分为以下 4 类:

    (1) 浅反射(例如,角膜反射是以第Ⅴ颅神经为传入支和第Ⅶ脑神经为传出支,光反射以第Ⅱ脑神经为传入支和第Ⅲ脑神经为传出支)。

    (2) 深反射(如膝反射是以股神经作为传入和传出支)。

    (3) 内脏反射(如颈动脉窦反射,以第Ⅸ脑神经为传入支和第Ⅹ脑神经为传出支)。

    (4) 病理反射[例如,巴宾斯基征(也称为"足跖反射"),是以胫神经为传入支,腓神经为传出支]。

参考文献:Butterworth JF IV, Mackey DC, Wasnick JD. Morgan and Mikhail's Clinical Anesthesiology. 5th ed. New York, NY: McGraw Hill; 2013.

53. 脊髓丘脑束的上升支位于脊髓的哪一区域?

    (A) 中央管

    (B) 前索

    (C) 侧索

    (D) 背索

    (E) 背角

    疼痛和温度的感觉信息通过背角进入脊髓,随后交叉到对侧,在脊髓前索内的脊髓丘脑束内上升。

    脊髓的横截面显示由白质包围的灰质呈现"H"型。"H"型灰质分为前角(或腹角)、后角(或背角)和侧角(或中间带),侧角将脊髓前角和后角隔离开来。脊髓白质可分为背(后)索、腹(前)索和侧索。中央管内充满脑脊液,位于脊髓的中央位置。脊髓以腹正中裂(前正中裂)

和背正中沟(后正中沟)为分界线分为对称的两半。

参考文献:Waxman SG. Clinical Neuroanatomy. 27th ed. New York, NY: McGraw Hill; 2013.

54. 皮质脊髓束的下行神经纤维主要位于脊髓的以下哪一区域?

    (A) 中央管

    (B) 前索

    (C) 侧索

    (D) 背索

    (E) 背角

    皮质脊髓束的下行神经纤维在延髓锥体水平形成交叉,交叉后的神经纤维继续沿脊髓侧索内的皮质脊髓束下降。一些未交叉的神经纤维则通过皮质脊髓前束在同侧脊髓前索(或腹侧索)内继续下行。

    脊髓的横截面显示由白质包围的灰质呈现"H"型。"H"型灰质分为前角(或腹角)、后角(或背角)和侧角(或中间带),侧角将脊髓前角和后角隔离开来。脊髓白质可分为背(后)索、腹(前)索和侧索。中央管内充满脑脊液,位于脊髓的中央位置。脊髓以腹正中裂(前正中裂)和背正中沟(后正中沟)为分界线分为对称的两半。

参考文献:Waxman SG. Clinical Neuroanatomy. 27th ed. New York, NY: McGraw Hill; 2013.

55. 患者正在进行复杂的脊柱侧凸修复手术,下列监测项目中哪项可提示脊髓前角(腹侧角)缺血?

    (A) 体感诱发电位 SEP

    (B) 运动诱发电位 MEP

    (C) 脑干听觉诱发电位 BAEP

    (D) 脑电图 EEG

    (E) 视觉诱发电位 VEP

    运动诱发电位(MEPs),即向大脑运动皮质施以刺激,从而诱导外周肌肉发生的动作电位,可用于检测脊髓前角(腹侧角)运动传导通路的完整性。

体感诱发电位（SSEPs），即对外周感觉神经纤维施以刺激，从而诱导大脑感觉皮质发生的动作电位，可用于检测脊髓后角（背侧角）感觉传导通路的完整性。

脑干听觉诱发电位（BAEPs），即向人体提供一个听觉刺激，从而诱导大脑皮质发生的动作电位，可用于检测脑干听觉传导通路的完整性。

脑电图（EEG）记录了大脑皮质的电位差。多通道 EEG 可用于发现脑缺血。

视觉诱发电位（VEPs），即向人体提供视觉刺激，从而诱导大脑视觉皮质发生的动作电位，可用于检测包括视神经和视觉皮质在内的视觉通路的完整性。

参考文献：Butterworth JF IV，Mackey DC，Wasnick JD. Morgan and Mikhail's Clinical Anesthesiology. 5th ed. New York，NY：McGraw Hill；2013.

56. 烟碱乙酰胆碱门控离子通道是由几个亚基构成的？

(A) 2

(B) 3

(C) 4

(D) 5

(E) 7

烟碱型胆碱能受体存在于骨骼肌和自主神经节的神经肌肉接头内，在结构上与 GABA$_A$ 和甘氨酸受体相似。每一个烟碱型受体是由 5 个亚基构成，5 个亚基围成一个中心通道孔，当孔处于开放状态时，钾离子和钠离子可通过该中心孔道（这些通道是非选择性的，其他阳离子，例如钙离子也可以通过）。这些亚基被归类为 α、β、δ、γ 和 ε，每一个亚基的结构都是不同的。神经肌肉接头处的特异性烟碱受体是由 2 个 α，1 个 β，1 个 δ，1 个 γ 或者 1 个 ε 亚基组成，共 5 个（图 2 - 10）。乙酰胆碱与 α 亚基上的结合位点相结合，继而发生构型改变，孔型通道开放。

参考文献：Barrett KE，Boitano S，Barman SM，Brooks HL. Ganong's Review of Medical Physiology. 24th ed. New York，NY：McGraw Hill；2012.

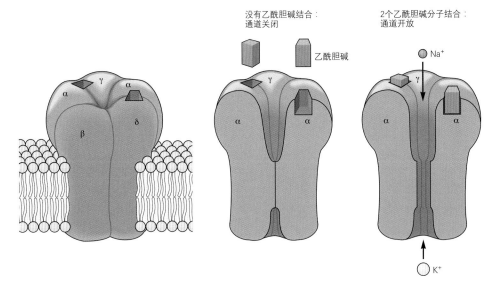

图 2 - 10　烟碱乙酰胆碱门控离子通道的三维模型。受体通道复合体是由 5 个亚单位组成，这 5 个亚单位围成 1 个孔型。当 2 个乙酰胆碱分子与暴露在细胞膜表面上的 α 亚单位结合时，受体通道构型发生变化，使得嵌入双层脂质内的孔型通道开放，随后 K^+ 和 Na^+ 通过开放的通路离开/进入细胞内，从而形成细胞膜两侧的电化学梯度
（经授权转载自 Barrett KE，Boitano S，Barman SM，Brooks HL. Ganong's Review of Medical Physiology. 24th ed. New York，NY：McGraw Hill；2012. ）

57. 下列哪条是关于成熟型烟碱受体的特征性描述？

(A) 它们集中分布在突触间隙的褶皱内。

(B) 在烧伤患者，此类受体主要表达在突触间隙外。

(C) 它们含有 1 个 γ 亚基，而不是 ε 亚基。

(D) 同不成熟型烟碱受体相比，成熟型烟碱受体开放时间相对较长。

(E) 在重症肌无力患者，成熟型烟碱受体表达上调。

　　在胚胎发育过程中，肌细胞上不成熟的(胎儿型)烟碱受体均匀分布在整个细胞膜表面。这些受体的结构与成人型不同，胎儿型含有 1 个 γ 亚基(另外还有 2 个 α 亚基和 1 个 β 亚基)，而不是 ε 亚基。在胎儿发育晚期以及早期婴儿期，肌细胞受到神经支配后，细胞开始产生成熟型成年烟碱受体，这些受体主要集中分布在神经肌肉接头处，特别是在接头褶皱的顶点处。而胎儿型烟碱受体由于受到神经肌肉活动的抑制，在出生后数周内消失。

　　接头外的烟碱受体(即肌细胞膜上除突触间隙外的烟碱受体)数量相对较少，但是在上/下运动神经元损伤、烧伤或脓毒血症的情况下，可表达增加。在上述这些情况下上调的烟碱受体是不成熟型的，其通道开放时间延长，是成熟型受体的 2~10 倍。因此，这类患者使用琥珀胆碱时，可因细胞内钾离子的大量渗漏导致致死性高钾血症。

　　重症肌无力是由于该类患者血液内含有烟碱受体抗体引起的。此类患者运动终板上突触间隙变稀疏、变浅、增宽、甚至缺失，并且其对乙酰胆碱的反应也减弱。

参考文献：Barrett KE, Boitano S, Barman SM, Brooks HL. Ganong's Review of Medical Physiology. 24th ed. New York, NY: McGraw Hill; 2012.

58. 下列关于神经元静息电位的描述，哪一项是正确的？

(A) 细胞外高浓度的 K^+ 离子使静息电位保持在 −90 mV。

(B) 细胞内高浓度的 K^+ 离子使静息电位保持在 −70 mV。

(C) 细胞外高浓度的 Ca^{2+} 离子使静息电位保持在 −90 mV。

(D) 细胞内高浓度的 K^+ 离子使静息电位保持在 −55 mV。

(E) 细胞内高浓度的 Na^+ 离子使静息电位保持在 −90 mV。

　　可兴奋组织如神经元细胞，是通过细胞膜两侧的离子浓度差来维持电化学差异。在神经元细胞中，Na^+/K^+ - ATP 酶通过消耗 ATP 使 3 个 Na^+ 移出细胞和 2 个 K^+ 移入细胞内，两者均是逆浓度梯度。这一主动转运过程使得细胞外 Na^+ 浓度(140 mmol/L)明显高于细胞内(10 mmol/L)，而细胞内 K^+(140 mmol/L)浓度明显高于细胞外(4 mmol/L)。另外，细胞膜上还存在离子选择性通道，它允许 K^+ 和 Na^+ 顺着各自的浓度梯度被动扩散。如果不加以控制，这将使 Na^+/K^+ 泵建立起来的电化学梯度恢复到零。但是，Na^+/K^+ ATP 酶的主动转运阻止了这一被动扩散。静息状态下，由于更多的 K^+ 通道处于开放状态，细胞内外的 K^+ 浓度差就决定了静息膜电位的大小，其跨膜电位为 −70 mV。注意，−90 mV 是心肌细胞的静息膜电位，心肌细胞是另一种类型的可兴奋组织。

参考文献：Barrett KE, Boitano S, Barman SM, Brooks HL. Ganong's Review of Medical Physiology. 24th ed. New York, NY: McGraw Hill; 2012.

59. 下列关于神经元细胞动作电位的电化学特性陈述正确的是

(A) 阈电位为 −90 mV。

(B) 钾外流是动作电位中的起始事件。

(C) 电压门控钾通道开放的比钠通道慢。

(D) 超极化(或"下冲")即钠通道维持开放

状态。

（E）高血钾可降低神经元细胞的兴奋性。

　　静息状态下，电压门控钠通道和钾通道均处于关闭状态。在去极化刺激下（如刺激皮肤上的感觉受体），将发生一系列离子通道改变，使得神经元细胞膜两侧的跨膜电位发生相应改变（如图 2-11）。首先，细胞膜上钠通道开放，Na^+ 内流，使得细胞内负电位减少。如果刺激是短暂的或强度不足，未达到阈电位 $-55\ mV$，就不会产生动作电位。反之，如果刺激达到阈电位，就会导致更多钠通道开放，从而产生去极化。

　　跨膜电位会急剧上升到 $+30\ mV$，称为超射，然后开始下降。动作电位曲线的下降支是由于去极化导致钠通道失活（关闭），更多的钾离子通道开始开放，K^+ 外流，跨膜电位缓慢恢复至静息状态。钠通道仅开放 $0.7\ ms$，但钾通道开放较慢，且开放状态持续时间较长。由于 K^+ 的过度外流使得细胞的内部电位向负方向发展，这形成了所谓的"下冲"现象。随后 Na^+/K^+ - ATPase 通过主动转运使得膜电位恢复至静息电位。

　　高钾血症可增大静息电位（$10\sim15\ mV$），因此较小的刺激即可达到阈电位水平，使得神

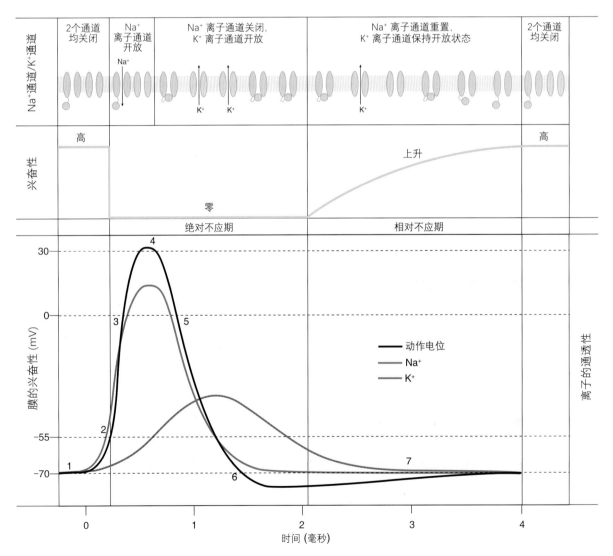

图 2-11　膜电位以及在动作电位期间膜对 Na^+/K^+ 渗透性的变化。阈电位水平（兴奋性）与动作电位所处的时期有关
（经授权改编自 Silverman. Human Physiology：An integrated Approach，5th edition，Pearson 2010. ）

经细胞易于被兴奋。这一现象在心肌细胞也同样存在。钙剂可作为治疗高钾血症的手段之一,其原因是,Ca^{2+}可增大心肌细胞的阈电位,且约等于 K^+ 增大的静息电位量,这使得 2 个电位之间的差值重新拉大,心肌细胞兴奋性减弱,为你进一步降低血钾争取了更多的治疗时间。因此针对"为什么钙剂能治疗高钾血症"这一问题,我们有了一个更详细的解释,而不仅仅说"钙剂能稳定细胞膜"。

参考文献:Barrett KE, Boitano S, Barman SM, Brooks HL. *Ganong's Review of Medical Physiology*. 24th ed. New York, NY: McGraw Hill; 2012.

60. 关于动作电位的不应期,下列说法正确的是
（A）在绝对不应期,只有电刺激能产生另一动作电位。
（B）在相对不应期内不可能产生另一动作电位。
（C）相对不应期的持续时间是绝对不应期的 2 倍。
（D）无论是相对不应期还是绝对不应期,电压门控钾通道均处于开放状态。
（E）绝对不应期是在相对不应期后面发生的。

　　不应期是指动作电位的某一时期,在这一时期内神经元细胞的兴奋性降低,动作电位更难产生。一旦发生去极化,神经组织即进入绝对不应期。在绝对不应期内,不论何种强度的刺激都不能产生动作电位(如图 2 - 11)。在绝对不应期内,钠通道处于失活状态(注意:不同于关闭或者休眠状态)。由于大部分钠通道失活,神经元细胞膜处于绝对不应期。在复极化过程中,钾离子通道逐渐关闭,使超极化膜电位恢复至 $-70\ mV$。同时,钠通道也逐渐恢复到关闭状态(从失活状态),这使得细胞膜对 Na^+ 通透性在慢慢恢复,细胞的兴奋性也在慢慢恢复。这一时期被称为相对不应期——虽然在这一时期内动作电位是可能产生的,但它需要更大的刺激才诱发去极化。每个不应期持续大约

2 ms。

参考文献:Barrett KE, Boitano S, Barman SM, Brooks HL. *Ganong's Review of Medical Physiology*. 24th ed. New York, NY: McGraw Hill; 2012.

61. 下面关于顺行传导的描述最佳的是
（A）在轴突上沿 2 个方向传导。
（B）仅在有髓鞘轴突上传导。
（C）传导是从神经细胞胞体到轴突末端。
（D）传导是沿着轴突朝向胞体传导。
（E）仅在无髓鞘轴突上呈脉冲式传导。

　　动作电位的传导是通过去极化的细胞膜上局部电流的传导实现的。静息状态下,神经元细胞处于内负外正的状态。给轴突中央一个去极化刺激可使得该处的细胞膜变成内正外负。随后,紧邻去极化区域的神经膜两侧的电荷也将发生移动,以中和电位差。换句话说,膜外的正电荷从非去极化区流向去极化区,使得膜外去极化区负值变小(图 2 - 12)。同样的事件也

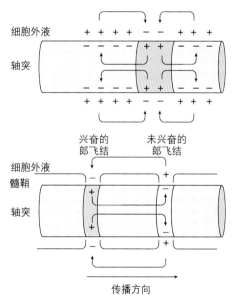

图 2 - 12　轴突上单个神经冲动的局部电流(正电荷的移动)示意图。上图:无髓轴突。下图:有髓轴突。动作电位前后膜上的正电荷流入动作电位所表示的负电荷区("电流汇")。在有髓神经元轴突,去极化即从一个郎飞结跳到下一个郎飞结(跳跃性传导)
(经授权转载自 Barrett KE, Boitano S, Barman SM, Brooks HL. Ganong's Review of Medical Physiology. 24th ed. New York, NY: McGraw Hill; 2012.)

发生在细胞膜内面。最终的结果都是使邻近区域负值变小；如果邻近区域负值足够，那么这里也会产生去极化，并沿着轴突"行进"。

通常，电冲动不是起源于轴突的中间，而是起源于细胞的树突，因为，神经细胞是在树突处与上级神经元相连的。动作电位通常是单向传导，通常是朝向末端传导，这被称为"顺向传导"，向相反方向的传导被称为"逆行传导"。由于突触是单向的，故逆向传导不能从一个神经传递到另一个神经，会在突触后处消失。

参考文献：Barrett KE，Boitano S，Barman SM，Brooks HL. Ganong's Review of Medical Physiology. 24th ed. New York，NY：McGraw Hill；2012.

62. 下列关于动作电位的跳跃式传导说法正确的是
(A) 跳跃式传导与连续传导相比需要更多的能量。
(B) 跳跃式传导比连续传导快 2 倍。
(C) 2 个郎飞结之间的距离可达 4 mm。
(D) 郎飞结处电压门控钠通道的浓度是无髓鞘轴突上的电压门控钠通道浓度的 100 倍。
(E) 跳跃式传导（saltatory）之所以命名是因为钠（salt～saltatory）通道加快了传播。

跳跃式传导是有髓神经神经传递的一个特征。髓鞘富含脂质，且是一种有效的电绝缘体。然而，髓鞘并不是连续存在于轴突上的，而是呈间断性的，两段有髓鞘轴突之间有一无髓鞘轴突缺口，这个缺口就被称为"郎飞结"（图2-13）。因此，不同于无髓鞘轴突上局部电流的连续传导，在有髓鞘轴突上，局部电流是由一个郎飞结跳跃到邻近的下一个郎飞结，这种传导方式被称为"跳跃式传导"。"Saltatory"来源于拉丁语 saltere（跳跃）。跳跃式传导方式极大地加快了传导速度。与细小、无髓鞘的 C 纤维的传导速度（1 m/s）相比，有髓鞘神经纤维的传导速度可达 60～100 m/s。

郎飞结自身的长度非常小（1～2 μm）。

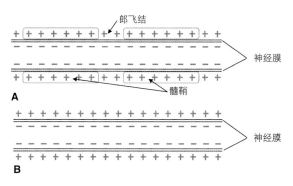

图 2-13   A. 有髓鞘和无髓；B. 神经纤维的解剖结构和电生理结构
（经授权转载自 Hadzic A. NYSORA Textbook of Regional Anesthesia and Acute Pain Medicine. 1st ed. New York，NY：McGraw Hill；2007.）

2 个邻近郎飞结之间的距离（称为结间距）比它们自身长度长得多，在某些神经中可达 1.5 mm。在郎飞结处，钠通道的浓度非常高，2 000～12 000 个/μm^2。相反，无髓鞘轴突上钠通道的浓度仅约 100 个/μm^2。这就是郎飞结能产生足够大的去极化电流，使电流跳跃到下一个节点的原因。除了钠通道浓度的差异外，跳跃式传导比连续传导更有效率的原因还包括有髓鞘神经纤维上 Na$^+$ 和 K$^+$ 被泵进/泵出神经细胞的频率较少，这样就不需要更多的能量消耗。

参考文献：Barrett KE，Boitano S，Barman SM，Brooks HL. Ganong's Review of Medical Physiology. 24th ed. New York，NY：McGraw Hill；2012.

63. 下列哪一个神经递质参与突触前抑制？
(A) γ-氨基丁酸（GABA）
(B) 谷氨酸盐
(C) 去甲肾上腺素
(D) 甘氨酸
(E) 天门冬氨酸盐

突触前抑制通常发生于抑制性神经元终止于兴奋性神经元末梢时（其结构基础是轴突-轴突式突触，而不是轴突-树突式突触或者胞体-轴突式突触）。突触前神经元兴奋导致 Cl$^-$ 传导率增加，兴奋性神经元轴突末端的动作电位幅度减小,最终导致突触后神经元释放兴奋性神经递质减少,钙离子内流减少从而起到抑制作用。

　　GABA 是这一突触事件中最主要的神经递质,可同时作用于 GABA$_A$ 和 GABA$_B$ 受体,使得细胞膜对 Cl$^-$ 和 K$^+$ 的渗透性增强。巴氯芬是 1 种 GABA 激动剂和抗痉挛药物,它对于脊髓损伤和多发性硬化患者可起到抑制运动神经元的作用。

参考文献：Barrett KE, Boitano S, Barman SM, Brooks HL. Ganong's Review of Medical Physiology. 24th ed. New York, NY: McGraw Hill; 2012.

64. 下列哪种神经递质可与中枢神经系统中的 N-甲基-D-天冬氨酸(NMDA)受体结合?

（A） 乙酰胆碱

（B） 去甲肾上腺素

（C） γ-氨基丁酸

（D） 谷氨酸盐

（E） P 物质

　　谷氨酸是大脑和脊髓中最常见的兴奋性神经递质。谷氨酸作为神经递质参与了大约 75% 的兴奋性传递。你可以想象得到,谷氨酸在人体分布广泛,可作用于多种受体。根据功能不同,可分为以下 2 类:

　　(1) 配体门控受体:AMPA、NMDA 和红藻氨酸受体。当谷氨酸与门控通道受体结合时,通道打开,Na$^+$（AMPA 和红藻氨酸）或 Ca^{2+}（NMDA）内流,K$^+$ 外流。有趣的是,甘氨酸作为一种抑制性神经递质,是谷氨酸激活 NMDA 受体所必需的辅助因子。

　　(2) G 蛋白偶联受体:有许多不同的种类,所有的种类都可降低细胞内的 cAMP。

　　乙酰胆碱作用于烟碱类和毒蕈碱类胆碱能受体。去甲肾上腺素作用于肾上腺素能 α 和 β 受体。GABA,大脑内主要的抑制性神经递质,可激活 GABA$_A$ 和 GABA$_B$ 受体,P 物质作用于神经激肽受体。

参考文献：Barrett KE, Boitano S, Barman SM, Brooks HL. Ganong's Review of Medical Physiology. 24th ed. New York, NY: McGraw Hill; 2012.

65. 下列哪一项是肾上腺素的生化前体?

（A） 异丙肾上腺素

（B） 二羟基苯丙氨酸

（C） 谷氨酰胺

（D） 色氨酸

（E） 乙酰辅酶 A

　　儿茶酚胺(如去甲肾上腺素、肾上腺素和多巴胺)是由酪氨酸羟基化和脱羧合成的(图 2-14)。体内存在的酪氨酸大部分是通过饮食摄入的,虽然有些可由苯丙氨酸合成。儿茶酚胺合成的限速步骤是酪氨酸在酪氨酸羟化酶作用下转化为二羟基苯丙氨酸(DOPA)。这种酶被多巴胺和去甲肾上腺素抑制,从而为儿茶酚胺的产生提供了一个负反馈回路。

　　异丙肾上腺素是一种合成药物,作用于肾上腺素能系统(作为非选择性 β 受体激动剂)。其他合成类肾上腺素能药物还有苯肾上腺素、多巴酚丁胺和沙丁胺醇。谷氨酸是合成谷氨酸盐的前体,就像色氨酸和乙酰辅酶 A 分别是合成五羟色胺和乙酰胆碱的前体一样。

参考文献：Barrett KE, Boitano S, Barman SM, Brooks HL. Ganong's Review of Medical Physiology. 24th ed. New York, NY: McGraw Hill; 2012.

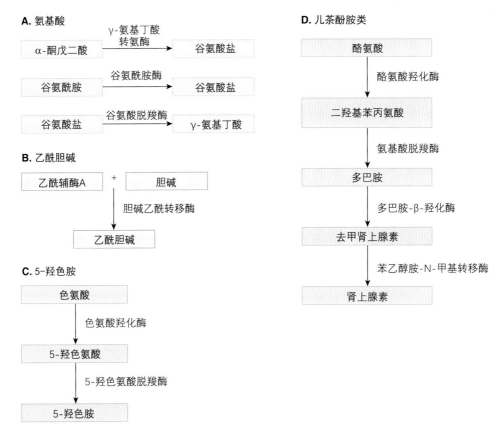

图 2-14　几种常见小分子神经递质的生物合成示意图。A. 谷氨酸是在三羧酸循环中由 α-酮戊二酸在 γ-氨基丁酸转氨酶作用下转化为氨基酸，或在神经末梢由谷氨酸酶水解谷氨酰胺合成。GABA 是由谷氨酸脱羧酶 (GAD) 转化谷氨酸合成。B. 乙酰胆碱是在神经末梢的胞质内，由乙酰辅酶 A 和胆碱在胆碱乙酰转移酶的作用下合成的。C. 5-羟色胺是由色氨酸合成的，合成过程分 2 步：色氨酸在羟化酶作用下形成 5-羟色氨酸，随后在脱羧酶的作用下形成 5-羟色胺。D. 儿茶酚胺类是由氨酸经过多个步骤形成：在神经元胞质内酪氨酸在酪氨酸羟化酶作用下氧化为二羟基苯丙氨酸 (DOPA)；DOPA 继而脱羧形成多巴胺。在多巴胺能神经元，该合成过程停止。在去甲肾上腺素能神经元中，多巴胺被转运到突触囊泡，在那里通过多巴胺羟化酶转化为去甲肾上腺素。在含有苯乙醇胺-N-甲基转移酶的神经元中，去甲肾上腺素转化为肾上腺素

(经许可转载自 Barrett KE, Boitano S, Barman SM, Brooks HL. Ganong's Review of Medical Physiology. 24th ed. New York, NY: McGraw Hill; 2012.)

66. 下列哪一个选项正确描述了肌纤维兴奋收缩耦联的具体步骤？

(A)　运动神经元放电→乙酰胆碱与烟碱受体相结合→增加了运动终板膜上 Na⁺ 和 K⁺ 的电传导→肌纤维动作电位的产生→钙与肌钙蛋白 C 的结合→肌动蛋白与肌球蛋白交叉连接形成。

(B)　去极化沿 T 管向内扩散→乙酰胆碱与烟碱受体的结合→Ca^{2+} 从肌浆网中释放→肌纤维动作电位的产生→钙与肌钙蛋白 C 的结合→肌动蛋白与肌球蛋白交叉连接形成。

(C)　运动神经元放电→去极化沿 T 管向内扩

散→增加了运动终板膜上 Na⁺ 和 K⁺ 的电传导→肌纤维动作电位的产生→钙与肌钙蛋白 C 的结合→肌动蛋白与肌球蛋白交叉连接形成。

(D)　运动神经元放电→乙酰胆碱与烟碱受体的结合→增加了运动终板膜上 Na⁺ 和 K⁺ 的电传导→肌纤维动作电位的产生→Ca^{2+} 从肌浆网中释放→肌动蛋白与肌球蛋白交叉连接形成。

(E)　肌纤维动作电位的产生→运动终板上动作电位形成→增加了运动终板膜上 Na⁺ 和 K⁺ 的电传导→肌纤维动作电位的产生→钙与肌钙蛋白 C 的结合→肌动蛋白与肌球

蛋白交叉连接形成。

兴奋-收缩耦联是肌纤维去极化和收缩的中介过程。具体步骤是：

（1）运动神经元放电。

（2）运动终板释放乙酰胆碱。

（3）乙酰胆碱与烟碱受体的结合。

（4）运动终板膜上 Na^+ 和 K^+ 电传导增加。

（5）终板电位的产生。

（6）肌纤维动作电位的产生。

（7）去极化沿 T 管向内扩散。

（8）肌浆网释放 Ca^{2+}。

（9）Ca^{2+} 与肌钙蛋白 C 的结合：肌球蛋白结合位点显露。

（10）肌动蛋白与肌球蛋白交叉连接形成。

参考文献：Barrett KE, Boitano S, Barman SM, Brooks HL. *Ganong's Review of Medical Physiology*. 24th ed. New York, NY: McGraw Hill; 2012.

67. 肌肉收缩的分子机制包括"细肌丝"在"粗肌丝"上滑动。称为"肌丝滑动理论"，"细肌丝"是指：

(A) 肌动蛋白

（B）肌球蛋白

（C）原肌球蛋白

（D）肌钙蛋白 C

（E）肌浆网

肌丝滑动理论的"细肌丝"是指肌动蛋白，当细肌丝（肌动蛋白）在粗肌丝（肌球蛋白）上滑动时，肌肉发生收缩：

● 肌细胞的去极化可引起肌浆网释放 Ca^{2+}。

● Ca^{2+} 与肌钙蛋白 C 结合，肌钙蛋白 I、肌动蛋白和原肌球蛋白的构象发生变化。

● 肌球蛋白上肌动蛋白的结合位点显露。

● 肌球蛋白的头部与肌动蛋白形成交叉桥，ADP 被释放。

● 肌球蛋白头部摆动，以移动肌动蛋白肌丝（细肌丝）。

● 肌球蛋白头部与 ATP 相结合，导致肌动蛋白与肌球蛋白脱离。

● 细胞内 Ca^{2+} 和 ATP 含量决定了兴奋收缩耦联可完成多少个循环。

参考文献：Barrett KE, Boitano S, Barman SM, Brooks HL. *Ganong's Review of Medical Physiology*. 24th ed. New York, NY: McGraw Hill; 2012.

68. 关于伤害性刺激，下列哪一项表述是正确的？

（A）大多数的伤害感受器都是西尔维奥·迈斯纳小体或帕金尼小体。

（B）伤害性传入纤维主要由 Aβ 纤维和 C 纤维组成。

(C) 多行性伤害性感受器可对压力和温度作出反应。

（D）C 纤维的传导速率是 $12\sim35$ m/s。

（E）食用卡罗来纳死神辣椒可激活 TRPM8 受体。

人体痛觉的产生开始于将疼痛刺激转化为动作电位。伤害性感受器位于神经细胞末梢上，能够将有害的机械、化学和热刺激转换成动作电位，动作电位沿传入神经元可向脊髓传递。大多数的伤害性感受器都是非特异性的游离神经末梢。相反，特异性的皮肤机械感受器，如西尔维奥·迈斯纳和帕金尼小体可分别对轻触摸和振动做出反应。最常见的游离神经末梢是多行性（机械热）伤害感受器，它们可对压力、冷和热，以及一些化学刺激作出反应。

疼痛主要通过 2 种类型的神经纤维进行传导，Aδ 纤维和 C 纤维。有髓的 Aδ 纤维直径为 $2\sim5$ μm，可以 $12\sim35$ m/s 的速度快速传导。这些神经纤维的激活可助于人体感知"快痛"，可快速辨别疼痛的位置和强度。相反，无髓鞘的 C 纤维，直径为 $0.4\sim1.2$ μm，传导速度较为缓慢，为 $0.5\sim2$ m/s，主要负责感知"慢痛"，这种疼痛是钝痛、隐痛，疼痛位置不明确。Aα 纤维是运动神经纤维，而 Aβ 纤维和 Aγ 纤维介导肌梭相关反应。

辣椒含有辣椒素，它是一种可引起接触组织灼烧感的刺激物。辣椒素可与瞬时受体电位阳离子通道亚家族 V 成员 1（TRPV1）受体结合，也称为香草酸受体1（VR1受体）。体温＞43℃、酸性条件、异硫氰酸烯丙酯（山葵中的一种辛辣化合物），以及辣椒素均可激活VR1受体。TRPV1的拮抗剂曾被当成潜在的镇痛剂进行研究。尽管在实验研究阶段，TRPV1拮抗剂在减轻疼痛方面取得了一些成功，但是阻断TRPV1受体可导致高热反应，这一点限制了其在临床的应用。卡罗来纳死神辣椒是世界上最辣的辣椒，在斯高威尔辣度指数是220万个单位，相比之下，墨西哥辣椒的辣度指数才1 000～4 000个单位。

　　TRPM8受体可被冷刺激以及薄荷内的薄荷醇所激活。

参考文献：Butterworth JF IV，Mackey DC，Wasnick JD. *Morgan and Mikhail's Clinical Anesthesiology*. 5th ed. New York，NY：McGraw Hill；2013.

69. P物质可作用于下列哪种类型的受体？

（A）NMDA

（B）AMPA

（C）胆碱能

（D）5-羟色胺能

(E) 神经激肽1

　　P物质是一种肽类神经递质，它是由外周受损组织的一级神经元和脊髓背角合成和释放的。P物质被发现还存在于中枢神经系统的其他位置以及肠道组织内。外周伤害性刺激可激活P物质神经元，进而导致了血管、肥大细胞和汗腺的末端产生神经冲动，引起血管舒张，组胺释放和出汗。它还使邻近神经元敏化，血小板释放5-羟色胺，还可作为白细胞的趋化因子。P物质可作用于神经激肽1（NKI）受体。NKI受体高度集中在脊髓背角的胶质细胞中，胶质细胞是初级伤害性传入纤维终止的地方。

参考文献：Butterworth JF IV，Mackey DC，Wasnick JD. *Morgan and Mikhail's Clinical Anesthesiology*. 5th ed. New York，NY：McGraw Hill；2013.

70. 关于广动力范围神经元的下列哪个表述是正确的？

（A）它们只对有害性刺激做出反应。

(B) 它们主要负责"Windup"现象。

（C）它们是三级神经元。

（D）它们在板层Ⅱ中最丰富。

（E）它们是传出性神经元。

　　二级神经元是负责将一级神经元接收到的伤害性刺激传导至脊髓的一个中间转换神经元。这些神经元的胞体通常位于脊髓背角内，随后交叉到对侧，投射为脊髓丘脑束。有2种类型的二级神经元。特异性的伤害感受性神经元仅对有害刺激做出反应，其胞体主要集中在板层Ⅰ，并有一个离散的感受野。它们通常处于休眠状态，高阈值伤害性刺激方可激活此类神经元。相反，广动力范围（WDR）神经元不仅可接收来自Aδ纤维和C纤维传递的伤害性信号传入，还接收Aβ纤维介导的非伤害性信号传入，如内脏牵张感受。当一个疼痛刺激发生时，C纤维传导的伤害性刺激导致WDR持续增加其放电频率，直到变成高兴奋状态。在这个阶段，即便是轻微的刺激（例如抚摸皮肤）都可以引起机体的痛觉感受。这种中枢敏化的现象又称为"Windup"现象。

　　WDR神经元主要集中分布在脊髓背角的板层Ⅴ内。

参考文献：Butterworth JF IV，Mackey DC，Wasnick JD. *Morgan and Mikhail's Clinical Anesthesiology*. 5th ed. New York，NY：McGraw Hill；2013.

71. 以下关于胶质细胞的说法哪个是正确的？

（A）它是所有Rexed板层的最腹侧。

（B）它又称为板层Ⅴ。

（C）它主要接受外周Aδ神经纤维的传入信号。

(D) 它是阿片类药物介导的疼痛传递调节的作用部位。

（E）它包含交感节前神经元的细胞体。

　　Rexed将脊髓灰质在功能上分为10个不同的板层，其中板层Ⅰ是位于最背侧的（如图2-15）。前6个板层构成脊髓背角，接收几乎所有的传入性通路。伤害性 C 纤维终止于Ⅰ、Ⅱ 板层,或者向Ⅰ、Ⅱ板层的二级神经元发送侧支,也向Ⅴ板层发送一些侧支。Aδ 纤维主要终止于Ⅰ和Ⅴ板层。Ⅶ板层是中间外侧柱,主要含有节前交感神经元的胞体。

Ⅱ板层,又称胶质细胞,主要是中间神经元的集合,在脊髓对初级传入冲动的调节中起着重要作用。胶质细胞并不通过脊髓丘脑束或者脊髓网状束向大脑发送神经纤维,而且主要与脊髓灰质内的其他板层相连接,包括对侧脊髓背角内的Ⅱ板层。它同时也是下行抑制性神经纤维的靶点。胶质细胞含有高浓度的 μ 和 κ型阿片受体,内源性或外源阿片类物质均可作用于这些受体,有助于调节痛觉的感知。

参考文献: Butterworth JF Ⅳ, Mackey DC, Wasnick JD. *Morgan and Mikhail's Clinical Anesthesiology*. 5th ed. New York, NY: McGraw Hill; 2013.

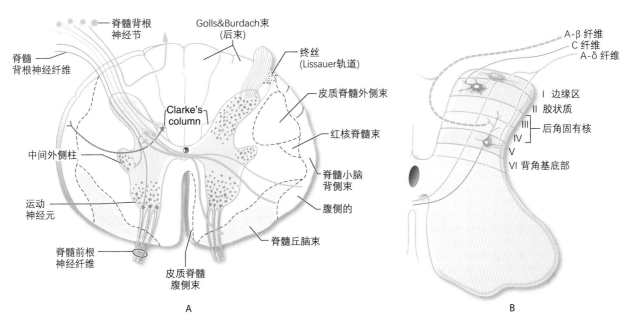

图 2 - 15　A. 脊髓横断面显示:传入神经纤维的通路和主要的上升通道。快传导痛觉神经纤维不仅局限于脊髓丘脑束,还散布在脊髓前外侧索(经许可转载自 Ropper AH, Samuels MA, Klein JP: Adams and Victor's Principles of Neurology, 10th ed. New York, NY: McGraw Hill; 2014. After Martin JH: Neuroanatomy: Text and Atlas. New York, McGraw-Hill, 2003.);B. 颈段脊髓的横断面:显示根据主要感觉神经纤维的起始点和终点的不同,Rexed 将灰质进行了分层。(经许可转载自 Ropper AH, Samuels MA, Klein JP. Adams and Victor's Principles of Neurology, 10th ed. New York, NY: McGraw Hill; 2014. After Fields HL: Pain. New York, McGraw-Hill, 1987.)

72. 以下哪种神经结构参与疼痛类冲动传递到更高水平的中枢神经系统?

(A) 薄束

(B) 腹后外侧核

(C) 楔束

(D) 内侧丘系

(E) 皮质脊髓侧束

在与脊髓背角内的二级神经元突触相连前,疼痛类冲动主要在外周或者内脏内转换。这些二级神经元大多穿过中线,在对侧脊髓丘脑束内上行。一些二级神经元则交叉前先在 Lissauer 束上升 1~2 个水平,然后再交叉到对侧脊髓丘脑束内上行。

脊髓丘脑束内有 2 条并行的通路。脊髓丘脑前束主要传递有关粗触觉方面的信号;脊髓丘脑侧束则主要传递有关疼痛和温度的信号。脊髓丘脑束呈现躯体化分布,最内侧的神经纤维起源于颈段,而最外侧的神经纤维起源于骶尾段水平。

顾名思义,这些上行的二级神经元纤维主

要与丘脑相连接，特别是背内侧核、腹后外侧核和腹后内侧核。三级神经元则投射到躯体感觉皮质、扣带回皮质和岛状皮质。

楔束、薄束以及内侧丘是脊髓背索的一部分，主要负责触觉、振动觉和本体感觉的传递。顾名思义，皮质脊髓束主要是与运动有关的下行传导通路。

图 2-16 显示了脊髓背索和脊髓丘脑束的上升传导通路。

参考文献：Barrett KE, Boitano S, Barman SM, Brooks HL. Ganong's Review of Medical Physiology. 24th ed. New York, NY: McGraw Hill; 2012.

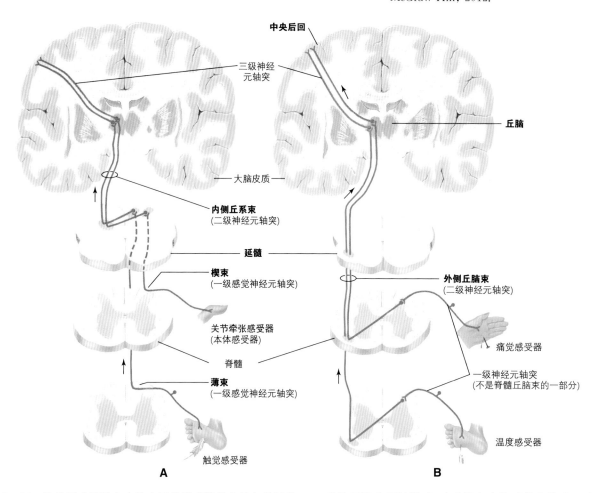

图 2-16　从外周感受器向大脑皮质传递感觉信息的上升通道。A. 背柱通路介导触觉、振动感觉和本体感觉的传递。感觉神经纤维沿同侧脊髓背索上升到达延髓薄束核和楔束核；并在延髓水平穿过中线，随后在内侧丘系内上升到对侧丘脑腹后外侧区(VPL)，然后到达初级体感皮质。B. 脊髓腹外侧区介导痛觉和温度觉。这些痛觉和温度觉感觉纤维终止于脊髓背角，随后穿过中线，在脊髓腹外侧束中上升到达丘脑腹后外侧区(VPL)，然后到达初级体感皮质

(经授权转载自 Barrett KE, Boitano S, Barman SM, Brooks HL. Ganong's Review of Medical Physiology. 24th ed. New York, NY: McGraw Hill; 2012.)

73. 以下哪种疼痛治疗方式用 Melzack 和 Wall 的闸门控制学说解释最贴切？

(A) 脊髓背索电刺激

(B) 阿米替林

(C) 卡马西平

(D) 经皮利多卡因贴片

(E) 普瑞巴林

多年来，笛卡尔理论是解释疼痛形成的主导理论。这一理论认为外周的神经冲动以电流的方式传递到脊髓和大脑。换言之，神经被视为静态高速公路，在分流疼痛信息的任务中并没有受到很大程度的影响。

Melzack 和 Wall 的闸门控制学说改变了这种思维方式。它尝试提出了一种假说,这一假说解释了为什么疼痛强度还可以受到其他一些因素的影响,特别是传递至脊髓的非伤害性刺激的影响。如图 2‐17 的 A 图所示,纤细而无髓鞘的 C 纤维激活脊髓背角的宽动态范围(WDR)二级神经元,这导致疼痛的体验。WDR 神经元同样还接收来自非伤害性 Aβ 纤维的信号传入,这一现象可提高二级神经元的神经冲动发送频率,引起痛觉异常、痛觉过敏及wind‐up 现象(B 图)。然而,Melzack 和 Wall推测在胶状质中存在中间神经元,这些中间神经元可被 Aβ 纤维的分支激活(C 图),反过来又会抑制 WDR 神经元,有效地“关闭闸门”。这样一来,抑制了来自 C 纤维的伤害性输入发送神经冲动频率的增加。经皮神经电刺激将其作为降低疼痛的基础,通过产生刺激 Aβ 纤维的低

振幅电信号并保持“闸门闭合”。植入式背柱刺激器也可能起到同样的效果,尽管是逆向的。

最后,小的伤害性神经纤维也调节胶状质中的中间神经元,通过抑制它们而保持“闸门开放”(图 D)。当不存在疼痛时,Aβ 纤维被认为能使闸门关闭,在疼痛刺激的刺激下,C 纤维能以两种方式打开闸门。显然,疼痛的体验取决于这 2 种对立力量之间的相对平衡。我们都会直观地运用门控理论:当你用锤子敲击拇指时,你本能地抓住并揉搓受伤的手指,不只是受伤的特定部位,而是整个手指;这有助于将来自同一感受区域的一系列非有害刺激级联地发送到脊髓背柱,从而关闭闸门。

参考文献: Cousins MJ, Carr DB, Horlocker TT, Bridenbaugh PO. Cousins and Bridenbaugh's Neural Blockade in Clinical Anethesia and Pain Medicine. 4th ed. Philadelphia, PA: Lippincott Williams and Wilkins; 2009.

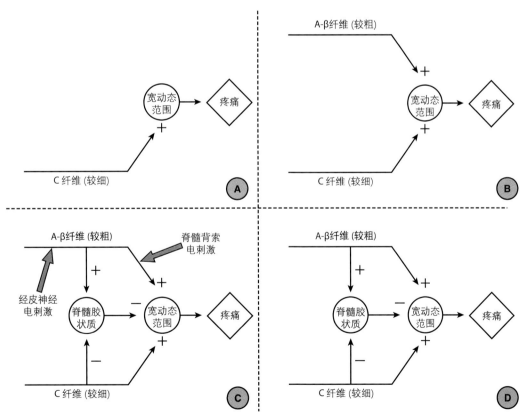

图 2‐17　门控理论原理示意图
A. C 纤维激活脊髓背角的宽动态范围(WDR)神经元。B. 非伤害性 A‐β 神经纤维同样与 WDR 神经元突触相连,有助于提高其传导速度。C. A‐β 神经纤维的激活启动了位于脊髓胶状质的抑制性机制,从而关闭 WDR 神经元,即所谓的“门”。D. C 纤维可以抑制 WDR 神经元,从而开放门控。

74. 调节疼痛传导的脊髓下行抑制通路,主要是通过以下哪种物质实现?

(A) P 物质

(B) 降钙素基因相关肽(CGRP)

(C) 甘氨酸

(D) 谷氨酸盐

(E) 去甲肾上腺素

疼痛脉冲的传递可在脊髓中调节。兴奋性调节的例子包括易化和中枢敏化、受体域扩展和屈曲反射的过度兴奋性。

抑制调制发生在节段水平和更高级的中枢水平上。根据门理论(如73题所述),大的非有害传入纤维的激活可以抑制宽动态范围(WDR)神经元。甘氨酸和 GABA 都是抑制性氨基酸,促进节段水平的抑制。拮抗这 2 种药物的任何一种都会增加 WDR 活性和并且导致感觉异常和痛觉异常。

一些脊髓上结构投射抑制性神经元到脊髓以抑制背角的疼痛。这些包括中脑导水管周围灰质区、网状结构和中缝大核。去甲肾上腺素通过激活脊髓 α_2 受体介导了这一作用(这解释了为什么可乐定增加了脊髓阻滞的质量和持续时间)。一些下行神经元以 5-羟色胺作为神经递质。另一类在递减调节中起重要作用的神经递质是阿片类物质。内源性阿片类物质如内啡肽和脑啡肽使初级传入神经元超极化,抑制 P 物质释放。外源性阿片肽作用于胶质中的二级神经元或中间神经元。

参考文献: Butterworth JF IV, Mackey DC, Wasnick JD. Morgan and Mikhail's Clinical Anesthesiology. 5th ed. New York, NY: McGraw Hill; 2013.

75. 以下哪项关于内脏痛的说法是正确的?

(A) 内脏痛的传入纤维主要是 B 纤维。

(B) 内脏包含"沉默"的伤害感受器,这些感受器在基线水平时反应最小。

(C) 内脏传入神经占脊髓传入神经的 40% 以上。

(D) 迷走传入神经投射到楔束核。

(E) 传入神经的一级神经元进入脊髓的某个节段,并且在同一节段和二级神经元形成突触联系。

内脏疼痛是由身体内部器官引起的,与躯体疼痛有不同的表现,但它仍然由 Aδ 和 C 纤维所介导,疼痛的性质被描述为局限性、钝性或痉挛。它也经常与皮肤躯体疼痛和自主反应相联系,如出汗和呕吐。这些差异可以通过内脏疼痛通路的结构来解释。

从内脏到中枢神经系统的初级传入有 3 个独立的通路: ① 经由迷走神经;② 在交感传出纤维的内部和旁边;③ 在骶部的副交感盆内脏神经。迷走神经内的初级传入纤维投射到脑干的孤束核,其胞体位于结状神经节中。另外,2 种进入 $T_2 \sim L_2$(交感神经)和 S2~S4(盆腔内脏神经)的背角。

一旦进入背角,这些纤维就会广泛地排列,包括在 Lissauer 束内,进入节段上方和下方的多个脊髓段。这也是内脏疼痛扩散性和局限性差的部分原因。此外,突触与同侧和对侧的浅背角和深背角神经元都发生了突触接触,这就解释了为什么许多内脏疼痛过程都发生在中线,而不是仅限于腹部或胸部的一侧或另一侧。不同于离散的躯体疼痛处理,内脏疼痛可以被认为是弥漫性中枢神经系统激活。尽管内脏传入纤维分支广泛,但在脊髓中相对不足,占所有传入一级神经元的不到 10%。

来自内脏的牵涉痛可能是由内脏和躯体传入纤维在同一大动态范围的背角二级神经元上的汇合引起的,然后投射到丘脑和体感皮质(图 2-18)。通常,所述皮肤或肌肉疼痛在皮肤或肌节中感觉对应于内脏传入纤维的传入水平。

沉默的伤害感受器是游离神经末梢的一个亚型,它对于典型的皮肤伤害感受器的机械刺激并不应答,而是在炎症的存在下变得激活。内脏有最高浓度的静默伤害感受器。静默伤害感受器也被称为机械不敏感传入(MIAS),这可

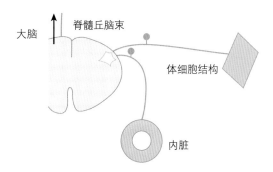

图 2 - 18　牵涉痛的趋同理论示意图

（经授权转载自 Waxman SG. Clinical Neuroanatomy. 27th ed. New York，NY：McGraw Hill；2013.）

能是一个更合适的名称。

参考文献：Butterworth JF IV，Mackey DC，Wasnick JD. Morgan and Mikhail's Clinical Anesthesiology. 5th ed. New York，NY：McGraw Hill；2013.

76. 以下关于疼痛和情感障碍的说法哪个是正确的？

（A）相对于畏惧活动和二次损伤而言，疼痛的严重程度更能预测功能受限情况。

（B）大约 10% 的慢性疼痛患者患有抑郁。

（C）慢性疼痛患者比非慢性疼痛患者更容易激惹。

（D）愤怒情绪的内化和疼痛的程度有关。

（E）纤维肌痛患者焦虑的发生率不高。

国际疼痛研究协会认为疼痛不仅是一种主观感觉，而且是一种不愉快的情绪体验。疼痛患者经常有情绪困扰，而这其中的大部分无疑是疼痛体验的结果（反应性抑郁）。反过来也可是真实的。例如，焦虑和抑郁已被证明可影响疼痛严重程度，手术后并发症的发生率和住院时间。抑郁和疼痛似乎互为促进。抑郁症在慢性疼痛患者中普遍存在（40%～50%），并已表明可导致疼痛康复计划过早终止。

与疼痛相关的恐惧似乎是行为表现和功能恢复的最佳预测因子，甚至优于疼痛严重程度和持续时间。腰痛患者因为害怕再次受伤，倾向于避免背部紧张活动，导致不工作的时间增加。回避行为是自然而然产生的，它有助于减

少再损伤，但患者因此会变得不适应。焦虑在慢性疼痛患者中非常普遍，其中高达 40%～50% 的纤维肌痛患者自诉长期感到焦虑。

疼痛和愤怒之间也有关联，多达 90% 的患者在疼痛门诊承认有愤怒的感觉。然而，一些研究表明慢性疼痛患者表达愤怒的可能性要低于非慢性疼痛患者，其原因不清。愤怒可以集中到许多不同的目标：医护人员、爱人、雇主、保险公司、律师等。最常见的目标往往是患者本身。超过一半的愤怒患者认为他们主要是对自己生气。愤怒情绪的内化与疼痛强度的增加密切相关。

参考文献：Fishman SM，Ballantyne JC，Rathmell JP. Bonica's management of pain. 4th ed. Philadelphia，PA：Lippincott Williams and Wilkins；2010.

77. 以下关于性别差异和疼痛感知相关性的说法哪项是正确的？

（A）男性更容易被诊断为颞下颌关节紊乱和偏头痛。

（B）整体上而言，女性的疼痛程度重于男性。

（C）雌激素有减少镇痛需求的作用。

（D）红头发和白皮肤的女性对疼痛更加敏感。

（E）社会文化因素可能在感知差异方面起作用。

基于人口的研究一贯表明女性的疼痛风险比男性高。一些常见疼痛，女性的患病率比男性更高，包括纤维肌痛、偏头痛和紧张型头痛、肠易激综合征、颞下颌关节紊乱病和间质性膀胱炎。然而，疼痛严重程度性别差异的研究已经有不同的结论。

在试图解释男女在疼痛感知的差异性时，许多研究人员将性激素作为一种机制进行研究。然而，疼痛或疼痛治疗与血浆雌激素水平之间的关联一直处于争论之中，一些研究表明雌激素降低了对疼痛的反应，而另一些研究则得出相反的结论。对某些阿片类物质的性别相关反应在红发女性中似乎有一定的差异。黑素

皮质素 1 受体（MC1R）编码黑色素、皮肤和头发中的褐色色素。与携带 2 个非功能性等位基因的男性相比，携带 2 个非功能性等位基因的女性对 κ 阿片类激动剂，喷他佐辛，具有更大的镇痛反应（相同的剂量下获得了更好的镇痛作用），换句话说，缺乏功能性的 MCIR 基因会使你更坚强。有趣的是，大约 75% 的红头发和白皙皮肤的人携带 2 种或更多不活跃的 MCIR 变体。对于麻醉要求，情况可能并非如此，已显示红头发女性需要更多的麻醉药。

社会文化信念被认为在疼痛反应中起作用。例如，在许多文化中，不抱怨痛苦被认为是一种有男子汉气概的表现，而女性表达痛苦更易被接受。

参考文献：Longnecker DE，Brown DL，Newman MF，Zapol WM. Anesthesiolog. 2nd ed. New York. NY：McGraw Hill；2012.

78. 在自主神经系统中，所有的交感神经元都能释放下列哪种神经递质？

(A) 乙酰胆碱

(B) 去甲肾上腺素

(C) ATP

(D) P 物质

(E) 神经肽 Y

所有自主神经系统的节前神经元都释放乙酰胆碱。所有副交感节后神经元和某些交感节后神经元（支配腺体和引起血管平滑肌舒张）也释放乙酰胆碱。其他交感节后神经元释放去甲肾上腺素、ATP、P 物质和神经肽 Y 等非肾上腺素能非胆碱能神经递质。

参考文献：Barrett KE，Boitano S，Barman SM，Brooks HL. Ganong's Review of Medical Physiology. 24th ed. New York，NY：McGraw Hill；2012.

79. 以下哪种肾上腺素能受体是在自主神经系统中起负反馈作用，因而被称为"自身受体"？

(A) α_1

(B) α_2

(C) β_1

(D) β_2

(E) β_3

交感肾上腺素能受体是典型的 G 蛋白偶联受体。交感节后神经纤维作用于几种不同的肾上腺素能受体：α_1 受体的作用包括静脉收缩、小动脉收缩、肠和膀胱括约肌收缩、散瞳（瞳孔扩大）和子宫收缩。其作用机制是 G_q 蛋白被激活，导致磷脂酶 C 的活化，进而增加磷酸三磷酸肌醇（IP_3）和钙的水平。

α_2 是突触前神经末梢的一种自受体，α_2 的激活可抑制去甲肾上腺素的释放。主要的中枢神经系统作用包括镇静和镇痛。其作用机制是 Gi 蛋白激活，抑制腺苷酸环化酶，降低 cAMP 水平。

β_1 的作用包括提高心率，增加心肌收缩力和增加心排血量。其作用机制是 G_s 蛋白被激活，腺苷酸环化酶活化，提高 cAMP 水平。

β_2 的作用包括支气管、胃肠道和子宫平滑肌的舒张；骨骼肌中的血管和冠状动脉的扩张，以及心率和心肌收缩力的增加（低于 β_1 的激活程度）。其作用机制是 G_s 蛋白被激活，腺苷酸环化酶和活化，提高 cAMP 水平。

β_3 的作用包括增加脂肪组织中的脂解和松弛膀胱平滑肌。其作用机制是 G_s 蛋白被激活，腺苷酸环化酶活化，提高 cAMP 水平。

参考文献：Barrett KE，Boitano S，Barman SM，Brooks HL. Ganong's Review of Medical Physiology. 24th ed. New York，NY：McGraw Hill；2012.

80. 去甲肾上腺素在交感神经节后纤维末梢被消除主要是由于：

(A) 单胺氧化酶的代谢。

(B) 儿茶酚 - O - 甲基转移酶的代谢。

(C) 多巴脱羧酶的代谢。

(D) 通 uptake - 1 机制的再摄入。

(E) 通过 uptake - 2 机制的再摄入。

去甲肾上腺素在交感神经节后纤维末梢的消除主要通过摄取机制-1的再摄入,摄取机制-2适用于去甲肾上腺素在非神经元组织中的消除。去甲肾上腺素也可以经单胺氧化酶和儿茶酚-O-甲基转移酶代谢。

多巴脱酸酶是与多巴胺合成有关的一种酶。

参考文献: Barrett KE, Boitano S, Barman SM, Brooks HL. Ganong's Review of Medical Physiology. 24th ed. New York, NY: McGraw Hill; 2012.

81. 在去甲肾上腺素能神经元的突触中,下列哪种酶是合成去甲肾上腺素的限速酶?

（A）苯丙氨酸羟化酶

（B）酪氨酸羟化酶

（C）左旋多巴脱羧酶

（D）β-多巴胺羟化酶

（E）苯乙醇胺-N-甲基转移酶

在去甲肾上腺素能神经元的突触中,酪氨酸羟化酶是合成去甲肾上腺素的限速酶。去甲肾上腺素和多巴胺都可以通过负反馈机制来抑制酪氨酸羟化酶的活性。

去甲肾上腺素的合成需要以下几步:

（1）在肝脏中,膳食中的苯丙氨酸可通过苯丙氨酸羟化酶转化为酪氨酸。

（2）膳食中的酪氨酸以及从苯丙氨酸代谢来源的酪氨酸被摄入去甲肾上腺素能神经末梢的脑质中。

（3）酪氨酸通过酪氨酸羟化酶转化为多巴。

（4）多巴通过左旋多巴脱羧酶转化为多巴胺。

（5）多巴胺被输送到囊泡中后通过β-多巴胺羟化酶转化为去甲肾上腺素。

注意,去甲肾上腺素转化为肾上腺素需要一种苯乙醇胺-N-甲基转移酶,这种酶主要存在于肾上腺髓质中(在中枢神经系统中很少有分布),去甲肾上腺素的合成是不需要这种酶的。

参考文献: Barrett KE, Boitano S, Barman SM, Brooks HL. Ganong's Review of Medical Physiology. 24th ed. New York, NY: McGraw Hill; 2012.

82. 肉毒杆菌毒素("肉毒素")有许多医学适应证以及与肌无力相关的不良反应。肉毒杆菌毒素是如何影响胆碱能传输的?

（A）阻止胆碱从细胞外转移到神经末梢。

（B）阻断神经末梢乙酰胆碱的合成。

（C）阻断乙酰胆碱转移到神经末梢的囊泡中。

（D）阻止 Ca^{2+} 进入神经末梢。

（E）阻止乙酰胆碱通过胞吐的方式进入到突触间隙。

肉毒杆菌毒素阻止了乙酰胆碱通过胞吐的方式进入到突触间隙(注意:肉毒杆菌毒素种类多样,每一种毒素阻止胞吐作用的过程不尽相同)。

自主神经的神经节、节后副交感神经纤维和神经肌肉连接点处的胆碱能传递依赖乙酰胆碱。乙酰胆碱的合成发生于神经末梢。乙酰胆碱的合成与释放涉及以下步骤:

（1）胆碱通过胆碱转运体进入到神经末端。

（2）胆碱乙酰转移酶催化胆碱和乙酰辅酶A形成乙酰胆碱。

（3）然后乙酰胆碱通过囊泡相关转运体包裹成囊泡。

（4）神经冲动使电压敏感的 Ca^+ 通道开放, Ca^+ 流入神经末端。

（5）囊泡与胞膜表面相融合,囊泡以胞吐的方式释放乙酰胆碱。

参考文献: Barrett KE, Boitano S, Barman SM, Brooks HL. Ganong's Review of Medical Physiology. 24th ed. New York, NY: McGraw Hill; 2012.

83. 下列哪一种自主神经系统的神经元主要释放去甲肾上腺素?

（A）节前神经元

(B) 副交感神经节后神经元

(C) 支配汗腺的交感神经节后神经元

(D) 支配骨骼肌血管的交感神经节后神经元

(E) 支配全身静脉的交感神经节后神经元

自主神经系统（ANS）的主要神经递质是乙酰胆碱和去甲肾上腺素。乙酰胆碱（胆碱能传递）的释放发生于：

（1）所有的节前神经元；

（2）所有副交感神经节后神经元；

（3）支配汗腺的交感神经节后神经元；

（4）支配骨骼肌血管的交感神经节后神经元。

去甲肾上腺素的释放（去甲肾上腺素能传递）发生于其余所有的交感神经节后神经元，包括那些支配全身静脉的神经元。

参考文献：Barrett KE, Boitano S, Barman SM, Brooks HL. *Ganong's Review of Medical Physiology*. 24th ed. New York, NY: McGraw Hill; 2012.

84. 乙酰胆碱对副交感神经突触后受体的作用可由下列哪种物质终止？

（A）假性胆碱酯酶

（B）丁酰胆碱酯酶

(C) 乙酰胆碱酯酶

（D）突触前膜上自身受体对乙酰胆碱的再摄取

（E）突触后膜上毒蕈碱受体的下调

乙酰胆碱对副交感神经突触后受体的作用主要由乙酰胆碱酯酶终止。乙酰胆碱酯酶是在神经肌肉连接处和其他胆碱能传输位点的突触裂隙中发现，它能将乙酰胆碱催化分解为胆碱和醋酸盐。

假性胆碱酯酶或者丁酰胆碱酯酶是一种在肝脏中产生的非特异性胆碱酶，可在血浆中发现。

假性胆碱酯酶缺乏症将延迟代谢，延长药物的作用时间，这些药物包括琥珀胆碱、美维松和酯类局部麻醉剂。

乙酰胆碱的自受体存在于突触前膜中。研究发现它们可以抑制或增加乙酰胆碱的释放，目前机制尚不清楚。这些自受体不参与乙酰胆碱的代谢。靠再摄取来终止突触传递的神经递质主要包括谷氨酸、去甲肾上腺素和多巴胺。

受体下调是一种负反馈机制，在这种机制下，受体激动剂可导致突触后受体的数量下降。受体下调不应与受体脱敏相混淆，脱敏是指由于长期接触某种神经递质而导致受体失去反应的现象。

参考文献：Barrett KE, Boitano S, Barman SM, Brooks HL. *Ganong's Review of Medical Physiology*. 24th ed. New York, NY: McGraw Hill; 2012.

85. 在副交感神经节中，乙酰胆碱作用于烟碱受体会导致下列哪种第二信使的激活或离子的流入？

(A) Na$^+$

（B）Cl$^-$

（C）cAMP

（D）IP3

（E）DAG

在副交感神经节中，乙酰胆碱作用于烟碱受体将导致 Na$^+$ 的流入。烟碱受体是配体门控离子通道，可存在于神经肌肉接头处（N$_M$）或自主神经节以及中枢神经系统中（NN 或"神经元"）。烟碱受体需要 2 个乙酰胆碱分子与 2 个 α 亚单位相结合。结合后会导致孔道的开放，Na$^+$ 和 K$^+$ 的大量内流顺其电化学梯度（N$_N$ 受体对 Ca$^+$ 也有较高的渗透性）。

乙酰胆碱也可以作用于多种毒蕈碱样受体（M1 - M5）。M1、M3、M5 受体的激活可增加 IP3 和 DAG，增加 Ca$^+$ 的电导性。M2 和 M4 受体的激活可减少 cAMP 的水平，增加 K$^+$ 的电导性。一般来说，M1 受体存在于中枢神经系统和自主神经节中，M2 受体存在于心脏中，M3 受体存在于平滑肌中。

当 GABA 受体被激活时，Cl$^-$ 的渗透性增加。

参考文献：Barrett KE，Boitano S，Barman SM，Brooks HL. *Ganong's Review of Medical Physiology*. 24th ed. New York，NY：McGraw Hill；2012.

86. 下列交感神经系统中的哪部分负责支配头部和颈部？

(A) 第Ⅲ对颅神经

(B) 第Ⅹ对颅神经

(C) 内脏神经

(D) 颈下神经节

(E) 腹腔神经节

　　颈交感神经链有 3 层神经节，包括上、中、下颈神经节，为头部和颈部提供交感神经支配。脑神经Ⅲ、Ⅶ、Ⅸ和Ⅹ属于副交感神经系统。内脏神经通过腹腔神经节为腹部各器官提供交感神经支配。

参考文献：Waxman SG. *Clinical Neuroanatomy*. 27th ed. New York，NY：McGraw Hill；2013.

87. 自主神经系统受到许多高等中枢神经系统的支配。延髓头端腹外侧区（RVLM）具有调节外周血管张力的作用。来自延髓头端腹外侧区的下行神经元通过释放下列哪种神经递质来调节交感神经节前神经元？

(A) 谷氨酸

(B) γ-氨基丁酸

(C) 乙酰胆碱

(D) 去甲肾上腺素

(E) 多巴胺

　　来自延髓头端腹外侧区的下行神经元通过释放谷氨酸（一种兴奋性神经递质）来调节交感神经节前神经元。

　　自主神经系统受到一些较高级的神经中枢的支配，包括边缘系统、下丘脑和延髓。

　　延髓腹外侧区受到外周压力感受器的影响，这些压力感受器与孤束核（NTS）通过突触相连。压力感受器的激活会引起谷氨酸的传递，这会激活抑制性中间神经元，进而降低下行

节前交感神经元的活性（引起血管舒张）。

参考文献：Barrett KE，Boitano S，Barman SM，Brooks HL. *Ganong's Review of Medical Physiology*. 24th ed. New York，NY：McGraw Hill；2012.

88. 脊髓损伤（SCI）患者患有自主神经功能障碍。下列哪项陈述最为恰当地解释了为何患者有可能面临高血压的风险？

(A) 脊髓损伤阻断了外周压力感受器的激活。

(B) 脊髓损伤阻断了上行性感觉信号传入到交感神经。

(C) 脊髓损伤阻断了下行性抑制信号传入到交感神经。

(D) 脊髓损伤阻断了副交感神经的下行传导通路。

(E) 脊髓损伤阻断了上行性感觉信号传入到副交感神经。

　　自主神经功能障碍可能会引起高血压的风险是由于脊髓损伤平面以下交感神经系统的激活。脊髓损伤阻断了下行性抑制信号传入到胸腰段交感神经。

　　自主神经功能障碍常发生于 T6 水平以上的脊髓损伤患者中。来自损伤平面以下的感觉刺激，如扩张的膀胱，可能会引起明显的交感神经冲动的传出和强烈的血管收缩。压力感受器未受损伤就能感知血压的变化。脊髓损伤导致交感神经产生的下行抑制信号无法传递。然而，下行副交感神经通路（通过迷走神经）完好无损并引起反射性心动过缓。这样，损伤平面以下是以交感神经系统为主的临床特征（皮肤苍白、汗毛直立和痉挛）。损伤平面以上是以副交感神经系统为主的临床特征（面部潮红、鼻塞和发汗）。

参考文献：Hall JB，Schmidt GA，Kress JP. *Principles of Critical Care*. 4th ed. New York，NY：McGraw Hill；2015.

89. 哪种类型的神经纤维负责传入有关冷的神经冲动？

（A）Aα 纤维

（B）Aβ 纤维

（C）Aδ 纤维

（D）B 纤维

（E）C 纤维

中枢神经系统接收各个组织器官的传入性神经冲动，包括皮肤、脊髓、大脑、腹部和胸部的组织。与神经冲动的解剖来源无关，温度的传递是通过特定的冷、热感觉性神经纤维传递的。冷信号通过 Aδ 纤维传导，而热信号则由无髓鞘的 C 纤维传导。

当机体在受冷或者受热时，这些温度传感器的冲动发放频率增加（例如，Aδ 纤维在遇冷时冲动发放频率增加，在受热时冲动发放频率减慢；C 纤维的情况正好相反）。温度感受器本身就是感觉性神经元的非特异性游离末梢，能够携带一种或多种类型的瞬时感受器电位受体（TRP 受体）。香草酸（V）受体亚型（例如 TRPV1 和 TRPV3）可对热作出反应，而薄荷醇（M）受体亚型可对冷作出反应。这就是为什么薄荷会给嘴巴和气道带来"凉爽"感觉的原因。

参考文献： Longnecker DE，Brown DL，Newman MF，Zapol WM. *Anesthesiology*. 2nd ed. New York，NY：McGraw Hill；2012.

90. 主要的体温调节中枢位于

（A）脊髓丘脑束

（B）脑桥

（C）网状激活系统

（D）下丘脑

（E）脑垂体前叶

下丘脑是前脑的一部分，负责协调和调节许多自主神经和神经内分泌活动，如体温调节、饥饿、口渴、性冲动、睡眠/觉醒周期和攻击性。体温的感受器位于皮肤、内脏器官和脊髓中，当感受器受到刺激，将发放冲动到达下丘脑前部，经过下丘脑的整合和处理，对感受器感受到的体温信息作出相应的反应。此外，下丘脑本身

也有温度感受器，其传入性信号输入约占总输入的 20%。在受冷或受热时，下丘脑作出相应的体温调节反应让皮肤或核心温度没有变化（保持恒定）。

参考文献： Sessler Dl. *Mild perioperative hypothermia*. N Engl J Med. 1997；336：1730 - 1737.

91. 下列关于"调定点"的描述最佳的是？

（A）下丘脑的体温设定值，当体温处于调定点时，下丘脑的信号输出为零。

（B）发热时，开始出汗时的体温。

（C）血管扩张至极限的体温。

（D）寒战反应开始前的最低体温。

（E）网球比赛中激动人心的时刻。

负反馈系统中的调定点，如哺乳动物的热调节系统，指的是引出保护性反应的点（即传出冲动）。例如，正常情况下，人类下丘脑温度的正常设定值为 36.9℃。核心体温偏离该温度上下 0.2℃ 均会引发体温调节反应，包括寒冷时的血管收缩和寒战，以及温暖时的血管扩张和出汗。偏离设定值越远，体温调节反应的程度就越高——这就是"增益"的概念。设定点不是固定的，例如循环中细胞因子（如 IL - 1、TNF、IFN、IL - 6），以及其他一些炎症和感染相关性致热原，可对下丘脑体温调定点造成影响，从而引起体温过高或发热。当细胞因子水平降低时，调定点恢复正常。

中暑是长时间暴露在高温环境中使得下丘脑体温调定机制失灵引起。由于出汗和未及时补充液体引起极度血容量不足和低血压，导致皮肤血流量减少，从而阻止了出汗反应。随后核心温度上升，当下丘脑的神经元回路被热破坏到一定程度，核心体温将继续上升，直到发生不可逆转的神经损伤和死亡。

参考文献： Sessler Dl. Mild perioperative *hypothermia*. N Engl J Med. 1997；336：1730 - 1737.

92. 以下哪种产热机制最为准确地描述了对寒冷最

早的温度调节反应？

（A）多巴胺的神经内分泌释放

（B）内脏器官中的血液分流

(C) 血管收缩

（D）寒战

（E）甲状腺素的神经内分泌释放

　　一名正常、健康、非麻醉状态下的成人核心体温下降 $0.1\sim0.2$℃将导致一系列生理反应。首先是皮肤血管收缩，停止任何出汗，以防止辐射性、对流性和蒸发性热损失的发生。血管收缩是由去甲肾上腺素和肾上腺素的释放所介导的，大部分是由局部交感神经兴奋导致 α 肾上腺素能受体激活引起的。血管收缩也可发生在手指、脚趾和鼻子的动静脉分流处，这就阻止了血液流入冰冷四肢。如果核心温度仍不能恢复到设定值，骨骼肌就开始颤抖，这是一种无意识的活动，可使机体代谢率提高到正常水平的 3 倍。如果长时间暴露在寒冷的环境中，下丘脑会提示甲状腺分泌甲状腺素，从而增加代谢率，最终达到产热的目的。

　　体温过低时，血液会流向核心内脏器官，而不是从中流出。

参考文献： Longnecker DE, Brown DL, Newman MF, Zapol WM. *Anesthesiology*. 2nd ed. New York, NY: McGraw Hill; 2012.

93. 以下哪项不是增加新生儿低体温风险的因素？

　　（A）体表面积相对较大。

　　（B）皮肤的热传导增加。

　　（C）较高的蒸发损失。

　　（D）不成熟的体温调节反应。

　　(E) 手指和脚趾的非功能性分流。

　　新生儿皮肤表面积与体质量的比值比成人高 2.5 倍，这意味着辐射性和对流性热损失的速度较成人快。新生儿（尤其是早产儿）的皮下脂肪层相对较薄，使其更容易将热量传导给周围环境。与成年人较硬的角质化皮肤相比，新生儿皮肤内角蛋白含量也较低，因此在蒸发过

程中更容易失去水分。一个裸体的成人可以保持体温调节下降至大约 0℃，婴儿维持体温调节的下限是 $20\sim22$℃。低于这个体温调节的下限值后，核心体温会迅速下降。事实上，婴儿的手指和脚趾都有功能性分流，但是这部分分流并不增加其发生低体温的风险。

　　婴儿存在而成人缺乏的一种抗低体温的途径，即非寒战性产热，主要是指通过新陈代谢活跃的棕色脂肪生成热量，在骨骼肌、肝脏组织和白色脂肪内能检测到它们的存在。棕色脂肪约占新生儿体质量的 5%，主要分布在胸部、颈部、腋窝和肩胛骨之间。它是一种富含神经和血管的组织，通过与氧化磷酸化解偶联作用被 β 肾上腺素能类物质激活，产生热量，而并非通常的 ATP 的产生。高达 25% 的心排血量可以转移到棕色脂肪储存的，提高血液的温度。与基础代谢活动相比，非寒战性产热可以使热量的产生增加 1 倍。

参考文献： Butterworth JF IV, Mackey DC, Wasnick JD. *Morgan and Mikhail's Clinical Anesthesiology*. 5th ed. New York, NY: McGraw Hill; 2013.

94. 在胆碱能神经末端，乙酰胆碱的合成是由下列哪种酶催化的？

　　(A) 胆碱乙酰基转移酶

　　（B）胆碱甲基转移酶类

　　（C）乙酰胆碱酯酶

　　（D）假性胆碱酯酶

　　（E）特种胆碱酯酶

　　乙酰胆碱是以乙酰辅酶 A 和胆碱为原料，经胆碱乙酰转移酶在神经肌肉接头的末端胞质内合成的。然后，乙酰胆碱在胞质内通过囊泡相关转运体（VAT）形成囊泡。合成后的囊泡通常位于神经肌肉接头末端靠近膜表面的位置，当刺激到达，与胞膜融合，释放乙酰胆碱。

　　乙酰胆碱酯酶又称特异性胆碱酯酶或真胆碱酯酶，负责乙酰胆碱的分解。假性胆碱酯酶（也称血浆胆碱酯酶或丁酰胆碱酯酶），位于血

浆内,可水解许多胆碱酯类化合物,如琥珀酰胆碱、美维库铵、海洛因和酯类局部麻醉药物,如普鲁卡因、氯普鲁卡因、丁卡因和可卡因。

参考文献: Barrett KE, Boitano S, Barman SM, Brooks HL. Ganong's Review of Medical Physiology. 24th ed. New York, NY: McGraw Hill; 2012.

95. 乙酰胆碱从突触小泡释放到突触间隙是依赖于哪种离子的内流?

(A) 钠

(B) 钾

(C) 钙

(D) 镁

(E) 氢

动作电位到达胆碱能神经元末端导致膜上 Ca^{2+} 通道开放。Ca^{2+} 内流使得储存在细胞膜表面的突触小泡释放乙酰胆碱。这一复杂的过程需要多种膜结合蛋白的参与。这些蛋白被称为突触连接蛋白(SNAPs)和囊泡相关膜蛋白(VAMPs),他们调控囊泡膜与表面膜的融合。有 2 种融合方式:第一种是完全吸收,球形囊泡与表面质膜相结合;另一种是通过共用的细胞膜上的孔道释放囊泡内容物,然后位于末梢的囊泡与细胞膜分离,再循环利用(即所谓的"kiss-and-run")。这 2 种融合方式都会发生,但后者发生的原因和具体情况目前尚未清楚。

趣事:黑寡妇蜘蛛毒液的活性成分——蛛毒素,其发挥作用是通过刺激 G 蛋白偶联受体,激活几种不同类型的神经元,尤其是胆碱能神经元,促进突触前膜释放囊泡。事实上,被黑寡妇蜘蛛咬伤很少致命,只是会引起多处肌肉抽筋和腹痛,是由乙酰胆碱的不规则释放引起的。

参考文献: Barrett KE, Boitano S, Barman SM, Brooks HL. Ganong's Review of Medical Physiology. 24th ed. New York, NY: McGraw Hill; 2012.

96. 在神经肌肉连头自发的、小幅度的去极化电位通常可见于下列哪种情况?

(A) 上运动神经元损伤。

(B) 乙酰胆碱的正常定量释放。

(C) 使用琥珀胆碱后的肌震颤。

(D) 兰伯特-伊顿综合征。

(E) 高钙血症。

正常骨骼肌在神经肌肉接头处可产生自发的、小幅度的去极化电位,被称为微终板电位(miniature end-plate potentials,MEPPs)。这个电位通常幅度都很小(大约是可引起肌肉收缩的动作电位幅度的 1%),每个微终板电位的特性与由运动神经兴奋而产生的终板电位相同。有趣的是,MEPPs 始终有一个最小基本单位值,与定量的乙酰胆碱持续释放有关。一个特定的 MEPP 等于这个最小单位值或是其倍数。MEPPs 被认为是由大小一致的囊泡自发释放产生的,这被称为"量子释放",指的就是这些乙酰胆碱的囊泡释放。

参考文献: Miller RD. Miller's Anesthesia. 8th ed. Philadelphia, PA: Elsevier; 2015.

97. 以下关于神经肌肉接头的陈述哪一项是正确的?

(A) 乙酰胆碱与一种特定的毒蕈碱胆碱能受体亚型结合。

(B) 胆碱能受体激活可导致肌肉细胞中钾离子的大量涌入。

(C) 钙必须通过乙酰胆碱受体通道外流而产生终板电位。

(D) 神经肌肉接头的胆碱能受体有 2 个乙酰胆碱结合位点。

(E) 运动终板的连接褶皱有助于减少胆碱能受体对乙酰胆碱的暴露。

在神经肌肉接头处发现的乙酰胆碱受体是烟碱型。位于神经肌肉接头处的烟碱型受体是由 5 个亚单位组成的:2 个 α,1 个 β,1 个 δ,1 个 γ 或者 1 个 ξ 亚单位。2 个 α 亚单位分别包含一个乙酰胆碱的结合位点,它促进烟碱受体结构的改变,从而有助于中央通道的开放。当中央通道开放时,Ca^{2+} 和 Na^+ 进入肌肉细胞,而 K^+ 外流。神经肌肉接头处的肌细胞膜上存在许多褶皱,这有助于增加其表面积和乙酰胆碱受体的数量。每一个神经肌肉接头大约包含 500 万个受体,只要其中 10% 的受体被占据,就可以引起肌肉收缩。

参考文献：Butterworth JF IV, Mackey DC, Wasnick JD. Morgan and Mikhail's Clinical Anesthesiology. 5th ed. New York, NY: McGraw Hill; 2013.

98. 位于运动神经末梢的接头前烟碱受体的主要作用是

(A) 减少细胞对胆碱的摄取。

(B) 通过正反馈机制增加乙酰胆碱的释放。

(C) 调节去极化后钙的流入。

(D) 降低囊泡与质膜的融合率。

(E) 使细胞膜超极化,防止乙酰胆碱进一步释放。

　　烟碱和毒蕈碱样受体都存在于运动神经末梢的接头前位置。烟碱型受体的作用是在神经受到反复刺激时,仍维持乙酰胆碱的有效性。接头前烟碱受体与接头后成熟型和不成熟型烟碱受体在结构上稍有不同,由 3 个 α 和 2 个 β 亚单位构成。非去极化肌松剂主要作用于这些接头前烟碱受体(还有接头后型)。在非去极化神经肌肉部分阻滞的情况下,反复刺激(如手足抽搐)会使得乙酰胆碱效能减退,因为这些受体参与了乙酰胆碱的动员,而不是它的直接释放。

　　毒蕈碱样受体有 2 个亚型,M1 和 M2,主要存在于接头前神经末端。他们主要负责调节钙离子的流入,起到促进或抑制乙酰胆碱释放的作用。

参考文献：Miller RD. Miller's Anesthesia. 8th ed. Philadelphia, PA: Elsevier; 2015.

99. 下列关于神经肌肉接头的解剖和功能的描述正确的是

(A) 每条肌纤维通常接受 5~10 个运动神经元轴突的支配。

(B) 慢缩肌的神经末梢比快缩肌的神经末梢更大、更复杂。

(C) 眼外肌的运动单位与股四头肌的运动单位相比拥有更多的肌纤维。

(D) 突触间隙 20~50 nm 宽。

(E) 乙酰胆碱酯酶是在肝脏中合成的,然后被转运至突触间隙。

　　运动神经元在接近肌肉时分出多个分支,这些分支最终终止于多个肌纤维的表面。每一个肌纤维(肌细胞)只形成一个神经肌肉接头;然而,一个运动神经元可支配多个肌纤维。一旦该运动神经元受到刺激,其所支配的所有肌肉可同时发生收缩。这个运动神经元以及其所支配的全部肌纤维被称为"运动单位"。一个神经元所支配的肌纤维数目根据肌肉类型不同而不同。那些需要完成精细、快速动作,以及需要保持长时间收缩状态的肌肉(例如眼外肌),支配其运动的运动神经元所支配的肌纤维数目通常都比较少(一般是 3~6 条肌纤维)。相反,那些与维持人体姿势有关的大型肌肉,如大腿上的肌肉,每个运动神经元可支配几百个肌纤维。

　　突触间隙一般较小,小到可允许乙酰胆碱快速穿过。乙酰胆碱可被乙酰胆碱酯酶快速水解。乙酰胆碱酯酶是由肌细胞合成,并通过一根纤细的胶原杆附着在肌细胞上。快缩肌的神经末梢比慢缩肌的神经末梢大,但原因尚不清楚。

参考文献：Miller RD. Miller's Anesthesia. 8th ed. Philadelphia, PA: Elsevier; 2015.

（胡小凤　吴竖光　孙军锋译　王屹校）

第 3 章

呼吸系统解剖与生理

1. 拟对一患者行经鼻清醒气管插管,为了麻醉鼻黏膜,必须阻滞下列哪支神经?
   - (A) 嗅神经
   - (B) 面神经
   - (C) 三叉神经
   - (D) 舌咽神经
   - (E) 迷走神经

2. 对急诊科一无意识创伤患者在转运至手术室前进行评估。对患者喉以下进行吸引没有引出呕吐反射。下列哪支神经支配该反射的感觉传入部分?
   - (A) 三叉神经
   - (B) 舌咽神经
   - (C) 迷走神经
   - (D) 面神经
   - (E) 舌下神经

3. 口咽与喉咽(下咽)的解剖边界是什么?
   - (A) 蝶骨
   - (B) 口腔
   - (C) 会厌
   - (D) 软腭
   - (E) 环状软骨

4. 下列哪个喉肌外展(开放)声带?
   - (A) 环杓侧肌
   - (B) 杓横肌
   - (C) 环杓后肌
   - (D) 杓斜肌
   - (E) 喉杓肌

5. 下列哪个喉肌是由喉上神经的外侧支所支配?
   - (A) 环甲肌
   - (B) 杓横肌
   - (C) 环杓后肌
   - (D) 环杓侧肌
   - (E) 喉杓肌

6. 在喉的结构中,声韧带(声带)的后面连接到下列哪块软骨?
   - (A) 甲状软骨
   - (B) 环状软骨
   - (C) 楔状软骨
   - (D) 角状软骨
   - (E) 杓状软骨

7. 手术和麻醉后的随访中,发现一患者出现了明显的声音嘶哑。为了评估患者的声带情况,进行了诊断性纤支镜检查。如果发生了单侧喉返神经损伤,受影响的声带将是下列哪个位置?

(A) 固定在内收位

(B) 固定在外展位

(C) 固定在旁正中位

(D) 能够内收,但外展减弱

(E) 能够外展,但内收减弱

8. 平稳全身麻醉下行子宫肌瘤切除术后,一术前声带正常患者在 PACU 出现了完全性单侧声带麻痹。最可能需要进行下列哪项处理?

(A) 紧急重新气管插管

(B) 择期行气管切开

(C) 水平气道正压通气/biPAP

(D) 耳鼻喉科会诊

(E) 期待治疗

9. 与成人相比,下列哪项是儿童喉的解剖特征?

(A) 会厌坚硬且宽阔。

(B) 喉在外形上呈圆柱形。

(C) 喉最狭窄的部分在声带水平。

(D) 喉处于更高的位置。

(E) 声带前端的连接更向上倾斜。

10. 在"无法气管插管,无法通气"的紧急情况下,一麻醉团队准备行经皮气道开放术。为了保护气道,需评估下列哪个解剖位置?

(A) 胸骨上切迹

(B) 第二、第三气管环之间

(C) 环状软骨下缘

(D) 甲状舌骨膜

(E) 环甲膜

11. 在气管分叉即隆突水平,下列哪个解剖关系是正确的?

(A) 右肺动脉直接位于气管的后方。

(B) 剑突直接位于气管的前方。

(C) T9 椎骨直接位于气管的后方。

(D) 心包腔位于气管的下方。

(E) 主动脉弓位于气管下方。

12. 主动呼气时,下列哪个肌肉是最重要的?

(A) 腹直肌

(B) 斜方肌

(C) 膈肌

(D) 肋间外肌

(E) 斜角肌

13. 下列哪个肌肉为辅助吸气肌?

(A) 膈肌

(B) 肋间外肌

(C) 肋间内肌

(D) 腹直肌

(E) 胸锁乳突肌

14. 补呼气量(ERV)＋潮气量(VT)＋补吸气量(IRV),其总和等于下列哪项?

(A) 吸气量

(B) 肺总量

(C) 功能残气量

(D) 肺活量

(E) 闭合气量

15. 下列哪项最接近 70 kg 健康成人的功能残气量(FRC)?

(A) 1 200 mL

(B) 1 600 mL

(C) 2 400 mL

(D) 3 200 mL

(E) 4 000 mL

16. 下列哪项因素不影响功能残气量(FRC)?
  (A) 高龄
  (B) 身体体质
  (C) 性别
  (D) 体位
  (E) 限制性肺部疾病

17. 下列哪项是动态肺容量?
  (A) 缓慢肺活量
  (B) 第 1 秒用力呼气量
  (C) 吸气量
  (D) 功能残气量
  (E) 闭合气量

18. 术前门诊一患者有 50 包/年的吸烟史以及严重的慢性阻塞性肺病疾病史,下列哪项参数使用肺活量测定法测定最佳?
  (A) 用力肺活量
  (B) 肺总量
  (C) 残气量
  (D) 闭合容量
  (E) 功能残气量

19. 下列关于生理无效腔量的描述最佳的是
  (A) 没有血流灌注的肺泡
  (B) 没有血流灌注的肺泡和没有参与气体交换的气道
  (C) 有血流灌注但没有被通气的肺泡
  (D) 气管和没有参与气体交换的气道
  (E) 咽、气管内导管以及 Y 型环路

20. 下列哪项因素降低了无效腔量?
  (A) 直立位
  (B) 颈伸展位
  (C) 气管内导管
  (D) 肺气肿
  (E) 年龄

21. 人体处于何种肺容量时肺血管阻力最低?
  (A) 残气量
  (B) 闭合气量
  (C) 呼气储备量
  (D) 功能残气量
  (E) 肺总量

根据下述病例回答问题 22 和 23:

57 岁男性患者,体质量 70 kg,近期诊断为食管癌后拟行食管切除术。既往有轻度高血压,除此之外身体一般情况可。作为术前检查的一部分,该患者将进行心肺运动试验(CPET)。基础状态下,测得其耗氧量(VO$_2$)为 4 mL/(kg·min),心排血量 5.6 L/min,氧含量 200 mL/L。

22. 混合静脉血氧含量是多少?
  (A) 50 mL/L
  (B) 100 mL/L
  (C) 150 mL/L
  (D) 250 mL/L
  (E) 300 mL/L

23. 下列使用 CPET 测量的因素中哪个最能预测术后心肺并发症的发生率?
  (A) 无氧阈
  (B) 分钟通气量
  (C) 心电图 ST 段分析
  (D) VCO$_2$
  (E) 每搏输出量

24. 一自主呼吸患者吸入 600 mL 空气。期间,胸膜腔内压由 -0.4 kPa 下降为 -0.9 kPa。此时该患者的呼吸系统顺应性为
  (A) 60 mL kPa
  (B) 90 mL/kPa
  (C) 100 mL/kPa
  (D) 120 mL/kPa
  (E) 150 mL/kPa

25. 为计算跨壁压,测量胸壁顺应性(不是肺顺应性)所必需的参数为
    (A) 大气压和胸膜内压
    (B) 大气压和肺泡压
    (C) 胸膜内压和肺泡压
    (D) 间质压和胸膜内压
    (E) 心包压和胸膜内压

26. 一患者在危重症病房处于机械通气状态。在给定的吸气峰压下所观察到的肺容量的变化能最佳描述下列哪个概念?
    (A) 静态肺顺应性
    (B) 吸气肺顺应性
    (C) 动态肺顺应性
    (D) 最大肺顺应性
    (E) 效应依赖肺顺应性

27. 滞后现象是指
    (A) 低容量下肺泡趋向于萎陷的趋势。
    (B) 肺膨胀肺萎陷下的压力容积曲线不同。
    (C) 存在于肺尖和肺底之间的胸膜腔压力梯度。
    (D) 空气沿着气管支气管树向下移动时观察到的气道阻力的下降。
    (E) 当患者出现氧饱和度快速下降时,手术室内出现的紧张气氛。

28. 下列哪项最佳解释了为什么肺容量变小时肺泡没有塌陷?
    (A) 当肺泡球形容积减少时,表面活性物质增加了表面张力。
    (B) 当肺泡球形容积减少时,表面活性物质减少了表面张力。
    (C) 因气动作用滞留在肺内的空气支撑开了肺泡。
    (D) 胸壁的回弹避免了肺泡的完全塌陷。
    (E) 胸膜内压维持在-1.0 kPa 的基础水平。

29. 一儿童全身麻醉诱导后不久出现了支气管痉挛。该患儿中大气道直径降低 50% 将引起气道阻力增加多少倍?
    (A) 2 倍
    (B) 4 倍
    (C) 8 倍
    (D) 16 倍
    (E) 32 倍

30. 下列哪项描述与图 3-9 所示的流量-容积环最匹配?

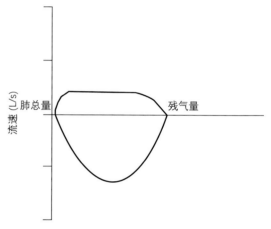

图 3-9　流速-容积闭环

    (A) 胸外动态梗阻
    (B) 胸内动态梗阻
    (C) 固性梗阻
    (D) 慢性阻塞性肺疾病
    (E) 限制性肺疾病

31. 下列方法中除了哪个都可以用以测量肺总量(TLC)?
    (A) 氦稀释
    (B) 氮冲刷
    (C) 肺量测定法
    (D) 身体体积描记法
    (E) 胸部 X 线检查

32. 健康成人什么年龄会出现仰卧位下小气道关闭?
    - (A) 20 岁
    - (B) 40 岁
    - (C) 50 岁
    - (D) 60 岁
    - (E) 80 岁

33. 一例 24 岁女性患者正发生急性哮喘加重。她根据呼吸力学需要怎样调整才可降低呼吸做功?
    - (A) 动用额外呼吸机
    - (B) 接近肺总量时采用浅呼吸
    - (C) 屏住气
    - (D) 增加呼吸频率
    - (E) 降低呼吸频率

34. 在平静呼吸时,呼吸系统的哪部分气流阻力最大?
    - (A) 口腔
    - (B) 气管
    - (C) 大支气管
    - (D) 中支气管
    - (E) 细支气管

35. 下列哪些因素收缩支气管平滑肌?
    - (A) 副交感神经兴奋
    - (B) β_2 受体激动剂
    - (C) NO
    - (D) 局部的高碳酸血症
    - (E) 局部的低氧血症

36. 以下哪项不是 V/Q 失调导致肺分流增加?
    - (A) 肺叶支气管黏液栓
    - (B) 肺血栓
    - (C) 左主干支气管内放置了支气管封堵器
    - (D) 肺不张
    - (E) 肺炎

37. 在正常潮气量的吸气过程中,(最低处)依赖性肺泡与(最高处)非依赖性肺泡通气量比例是多少?
    - (A) 无通气
    - (B) 50%
    - (C) 100%
    - (D) 150%
    - (E) 500%

38. 根据 West 阐述的肺灌注的区带理论,位于第 3 区带的肺泡具有什么特征?
    - (A) 肺泡压>肺动脉压
    - (B) 肺泡压>肺静脉压
    - (C) 肺动脉压>肺泡压
    - (D) 肺静脉压=肺泡压
    - (E) 肺静脉压>肺动脉压

39. 在全身麻醉过程中给予抗生素后,患者的呼气末二氧化碳从 38 mmHg 降到 30 mmHg,机械通气参数没有改变,无创血压测量周期是 2 min,下列哪项表述与临床情况更相近?
    - (A) 无效腔量降低
    - (B) 无效腔量增加
    - (C) 分流比例增加
    - (D) 分流比例降低
    - (E) 患者需要更高的 PEEP

40. 放置肺动脉导管监测肺动脉压力。为了使结果更准确,肺动脉导管应放置于哪个 West 区带?
    - (A) West 1 区
    - (B) West 2 区
    - (C) West 3 区
    - (D) West 1 或 2 区
    - (E) West 2 或 3 区

41. 下列哪项因素会干扰有效的缺氧性肺血管收缩?

（A）丙泊酚

（B）芬太尼

（C）胸段硬膜外麻醉

（D）6% 地氟烷

（E）硝普钠

42. 下列哪项不用于计算气体通过肺泡膜的扩散速率?

（A）肺泡的结合表面积

（B）特定气体的扩散系数

（C）气体的黏度

（D）血中气体分压

（E）肺泡与毛细血管交界厚度

说明：根据以下病例回答问题 43 和 44：

一例 30 岁患者，体质量 70 kg，既往体健。在使用肌肉松弛药的全身麻醉后，患者没有行机械通气和吸氧。患者的携氧量为 3.5 mL/(kg·min)，功能残气量为 2 400 mL。

43. 从呼吸暂停开始计算，患者氧合可以维持多久下降?

（A）30 s

（B）60 s

（C）2 min

（D）4 min

（E）6 min

44. 跟随麻醉医师的医学生向老师提问有关"无呼吸给氧"的问题，然后被要求谈谈他对这个知识点的理解，一个好的回答应该为：

（A）这是虚构的——并不存在。

（B）关于如何起作用有争议。

（C）这仅仅在实验环境起作用，还没有在人体得到证实。

（D）它起作用是通过产生肺泡低压区，使上呼吸道的高压气体流向低压区。

（E）缺氧性肺血管收缩逐步的使低灌注的肺分流减少，使 V/Q 协调。

45. 肺弥散性缺氧最可能发生在以下哪种情况?

（A）使用空/氧气和芬太尼麻醉的诱导期

（B）使用氧化亚氮/氧气和芬太尼的诱导期

（C）使用氧化亚氮/氧气和吗啡的诱导期

（D）使用空/氧气和吗啡麻醉中的紧急情况

（E）使用氧化亚氮/氧气和芬太尼麻醉中的紧急情况

46. 在 Miami 重症监护室，1 例带气管导管的患者吸入 30% 氧气。她的动脉血气显示：PaO_2 140 mmHg，$PaCO_2$ 40 mmHg。下列哪项最能代表她的肺泡-动脉氧分压差：

（A）6

（B）10

（C）12

（D）18

（E）24

47. 假设血液中氧气溶解系数为 0.003 mL/(mmHg·dL)，一名体质量 70 kg 的男性在室内呼吸空气时被溶解的氧气量是多少?

（A）5 mL

（B）15 mL

（C）150 mL

（D）1 500 mL

（E）2 100 mL

48. 下列哪项关于正常成人血红蛋白的阐述是正确的？

(A) 血红蛋白是由 1 个亚铁血红素及围绕其周围的 4 个蛋白亚基组成的。

(B) 血红蛋白是由 2 个 a 链和 2 个 r 链组成的。

(C) 每克血红蛋白可以携带 1.34 mL 氧气。

(D) 仅仅只有三价铁(Fe^{3+})能携带氧气。

(E) 当血红蛋白所有结合位点与氧气结合后，血红蛋白构象发生改变使其更难结合氧气。

49. 下列哪项最可能使氧离曲线偏移从而有助于氧气解离？

(A) 高热

(B) 碱中毒

(C) 2,3 - DPG 减少

(D) 碳氧血红蛋白

(E) 胎儿血红蛋白

50. 在下列哪项中的血红蛋白的 2,3 - DPG 水平最高？

(A) 1 名 80 岁的男性

(B) 1 名在美国科罗拉多州，布雷肯里奇滑雪度假的 45 岁女性

(C) 1 名 6 个月婴儿

(D) 1 名产后 2 周的 25 岁健康女性

(E) 在血库储存 40 天后的 1 个单位红细胞

51. 下列哪项最接近正常成人血红蛋白氧饱和度为 50% 时的氧分压？

(A) 19 mmHg

(B) 27 mmHg

(C) 40 mmHg

(D) 50 mmHg

(E) 75 mmHg

52. 一例全身麻醉患者进行动脉血气分析显示 $PaO_2 = 85$ mmHg, $PaCO_2 = 42$ mmHg, Hb = 130 g/L, 和 $SpO_2 = 96\%$。下列哪项最接近他的氧含量？

(A) 10 mL/dL

(B) 12 mL/dL

(C) 14 mL/dL

(D) 17 mL/dL

(E) 19 mL/dL

53. 下列哪项关于高铁血红蛋白的叙述是不正确的？

(A) 高铁血红蛋白包含氧化的 Fe 或 3+铁离子形式

(B) 可以导致形成高铁血红蛋白的药物包括硝酸盐类、亚硝酸盐类、丙胺卡因

(C) 血红蛋白四聚体剩下的结合位点对氧气的亲和性增加

(D) 机体内大量的高铁血红蛋白仍可使脉搏氧饱和度数值显示 100%，且与血红蛋白的携氧能力无关

(E) 高铁血红蛋白可以被高铁血红蛋白还原酶还原为氧合血红蛋白

54. 二氧化碳在血液中的运输存在多种形式。下列关于二氧化碳运输形式的重要性描述最佳的是？

(A) 溶解的形式＞血液蛋白结合的形式＞碳酸氢盐离子形式

(B) 与血液蛋白结合的形式＞溶解的形式＞碳酸氢盐离子形式

(C) 与血液蛋白结合的形式＞碳酸氢盐离子形式＞溶解的形式

(D) 碳酸氢盐离子形式＞溶解的形式＞与血液蛋白结合的形式

(E) 碳酸氢盐离子形式＞与血液蛋白结合的形式＞溶解的形式

55. 碳酸酐酶催化下列哪项反应?
（A）在红细胞内使二氧化碳和水结合生成碳酸
（B）在血浆中使二氧化碳和水结合生成碳酸
（C）碳酸在红细胞内分解为质子和碳酸氢盐
（D）碳酸在血浆分裂为质子和碳酸氢盐
（E）碳酸在组织间液分裂为质子和碳酸氢盐

56. 当产生碳酸氢盐离子时,红细胞通过哪种机制维持电中性?
（A）钠离子的变化。
（B）钾离子的变化。
（C）钙离子的变化。
（D）磷酸盐的变化。
（E）氯离子的变化。

57. 与氧合血红蛋白解离曲线比较,二氧化碳解离曲线为:
（A）更接近S形。
（B）对数形。
（C）斜率更大。
（D）负相关。
（E）左移。

58. 可用赫尔登效应解释下列哪项?
（A）氧合血红蛋白解离曲线是S形的。
（B）胎儿血红蛋白与成人血红蛋白相比,对氧气的亲和力更高。
（C）二氧化碳比氧气的溶解性更高。
（D）二氧化碳解离曲线是S形的。
（E）与氧合的血液相比,去氧的血液携带的二氧化碳更多。

59. 1例30岁患者动脉血气的 PCO_2 为60 mmHg。根据这个实验检查值,你认为下列哪项会下降?
（A）心率
（B）肺动脉压
（C）心肌收缩力
（D）脑血管阻力
（E）血浆去甲肾上腺素水平

60. 由于机械通气参数设置不当,1例患者的 PCO_2 为25 mmHg。下列哪项最可能出现?
（A）冠状动脉血流减少
（B）冠状血管阻力降低
（C）氧气利用减少
（D）全身血管阻力降低
（E）心肌收缩力降低

61. 给予高浓度的氧气(高氧血症)最可能引起下列哪种反应?
（A）全身血管阻力下降
（B）心率增加
（C）冠状血流增加
（D）急性肺损伤风险增加
（E）脑血流增加

62. 1例59岁的肺炎患者,室内吸空气时 PaO_2 为50 mmHg。该患者最容易出现下列哪项生理表现?
（A）脑血流降低
（B）冠状动脉血流降低
（C）呼吸频率为11次/分
（D）肺血管阻力降低
（E）心排血量增加

63. 负责每次呼吸启动的神经元群称为
（A）腹侧呼吸群。
（B）背侧呼吸群。
（C）内侧呼吸群。
（D）外侧呼吸群。
（E）中间呼吸群。

64. 下列哪项可以兴奋脑干呼吸中枢化学感受器?
（A）血浆氢离子浓度
（B）血浆碳酸氢盐离子浓度
（C）脑脊液的氢离子浓度
（D）脑脊液碳酸氢盐离子浓度
（E）脑脊液中氧浓度

65. 血浆 PO_2 降低可以引起下列哪项中的神经元兴奋性增加？

(A) 颈动脉体

(B) 颈动脉窦

(C) 肺动脉干

(D) 右心房

(E) 细支气管

66. 下列哪项对 Hering-Breuer 反射描述最准确？

(A) 因肺血管阻塞出现浅快呼吸。

(B) 激活肺牵张感受器而出现减慢呼吸。

(C) 因脸没入水中出现窒息。

(D) 因低氧出现深快呼吸。

(E) 因极度疼痛出现深快呼吸。

67. 下列哪项可以引起二氧化碳反应曲线左移？

(A) 正常生理睡眠

(B) 阿片类药物

(C) 慢性阻塞性疾病

(D) 代谢性酸中毒

(E) 使用 1.0 MAC 的七氟烷麻醉

68. 下列哪项血管活性药物主要在肺灭活？

(A) 多巴胺

(B) 肾上腺素

(C) 组胺

(D) 催产素

(E) 5-羟色胺

69. 下列哪项**不是**吸烟引起的生理结果？

(A) FEV_1 降低

(B) 小气道狭窄

(C) 氧合血红蛋白解离曲线左移

(D) 动脉性高血压

(E) 血小板聚集性降低及凝血障碍

70. 与未戒烟患者相比，在麻醉前戒烟的患者下列哪项增加？

(A) 术后进入 ICU 的风险

(B) 氧合血红蛋白解离曲线的 P_{50}

(C) 肺炎的风险

(D) 喉痉挛的风险

(E) 唾液量

答案与解析：呼吸系统解剖与生理

1. 拟对一患者行经鼻清醒气管插管，为了麻醉鼻黏膜，必须阻滞下列哪支神经？

(A) 嗅神经

(B) 面神经

(C) 三叉神经

(D) 舌咽神经

(E) 迷走神经

鼻腔感觉由三叉神经（第 V 对脑神经）的 V_1 和 V_2 分支支配。三叉神经的 V_1 分支眼神经分支进入筛前神经，提供鼻中隔前部的感觉支配。三叉神经的 V_2 分支上颌神经分支进入腭大和腭小神经，提供鼻甲和鼻中隔大部分感觉支配。舌咽神经（第 IX 对脑神经）提供了对咽部、舌后 1/3、会厌前表面、扁桃体的感觉支配。迷走神经（第 X 对脑神经）经由喉上神经内侧支提供了舌根部、会厌后部、杓状软骨、杓会状厌襞的感觉支配。迷走神经经喉返神经提供对声襞和气管的感觉支配。嗅神经（第 I 对脑神经）负责嗅觉感知。面神经（第 VII 对脑神经）分支负责感知舌的前 2/3 味觉，而舌咽神经负责感知舌的后 1/3 的味觉。

参考文献： Hadzic A. NYSORA *Textbook of Regional Anesthesia and Acute Pain Medicine*. 1st ed. New York, NY: McGraw Hill; 2007.

2. 对急诊科一无意识创伤患者在转运至手术室前进行评估。对患者喉以下进行吸引没有引出呕吐反射。下列哪支神经支配该反射的感觉传入部分？

(A) 三叉神经

(B) 舌咽神经

(C) 迷走神经

(D) 面神经

(E) 舌下神经

呕吐反射的感觉部分是由舌咽神经（第 IX 对脑神经）所支配，运动部分是由迷走神经（第 X 对脑神经）支配。接触咽后壁引起软腭的抬高和咽肌的收缩。三叉神经（第 V 对脑神经）的 V2 分支（上颌神经）支配鼻咽。面神经（第 VII 对脑神经）经由鼓索提供了舌前 2/3 的味觉感知。舌下神经（第 XII 对脑神经）提供了舌的运动支配。

参考文献： Morton DA，Alberine K，Foreman KB. Gross Anatomy: *The Big Picture*. 1st ed. New York, NY: McGraw Hill; 2011.

3. 口咽与喉咽（下咽）的解剖边界是

(A) 蝶骨

(B) 口腔

(C) 会厌

(D) 软腭

(E) 环状软骨

会厌是区分口咽与喉咽的解剖边界（图 3-1）。咽分为 3 个部分：鼻咽、口咽、喉咽（下咽）。咽充当了呼吸消化道的共同通道。鼻咽位于软腭以上，蝶骨以下，鼻腔的后面。口咽位于软腭和会厌之间，口腔的后部。喉咽位于会厌和环状软骨之间，喉的后部。

参考文献： Morton DA，Alberine K，Foreman KB. Gross Anatomy: *The Big Picture*. 1st ed. New York, NY: McGraw Hill; 2011.

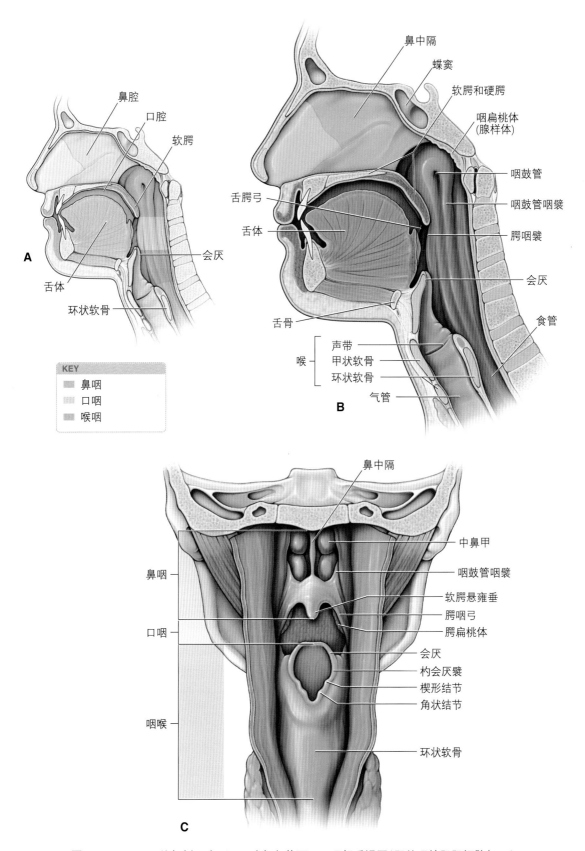

图 3-1　A. 咽区的解剖示意图;B. 头部矢状面;C. 咽部后视图(即从咽缩肌肌间隙切开)

（经授权转载自 Morton DA，Albertine K，Foreman KB. The Big Picture：Gross Anatomy. 1st ed. New York，NY：McGraw Hill；2011.）

4. 下列哪个喉肌外展（开放）声带？

（A）环杓侧肌

（B）杓横肌

（C）环杓后肌

（D）杓斜肌

（E）喉杓肌

　　环杓后肌外展（开放）声带。环杓后肌是由喉返神经支配的。内收声带的肌肉包括环杓侧肌、杓横肌、杓斜肌、杓会厌肌。甲杓肌减少声带的长度和张力，而环甲肌则增加了声带的长度和张力。

参考文献：Morton DA，Alberine K，Foreman KB. Gross Anatomy：The Big Picture. 1st ed. New York，NY：McGraw Hill；2011.

5. 下列哪个喉肌是由喉上神经的外侧支所支配？

（A）环甲肌

（B）杓横肌

（C）环杓后肌

（D）环杓侧肌

（E）喉杓肌

　　上呼吸道的感觉由颅神经分支所支配。舌的前 2/3 由三叉神经的下颌支（V_3）所支配。进入口咽的更深部，舌咽神经支配舌的后 1/3 至会厌谷以及会厌的上表面、会厌的顶部、扁桃体和舌的下表面。会厌的后面、下咽和喉都是由迷走神经（第 X 对脑神经）的分支所支配（表 3-1）。

表 3-1　气管的感觉运动神经支配

	喉 上 神 经	喉 返 神 经
感觉	会厌后部、下咽部、声带以上喉部	声带以下喉部、气管
运动	环甲肌（喉上神经外侧支）	其余的喉部肌肉

　　环甲肌由喉上神经（第 X 对脑神经）的外侧支支配。当你尝试发出高 C 调的音时，环甲肌增加了声带的长度和张力（即牵拉了声带）。

　　气道是由双侧神经支配的，这样在神经损伤时，可以防止出现急性气道梗阻。最危险的情况是发生双侧喉返神经急性损伤（即横切伤），这将导致环甲肌失去对抗张力，声带处于中线位置，引起患者喘鸣或呼吸窘迫。

参考文献：Morton DA，Alberine K，Foreman KB. Gross Anatomy：The Big Picture. 1st ed. New York，NY：McGraw Hill；2011. Butterworth JF IV，Mackey DC，Wasnick JD. Morgan and Mikhail's Clinical Anesthesiology. 5th ed. New York，NY：McGraw Hill；2013.

6. 在喉的结构中，声韧带（声带）的后方连接到下列哪块软骨？

（A）甲状软骨

（B）环状软骨

（C）楔状软骨

（D）角状软骨

（E）杓状软骨

　　在喉部，声韧带（声带）后方连接到杓状软骨，前方连接到甲状软骨。喉由 9 个软骨构成，其中 3 个成对，3 个不成对：

　　（1）楔形软骨和角状软骨：小的成对软骨，直接喉镜检查下可见位于会厌的后方。

　　（2）杓状软骨：成对软骨，外形呈金字塔型。连接声韧带后方。

　　（3）会厌：单个软骨，连接到甲状软骨的后表面。吞咽的时候起到覆盖喉的作用。

　　（4）甲状软骨：又被称为"亚当的苹果"，位于舌骨的下方，前方连接声韧带。甲状软骨的后表面同时也连接着会厌。

　　（5）环状软骨：是一个完整的软骨环构成喉的下界。由于其环形结构，麻醉快速顺序诱导时可以压迫环状软骨以阻断位于其后方的食管，从而防止误吸。

参考文献：Morton DA，Alberine K，Foreman KB. Gross Anatomy：The Big Picture. 1st ed. New York，NY：McGraw Hill；2011.

7. 在手术和麻醉后的随访中，发现一患者出现了明显的声音嘶哑。为了评估患者的声带情况，进行了诊断性纤支镜检查。如果发生了单侧喉返神经损伤,受影响的声带将是下列哪个位置?

（A）固定在内收位

（B）固定在外展位

(C) 固定在旁正中位

（D）能够内收,但外展减弱

（E）能够外展,但内收减弱

单侧喉返神经的损伤将导致单侧声带麻痹,受累声带固定在旁正中位置。所有的喉固有肌是由迷走神经(第 X 对脑神经)支配的。需重点注意的是只有环甲肌是由喉上神经的外侧支支配,其他的喉固有肌是由喉返神经所支配的。声带处在固定的旁正中位置是由于环甲肌缺乏对抗力所引起的,并导致了声带长度和张力的增加。

参考文献: Longnecker DE, Brown DL, Newman MF, Zapol WM. Anesthesiology. 2nd ed. New York, NY: McGraw Hill; 2012.
Morton DA, Alberine K, Foreman KB. Gross Anatomy: The Big Picture. 1st ed. New York, NY: McGraw Hill; 2011.

8. 平稳全身麻醉下行子宫肌瘤切除术后,一术前声带正常患者在 PACU 出现了完全性单侧声带麻痹。最可能需要进行下列哪项处理?

（A）紧急重新气管插管

（B）择期行气管切开

（C）双水平气道正压通气/biPAP

(D) 耳鼻喉科会诊

（E）期待治疗

患者出现单侧声带麻痹通常并不是紧急事件。引起的症状包括显著的声嘶。应请耳鼻喉科会诊做进一步的检查和处理。双侧声带麻痹需要紧急处理,因为此时双侧声带都固定在旁正中位置。引起的喘鸣和呼吸窘迫可能需要紧急重新气管插管或者气管切开。双水平气道正压通气(BiPAP)是一种无创压力支持通气的一种模式,可作为双侧声带麻痹患者在进行明确治疗前的一种临时处理措施。

参考文献: Longnecker DE, Brown DL, Newman MF,

Zapol WM. Anesthesiology. 2nd ed. New York, NY: McGraw Hill; 2012.

9. 与成人相比,下列哪项是儿童喉的解剖特征?

（A）会厌坚硬且宽阔。

（B）喉在外形上呈圆柱形。

（C）喉最狭窄的部分在声带水平。

(D) 喉处于更高的位置。

（E）声带前端的连接更向上倾斜。

与成人喉相比,儿童喉处于更高的位置,成人喉位于 C4~C5 水平,儿童喉位于 C3~C4 水平。这就使得儿童气管插管时导管进入气道的角度要比成人更锐。成人与儿童在气道和喉解剖上有多处不同点。一般来说,气道的解剖差异包括:

（1）婴幼儿的舌与枕骨相对于成人更大。因此,儿童行气管插管时直喉镜片更适用,且需要采用肩垫以利于观察喉部结构。

（2）婴幼儿的会厌松软、狭窄,呈 Ω 形。会厌与气管所形成的角度更大,覆盖声门的范围也比成人更大。成人的会厌相对更加坚硬宽阔。

（3）婴幼儿喉部呈漏斗状、最狭窄的部位位于环状软骨,成人喉部呈圆柱状,最狭窄部位在声带水平。

（4）婴幼儿声带前连接处相对于后连接处更加向下(向尾端)倾斜。因此,在直接喉镜检查时可见声门呈倾斜状,气管导管盲探时,导管更容易卡在前联合处。成人声带的前后连接彼此更加垂直。

（5）婴幼儿相对于成人环甲膜更小,这就使得外科气道的建立因难以识别正确位置而难以实施。

参考文献: Hung O, Murphy MF. Management of the Difficult and Failed Airway. 2nd ed. New York, NY: McGraw Hill; 2012.

10. 在"无法气管插管,无法通气"的紧急情况下,一麻醉团队准备行经皮气道开放术。为了保护气道,需评估下列哪个解剖位置?

（A）胸骨上切迹

（B）第二、第三气管环之间

（C）环状软骨下缘

（D）甲状舌骨膜

(E) 环甲膜

在"不能插管，不能通气"的紧急情况下，可以采用经皮环甲膜切开来保护气道。该方法通过穿刺扩张环甲膜进入气管。环甲膜位于甲状软骨下缘与环状软骨之间。定位时，患者处于颈伸位，其他定位标志包括：

（1）胸骨上切迹，位于颈部气管的基底部，胸骨柄的上缘与两侧锁骨头之间；

（2）舌骨，位于下颌骨和甲状软骨之间；

（3）甲状舌骨膜，连接于舌骨与甲状软骨之间，位于声带以上水平。

注意：经皮气管切开术通常在第二、第三气管环（或者上下移动 1 个节段）之间进行。这项技术通常在择期情况下进行（有经验的外科医师也可以在紧急情况下实施）。麻醉医师对气管切开术经验较少，更倾向于经皮环甲膜切开。

参考文献：Hung O，Murphy MF. Management of the Difficult and Failed Airway. 2nd ed. New York，NY：McGraw Hill；2012.

11. 在气管分叉即隆突水平，下列哪个解剖关系是正确的？

（A）右肺动脉直接位于气管的后方。

（B）剑突直接位于气管的前方。

（C）T9 椎骨直接位于气管的后方。

(D) 心包腔位于气管的下方。

（E）主动脉弓位于气管下方。

在气管分叉即隆突水平，心包腔的上缘对应于气管的下方。这个关系在评估中心静脉导管（CVC）位置时非常重要。如果从颈内静脉评估，CVC 的尖端应该处于上腔静脉内、心包腔以外。CVC 位于心包腔内可能会引起心包积液或心包填塞。因此，胸部 X 线检查时，CVC 正确的位置应该是处于上腔静脉内气管隆突以上水平，因为此处往往位于心包以上水平。气管分叉或隆突的其他解剖关系包括前方的右肺动脉、胸骨角，

后方的 T5 胸椎、支气管动脉。主动脉弓包裹在左主支气管前表面，然后向下（尾端）走行。

参考文献：Morton DA，Alberine K，Foreman KB. Gross Anatomy：The Big Picture. 1st ed. New York，NY：McGraw Hill；2011.

12. 主动呼气时，下列哪个肌肉是最重要的？

(A) 腹直肌

（B）斜方肌

（C）膈肌

（D）肋间外肌

（E）斜角肌

主动呼气过程中，腹壁肌（腹直肌、腹内斜肌、腹外斜肌、腹横肌）和肋间内肌是最重要的。注意：呼气通常是被动的，因为肺泡的弹性回缩会使肺内气体排出。主动呼气发生在咳嗽、说话或运动时。膈肌、肋间外肌、斜角肌、胸骨旁肋间肌是主要的吸气肌。（其他辅助肌肉参与更积极的吸气过程）。

参考文献：Levitzky MG. Pulmonary Physiology. 8th ed. New York，NY：McGraw Hill；2013.

13. 下列哪个肌肉为辅助吸气肌？

（A）膈肌

（B）肋间外肌

（C）肋间内肌

（D）腹直肌

(E) 胸锁乳突肌

辅助吸气肌包括胸锁乳突肌、斜方肌以及脊柱的肌肉群。平静吸气时，这些辅助吸气肌并不参与，但在活动情况下，如运动或哮喘加重时，其作用变得更加重要。平静吸气依赖于膈肌、肋间外肌、斜角肌、胸骨旁肋间内肌。呼气通常是被动的，然而在主动呼气过程中腹部肌肉（包括腹直肌等）和肋间内肌变得更加重要。

参考文献：Levitzky MG. Pulmonary Physiology. 8th ed. New York，NY：McGraw Hill；2013.

14. 补呼气量（ERV）＋潮气量（VT）＋补吸气量

（IRV），其总和等于下列哪项？

（A）吸气量

（B）肺总量

（C）功能残气量

（D）肺活量

（E）闭合气量

可以认为肺是由 4 个"静态"肺容量所组成，这些静态肺容积不能进一步被划分（图 3-2）。潮气量（tidal volume，V_T）是正常情况下平静呼吸时肺的容量。补呼气量（expiratory reserve volume，ERV）是人体深呼气时，在平静呼气基础上进一步从肺内排出的气体量。尽

力呼气后残留在肺内的气体量称为残气量（residual volume，RV）。补吸气量（inspiratory reserve volume，IRV）是指在平静吸气末尽力吸气所能吸进的最大气体量。

2 个或 2 个以上静态肺容积相互组合可以形成肺容量。例如，功能残气量（FRC）是由 RV 和 ERV 所组合形成。肺活量（VC）是由 ERV 加上 VT 加上 IRV 组合成。肺总量（TLC）是由 4 个静态肺容积组合形成。

参考文献： Butterworth JF IV，Mackey DC，Wasnick JD. *Morgan and Mikhail's Clinical Anesthesiology*. 5th ed. New York，NY：McGraw Hill；2013.

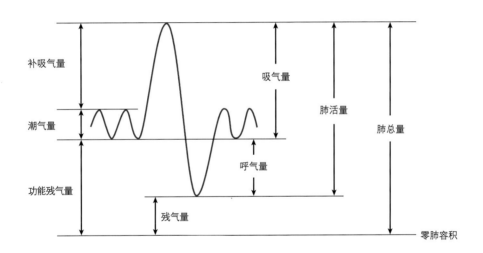

图 3-2　呼吸描记图

（经授权转载自 Nunn JF. Nunn's Applied Physiology，4th edition. Butterworth，2000. ）

15. 下列哪项最接近 70 kg 健康成人的功能残气量（FRC）？

（A）1 200 mL

（B）1 600 mL

（C）2 400 mL

（D）3 200 mL

（E）4 000 mL

70 kg 成人平均肺总量大约为 5 600 mL，其中 FRC 为 2 100~2 400 mL（图 3-3）。

参考文献： Barrett KE，Boitano S，Barman SM，Brooks HL. *Ganong's Review of Medical Physiology*. 24th ed. New York，NY：McGraw Hill；2012.

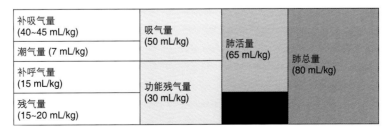

图 3-3　健康成年人的肺气量和容量

16. 下列哪项因素不影响功能残气量(FRC)?

    (A) 高龄

    (B) 身体体质

    (C) 性别

    (D) 体位

    (E) 限制性肺部疾病

    体形可对 FRC 产生影响。FRC 在肥胖患者降低,但随身高的增加而增加。相对于男性,女性 FRC 轻度降低(10%)。身体由直立位转为平卧位或俯卧位,FRC 下降。这主要是由于腹腔内容物顶住膈肌导致胸顺应性降低所导致。限制性肺或胸壁疾病也会降低顺应性,从而导致 FRC 的降低。相比而言,FRC 大都与年龄无关,儿童和各年龄的成人 FRC 均为 30 mL/kg。

    参考文献: Butterworth JF IV, Mackey DC, Wasnick JD. *Morgan and Mikhail's Clinical Anesthesiology*. 5th ed. New York, NY: McGraw Hill; 2013.

17. 下列哪项是动态肺容量?

    (A) 缓慢肺活量

    (B) 第 1 秒用力呼气量

    (C) 吸气量

    (D) 功能残气量

    (E) 闭合气量

    动态肺容量依赖于流量(即有时间限制),包括用力肺活量、第 1 秒(或者第 0.5、3、6 秒末等)用力呼气量。静态肺量测量反映了容积,不依赖于流量。因此它不受时间限制,包括缓慢肺活量、吸气量、潮气量、补呼气量、功能残气量和闭合气量。

    参考文献: Butterworth JF IV, Mackey DC, Wasnick JD. *Morgan and Mikhail's Clinical Anesthesiology*. 5th ed. New York, NY: McGraw Hill; 2013.

18. 术前门诊一患者有 50 包/年的吸烟史以及严重的慢性阻塞性肺病史,下列哪项参数使用肺活量测定法测定最佳?

    (A) 用力肺活量

    (B) 肺总量

    (C) 残气量

    (D) 闭合气量

    (E) 功能残气量

    肺活量测定法中,患者通过一个连接到流量计的吹口用力或缓慢吹气(根据不同的实验要求),以测量静态肺容量,例如补吸气量、补呼气量、缓慢肺活量。该方法对定量测定动态肺容量例如用力肺活量和 FEV1 也是非常有用的。肺活量测定法不能用来估计残气量或任何依赖于其量化的容量,例如功能残气量(FRC)或者肺总量(TLC)。

    参考文献: Butterworth JF IV, Mackey DC, Wasnick JD. *Morgan and Mikhail's Clinical Anesthesiology*. 5th ed. New York, NY: McGraw Hill; 2013.

19. 下列关于生理无效腔量的描述最佳的是

    (A) 没有血流灌注的肺泡

    (B) 没有血流灌注的肺泡和不参与气体交换的气道

    (C) 有血流灌注但没有被通气的肺泡

    (D) 气管和不参与气体交换的气道

    (E) 咽、气管内导管以及 Y 型环路

    无效腔量定义为潮气量中没有参与气体交换的气体量。成人自主呼吸时,无效腔量与潮气量的比率(VD/VT)约为 33%。无效腔包括那些通气但没有灌注的肺泡(肺泡无效腔),以及没有参与气体交换的咽和气管支气管(解剖无效腔)。2 种无效腔的总和称为生理无效腔。仪器无效腔是指通气设备所占据的一部分潮气量,包括气管内导管、声门外气道、面罩以及其在 Y 型管患者端置入的额外导管(例如螺纹管、热/湿交换器)。气管环路 Y 型管的机械端所滞留的气体不能算作无效腔,因为单向活瓣的存在确保了气体沿着环路只能做单向移动。

    无效腔量约为 2 mL/kg,可以用 Bohr 公式来计算:

$$VD/V_T = (P_ACO_2 - P_ECO_2)/P_ACO_2$$

P_ACO_2 即肺泡内二氧化碳分压，P_ECO_2 即混合（并非呼气末）呼出气二氧化碳分压。

参考文献： Butterworth JF IV，Mackey DC，Wasnick JD. *Morgan and Mikhail's Clinical Anesthesiology*. 5th ed. New York，NY：McGraw Hill；2013.

20. 下列哪项因素**降低**了无效腔量？

(A) 直立位

(B) 颈伸展位

(C) 气管内导管

(D) 肺气肿

(E) 年龄

多因素影响无效腔量（表 3-2）。气道与近端气管所形成的无效腔量一般为 2 mL/kg，与此相比，气管内导管所占的无效腔量容积更小。

表 3-2　影响无效腔的因素

影响因素	效　应
体位	
直立位	↑
仰卧位	↓
气道的位置	
颈伸位	↑
颈屈位	↓
年龄	↑
人工气道	↓
正压通气	↑
药物-抗胆碱能	↑
肺血流灌注	
肺栓塞	↑
低血压	↑
肺血管疾病	
肺气肿	↑

参考文献： Butterworth JF IV，Mackey DC，Wasnick JD. *Morgan and Mikhail's Clinical Anesthesiology*. 5th ed. New York，NY：McGraw Hill；2013.

21. 人体处于何种肺容量时肺血管阻力最低？

(A) 残气量

(B) 闭合气量

(C) 补呼气量

(D) 功能残气量

(E) 肺总量

肺血管系统有 2 套血管被认为会影响总的肺血管阻力（PVR）。随着肺容量在 FRC 基础上逐渐增加，肺泡进行性扩张，包绕着肺泡的毛细血管也随之扩张。对毛细血管的牵张导致这些小血管管腔直径的减少，从而增加了血流的阻力，升高了 PVR。另一方面，随着肺容量的收缩，胸内压的增加，较大的肺泡外小动脉和小静脉的管腔被压缩变扭曲，因此，这些血管的跨壁压增加，血管阻力也随之增加。因此，PVR 最低的"甜蜜点"就是当肺容量处于 FRC 时，肺容量向任一侧变化时都将导致阻力的增加（图 3-4）。

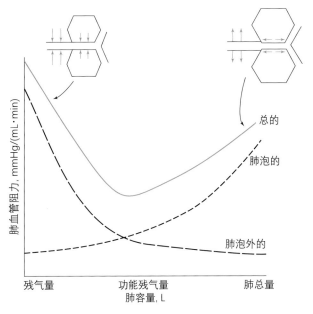

图 3-4　肺容量对肺血管阻力的影响。当肺容量接近功能残气量时，肺血管阻力最低；当肺容量增加或者减少时，由于对肺泡及肺泡外血管的联合作用，肺血管阻力都增加。如图中左侧所示，为减少肺容量，必须产生胸腔内正压，使肺泡外血管被压缩。

［转载自 Graph after Murray The Normal Lung，1st and 2nd editions（1976，1986）.］

参考文献： Levitzky MG. *Pulmonary Physiology*. 8th ed. New York，NY：McGraw Hill；2013.

根据下述病例回答问题 22 和 23：

1 名 57 岁男性患者，体质量 70 kg，近期诊断为食管癌后拟行食管切除术。既往有轻度高血压，除此之外身体一般情况可。患者术前行心肺运动试验（CPET）。基础状态下，测得其耗氧量（VO_2）为 4 mL/(kg·min)，心排血量 5.6 L/min，氧含量 200 mL/L。

22. 混合静脉血氧含量是多少？

　　(A)　50 mL/L

　　(B)　100 mL/L

　　(C)　150 mL/L

　　(D)　250 mL/L

　　(E)　300 mL/L

　　　　心排血量与氧耗之间的关系由 Fick 公式来描述，具体如下：

$$VO_2 = CO \times (CaO_2 - CvO_2)$$

　　VO_2 是氧耗量，CO 是心排血量，CaO_2 是动脉血氧含量，CvO_2 是混合静脉血氧含量。使用上述数据代入 Fick 公式得到：

$$4 \text{ mL/(kg·min)} \times 70 \text{ kg}$$
$$= 5.6 \text{ L/min} \times (200 \text{ mL/min} - CvO_2)$$

　　重新排列下得到：

$$280 \text{ mL/min}/5.6 \text{ L/min} = 200 \text{ mL/min} - CvO_2$$
$$50 + CvO_2 = 200 \text{ mL/min}$$
$$CvO_2 = 150 \text{ mL/min}$$

参考文献：Longnecker DE, Brown DL, Newman MF, Zapol WM. *Anesthesiology*. 2nd ed. New York, NY：McGraw Hill；2012.

23. 下列使用 CPET 测量的因素中哪个最能预测术后心肺并发症的发生率？

　　(A)　无氧阈

　　(B)　分钟通气量

　　(C)　心电图 ST 段分析

　　(D)　VCO_2

　　(E)　每搏输出量

　　　　CPET 越来越多地被用于定量评估肺脏、心脏和循环系统的综合表现，是一种安全、可靠、客观和无创的方法。被测量者锻炼一个固定的循环，同时被监测一系列生理参数如持续 EKG、血压和 SPO_2。被测量者通过一个吹口或密闭的面罩呼吸，测量其吸入或呼出的气体以定量分析 VO_2、VCO_2、呼吸交换比率（吸入的 O_2 分子数与呼出的 CO_2 分子数之比）、氧脉搏（VO_2/HR，近似等于心搏出量）和无氧阈。无氧阈代表 VO_2 曲线中的某一点，超过这一点，氧需求超过供给的点，肌细胞即开始无氧呼吸。无氧阈通常在实验进行到一半时即可获得，基于此原因，无氧阈与实验者的动机无关，因而是一个评估身体功能状态的可靠指标。

　　　　实际上无氧阈似乎是手术后转归的一个准确预测指标。在一些实验研究中无氧阈需要达到 11 mL(kg·min) 以安全进行一些大手术。是否曾经注意到几乎每 1 例患者的术前记录中包含这样一个短语"运动耐受 >4 METs"？一个 MET（或 Duke 活动状态指数中的"代谢当量"）是指一成人患者静息状态下的耗氧量，约为 3.5 mL/(kg·min)。因此 4 个 MET 为 13～14 mL/(kg·min)，与 CPET 实验研究中证实的无氧阈数值大致相当。

参考文献：Agnew N. Preoperative cardiopulmonary exercise testing. CEACCP. 2010；33-37.

24. 一自主呼吸患者吸入 600 mL 空气。期间，胸膜腔内压由 -0.4 kPa 下降为 -0.9 kPa。此时该患者的呼吸系统顺应性为

　　(A)　60 mL·kPa^{-1}

　　(B)　90 mL·kPa^{-1}

　　(C)　100 mL·kPa^{-1}

　　(D)　120 mL·kPa^{-1}

　　(E)　150 mL·kPa^{-1}

　　　　顺应性是指每单位气道压变化所引起的肺容量的变化（$\Delta V/\Delta P$），测量的是肺的可扩张性。顺应性也可以被认为是压力容积曲线的斜率（图 3-5）。肺和胸壁各自有一个不同的顺应性曲线，两者的总和提供了呼吸系统总的顺应

A 直立位

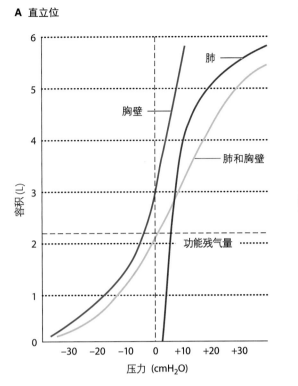

B 平卧位

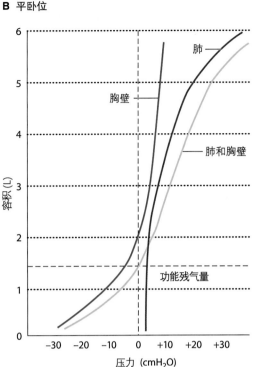

图 3-5　直立位(A)和仰卧位(B)下胸壁与肺的压力-容积关系

（经授权改编并转载自 Scurr C，Feldman S. *Scientific Foundations of Anesthesia*，2nd edition. Butterworth-heinemann，1982. ）

性。当肺容量为 FRC 时,肺的内向回缩力与胸壁的外向回缩力相平衡,跨膜压净值为零。肺容量在 FRC 附近时,顺应性最大(即斜率最陡峭)。然而在非常低或者非常高的肺容量时,额外的压力变化将导致极小的容量变化(即顺应性低)。健康成人男性患者的肺顺应性约为 0.2 L/kPa。

肺纤维化、肺水肿、早产儿表面活性物质减少,当然也包括男孩们为了吸引沙滩上散步的女孩们憋足气挺起胸膛时,肺的顺应性是降低的。随着年龄的增加,肺顺应性也随之增加,同样当肺的弹性降低时(如肺气肿),肺顺应性也降低。

上述例子中,压力的变化为 0.5 kPa(胸膜腔通常为负值,吸气时在此基础上再增加 5 cmH$_2$O 负值),被 600 mL 相除,得到 120 mL/kPa。正常成人肺顺应性为 100~200 mL/kPa。

参考文献: Barrett KE, Boitano S, Barman SM,

Brooks HL. *Ganong's Review of Medical Physiology*. 24th ed. New York, NY: McGraw Hill; 2012.

Butterworth JF IV, Mackey DC, Wasnick JD. *Morgan and Mikhail's Clinical Anesthesiology*. 5th ed. New York, NY: McGraw Hill; 2013.

25. 为计算跨壁压,测量胸壁顺应性(不是肺顺应性)所必需的参数为

(A)　大气压和胸膜内压

(B)　大气压和肺泡压

(C)　胸膜内压和肺泡压

(D)　间质压和胸膜内压

(E)　心包压和胸膜内压

对于任何给定的肺容量,可以使用 3 个不同的顺应性曲线和 3 个相应的跨壁压梯度来计算。用以计算肺顺应性的跨壁压力梯度是肺泡-胸膜内;对胸壁而言,是胸膜内-大气压。肺泡和大气压之差是计算整个呼吸系统顺应性所

需要的压力梯度。

参考文献：Butterworth JF IV，Mackey DC，Wasnick JD. *Morgan and Mikhail's Clinical Anesthesiology*. 5th ed. New York，NY：McGraw Hill；2013.

26. 一患者在危重症病房处于机械通气状态。在给定的吸气峰压下所观察到的肺容量的变化最佳描述了下列哪个概念?

    （A） 静态肺容量

    （B） 吸气肺顺应性

    （C） 动态肺顺应性

    （D） 最大肺顺应性

    （E） 效应依赖肺顺应性

    　　肺顺应性用 2 种不同的方法测量。静态肺顺应性定义为无气流时的肺顺应性。患者接受正压通气时,可以在已知肺容量的情况下通过产生 1～2 s 的吸气暂停,以及测量此时的平台压,来计算静态顺应性。相对而言,动态顺应性是潮式呼吸下吸气呼气时呼吸系统的可扩张性。根据下述公式使用吸气峰压（PIP）来计算动态肺顺应性:

    $$C_{dynamic}=潮气量/(PIP-PEEP)$$

    　　为了便于记忆,假想你正在爬一座山。如果你腿上的肌肉**静止**了,你就停了下来并且到达一个**平台**;如果你的身体成为运动机器的"**动力**"部分,你将会抵达山顶。

    参考文献：Butterworth JF IV，Mackey DC，Wasnick JD. *Morgan and Mikhail's Clinical Anesthesiology*. 5th ed. New York，NY：McGraw Hill；2013.

27. 滞后现象是指

    （A） 低容量下肺泡趋向于萎陷的趋势。

    （B） 肺膨胀和肺萎陷下的压力容积曲线不同。

    （C） 存在于肺尖和肺底之间的胸膜腔压力梯度。

    （D） 空气沿着气管支气管向下移动时观察到的气道阻力的下降。

    （E） 当患者出现氧饱和度快速下降时,手术室

内出现的紧张气氛。

　　如果对一组肺进行缓慢地充气放气,那么这个阶段的压力容积曲线将不会相同（图 3 - 6）。这主要是因为在吸气过程中需要额外的做功以开放肺泡。这个现象在大多数的弹性组织中都存在,称为弹性滞后现象。实际结果是,在给定的压力下,吸气过程中的肺容量将比呼气过程中的肺容量更少。

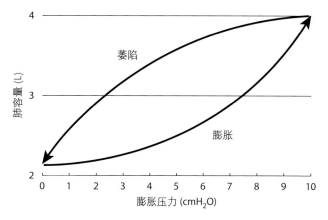

图 3 - 6　肺膨胀和萎陷的滞后现象

参考文献：Levitzky MG. *Pulmonary Physiology*. 8th ed. New York，NY：McGraw Hill；2013.

28. 下列哪项最佳解释了为什么肺容量变小时肺泡没有塌陷?

    （A） 当肺泡球形容积减少时,表面活性物质增加了表面张力。

    （B） 当肺泡球形容积减少时,表面活性物质减少了表面张力。

    （C） 因气动作用滞留在肺内的空气支撑开了肺泡。

    （D） 胸壁的回弹避免了肺泡的完全塌陷。

    （E） 胸膜内压维持在－1.0 kPa 的基础水平。

    　　肺泡的内表面铺了一层液体,因而产生了一个气液界面。这个气液界面产生的表面张力趋向于减少肺泡的容量。肺泡内的压力可以使用 LaPlace 定律计算: $P=2T/R$

    　　P＝肺泡内压力,T＝液体的表面张力,R＝肺泡的半径。随着肺泡半径的减少,表面膜上

的分子变得更加紧凑(相互间的吸引更强),从而增加了肺泡内的压力。另一方面,如果肺泡直径增加,膜上的分子离得更远,肺泡内的压力也随之降低。

如果想象 2 个肺泡相互连接(图 3-7),并且假定表面张力相等。较小肺泡内压力的增加将趋向于产生进入较大肺泡的气流。然而,Ⅱ型肺泡细胞分泌的一种磷脂即肺泡表面活性物

质,起到了降低表面张力的作用。这种作用与气液界面肺泡表面活性物质的浓度成正比,表面活性物质在其中起到了类似清洁剂的作用。呼气过程中,肺泡容量减少,表面活性物质在肺泡膜表面堆积的更加紧密,更大程度上降低了表面张力。

参考文献: Levitzky MG. *Pulmonary Physiology*. 8th ed. New York, NY: McGraw Hill; 2013.

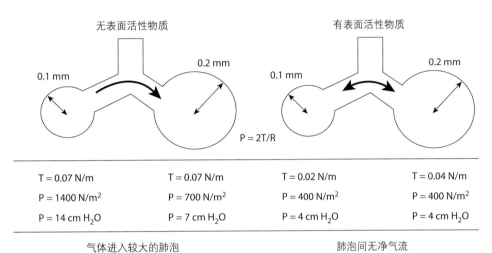

图 3-7　肺泡表面活性物质对不同大小肺泡间表面张力和气流的影响

29. 一儿童全身麻醉诱导后不久出现了支气管痉挛。该患儿中大气道直径降低 50% 将引起气道阻力增加多少?

(A) 2 倍

(B) 4 倍

(C) 8 倍

(D) 16 倍

(E) 32 倍

　　肺内的气流取决于几个因素。很重要的一点是要认识到有 2 种不同的气流模式。层流是一种有序的模式,所有的分子沿着管道分层直

线移动。层流时的流速在中心最快,外周最慢(图 3-8)。肺系统中,层流主要发生在小气道(<1 mm)。湍流是一种杂乱无章的运动形式,腔内往往存在漩涡,主要存在于大、中气道、分叉处、阻塞处以及管腔突然变窄处。这些涡流妨碍了前向的分子流动,增加了达到给定流速所需的能量输入。

　　层流时,阻力通过下列公式计算:阻力=(8×长度×黏度)/(π×半径⁴)。由于阻力与管道半径的 4 次方成反比,换句话说,半径减少一半,层流中阻力增加 16 倍。很显然,管道半径

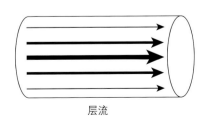

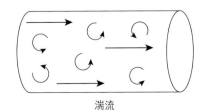

图 3-8　管内的层流和湍流

是上述公式中最重要的影响因素。相比而言，湍流中的阻力取决于气流速度，随着流速的增加，阻力成比例增加。此外，湍流中的阻力与管道半径的**5 次方**（32 倍）成反比，公式如下：

$$压力梯度≈流速^2×(密度/半径^5)$$

因此，湍流时阻力强烈依赖于气道半径。

参考文献：Levitzky MG. *Pulmonary Physiology*. 8th ed. New York，NY：McGraw Hill；2013.

30. 下列哪项描述与图 3-9 所示的流量-容积环最匹配？

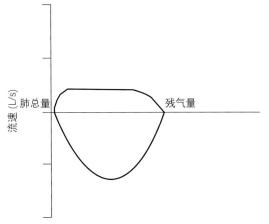

图 3-9　流速-容积闭环

（A）胸外动态梗阻

（B）胸内动态梗阻

（C）固性梗阻

（D）慢性阻塞性肺病

（E）限制性肺疾病

尽管呼吸实验室能进行多种肺量测定实验，但是流量-容积环是描述所有气流阻力形式的一种常用方法。流量-容积环图中容量用 X 轴表示，流量用 Y 轴表示。实验从肺容量为 RV 时开始，实验患者被要求行用力肺活量呼吸。习惯上，流量为负值，正常呼吸曲线呈一碗形或半环形。在肺总量（TLC）的时候，患者立即用力呼气回到 RV，流量此时显示为正值。通常，流量在开始呼气的时候最高，随着肺容量的降低而减少直到为零（线性）。

流量-容积环有几种特征性的模式，可有助于阻塞性或限制性状态的诊断（图 3-10）。正如阻塞性气道疾病中所见，由于排空受阻，小气道阻塞在呼气曲线的后半段表现为特征性的"舀出"形。限制性肺病患者（例如肺纤维化）流量-容量环中总的容量、流量值都在降低，但总的外形或多或少都保持不变。

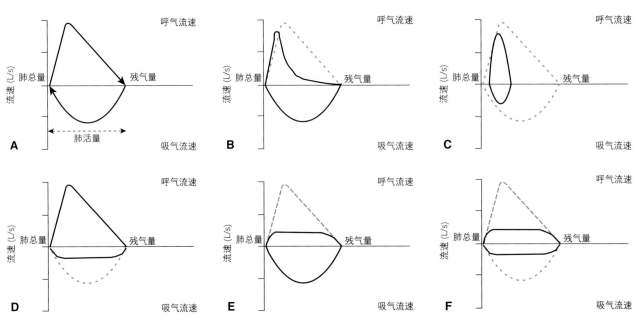

图 3-10　流速-容积闭环。A. 正常；B. 小气道疾病（例如 COPD）；C. 限制性肺疾病；D. 胸外动态梗阻；E. 胸内动态梗阻；F. 固性气道梗阻

动态梗阻在胸廓内外的气道都有可能发生。动态梗阻不同于固性梗阻,是因为前者不同程度上是动态变化的,对气流的限制在呼吸的不同阶段发生变化。胸外动态梗阻(例如生门下的肿块)是指,吸气过程中随着气流经过狭窄管腔速度的增加(Bernoulli 定律),胸外气管内的负压引起气管壁的靠拢,从而降低了这个阶段的气流。呼气时,正压推开了胸外气道,正常流量模式得以再次进行。相反,存在胸内动态梗阻时,吸气时负的跨膜压"拉开"气道,从而保持了这个阶段的正常气流;呼气(尤其用力呼气)时,胸内正压趋向于进一步加重阻塞。这些动态变化可以在流量-容积环的相应部分表现为扁平状。

呼吸过程中位置不变的固性(例如气管狭窄),将在呼吸的吸气相和呼气相都产生气流限制,曲线的吸气和呼气部分均表现为扁平状。

参考文献: Butterworth JF IV, Mackey DC, Wasnick JD. *Morgan and Mikhail's Clinical Anesthesiology*. 5th ed. New York, NY: McGraw Hill; 2013.

31. 下列方法中除了哪个都可以用以测量肺总量(TLC)?

(A) 氦稀释

(B) 氮冲刷

(C) 肺量测定法

(D) 身体体积描记法

(E) 胸部 X 线检查

测量 TLC 的金标准是体积描记法。这个装置也称为"体积-盒子",是一个电话亭式的装置。该装置能够测量受试者周围空气的压力与容量,而受试者处在一密封的环境里,通过一吹口对外呼吸。压力与处于 FRC、TLC、RV 时的肺容量之间的关系可以使用 Boyle 定量来计算。氦稀释法中,已知量的氦(不会被肺毛细血管所吸收)被吸入并被肺内已经存在的气体所稀释。呼出的氦浓度被用来计算 FRC 和 TLC。氮冲洗法有些相似,其中受试者吸进 100% 的氧

气,呼出气通过一个单向阀瓣收集。测定氮浓度直到为零,这时可以测定呼出气的总量以及总的混合气中氮的浓度。假定初始肺容量 79% 是氮,然后可以通过交叉乘法计算出肺容量。可以使用胸部 X 线片估计 TLC,误差在 10%～15%。可以使用肺量测定法测定潮气量、吸气量、呼气量,不能用来测量 RV、FRC、TLC,因为该方法不能测量最大呼气后肺内残留的气量(RV),以及 RV 参与合成的其他容量。

参考文献: Levitzky MG. *Pulmonary Physiology*. 8th ed. New York, NY: McGraw Hill; 2013.

32. 健康成人什么年龄会出现仰卧位下小气道关闭?

(A) 20 岁

(B) 40 岁

(C) 50 岁

(D) 60 岁

(E) 80 岁

随着吸气末空气自肺内排出,到某个节点时会出现胸膜腔正压引起肺大部分依赖区细小气道的动态塌陷。这时肺内的容量被称为闭合气量。注意技术上讲,闭合容量是指小气道塌陷时的肺内总的气体量,可以用闭合器量加上残气量之和估测。闭合气量等于闭合容量减去残气量。尽管严格来说,闭合气量与闭合容量是不同的概念,但两者的使用经常互换。

由于肺弹性回缩的降低,以及随着肺内容量的降低维持气道开放的径向张力的减少(图3-11),闭合气量随着年龄的增加而增加。在儿童期和成年早期闭合气量低于功能残气量(FRC)。然而,40 岁左右患者仰卧位时以及 60 岁左右患者坐位时,闭合气量等于 FRC。这里的含义是,在每次呼吸末,一些肺泡萎陷了,从而导致小范围的分流,动脉血氧分压的降低。麻醉过程中自主呼吸患者 FRC 降低导致较早出现 FRC 低于闭合气量,因此其他情况正常的年轻患者可能出现 V/Q 不匹配。

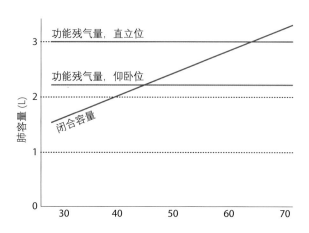

图 3-11 闭合容积(经授权转载自 Nunn JF. Nunn's Applied Physiology, 4th edition. Butterworth, 2000.)

参考文献: Butterworth JF IV, Mackey DC, Wasnick JD. *Morgan and Mikhail's Clinical Anesthesiology*. 5th ed. New York, NY: McGraw Hill; 2013.

33. 1 例 24 岁女性患者正发生急性哮喘加重。她根据呼吸力学需要怎样调整才可降低呼吸做功?

（A）动用额外呼吸机

（B）接近肺总量时采用浅呼吸

（C）屏住气

（D）增加呼吸频率

（E）降低呼吸频率

呼吸功有 2 个基本组成部分:一个克服胸壁与肺实质的弹性回缩以及肺泡的表面张力,另一个克服气道阻力。这两者是可叠加的,两者叠加的总和等于呼吸所做的总功。一般情况下,呼吸做功是低的,占 VO_2 的 3%~5%。

弹性回缩和气道阻力造成的呼吸做功都依赖于呼吸频率(图 3-12)。一般情况下,当呼吸频率为 12~15 次/min 时,这 2 种阻力之间的平衡导致呼吸做功的曲线达到最低点。当弹性阻力上升时(如限制性肺疾病),实现深呼吸需要大幅增加做功。为了维持分钟通气量而又不增加呼吸做功,只能加快呼吸频率。当只有气道阻力增加时则情况相反,呼吸频率减慢才能减少呼吸做功。这是因为较慢的呼吸频率才能使气体充分呼出至 FRC,合并有极小的呼吸堆积或者气道的动态压迫。

参考文献: Levitzky MG. *Pulmonary Physiology*. 8th ed. New York, NY: McGraw Hill; 2013.

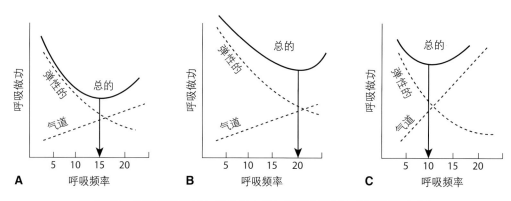

图 3-12 正常情况下(A)、弹性阻力增加情况下(B)(如限制性肺疾病)、气道阻力增加情况下(C)(如哮喘、COPD)的呼吸做功

34. 在平静呼吸时,呼吸系统的哪部分气流阻力最大?

（A）口腔

（B）气管

（C）大支气管

（D）中支气管

（E）细支气管

一般管径最小,阻力最大。按照这个推论,应该是气道最末端的小气道的气流阻力最大。然而,因为小支气管数量多,并是并列排列,实际上交叉的总面积是非常巨大的。因此,在这些小气道的总阻力是低的。在正常呼吸时,中支气管的气流阻力最大。

参考文献：Levitzky MG. *Pulmonary Physiology*. 8th ed. New York，NY：McGraw Hill；2013.

35. 下列哪些因素收缩支气管平滑肌？

    （A）副交感神经兴奋

    （B）β_2 受体激动剂

    （C）NO

    （D）局部的高碳酸血症

    （E）局部的低氧血症

    胆碱能性的副交感神经通过迷走神经活性增加使气管壁平滑肌收缩，同时使呼吸道上皮杯状细胞黏液分泌增加。其他可以引起支气管收缩的物质包括全身性的乙酰胆碱、组胺、白三烯、5-羟色胺、α 肾上腺素能激动剂或直接暴露有害物质如烟、尘或其他的刺激物。

    相反，支气管扩张主要通过刺激广泛分布在支气管平滑肌的 β_2 受体。这主要通过激活交感系统增加循环中的儿茶酚胺，或直接兴奋交感神经。NO 通常是作为肺血管扩张剂，但也可促进支气管扩张。在小气道中产生的高碳酸血症或低氧血症也可以引起支气管扩张。

    参考文献：Levitzky MG. *Pulmonary Physiology*. 8th ed. New York，NY：McGraw Hill；2013.

36. 以下哪项不是 V/Q 失调导致肺分流增加？

    （A）肺叶支气管黏液栓

    （B）肺血栓

    （C）左主干支气管内放置了支气管封堵器

    （D）肺不张

    （E）肺炎

    理想状态，通气和灌注（V 和 Q）是匹配的，在呼吸过程中接受最多气体的肺也享受最多的灌注。在健康肺，这一般是对的，但是由于肺的通气和灌注存在区域性分布差异，V 和 Q 不可能达到 100% 匹配。在有些情况或疾病过程就存在 V/Q 比例失调。分流指的是某个区域有灌注但没有通气。这可能发生在大气道被黏液

阻塞后，也可出现在使用双腔气管导管或支气管封堵管行隔离肺技术时，或一些肺泡疾病如肺炎、肺不张、肺出血或严重的肺水肿情况下。分流量与总心排血量的比例称为分流分数（Q_s/Q_t）。计算公式为：

$$Q_s/Q_t = (C_{CO_2} - C_AO_2)/(C_{CO_2} - C_VO_2)。$$

Q_s＝分流的心排血量；Q_t＝总心排血量；C_{CO_2}＝末端毛细血管 O_2 含量；C_AO_2＝动脉 O_2 含量；C_VO_2＝混合静脉 O_2 含量。

分流也出现在非肺部原因如心内分流（如心最小静脉），支气管循环部分直接进入肺静脉而不是支气管静脉。进入左心的未氧合血液量通常是相对固定的，一般不超过正常分流的 5%。在肺部疾病中观察到的分流比例增加（伴随着动脉氧分压降低）并不像看起来那么严重，这是因为低氧性肺血管收缩可以使通气差的血管血流减少，提高 V/Q 比值（将在问题 41 进一步讨论）。

参考文献：Butterworth JF IV，Mackey DC，Wasnick JD. *Morgan and Mikhail's Clinical Anesthesiology*. 5th ed. New York，NY：McGraw Hill；2013.

37. 在正常潮气量的吸气过程中，（最低处）依赖性肺泡与（最高处）非依赖性肺泡通气量比例是多少？

    （A）无通气

    （B）50%

    （C）100%

    （D）150%

    （E）500%

    整个肺的肺泡通气并不一致。这主要因为肺组织受到重力的影响，导致肺泡依赖性压缩（图 3-13）。由于肺最上部的肺泡暴露于更大的胸膜内负压，因此这部分肺的功能残气量增大。想象双肺就像放在桌上 2 块浸湿的海绵。由于海绵的重力，其底部是受压缩，而顶部的海绵是完全扩张的，从技术角度看这并不是完美

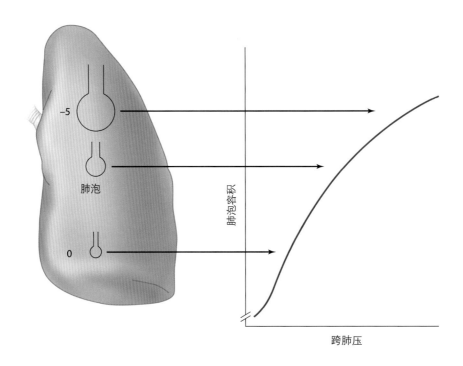

图 3 - 13 直立位下重力对肺泡顺应性的影响
(经授权转载自 Butterwoth JF IV，Mackey DC，Wasnick JD. *Morgan and Mikhail's Clinical Anesthesiology*. 5th ed. New York，NY：McGraw Hill；2013.)

的解剖图像，但是容易理解。气量和跨肺压（肺泡和胸膜）都是从依赖性的肺泡开始，朝着肺上部区域增加。这个顺应性曲线开始是陡峭的，但在接近顶部变平。这个顺应性曲线形状也可以解释通气分布：呼吸开始，曲线最陡峭的（顺应性最大）部分就是最大依赖性肺泡，这些肺泡最先充气。最上部的肺泡几乎已完全通气，并不能继续进行通气，如果可以也是在吸气末。在正常潮气量吸气中，肺底与肺顶通气量是1.5：1。

注意这里使用的是最低和最高，并不是肺底和肺顶。这是因为无论什么体位这种关系一直存在，虽然患者仰卧位或俯卧位比垂直位的顶与底部的胸膜压要小。

参考文献：Butterworth JF IV，Mackey DC，Wasnick JD. *Morgan and Mikhail's Clinical Anesthesiology*. 5th ed. New York，NY：McGraw Hill；2013.

38. 根据 West 阐述的肺灌注的区带理论，位于第 3 区带的肺泡具有什么特征？

（A）肺泡压＞肺动脉压

（B）肺泡压＞肺静脉压

(C) 肺动脉压＞肺泡压

（D）肺静脉压＝肺泡压

（E）肺静脉压＞肺动脉压

肺通气和肺灌注的关系已经被 West 简化，分为 4 个区域（图 3 - 14）。观察到肺动脉和肺静脉、肺泡压和间质压关系遵循最依赖性部位肺组织血管压力更高，而最不依赖性部位的最低，同时在整个肺，肺泡压是相对恒定的。

在 1 区域，肺泡压甚至超过肺动脉压（和肺静脉压）。所以，虽然这个区域通气良好，但是没有灌注（如无效腔）。在 2 区域，肺动脉压大于肺泡压，所以出现血流。尽管如此，在大部分 2 区静脉压比肺泡压低（通常在 2/3 区域交界处），意味着这个区域血流取决于肺动脉压和肺泡压差，而肺静脉压对血流没有影响。3 区域处肺动脉压和肺静脉压均超过肺泡压，血流主

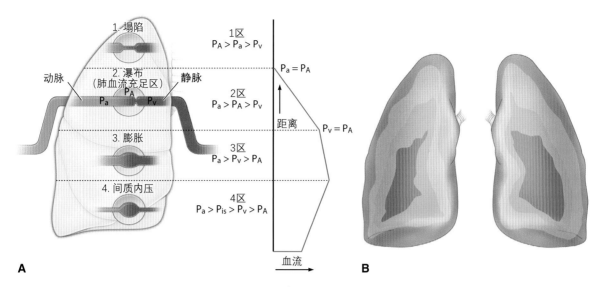

图 3-14　与肺泡压相关的肺血流分布（P_A）、肺动脉压力（P_a）、肺静脉压（P_v）和不同重力下的间质压（P_{is}）的关系。A. 直立位下肺血流分布的经典 West 分区（重绘自 West JB. Respiratory Physiology：The Essentials, 6th edition. William and Wilkins, 2000.）；B. 体内灌注扫描显示直立位下除了重力血流分布外，血流是从中心向外周分布（经授权转载自 Lohser J. Evidence based management of one lung ventilation. Anesthesiol Clin 2008；26：241）

要取决于两者压力梯度差（而与肺泡压无关）。血流仍朝着 3 区域下部流动，因为越靠近下部血管总量是增加的（压力梯度仍然是一样的）。在 4 区域肺容量是通过减少肺泡外血管大小（相应的是肺间质压增大），因此该处血管阻力增大、血流减少。

这些区域是动态变化的，如在心排血量减少时，1 区域相对增加，2、3 区域相对减少。相反，在锻炼时，增加的心排血量"推"着血液往肺顶流动，有效使 1 区域消失及 3 区域增加。

这是一个简化的描述肺内灌注的模型。因为还存在中心-外周的梯度差，肺门接收更多的血流，外周血流更少。

参考文献：Butterworth JF IV, Mackey DC, Wasnick JD. *Morgan and Mikhail's Clinical Anesthesiology*. 5th ed. New York, NY：McGraw Hill；2013.

39. 在全身麻醉过程中给予抗生素后，患者的呼气末二氧化碳从 38 mmHg 降到 30 mmHg. 机械通气参数没有改变，无创血压测量周期是 2 min，下列哪项表述与临床情况更相近？

（A）无效腔量降低

（B）无效腔量增加

（C）分流比例增加

（D）分流比例降低

（E）患者需要更高的 PEEP

呼气末二氧化碳代表了吸气前呼气中二氧化碳分压。在心排血量稳定、V/Q 协调时，肺泡二氧化碳分压（$PACO_2$ = 40 mmHg）与呼气末二氧化碳（$EtCO_2$ = 38 mmHg）的压力梯度是最小的，但这个小的差别确实是存在的，因为肺尖的肺泡是通气的，但是没有灌注（如无效腔）。

如来自 West 1 区的呼气是不含有二氧化碳的。当与来自灌注很好的区域（West 3 区）的肺泡气体混合，这些没有交换的气体会降低总的二氧化碳浓度。肺泡无效腔量越多，呼气二氧化碳降低越明显。

许多原因可以引起无效腔量增加，但最常见的肺灌注减少，如肺血栓或肺气栓、心脏停搏或（较缓和）血管舒张、右心前负荷减少使肺动脉压降低导致肺 West 1 区比例增加。这可能对临床监测是有帮助的。在本例中，抗生素引起血管舒张，导致心脏前负荷减少、心排血量降低。在血压测量的下一个周期可能会有血压下降,这很有可能伴随着肺前负荷下降。呼气末二氧化碳改变提醒临床工作者需要密切关注潜在的严重的心肺功能改变。

分流对呼气末二氧化碳影响较小,因为二氧化碳跨过毛细血管/肺泡表面是非常高效的。故气管插管(单肺通气引起明显的分流)也没有使呼气末二氧化碳明显降低。额外的呼气末正压通气可改善氧合受损的患者通气/血流比例。尽管如此,肺泡内压增加也可引起毛细血管压力增大,导致灌注减少和无效腔量增加。

参考文献: Butterworth JF IV, Mackey DC, Wasnick JD. *Morgan and Mikhail's Clinical Anesthesiology.* 5th ed. New York, NY: McGraw Hill; 2013.

40. 放置肺动脉导管监测肺动脉压力。为了使结果更准确,肺动脉导管应放置于哪个 West 区带?

(A) West 1 区

(B) West 2 区

(C) West 3 区

(D) West 1 或 2 区

(E) West 2 或 3 区

肺动脉导管通过气囊(一个楔形位置)阻断一段肺动脉测定左心舒张末期压力。理论上在导管尖端测定的压力反映的是连续未受干扰的流向肺毛细血管床、肺小静脉及静脉、左心房的压力,最终流向左心室。尽管如此,若肺泡压力大于肺静脉压力(West 1 区和 2 区),液体束被干扰,测定的压力反映的是气道压力(图 3-15)。

通常导管位于 West 3 区域,因为导管是倾斜的,朝着动脉最大血流方向。但是若同一例患者是低血容量或进行正压通气(特别是大的 PEEP),则 3 区域可能变为 2 区域甚至 1 区域。在监护仪可以发现 PAOP 位于与呼吸频率相应的较大波动之后。

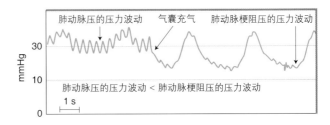

图 3-15 正压机械通气下,位于肺动脉 1 区的肺动脉导管的压力轨迹。肺动脉梗阻压的压力波动(ΔPAOP)反映了气道压的变化,并且显著高于肺动脉压的摆动(ΔPAP),这是由胸膜压的变化引起的(经授权转载自 Longnecker DE, Brown DL, Newman MF, Zapol WM. Anesthesiology, 2nd ed. New York, NY: McGraw Hill; 2012. After Teboul JL. Pinslcy MR, mercat A, et al. Estiwating cardiac filling pressure in mechanically venticated patients with hyperinflation crit care med. 2000; 28(11): 3631-3636)

参考文献: Longnecker DE, Brown DL, Newman MF, Zapol WM. Anesthesiology. 2nd ed. New York, NY: McGraw Hill; 2012.

41. 下列哪项干扰有效的缺氧性肺血管收缩?

(A) 丙泊酚

(B) 芬太尼

(C) 胸段硬膜外麻醉

(D) 6% 地氟烷

(E) 硝普钠

HPV 是个生理机制,即在肺通气差的区域 V/Q 极度失衡,通过缺氧肺血管收缩降低分流。因为它是一个局限性反应,仅仅在缺氧的区域发生血管收缩,很可能是通过氧敏感性的钾离子通道介导的。缺氧时,这些离子通道被阻滞,发生去极化引起细胞内钙离子通道增加,导致平滑肌收缩。单肺通气时,缺氧性肺血管收缩可以减少一半分流,动脉氧分压明显增加(图 3-16)。缺氧性肺血管收缩是弱反应,可能被多种因素抑制如机械性(肺动脉压升高)、药物(血管舒张药物)和代谢性药物(碱中毒)(表 3-3)。多种麻醉药物对它没有明显影响,如丙泊酚、1 MAC 的挥发性麻醉药、阿片类药物及胸段硬膜外镇痛。

参考文献: Levitzky MG. *Pulmonary Physiology.* 8th ed. New York, NY: McGraw Hill; 2013.

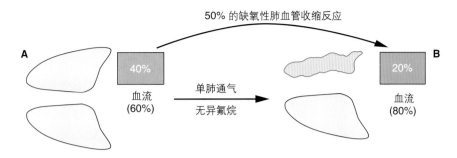

图 3-16　A. 示意图显示侧卧位,双肺通气情况下,术侧/非术侧的血流比为 40%/60%;B. 当双肺通气转换为单肺通气时(如图中显示术侧肺肺不张),在缺氧性肺血管收缩效应的作用下,术侧肺的血流量减少约 50%,因此,术侧/非术侧的血流比变为 20%/80%

(经授权转载自 Wernly JA, et al. Clinical value of quantitative ventilation-perfusion lung scans in the surgical management of bronchogenic carcinoma. J Thorac Cardiovasc Surg. 1980;80:535.)

表 3-3　常见的影响缺氧性肺血管收缩的因素

影 响 因 素	对缺氧性肺血管收缩作用
碱中毒	抑制
低体温	抑制
心排血量增加,肺动脉压增加	抑制
低碳酸血症	抑制
呼气末正压通气(PEEP)	抑制(增加通气肺压力使血流分流至非通气肺)
血管扩张剂(硝酸甘油、硝普钠)	抑制
血管收缩剂(去氧肾上腺素、去甲肾上腺素)	抑制(PAP 增加抑制 HPV)
挥发性麻醉药	1 MAC 时很微弱或没有影响,地氟烷>1.5 MAC 抑制 HPV
侧卧位(与仰卧位比较)	增强
丙泊酚	没有影响[高剂量 6~12 mg/(kg·h),或增强(临床使用剂量可能)]
胸段硬膜外镇痛	增强
芬太尼	没有影响
拉贝洛尔	没有影响
尼卡地平	没有影响

42. 下列哪项不要求用于计算气体通过肺泡膜的扩散速率?

（A）肺泡的结合表面积

（B）特定气体的扩散系数

（C）气体的黏度

（D）血中气体分压

（E）肺泡与毛细血管交界厚度

通过 Fick 定律计算气体通过屏障时扩散速率。定律为:

$$\dot{v}gas=[A\times D(P_1-P_2)]/T$$

$\dot{v}$＝单位时间内通过膜扩散的气体量;A＝

膜的表面积;D＝气体的扩散系数;P1－P2＝肺泡与肺毛细血管的压力差;T＝肺泡/毛细血管交界厚度。气体的黏度对其他扩散并没有影响。

肺泡/毛细血管交界膜的表面积约为 70 m²。大概是 750 ft²,或像纽约市小公寓房间的大小。当锻炼时毛细血管聚集,膜的表面积增加(有效地减少 1 区域容量);相反,当低血压或过度 PEEP 通过减少毛细血管数量可能降低膜表面积。气体的扩散系数是与气体分子质量和溶解度有关的。气体越轻,溶解度越大,气体

越容易通过膜。肺泡与肺毛细血管交界厚度为
0.2～0.5 mm,但在肺水肿或间质性肺纤维化
厚度将增加。

参考文献: Levitzky MG. *Pulmonary Physiology*. 8th ed. New York, NY: McGraw Hill; 2013.

说明:根据以下病例回答问题 43 和 44:
1 例 30 岁患者,体质量 70 kg,既往体健。在使用肌肉松弛药的全身麻醉后,患者没有行机械通气和吸氧。患者的携氧量为 3.5 mL/(kg•min),功能残气量为 2 400 mL。

43. 从呼吸暂停开始计算,患者氧合可以维持多久下降?
  (A) 30 s
  (B) 60 s
  (C) 2 min
  (D) 4 min
  (E) 6 min

在本例中,肺氧储备时间是 $FRC \times FiO_2$。因为患者在室内呼吸空气,氧气储备为 2 400 mL×0.21=504 mL。氧消耗=3.5 mL/(kg•min)×70 kg=245 mL/min。因此肺氧气储备将在约 2 min 耗尽,将出现低氧饱和度。

患者在呼吸暂停前给予预充氧将明显延长低氧饱和度出现时间。如果本例患者给予 100%纯氧吸氧去氮数分钟,氧储备相当于 FRC 即为 2 400 mL。每分钟消耗 245 mL,呼吸暂停时可维持将近 10 min 氧饱和度不下降。这个计算过于简单,实际上通常会出现肺不张、V/Q 失调缩短出现氧饱和度下降时间。

参考文献: Levitzky MG. *Pulmonary Physiology*. 8th ed. New York, NY: McGraw Hill; 2013.

44. 跟随麻醉医师的医学生向老师提问有关"无呼吸给氧"的问题,然后他被要求谈谈他对这个知识点的理解,一个好的回答应该为:
  (A) 这是虚构的——并不存在。
  (B) 关于如何起作用有争议。

(C) 这仅仅在实验环境起作用,还没有在人体得到证实。

(D) 它起作用是通过产生肺泡低压区,使上呼吸道的高压气体流向低压区。

(E) 缺氧性肺血管收缩逐步的使低灌注的肺分流减少,使 V/Q 协调。

在 19 世纪 40 年代,研究者发现,通过持续给上呼吸道供氧,可延长患者耐受呼吸暂停的时间。在呼吸暂停时,二氧化碳进入肺泡的速率为 10 mL/min。而氧气被消耗的速率为 200～250 mL/min。这种差异导致肺泡压力降低。假设气道通畅,气体通过咽腔、气管,顺着压力梯度流向肺泡,最终扩散进入肺毛细血管。

实际上,给患者预充氧,该患者气道通畅,保持氧气流向(鼻腔、咽腔、气管),无呼吸给氧将维持此患者 PaO_2 为 200～400 mmHg 超过 15 min。通过气管插管或吹入 100%氧气,理论上患者可以耐受呼吸暂停 100 min。无呼吸给氧对一些短小的气道手术是极为有用的(如喉镜或支气管镜)或要求胸壁制动时(如行高分辨CT)。当然非常明显的是,当行无呼吸给氧时需要考虑由于低通气引起的高碳酸血症及其对脑、全身、肺血管的影响。

参考文献: Lumb AB. *Nunn's Applied Respiratory Physiology*. 7th ed. Philadelphia, PA: Elsevier; 2010.

45. 肺弥散性缺氧最可能发生在以下哪种情况?
  (A) 使用空/氧和芬太尼麻醉的诱导期
  (B) 使用氧化亚氮/氧气和芬太尼的诱导期
  (C) 使用氧化亚氮/氧气和吗啡的诱导期
  (D) 在空/氧和吗啡麻醉的复苏期
  (E) 在氧化亚氮/氧气和芬太尼麻醉复苏期

肺弥散性缺氧是在使用吸入性麻醉药氧化亚氮麻醉,当手术结束停止氧化亚氮吸入,进入复苏期时观察到的现象。因为氧化亚氮相对溶解性低,它快速从血液中消除进入肺泡。如果在短时间内大量的氧化亚氮进入肺泡,这些气

体将取代或稀释已有的氧气,造成低氧血症。这是一种出现在恢复期特别危险的情况,因为此时患者将可能出现气道梗阻、低通气、氧合进一步恶化的风险,但是如果给予氧气,保障患者气道开放,弥散性缺氧是不会出现的。

风险最大是在停止氧化亚氮吸入后的前 5~10 min,因为氧化亚氮被快速清除进入肺泡。有种麻醉方法被称为"氧化亚氮麻醉",这种方法现在并不常用。它严重依赖氧化亚氮和阿片类药物,阿片类药物的呼吸抑制作用会弥散性缺氧恶化。

参考文献: Butterworth JF IV, Mackey DC, Wasnick JD. *Morgan and Mikhail's Clinical Anesthesiology*. 5th ed. New York, NY: McGraw Hill; 2013.

46. 在 Miami 重症监护室,一例带气管导管的患者吸入 30% 氧气。她的动脉血气显示:PaO_2 140 mmHg,$PaCO_2$ 40 mmHg。下列哪项最能代表她的肺泡-动脉氧分压差:

(A) 6

(B) 10

(C) 12

(D) 18

(E) 24

肺泡动脉氧分压差是定量计算肺泡氧分压与动脉氧分压之差。它是重要的评估肺气体交换及肺泡-毛细血管膜的受损程度的指标。

肺泡氧分压(PAO_2)= FiO_2(P_{atm} − P_{H_2O})− $PaCO_2/0.8$。

FiO_2:吸入氧分数,P_{atm}:大气压,P_{H_2O}:水蒸气压,$PaCO_2$:动脉二氧化碳压。海平面大气压是 760 mmHg。假设肺泡湿度为 100%,水蒸气压为 47 mmHg。本例计算为:

PAO_2 = 0.3×(760 − 47 mmHg)− 40 mmHg/0.8

PAO_2 = 214 − 50 mmHg

PAO_2 = 164 mmHg

减去测量的 PaO_2

A − a 压力差 = 164 − 140 mmHg = 24 mmHg。

粗略估计正常范围的肺泡-动脉压力差小于[年龄/4]+4。正常 A − a 压力差会随着年龄和吸入氧浓度的增加而增加。因此,一名健康的 18 岁年轻人室内呼吸空气时,肺泡-动脉压力差为 5~10 mmHg,而一位老年人肺泡-动脉压力差可能为 14~15 mmHg。相似的,吸入 100% 纯氧时,年轻人肺泡-动脉压力差将为 30 mmHg,而老年人为 55 mmHg。

肺泡-动脉压力差可能有助于定义不同类型的低氧血症。如伴随着正常肺泡-动脉压力差的低氧血症是肺泡通气不足或者吸入氧浓度过低造成的。相反,伴随着肺泡-动脉压力差增加的低氧血症为:① V/Q 失调;② 左向右分流(心或肺);③ 弥散功能障碍;④ 动静脉混流降低(如因为脓毒血症、发热、甲状腺功能亢进等消耗增加引起的)。

参考文献: Lumb AB. *Nunn's Applied Respiratory Physiology*. 7th ed. Philadelphia, PA: Elsevier; 2010.

47. 假设血液中氧气溶解系数为 0.003 mL/(mmHg·dL),一名体质量 70 kg 的男性在室内呼吸空气时未溶解的氧气量是多少?

(A) 5 mL

(B) 15 mL

(C) 150 mL

(D) 1 500 mL

(E) 2 100 mL

根据 Henry 定律,液体中溶解气体的浓度直接与该气体的氧分压和溶解性是相关的。计算公式为:

$$CO_{2溶解} = 溶解系数 × PaO_2$$

假设呼吸空气的氧分压为 100 mmHg,则 $CO_{2溶解}$ = 0.003 mL/(mmHg·dL)× 100 mmHg = 0.3 mL/dL。70 kg 男性的血容量平均为 75 mL/kg,总血容量为 5 L(50 dL),身体溶解的氧气量为 50 dL × 0.3 mL/dL = 15 mL。

溶解的氧量对于机体来说是很小的一部分，因为人体的平均耗氧量就有 250 mL/min。如果仅靠溶解的氧来维持机体氧供的话，需要极大的心排血量来运输大量溶解氧才能满足代谢的需要，这对机体来说是不可能的。因此，血红蛋白以及其结合并运输氧气到外周组织的能力，对于血红素依赖性生物的生存是至关重要的。

参考文献：Butterworth JF IV，Mackey DC，Wasnick JD. *Morgan and Mikhail's Clinical Anesthesiology*. 5th ed. New York，NY：McGraw Hill；2013.

48. 下列哪项关于正常成人血红蛋白的阐述是正确的？

(A) 血红蛋白是由 1 个亚铁血红素及围绕其周围的 4 个蛋白亚基组成的。

(B) 血红蛋白是由 2 个 a 链和 2 个 r 链组成的。

(C) 每克血红蛋白可以携带 1.34 mL 氧气。

(D) 仅仅只有三价铁（Fe^{3+}）能携带氧气。

(E) 当血红蛋白所有结合位点与氧气结合后，血红蛋白构象发生改变使其更难结合氧气。

血红蛋白是运输氧气的最主要的物质，它是一种代谢蛋白，由 4 条多肽链与 4 个血红素亚基组成。在正常成人，血红蛋白有 2 个 α 亚基和 2 个 β 亚基组成，每个血红素均与多肽链的组氨酸残基相连。而血红素又由 4 个吡咯基组成 1 个环，中心为一铁原子。氧气仅能与亚铁离子（Fe^{2+}）结合；血红素自身包括氧化的铁离子（Fe^{3+}），铁离子被称为高铁血红蛋白，是不能结合氧气的。在健康人体内，只有少量的高铁血红蛋白可被高铁血红蛋白还原酶还原为血红蛋白。成人每克血红蛋白可携带 1.34 mL 氧气，血红蛋白（假设血红蛋白浓度为 140 g/L）携带的氧气是溶解氧气的 60 倍。

还有其他类型的血红蛋白存在。如胎儿血红蛋白的结构是相似的，由 2 个 γ 亚基代替了 2 个 β 亚基。胎儿血红蛋白这种结构改变使氧合血红蛋白解离曲线形状发生改变，使它更易与

血红蛋白亲和性增加，在胎盘低浓度氧分压时更易与氧气结合。

血红蛋白 4 个结合位点具有"协调性"，表现为氧气每结合 1 个结合位点即可发生构象变化。并不遵循质量作用定律（即第 4 个血红素与 O_2 结合反应应该是最慢的，因为剩下的氧气和可利用的血红素是最少的）。实际上，第 4 个结合位点反应速度是最快的，总体来说 4 个结合位点反应速度是相同的。

参考文献：Butterworth JF IV，Mackey DC，Wasnick JD. *Morgan and Mikhail's Clinical Anesthesiology*. 5th ed. New York，NY：McGraw Hill；2013.

49. 下列哪项最可能使氧离曲线偏移从而有助于氧气解离？

(A) 高热

(B) 碱中毒

(C) 2,3 - DPG 减少

(D) 碳氧血红蛋白

(E) 胎儿血红蛋白

氧合血红蛋白解离曲线代表组织 PO_2 对血红蛋白结合与解离作用。结合血红蛋白被认为是 y 轴的饱和血红蛋白比例。如图 3 - 17，曲线为 S 形——在低氧分压时，曲线斜率是陡峭

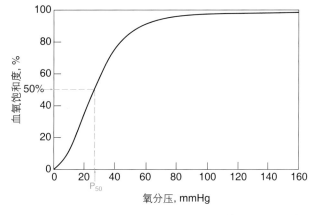

图 3 - 17　37℃、pH 7.40、$PaCO_2$ 40 mmHg 情况下的"正常"成人氧解离曲线。P50 即血红蛋白氧饱和度为 50% 时的氧分压

（经授权转载自 Levitzky MG. *Pulmonary Physiology*. 8th ed. New York，NY：McGraw Hill；2013.）

的,当 PO_2 接近 70 mmHg,曲线斜率开始变平坦。这对生理状态氧运输是重要的。在高氧分压时,血红蛋白有较高的氧亲和力。

这可以使血红蛋白 4 个结合位点快速结合达到饱和状态。即使肺泡内 PO_2 低于正常(如从正常 100 mmHg 降至 70 mmHg),曲线显示氧饱和度仍为 94%。另一方面,在低氧分压时陡峭的曲线有利于释放氧气。氧分压稍微降低可引起氧饱和度迅速降低,因为氧气为非结合状态,对相对低氧组织是有利的。

有些因素可以引起氧血红蛋白解离曲线向右移动(表 3-4 和图 3-18)。最常见的因素为温度、H^+ 浓度、2,3-DPG 浓度(在无氧代谢时糖酵解产生的副产物)。上述因素升高均可引起曲线右移,可引起血红蛋白对氧气亲和力降低。换句话说,曲线右移有利于释放氧。相反,上述因素降低可引起曲线左移,引起血红蛋白氧亲和力增加。当组织需氧时,血红蛋白对氧的亲和力增加,不利于氧的释放,对机体是不利的。

表 3-4　导致氧解离曲线左移/右移的因素

左　移	右　移
↓体温	↑体温
↓氢离子(碱中毒)	↑氢离子(酸中毒)
↓2,3-DPG 浓度	↑2,3-DPG 浓度
碳氧血红蛋白,高铁血红蛋白	
胎儿血红蛋白	

氧合血红蛋白解离曲线可以被异常血红蛋白及其他氧气取代物的影响。如与氧气相比,血红蛋白对一氧化碳的亲和力更强(是对氧气的亲和力的 200~300 倍)。一氧化碳取代氧气与血红蛋白结合,使组织可利用氧减少。一氧化碳还使曲线左移,使血红蛋白对氧的亲和力更强,组织可利用的氧更少。高铁血红蛋白(通常由硝酸盐、亚硝酸盐、磺胺类药物及一些局部麻醉药引起的)也会取代氧气,使曲线左移。胎儿血红蛋白与成人血红蛋白相比也易引起曲线左移,这对胎儿是有利的,在胎盘低氧分压时使

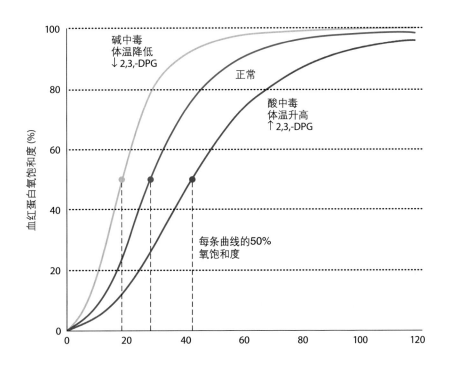

图 3-18　酸碱状态、体温以及 2,3,-DPG 浓度对氧解离曲线的影响
(经授权转载自 Butterwoth JF IV, Mackey DC, Wasnick JD. Morgan and Mikhail's Clinical Anesthesiaology, 5th ed. New York, NY: McGraw Hill; 2013.)

血红蛋白有效结合氧气。

参考文献： Butterworth JF IV, Mackey DC, Wasnick JD. *Morgan and Mikhail's Clinical Anesthesiology*. 5th ed. New York, NY: McGraw Hill; 2013.

50. 在下列哪项中的血红蛋白的 2,3 - DPG 水平最高？

（A）1 名 80 岁的男性

（B）1 名在美国科罗拉多州，布雷肯里奇滑雪度假的 45 岁女性

（C）1 名 6 个月婴儿

（D）1 名产后 2 周的 25 岁健康女性

（E）在血库储存 40 d 后的 1 个单位红细胞

　　2,3 - DPG 是红细胞在正常细胞呼吸时产生的，在红细胞内它与血红蛋白结合，可降低血红蛋白的氧亲和力。2,3 - DPG 增加可以引起氧解离曲线右移。这可以正常出现在暴露于高海拔慢性缺氧环境的人群。对于习惯海平面的氧分压的人，暴露于高海拔，体内 2,3 - DPG 可以增加 20%（如 Breckenridge 位于海平面以上 2 926 m）。正常孕妇体内 2,3 - DPG 是增加的，在分娩数日内可恢复至正常。新生儿 2,3 - DPG 水平是高的，但在 2 个月时迅速降至成人正常水平。对于缺铁性贫血患者，2,3 - DPG 也是增加。血库的库存血 2,3 - DPG 是快速消耗，可以引起氧解离曲线左移，在相对低氧的组织中血红蛋白释放氧气的能力是下降的。

参考文献： Levitzky MG. *Pulmonary Physiology*. 8th ed. New York, NY: McGraw Hill; 2013.

51. 下列哪项最接近正常成人血红蛋白氧饱和度为 50% 时的氧分压？

（A）19 mmHg

（B）27 mmHg

（C）40 mmHg

（D）50 mmHg

（E）75 mmHg

　　P50 是血红蛋白达到 50% 饱和度时的氧分压。在正常成人为 26.6 mmHg。这对于理解生理性血红蛋白改变是个重要的概念。因为 P50 位于氧合血红蛋白解离曲线最陡峭处，比如判断曲线是左移还是右移，它是个敏感标志。如胎儿血红蛋白 P50 为 19 mmHg，所以胎儿血红蛋白解离曲线是左移，有利于胎儿血红蛋白在低氧分压处更有效地结合氧气（如胎盘）。

　　氧合血红蛋白解离曲线 4 个关键点是值得记忆的：

　　（1）动脉点：pO_2 为 100 mmHg，SaO_2 为 98%；

　　（2）氧饱和度下降点：pO_2 为 60 mmHg，SaO_2 为 90%；

　　（3）混合静脉点：pO_2 为 40 mmHg，SaO_2 为 75%；

　　（4）P50：pO_2 为 26.6 mmHg，SaO_2 为 50%

参考文献： Levitzky MG. *Pulmonary Physiology*. 8th ed. New York, NY: McGraw Hill; 2013.

52. 一例全身麻醉患者进行动脉血气分析显示 $PaO_2 = 85$ mmHg，$PaCO_2 = 42$ mmHg，$Hb = 13$ g/dL，和 $SpO_2 = 96\%$。下列哪项最接近他的氧含量？

（A）10 mL/dL

（B）12 mL/dL

（C）14 mL/dL

（D）17 mL/dL

（E）19 mL/dL

　　氧含量（CaO_2）定义为溶解氧及与血红蛋白结合氧的总和。计算公式如下：

$$CaO_2 = (0.003 \times PaO_2) + (1.34 \times Hb \times SpO_2)$$

　　常数 1.34 反映的是在正常情况下 1 g 血红蛋白结合的氧气量。有些报道称这个常数为 1.39，但是 1.39 其实是个实验和理论的最大值，因为人体内实际上存在少量其他种类的血红蛋白（如高铁血红蛋白、碳氧血红蛋白），这些血红蛋白的存在使得该常数稍微偏小一点。值得注意的是该公式中第一部分的值是非常小的,PaO_2 乘以 0.003。与血红蛋白携带的大量氧气相比,溶解氧的部分几乎可以忽略不计。

本例计算为:CaO_2 =(0.003 × 85)+(1.34×13×0.96)=0.255+16.72=17 mL/dL。

参考文献: Butterworth JF IV, Mackey DC, Wasnick JD. *Morgan and Mikhail's Clinical Anesthesiology.* 5th ed. New York, NY: McGraw Hill; 2013.

53. 下列哪项关于高铁血红蛋白的叙述是**不正确**的?
    (A) 高铁血红蛋白包含氧化的(Fe 或 3+)铁离子形式
    (B) 可以导致形成高铁血红蛋白的药物包括硝酸盐类、亚硝酸盐类、丙胺卡因
    (C) 血红蛋白四聚体剩下的结合位点对氧气的亲和性增加
    (D) 机体内大量的高铁血红蛋白仍可使脉搏氧饱和度数值显示 100%,且与血红蛋白的携氧能力无关
    (E) 高铁血红蛋白可以被高铁血红蛋白还原酶还原为氧合血红蛋白

    高铁血红蛋白即血红蛋白的亚铁离子被氧化为三价铁的形式。有很多氧化剂可以催化该反应,与麻醉相关的药物如硝酸甘油、一氧化氮、磺胺类药物、胃复安、苯唑卡因及丙胺卡因。当亚铁离子被氧化后,这个位点将不能再与氧气结合。尽管如此,当血红蛋白四聚体中一个位点为高铁血红蛋白,可以增加其余还原性血红蛋白结合位点与氧气的亲和性。

    在日常生活中,自我氧化可以造成循环中 1% 血红蛋白氧化为高铁血红蛋白。这通常并不成问题,因为高铁血红蛋白还原酶可将其逆转为亚铁状态。临床有意义的高铁血红蛋白血症是高铁血红蛋白水平超过了还原酶的能力,造成高铁血红蛋白积聚。出现高铁血红蛋白血症症状并没有特异性,主要与氧供不足有关,只

有高铁血红蛋白比例达到 8%～12% 才出现典型症状。当高铁血红蛋白浓度到达 20% 以上时,脉搏氧饱和度的测定是不准确的,脉搏氧饱和度为 85%,而与实际的氧饱和度是没有相关性的。

Bonus 发现,和碳氧血红蛋白会出现典型的鲜红色不同,血中一定量的高铁血红蛋白会出现"巧克力棕色"。

参考文献: Levitzky MG. *Pulmonary Physiology.* 8th ed. New York, NY: McGraw Hill; 2013.

54. 二氧化碳在血液中的运输存在多种形式。下列关于二氧化碳运输形式的重要性描述最佳的是?
    (A) 溶解的形式＞血液蛋白结合的形式＞碳酸氢盐离子形式
    (B) 与血液蛋白结合的形式＞溶解的形式＞碳酸氢盐离子形式
    (C) 与血液蛋白结合的形式＞碳酸氢盐离子形式＞溶解的形式
    (D) 碳酸氢盐离子形式＞溶解的形式＞与血液蛋白结合的形式
    (E) 碳酸氢盐离子形式＞与血液蛋白结合的形式＞溶解的形式

    像氧气一样,一小部分的二氧化碳溶解在血液中。二氧化碳的溶解性大于氧气,但溶解在血液中仍然只占 5%。另外的 6%～23% 的二氧化碳是与血红蛋白肽链上的组氨酸残基结合的,形成氨基甲酰血红蛋白(与碳氧血红蛋白不同,它是一氧化碳与血红蛋白结合取代氧气)。大部分二氧化碳(70%～90%)是作为碳酸氢根离子形式运输的。每一种二氧化碳运输形式所占比例之所以范围比较大是因为动脉与静脉携带的二氧化碳是不一样的。

    参考文献: Butterworth JF IV, Mackey DC, Wasnick JD. *Morgan and Mikhail's Clinical Anesthesiology.* 5th ed. New York, NY: McGraw Hill; 2013.

55. 碳酸酐酶催化下列哪项反应?

(A) 在红细胞内使二氧化碳和 H_2O 结合生成碳酸

(B) 在血浆中使二氧化碳和 H_2O 结合生成碳酸

(C) 碳酸在红细胞内分解为质子和碳酸氢盐

(D) 碳酸在血浆分裂为质子和碳酸氢盐

(E) 碳酸在组织间液分裂为质子和碳酸氢盐

在组织中,二氧化碳往细胞外扩散,进入组织间液,并顺着浓度梯度进入毛细血管。一旦进入血液,二氧化碳可以与水结合形成 H_2CO_3（碳酸),然后解离为氢离子与碳酸氢根离子。这个自身反应是很慢的。但红细胞内有高浓度的碳酸酐酶,可以催化二氧化碳与水形成碳酸,是其自由反应的 13 000 倍(图 3 - 19)。

$$CO_2 + H_2O \overset{碳酸酐酶}{\rightleftharpoons} H_2CO_3 \rightleftharpoons H^+ + HCO_3^-$$

图 3 - 19　CO_2 和水转化为碳酸进而转化为氢离子和碳酸氢盐

参考文献: Levitzky MG. *Pulmonary Physiology.* 8th ed. New York, NY: McGraw Hill; 2013.

56. 当产生碳酸氢盐离子时,红细胞通过哪种机制维持电中性?

(A) 钠离子的变化。

(B) 钾离子的变化。

(C) 钙离子的变化。

(D) 磷酸盐的变化。

(E) 氯离子的变化。

CO_2 自由扩散进入红细胞,并可以与水结合(存在碳酸酐酶)生成碳酸。碳酸可以自发解离为氢离子与碳酸氢根离子。随着红细胞内二氧化碳浓度降低,更多的血浆中二氧化碳扩散进入细胞。红细胞膜对离子是不能渗透的,但碳酸氢根离子可以转出。尽管如此,为了维持电中性,细胞外氯离子通过离子交换蛋白与细胞内碳酸氢根离子交换。因为静脉血二氧化碳分压高于动脉,因此静脉血细胞内氯离子浓度高于动脉血细胞内氯离子浓度。

为了纪念历史,在荷兰生理学家 Hartog Jacob Hamburger 之后,这种机制就被称为"Hamburger"转移。他还发明一种药物——生理盐水,我们几乎用于每例患者。

参考文献: Levitzky MG. *Pulmonary Physiology.* 8th ed. New York, NY: McGraw Hill; 2013.

57. 与氧合血红蛋白解离曲线比较,二氧化碳解离曲线为:

(A) 更接近 S 形。

(B) 对数形。

(C) 斜率更大。

(D) 负相关。

(E) 左移。

二氧化碳解离曲线描述的是 PCO_2 与全血中二氧化碳含量的关系(共有 3 种形式:溶解的二氧化碳、氨基酰化合物及碳酸氢盐)。一般来说曲线更直(更小的"S 形"),那么在正常生理范围内该曲线较为平坦(图 3 - 20),事实上在全血中,该曲线比氧解离曲线更陡。换句话说,PCO_2 每变化 1 mmHg,血内二氧化碳含量变化更大。

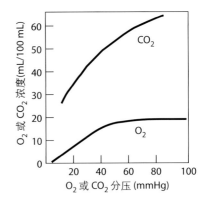

图 3 - 20　全血中,不同 CO_2 和 O_2 分压所对应的 CO_2 和 O_2 的浓度

参考文献: Levitzky MG. *Pulmonary Physiology.* 8th ed. New York, NY: McGraw Hill; 2013.

58. 可用赫尔登效应解释下列哪项?

（A）氧合血红蛋白解离曲线是 S 形的。

（B）胎儿血红蛋白与成人血红蛋白相比,对氧气的亲和力更高。

（C）二氧化碳比氧气的溶解性更高。

（D）二氧化碳解离曲线是 S 形的。

（E）与氧合的血液相比,去氧的血液携带的二氧化碳更多。

血液中二氧化碳共有 3 种形式(按照重要性排列):

　　（1）碳酸氢盐;

　　（2）氨基酰化合物;

　　（3）溶解的二氧化碳。

当二氧化碳从组织扩散,进入毛细血管,大部分扩散进入红细胞,一些二氧化碳在碳酸酐酶催化下与水结合生成碳酸,随后解离为氢离子及碳酸氢根离子如下列反应:

$$CO_2 + H_2O \rightarrow H_2CO_3 \rightarrow H^+ + HCO_3^-$$

红细胞内,一些二氧化碳是溶解的,大部分通过上述反应转化为碳酸氢根离子或与血红蛋白氨基酸生成氨基酰化合物。最终引起细胞内溶解的二氧化碳浓度降低,促使血浆中更多的二氧化碳进入红细胞。红细胞内二氧化碳浓度降低也有利于反应右移,生成更多的氢离子与碳酸氢根离子。

赫尔登效应指的是氧合的血红蛋白程度与血液二氧化碳转运方式的关系。具体来说,去氧血红蛋白比氧合血红蛋白与氢离子结合能力更强。这说明在组织中,当氧气被释放,更多的二氧化碳被作为碳酸氢盐及氨基酰化合物进行转运,加速组织中二氧化碳消除。换句话说,静脉血比氧合的动脉血转运二氧化碳(所有形式)能力更强。下列方程说明了赫尔登效应。在组织中,该反应向左进行。

$$H^+ + HbO_2 \longleftrightarrow H^+ Hb + O_2$$

在富氧环境的肺内,该反应逆向进行,血红蛋白容易解离氢离子。然后这些氢离子与碳酸氢根离子结合,生成二氧化碳通过肺消除。

参考文献: Levitzky MG. Pulmonary Physiology. 8th ed. New York, NY: McGraw Hill; 2013.

59. 1 例 30 岁患者动脉血气的 PCO_2 为 60 mmHg。根据这个实验检查数值,你认为下列哪项会下降?

（A）心率

（B）肺动脉压

（C）心肌收缩力

（D）脑血管阻力

（E）血浆去甲肾上腺素水平

高碳酸血症可产生一系列生理效应。其中许多作用与 PCO_2 增加引起血浆儿茶酚胺水平增加有关。这些作用包括:

（1）**神经系统**

　●　脑血流增加

　●　脑血管扩张(脑血管阻力下降)

　●　颅内压增加

　●　昏迷及闭塞($PCO_2 > 90$ mmHg)

（2）**内分泌及代谢**

　●　血浆中肾上腺素及去甲肾上腺素水平增加

　●　呼吸性酸中毒伴随代偿性代谢性碱中毒

　●　血红蛋白与氧气亲和力下降

　●　高钾血症

（3）**心血管系统**

　●　心肌收缩力增加(通过交感神经系统间接作用)

　●　心动过速(通过交感神经系统间接作用)

　●　心排血量增加

　●　体循环及肺循环血压增加

　●　心律失常增加

（4）**肺**

　●　呼吸频率增加(轻度高碳酸血症)

　●　呼吸抑制($PCO_2 > 90$ mmHg)

注意当高二氧化碳压力时($> 90 \sim 120$ mmHg),高碳酸血症直接抑制许多反应如心排血量、心肌收缩力、血压、意识水平及呼吸驱动力。高碳酸血症也可能引起药代动力学改变，通过多种机制如改变脏器灌注、离子化及蛋白结合率改变。

参考文献：Lumb AB. Nunn's Applied Respiratory Physiology. 7th ed. Philadelphia. PA：Elsevier；2010.

60. 由于机械通气参数设置不当，1 例患者的 PCO_2 为 25 mmHg。下列哪项最可能出现？

（A）冠状动脉血流减少

（B）冠状血管阻力降低

（C）氧气利用减少

（D）全身血管阻力降低

（E）心肌收缩力降低

　　低碳酸血症（$PCO_2 < 35$ mmHg）有很多潜在的不良反应，主要是对神经系统及心血管系统。这些包括：

（1）**神经系统**

- 增加大脑血管阻力
- 降低大脑血流
- 降低大脑血容量
- 降低颅内压
- 出现精神症状及智力受损
- 新生儿脑疾病（多囊性脑软化症、囊性脑室周围白质软化、下脑桥坏死、大脑梗死、反应性充血及出血）。

（2）**心血管系统**

- 降低心肌氧供应通过：
  降低冠状动脉血流
  降低旁路血流
  增加冠状血管阻力
  增加冠状动脉血管痉挛的风险
  增加血小板聚集，血小板增多症
- 增加心肌氧耗通过：
  增加氧消耗
  增加细胞内钙浓度，增肌心肌收缩力
  增加全身血管阻力
- 增加心律失常

参考文献：Laffery and Kavanaugh. Hypocapnia. *N Engl Med*. 2002；347；43.

61. 给予高浓度的氧气（高氧血症）最可能引起下列哪种反应？

（A）全身血管阻力下降

（B）心率增加

（C）冠状血流增加

（D）急性肺损伤风险增加

（E）脑血流增加

　　异常高的氧分压可对心血管系统造成影响。一般来说，高氧血症可以引起血管收缩，降低大部分血管床的血流，包括脑、肾、骨骼肌及冠状脉。冠状动脉血管阻力增加 20%～40%，明显降低冠状动脉血流。全身血管阻力是增加的，可反射性引起心率降低，心排血量下降约 10%。未成熟的新生儿视网膜对高氧介导的血管收缩是极为敏感的，因此除非存在低氧血症，否则新生儿应避免氧疗，可避免出现视网膜病变。血管收缩的机制可能与血管活性物质生物利用改变有关如前列腺素、腺苷及一氧化氮。

　　呼吸频率一开始为下降，但很快恢复至正常水平，机制尚不清楚，可能与赫尔登效应有关（氧合的血对二氧化碳的结合力是下降的，造成高碳酸血症刺激呼吸中枢引起呼吸频率增加）。肺组织氧中毒是很严重的问题，可在吸入 100% 氧气数小时后发生（如麻醉状态）。活性氧簇可与细胞膜结构相反应，如脂质、蛋白质及核酸。高氧血症，以及高氧血症生成的大量的活性氧成分可造成血红蛋白- O_2 缓冲系统的压力过重，出现氧应激、细胞损害、凋亡及坏死。造成的急性肺损伤与急性呼吸窘迫综合征病理过程是相似的，伴随着肺泡损伤及肺水肿。

　　另一方面，高压氧可用于治疗感染性疾病如坏死性筋膜炎、促进某些情况下的伤口愈合及治疗一氧化碳中毒。尽管如此，对于这些疾病治疗的有效性证据仍是有限的。

参考文献：Sjöeberg F，Singer M. The medical use of

oxygen: A time for critical reappraisal. *J Int Med*. 2013;274: 505 - 528.

62. 1 例 59 岁的肺炎患者,室内吸空气时 PaO_2 为 50 mmHg。该患者最容易出现下列哪项生理表现?

　　(A) 脑血流降低

　　(B) 冠状动脉血流降低

　　(C) 呼吸频率为 11 次/min

　　(D) 肺血管阻力降低

　　(E) 心排血量增加

　　　　低氧血症是组织氧供不足,可能是全身性或局限性。低氧血症定义为动脉氧分压小于 60 mmHg(SpO_2 为 90%)。低氧血症是严重的,机体会出现多种代偿反应来维持细胞内环境的稳定和完整性。这些机制包括为:

　　(1) **过度通气**:这个反应是非线性的,只有 PaO_2 下降至 55 mmHg 以下该反应才会启动(图 3 - 21)。当 PaO_2 接近 30 mmHg 可出现最大通气(约为 40 L/min)。这个反应也依赖 $PaCO_2$ 下降程度,如出现碳酸血症可出现曲线右移。

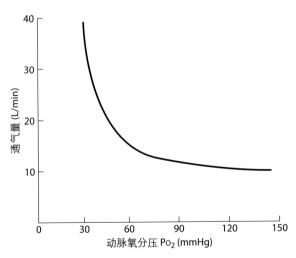

图 3 - 21　通气量与动脉氧分压之间的关系曲线

　　(2) **肺动脉压增加**:当局部肺组织出现低氧血症时,肺动脉压增加可有助于改善肺血流分布及降低 V/Q 失调。然而,当整个肺出现相对低氧血症(如在高海拔)时,肺动脉

压增加则是有害的,可产生反效果。

　　(3) **增加心排血量**:增加重要脏器的血流(如心脏和脑)。这主要是通过颈动脉体、主动脉体上的化学感受器介导的交感神经兴奋来调节的。

　　(4) 经过数小时或数天,因为红细胞内 2,3 - DPG 增加造成氧合血红蛋白解离曲线右移。如果低氧血症是慢性的,会刺激造血系统从而使循环中的血红蛋白水平增加。

参考文献: Lumb AB. *Nunn's Applied Respiratory Physiology*. 7th ed. Philadelphia, PA: Elsevier; 2010.

63. 负责每次呼吸启动的神经元群称为?

　　(A) 腹侧呼吸群。

　　(B) 背侧呼吸群。

　　(C) 内侧呼吸群。

　　(D) 外侧呼吸群。

　　(E) 中间呼吸群。

　　　　呼吸是自发性活动,主要由第 4 脑室以下的延髓网状结构呼吸中枢调控。脑干有 2 种神经元参与呼吸调节:背侧呼吸群(DRG)及腹侧呼吸群(VRG)。这 2 种神经纤维是混合性神经纤维,因此 2 组神经元的功能也是混合的。一般认为 DRG 是膈肌的启动点、触发点。DRG 与孤束核密切相关。孤束核主要接收舌咽神经及其他的神经投射,这也是颈动脉体和主动脉体的 PO_2、PCO_2、pH 信息传递到呼吸中枢的通路。VRG 支配肋间神经、腹部肌肉、吸气及呼气过程。

　　　　位于脑桥的神经元也参与呼吸中枢的控制。主要为长呼吸中枢、兴奋性和抑制性呼吸调节中枢。脑桥中心可能只是参与微调呼吸。

参考文献: Butterworth JF IV, Mackey DC, Wasnick JD. *Morgan and Mikhail's Clinical Anesthesiology*. 5th ed. New York, NY: McGraw Hill; 2013.

64. 下列哪项可以兴奋脑干呼吸中枢化学感受器?

　　(A) 血浆氢离子浓度

（B）血浆碳酸氢盐离子浓度

（C）脑脊液的氢离子浓度

（D）脑脊液碳酸氢盐离子浓度

（E）脑脊液中氧浓度

　　血脑屏障对二氧化碳是自由渗透的。当PCO_2增加,脑脊液快速发生反应(约60 s),引起脑脊液氢离子浓度增加,如下列反应：

$$CO_2 + H_2O \rightarrow H_2CO_3 \rightarrow H^+ + HCO_3^-$$

　　氢离子浓度增加刺激中枢化学感受器,兴奋呼吸中枢附近的呼吸神经元。中枢化学感受器对代谢性酸中毒引起的动脉pH降低反应慢得多,因为血脑屏障对氢离子及碳酸氢盐均不能渗透。低氧血症也不能刺激中枢化学感受器。

参考文献：Butterworth JF IV，Mackey DC，Wasnick JD. *Morgan and Mikhail's Clinical Anesthesiology*. 5th ed. New York, NY：McGraw Hill；2013.

65. 血浆PO_2降低可以引起下列哪项中的神经元兴奋性增加？

（A）颈动脉体

（B）颈动脉窦

（C）肺动脉干

（D）右心房

（E）细支气管

　　外周化学感受器包括位于颈总动脉分叉处的颈动脉体及位于主动脉弓处的主动脉体。这些神经元有基础触发频率,可对高碳酸血症、低氧血症、酸中毒反应增加。颈动脉体似乎对驱动呼吸改变更重要,而主动脉体对调节心血管反射更重要。

参考文献：Butterworth JF IV，Mackey DC，Wasnick JD. *Morgan and Mikhail's Clinical Anesthesiology*. 5th ed. New York, NY：McGraw Hill；2013.

66. 下列哪项对 Hering - Breuer 反射描述最准确？

（A）因肺血管阻塞出现浅快呼吸。

（B）激活肺牵张感受器而出现减慢呼吸。

（C）因脸没入水中出现窒息。

（D）因低氧出现深快呼吸。

（E）因极度疼痛出现深快呼吸。

　　Hering 和 Breuer 描述了2种肺反射。2种反射均是通过肺平滑肌牵张感受器介导的。肺扩张反射描述的是肺持续扩张反射性引起呼吸做功下降。传入途径是通过迷走神经介导的,此反射可减慢呼吸频率及引起支气管扩张。肺扩张反射通过抑制大潮气量而有助于减少呼吸做功。

　　Hering - Breuer 肺缩小反射通过降低肺牵张感受器而增加呼吸频率。而具体机制还不清楚,这可能是通过产生周期性"叹气"来预防肺不张。

参考文献：Butterworth JF IV，Mackey DC，Wasnick JD. *Morgan and Mikhail's Clinical Anesthesiology*. 5th ed. New York, NY：McGraw Hill；2013.

67. 下列哪项可以引起二氧化碳反应曲线左移？

（A）正常生理睡眠

（B）阿片类药物

（C）慢性阻塞性疾病

（D）代谢性酸中毒

（E）使用1.0 MAC 的七氟烷麻醉

　　正常二氧化碳反应曲线如图3-22所示。

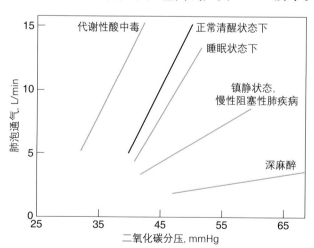

图3-22　睡眠、镇静状态、慢性阻塞性肺疾病、深麻醉以及代谢性酸中毒对通气量与$PaCO_2$关系曲线的影响(经授权转载自 Levitzky MG. Pulmonary Physiology. 8th ed. New York, NY: McGraw Hill; 2013.)

在正常清醒的人群中，该曲线呈陡峭的直线。换句话说，$PaCO_2$ 少量增加，机体将通过快速增加肺泡通气来纠正高二氧化碳血症状态。

正常睡眠时 PCO_2 增加将近 5 mmHg，使曲线右移。这意味着在相同的 PCO_2 下，睡眠时的呼吸频率低于清醒状态，这可能与中枢睡眠呼吸暂停有关。麻醉药及阿片类药物都是 CO_2 反应曲线的强抑制剂。已知慢性阻塞性疾病可以降低机体对 CO_2 的反应性，可能不单是因为慢性高碳酸血症，还有为了使 PCO_2 恢复正常需要增加呼吸做功。

代谢性酸中毒可以引起曲线左移，因此稍微增加 PCO_2，分钟通气量明显增加。低氧血症（见题 49）也是 CO_2 反应曲线的一个强有力的刺激。

参考文献： Levitzky MG. *Pulmonary Physiology*. 8th ed. New York，NY：McGraw Hill；2013.

68. 下列哪项血管活性药物主要在肺灭活？

（A）多巴胺

（B）肾上腺素

（C）组胺

（D）催产素

(E) 5-羟色胺

静脉注射药物后，许多药物被肺实质细胞摄取，这称为"肺首过摄取"。许多常见麻醉药物都为肺首过摄取，包括局部麻醉药、阿片类药物、麻醉诱导药物（见表 3-5）。大部分来说，这些药物并不是在肺内消除，而是在肺内短暂性储存，当药物浓度梯度有利于再分布时，又会被血液摄取，除了美沙酮有部分在肺内代谢。而肌肉松弛药如罗库溴铵、维库溴铵几乎不能被肺组织摄取。

循环血管活性物质在肺内代谢是很常见的。许多血管活性物质可被肺血管内皮细胞灭活或消除。

因为肺组织的血管床面积是巨大的，代谢过程都很高效。一些前列腺素类，通过肺血管

表 3-5　肺首过摄取药物

药　物	肺首过摄取的大致比例
利多卡因	30%～40%
布比卡因	5%～10%
吗啡	30%
哌替啶	>90%
芬太尼	>90%
舒芬太尼	60%
阿芬太尼	10%～60%
硫喷妥钠	15%
丙泊酚	30%

参考文献： Boer F. Drug handing by the lungs. Br J Anaesth. 2003；91：50-60.

床几乎一次性被完全消除。白三烯、5-羟色胺、缓激肽、血管升压素 I 也大部分在肺内消除或代谢。其他的药物如组胺、肾上腺素、异丙肾上腺素、多巴胺、血管紧张素 II、抗利尿激素、催产素几乎不经过肺摄取，大部分通过血液循环代谢。

参考文献： Levitzky MG. *Pulmonary Physiology*. 8th ed. New York，NY：McGraw Hill；2013.

69. 下列哪项**不是**吸烟引起的生理结果？

（A）FEV_1 降低

（B）小气道狭窄

（C）氧合血红蛋白解离曲线左移

（D）动脉性高压

(E) 血小板聚集性降低及凝血障碍

吸烟对多脏器皆有不良作用。慢性阻塞性肺疾病、癌症、冠状动脉、脑血管及外周血管疾病通常都与长期吸烟有关的。然而，还有一些即时生理效应包括：

（1）黏液生成增加及纤毛运动降低；

（2）反应性咳嗽增加；

（3）FEV_1 和 $MEFR_{25}$ 降低

（4）小气道狭窄及气道高反应；

（5）增加一氧化碳水平，氧合血红蛋白解离曲线左移（使组织氧利用下降）；

（6）降低食管括约肌张力；

（7）血小板聚集增加；

（8）尼古丁增加交感兴奋，造成动脉高压、血管收缩、心动过速、代谢率短暂且小幅度增加（约10%）；

（9）降低伤口愈合，增加伤口感染及裂开概率，可能与血管收缩有关。

参考文献： Lumb AB. Nunn's *Applied Respiratory Physiology*. 7th ed. Philadelphia，PA：Elsevier；2010.

70. 与未戒烟患者相比，在麻醉前戒烟的患者下列哪项增加？

（A）术后进入 ICU 的风险

(B) 氧合血红蛋白解离曲线的 P_{50}

（C）肺炎的风险

（D）喉痉挛的风险

（E）唾液量

在麻醉前停止吸烟已证实可以降低呼吸衰竭、术后入住 ICU、肺炎及喉痉挛的风险。已知与不吸烟相比，吸烟患者明显增加术后肺部并发症风险，但戒烟最佳时间现在仍未明确。以往证据显示：在心脏手术前戒烟时间少于 8 周可增加纤毛运动、唾液分泌，肺部并发症发生率增加 4 倍，但现在的研究否定了这一结果：与未戒烟患者相比，在术前任何时间戒烟均不增加肺部并发症的风险。术前戒烟 2 周可降低黏液大量分泌，甚至戒烟 24 h 或 48 h 吸烟也可以明显降低一氧化碳水平，使氧合血红蛋白解离曲线右移，增加血红蛋白运输氧到组织的能力。

参考文献： Longnecker DE，Brown DL，Newman MF，Zapol WM. *Anesthesiology*. 2nd ed. New York，NY：McGraw Hill；2012.

（姜志　杨瑾婷译　王屹校）

第 4 章

心血管系统解剖与生理

1. 下列关于正常心脏解剖的叙述中,哪项是正确的?

   (A) 肺动脉瓣经乳头肌腱索与右心室相连

   (B) 冠状窦通入左心房

   (C) 25％～30％的成年人可存在卵圆孔未闭

   (D) 主动脉和肺静脉通过动脉韧带相连

   (E) 主动脉根部位于左心耳和肺动脉干之间

2. 下列冠状动脉系统的血管中,哪一分支主要负责室间隔的供血?

   (A) 左冠状动脉

   (B) 左回旋支

   (C) 左前降支

   (D) 右冠状动脉

   (E) 后降支

3. 左喉返神经环绕在纵隔的哪根大血管周围?

   (A) 主动脉

   (B) 上腔静脉

   (C) 左头臂静脉

   (D) 左锁骨下动脉

   (E) 左肺动脉

4. 下列关于心脏框架结构功能的叙述,哪一项最为贴切?

   (A) 为乳头肌腱索提供锚点。

   (B) 与纤维心包的结构相同。

   (C) 为冠状动脉和静脉提供框架。

   (D) 使心房和心室之间绝缘。

   (E) 在收缩期避免心脏过度扭转

5. 心尖部的心肌细胞最有可能受传导系统的哪个分支支配?

   (A) 希氏束

   (B) 右束支

   (C) 左间隔分支

   (D) 左前分支

   (E) 左后分支

6. 下列哪一种器官在人静息时接受最多的心排血量?

   (A) 心脏

   (B) 肺

   (C) 脑

   (D) 肾脏

   (E) 肝脏

7. 1位麻醉住院医师在美国西北部徒步旅行,与一头巨大的灰熊不期而遇,"搏斗还是逃跑"的抉择随之而来。交感兴奋以什么方式改变窦房结的固有心率?

　　(A) 提高静息膜对 K^+ 的通透性。

　　(B) 引起静息电位的超极化。

　　(C) 释放乙酰胆碱。

　　(D) 降低窦房结细胞的阈电位。

　　(E) 提高静息膜对 Na^+ 和 Ca^{2+} 的通透性。

8. 在1个心动周期中,等容收缩的开始与下列哪一事件相对应?

　　(A) 房室瓣的关闭

　　(B) 静脉搏动中的 V 波

　　(C) 主动脉瓣的开放

　　(D) ECG 上的 P 波

　　(E) 主动脉血流达到最大值

9. 窦房结可有节奏地释放电流。在动作电位的4期,起搏点电位会一直下降至去极化阈值,引起下一次冲动的激发。在4期的晚期,下列哪种电流(I)最占优势?

　　(A) I_f

　　(B) I_{CaL}

　　(C) I_{CaT}

　　(D) I_K

　　(E) I_{Na}

10. 下列哪一项心脏活动与 ECG 中 PR 间期相对应?

　　(A) 心房去极化

　　(B) 心室去极化

　　(C) 心室去极化平台期

　　(D) 心房去极化和房室结传导

　　(E) 心室复极化

11. 下列哪一种心脏组织的传导速度最慢?

　　(A) 文氏干

　　(B) 房室结

　　(C) 希氏束

　　(D) 浦肯野系统

　　(E) 心室肌

12. 左心室压力-时间曲线如图 4-4 所示。曲线的哪一部分代表心室收缩力的最大增长速度?

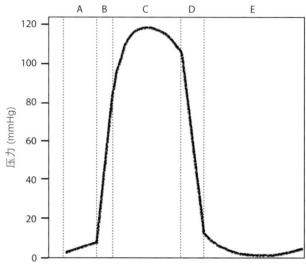

图 4-4　左心室压力-时间曲线

　　(A) A

　　(B) B

　　(C) C

　　(D) D

　　(E) E

13. 心脏的 Frank-Starling 机制叙述了心排血量和下列哪一个变量的关系?

　　(A) 左心室收缩力

　　(B) 心率

　　(C) 心律

　　(D) 左心室舒张末期容量

　　(E) 左心室顺应性

14. 后负荷增加如何影响 Frank - Starling 曲线？

（A）曲线向左、向下移位

（B）曲线向右、向下移位

（C）曲线向左、向上移位

（D）曲线向右、向上移位

（E）没有变化

15. 心动周期中，心肌氧耗占比最大的阶段是

（A）快速射血期

（B）心房收缩

（C）等容收缩期

（D）快速充盈期

（E）等容舒张期

16. 左心室壁压或左心室张力是心肌氧耗的决定因素。下列哪种改变降低的心肌氧耗最显著？

（A）左心室内径增加

（B）左心室压力增加

（C）左心室壁厚度增加

（D）左心室搏出量增加

（E）心率增加

17. 下列关于左心室功能的指标中，哪一项与前负荷、后负荷均无关？

（A）心排血量

（B）射血分数

（C）室壁压力

（D）最大 dP/dt

（E）收缩末期弹回率

18. 下列哪项指标的增加可引起心排血量的减少？

（A）心率

（B）心肌收缩力

（C）后负荷

（D）前负荷

（E）每搏量

19. 下列哪种检查结果对左心室舒张功能障碍的反映最佳？

（A）多普勒超声心动图提示舒张期主动脉瓣血液流速增加

（B）多普勒超声心动图提示流经二尖瓣血流的 E 波抬高，A 波降低

（C）组织多普勒超声心动图提示二尖瓣环血液流速的 e′波比 a′波更显著

（D）ECG 的 V1 导连提示 QRS 波群增宽

（E）放射性核素检查提示射血分数为 35％

20. 可以引起静脉回心血量增加的是

（A）增高中心静脉压。

（B）增高胸膜腔内压。

（C）降低外周静脉压。

（D）降低静脉阻力。

（E）减少外周静脉容量。

21. 与动脉张力相比，以下哪项对静脉张力起主要作用？

（A）血管基础张力

（B）交感引起的血管收缩

（C）外力压迫

（D）血管舒张性代谢物

（E）活跃的肌源性反应

22. 正压通气（PPV）和 PEEP 会影响静脉回流。下列哪项机制能解释为什么 PPV 和 PEEP 会增加静脉回流？

（A）增加腹内压

（B）增加腹腔内血管容量

（C）增加右心房压

（D）增加胸膜腔内压

（E）减少右心充盈

23. 静脉血大概占总循环容量的百分比
    - （A）2%
    - （B）5%
    - （C）12%
    - （D）20%
    - （E）60%

24. 脉压与下列哪一变量呈反比?
    - （A）心率
    - （B）每搏量
    - （C）总外周阻力
    - （D）动脉顺应性
    - （E）心排血量

25. 平均动脉压（MAP）如何计算?
    - （A）MAP＝心排血量×总外周阻力
    - （B）MAP＝收缩压－舒张压
    - （C）MAP＝舒张压＋2/3(收缩压－舒张压)
    - （D）MAP＝每搏量×心率
    - （E）MAP＝80×(收缩压－中心静脉压)/心排血量

26. 肺动脉导管置入可用于术中检测，对于一个正常人来说以下哪项数值可以说明肺动脉导管放置位置正确?
    - （A）平均压<5 mmHg
    - （B）25/5 mmHg
    - （C）25/10 mmHg
    - （D）130/8 mmHg
    - （E）135/80 mmHg

27. 下列哪项可以导致肺血管阻力（PVR）降低?
    - （A）增加肺容积，使其超过 FRC
    - （B）增加肺血容量
    - （C）增加血液黏度
    - （D）增加肺泡内压
    - （E）增加肺间质压力

28. 以下哪项血压的降低是由外周阻力（SVR）降低所引起的?
    - （A）张力性气胸
    - （B）心包填塞
    - （C）心肌梗死
    - （D）大出血
    - （E）肝功能衰竭

29. 当一例患者的平均压保持不变，大概保持在 80 mmHg，而脉压增加。脉压的增加对颈动脉窦和主动脉弓的压力感受器会造成什么影响?
    - （A）会引起强烈压力感受器兴奋
    - （B）引起心动过缓和低血压（Bezold－Jarish 反射）
    - （C）兴奋交感促进对血压的长期调控
    - （D）只有当平均压<50 mmHg 时，才会引起压力感受器的反应
    - （E）不会引起压力感受器的反应，因为其对平均压的改变更敏感，而不是脉压

30. 心力衰竭导致组织水肿是由于
    - （A）Starling 力降低
    - （B）毛细血管晶体渗透压增加
    - （C）毛细血管胶体渗透压增加
    - （D）组织间隙胶体渗透压增加
    - （E）组织间隙晶体渗透压增加

31. 当血管内层流的血液流速达到一定速度时，会变成湍流，以下哪个名词可以解释这一现象?
    - （A）雷诺系数
    - （B）剪切力
    - （C）哈根伯肃叶定律
    - （D）黏度
    - （E）拉普拉斯定律

32. 以下哪项会显著增加冠状动脉灌注压？

(A) 左心室舒张末压增加

(B) 主动脉舒张压增加

(C) 心率增快

(D) 心肌收缩时间延长

(E) 主动脉收缩压增高

33. 在肺 1 区，重力和肺泡压对肺灌注的相关影响最佳的表示为：

(A) $P_A > P_a > P_v$

(B) $P_a > P_A > P_v$

(C) $P_a > P_v > P_A$

(D) $P_v > P_A > P_a$

(E) $P_A > P_v > P_a$

34. 肾血管的哪部分在逆交换和调节水平衡上起重要作用？

(A) 肾小球

(B) 肾直小血管

(C) 入球小动脉

(D) 出球小动脉

(E) 肾弓形动脉

35. 下列哪个器官在静息状态下摄入流经其血流的 70%～75% 的氧？

(A) 心脏

(B) 骨骼肌

(C) 肝脏

(D) 肾脏

(E) 大脑

36. 一个其他方面健康的患者，下列哪项因素会导致脑血流减少？

(A) MAP 降到 65 mmHg

(B) 过度通气

(C) 高热

(D) 疼痛

(E) 挥发性麻醉药

37. 随着妊娠期的变化，胎盘血流会有显著的改变。血管舒张和周向性生长，下列是子宫血管周向扩大的关键因素？

(A) 17 -雌二醇

(B) VEGF

(C) 血管紧张素 Ⅱ

(D) 去甲肾上腺素

(E) 剪切力

38. 内源性血管升压素参与体内稳态的自我调节，下列哪项因素会导致其分泌减少？

(A) 疼痛

(B) 血管紧张素 Ⅱ

(C) 细胞外液量（ECF）增加

(D) 血浆渗透压增加

(E) 卡马西平

39. 下列哪项会引起肾脏分泌肾素增加？

(A) 增加入球小动脉压

(B) 增加肾远端小管内 Na^+ 和 Cl^- 浓度

(C) 去甲肾上腺素

(D) 抗利尿激素

(E) 血管紧张素 Ⅱ

40. 下列哪种激素会直接作用于肾脏，造成水钠潴留？

(A) 肾素

(B) 血管紧张素 Ⅰ

(C) 醛固酮

(D) 缓激肽

(E) ANP

41. 当一例患者静脉输入大量等渗盐水，细胞外液量增加时，心衰受体被激活后，最有可能分泌下列哪种激素？

(A) ANP（心房利钠肽）

(B) BNP（脑利钠肽）

(C) CNP（C 型利钠肽）

(D) 血管升压素

(E) 肾素

答案与解析：心血管系统解剖与生理

1. 下列关于正常心脏解剖的叙述中，哪一项是正确的？
   （A）肺动脉瓣经乳头肌腱索与右心室相连
   （B）冠状窦通入左心房
   （C）25%～30%的成年人存在卵圆孔未闭
   （D）主动脉和肺静脉通过动脉韧带相连
   （E）主动脉根部位于左心耳和肺动脉干之间

   主动脉瓣和肺动脉瓣为半月形瓣膜，均有3叶，分别位于主动脉和肺动脉干的根部，血液经这2个结构分别流出左、右心室。在收缩末期，主动脉和肺动脉干内的反向压力引起相应动脉瓣关闭，由此引发第二心音。乳头肌腱索并不和主动脉瓣、肺动脉瓣相连，而是将左心室和右心室的乳头肌与二尖瓣、三尖瓣的瓣叶连接在一起。

   冠状窦是心脏静脉回流的主要血管，从房间隔下方的下腔静脉和三尖瓣之间通入右心房，其瓣膜被称为冠状窦瓣。

   尸检和经食管超声心动图研究均发现卵圆孔未闭（patent foramen ovale，PFO）的发病率为25%～30%，并且在不同性别中似乎并无差异。在不明原因的卒中患者中，PFO的发病率更高，为40%～45%。

   动脉导管是胚胎期的一种分流结构，在婴儿出生前由于肺动脉系统内阻力较高，肺动脉干内的血液直接流向主动脉。在婴儿出生后3周内，动脉导管发生纤维化，形成的残余结构即动脉韧带。

   主动脉根部位于右心耳和肺动脉干之间。右心耳位于心脏表面与肺动脉干相反的位置。

参考文献：Fuster V，Walsh R，Harrington R. *Hurst's The Heart*. 13th ed. New York，NY：McGraw Hill；2011.

2. 下列冠状动脉系统的血管中，哪一分支主要负责室间隔的供血？
   （A）左冠状动脉
   （B）左回旋支
   （C）左前降支
   （D）右冠状动脉
   （E）后降支

   左、右冠状动脉分别由主动脉根部的左、右冠状动脉窦发出，在心外膜下穿过心脏表面，其主要分支位于室间沟和房室沟内（图4-1）。左前降支（left anterior descending，LAD）发自左

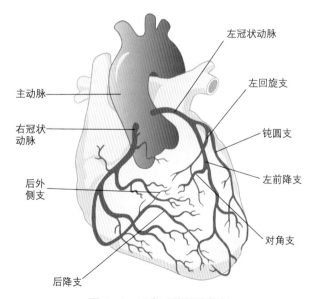

图4-1 正常冠状动脉解剖

（经授权转载自 Longnecker DE，Brown DL，Newman MF，Zapol WM. *Anesthesiology*, 2nd ed. New York，NY：McGraw Hill；2012.）

冠状动脉(left coronary artery，LCA)，由前室间沟向下走行至心尖并环绕后继续沿后室间沟向上走行，经过长短不一的一段距离后与后降支(posterior descending artery，PDA)汇合。LAD 负责两侧心室前壁、心尖以及室间隔前 2/3 的血供。

回旋支是 LCA 的一个分支，环绕于左心房和左心室之间，大约 45% 的人通过由回旋支发出分支至右心房向窦房结供血。

右冠状动脉(right coronary artery，RCA)由肺动脉干和右心耳之间发出，沿冠状沟内走行至心脏后侧并与 LCA 发出的回旋支相吻合。RCA 负责右心房、右心室的供血，55% 的人通过 RCA 的窦房结分支向窦房结供血，此外 RCA 还通过 PDA 向室间隔后 1/3 供血。

大约 15% 的人的 PDA 是由左回旋支发出，此时整个左心室(包括室间隔的全部)都由左冠状动脉供血，其重要性不言而喻。

参考文献：Longnecker DE，Brown DL，Newman MF，Zapol WM. *Anesthesiology*. 2nd ed. New York，NY：McGraw Hill；2012.

3. 左喉返神经环绕在纵隔的哪根大血管周围？

（A）主动脉

（B）上腔静脉

（C）左头臂静脉

（D）左锁骨下动脉

（E）左肺动脉

左、右喉返神经是迷走神经的分支。迷走神经从颈动脉鞘穿出后下行进入胸腔，之后向上发出返支环绕在气管和食管之间的上方。返支随后上行并支配喉部除环甲肌以外所有的内在肌。

右喉返神经环绕在右锁骨下动脉周围，左喉返神经则钩在主动脉弓周围、动脉韧带索左侧，这一区别来自胚胎学上的巧合。第 4 咽弓的血管包括右锁骨下动脉和主动脉弓的左侧，在胎儿的发育过程中，源自第 6 咽弓的喉返神经随着大血管生长到位而被向下牵拉并进入胸腔。由于主动脉弓较为偏尾侧，左喉返神经在到达喉部前不得不途经更长的距离。

参考文献：Fuster V，Walsh R，Harrington R. *Hurst's The Heart*. 13th ed. New York，NY：McGraw Hill；2011.

4. 下列关于心脏框架结构功能的叙述，哪项最为贴切？

（A）为乳头肌腱索提供锚点。

（B）与纤维心包的结构相同。

（C）为冠状动脉和静脉提供框架。

（D）使心房和心室之间绝缘。

（E）在收缩期避免心脏过度扭转。

心脏的框架为致密的纤维连接组织结构，环绕各个瓣膜并为之提供支撑，并为心房、心室的心肌细胞提供锚点，并由此避免心房冲动不协调地传导至心室肌。纤维环内的胶原蛋白包绕了全部 4 个瓣膜(图 4-2)，切断了电信号的传导通路。心房和心室之间唯一的电信号传导通路是房室结。

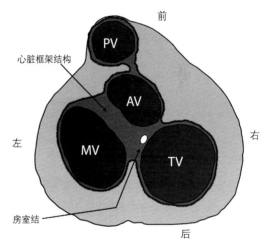

图 4-2　心脏横截面示心脏框架结构、四处瓣膜和房室结
AV=主动脉瓣，MV=二尖瓣，PV=肺动脉瓣，TV=三尖瓣。

5. 心尖部的心肌细胞最有可能受传导系统的哪个分支支配？

（A）希氏束

（B）右束支

（C）左间隔分支

（D）左前分支

（E）左后分支

正常的心肌细胞并不会自动去极化,而是需要由传导系统电激活。正常("窦性")冲动由位于右心房内与上腔静脉连接处的窦房结发出。房室结则位于房间隔内并延伸入心脏框架结构,通过希氏束传导冲动信号。窦房结和房室结由 3 束心房纤维相连,这些纤维传递动作电位的速度可以比心肌细胞本身更快。这些结间通路称为前结间束、中结间束和后结间束。

在室间隔的顶部,希氏束分为左束支和右束支,两者分别在室间隔壁两侧的心内膜下走行并最终形成浦肯野纤维(图 4 - 3),这些纤维可将动作电位传导至所有的心室心肌中。左主束支会较早分出沿左心室上部前侧走行的左前分支,以及继续沿室间隔向下走行至心尖的左后分支。此外,大约 2/3 的人拥有第 3 左侧分支,即沿室间隔向下走行的间隔分支。

参考文献: Barrett KE, Boitano S, Barman SM, Brooks HL. *Ganong's Review of Medical Physiology*. 24th ed. New York, NY: McGraw Hill; 2012.

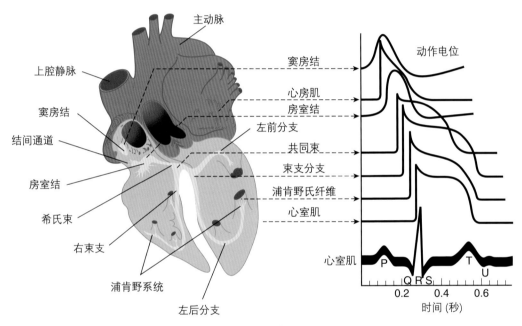

图 4 - 3　心脏传导系统
左图:人类心脏的解剖结构,额外标出传导系统所在区域。右图:窦房结、房室结以及传导系统其他部分的典型跨膜电位,心房和心室肌与经由细胞外记录的电活动(即 ECG)的对应关系。动作电位和相应的 ECG 表现在同一横向时间轴上以相同零点标出,但在纵轴上按比例分别标出其波幅差异。
(经授权转载自 Barrett KE, Boitano S, Barman SM, Brooks HL. Ganong's Review of Medical Physiology. 24th ed. New York, NY: McGraw Hill; 2012.)

6. 下列哪一种器官在人静息时接受最多的心排血量?

（A）心脏

（B）肺

（C）脑

（D）肾脏

（E）肝脏

在没有心内分流的情况下,肺可接受 100% 的心排血量,因为右心室全部的心排血量流经肺血管系统。其他器官流经的心排血量总结见表 4 - 1。

表 4 - 1　人静息时心排血量流经各种器官系统的比例

器　官	心 排 血 量
骨骼肌	15%～20%
肾脏	20%
心脏	4%～5%
脑	15%
皮肤	4%～5%
肝脏	6%
胃肠道系统、脾	20%

7. 一位麻醉住院医师在美国西北部徒步旅行,与一头巨大的灰熊不期而遇,"搏斗还是逃跑"的抉择随之而来。交感兴奋以什么方式改变窦房结的固有心率?

（A）提高静息膜对 K^+ 的通透性。

（B）引起静息电位的超极化。

（C）释放乙酰胆碱。

（D）降低窦房结细胞的阈电位。

(E) 提高静息膜对 Na^+ 和 Ca^{2+} 的通透性。

交感兴奋后,窦房结会提高静息膜对 Na^+ 和 Ca^{2+} 的通透性。交感和副交感神经系统对窦房结固有心率的影响最为显著。

交感系统通过去甲肾上腺素提高窦房结的自律性(正性变时作用)。细胞水平上,去甲肾上腺素通过作用于 $β_1$ 受体和 G5 蛋白提高细胞内 cAMP 浓度,最终提高静息膜对 Na^+ 和 Ca^{2+} 的通透性(I_f,"funny current")。这一变化可提高去极化的速度,具体表现为动作电位 4 期斜率的增加,可引起心率增快。

副交感系统通过乙酰胆碱降低窦房结的自律性(负性变时作用)。窦房结的固有心率高达 100 次/min 左右,因此人类的心脏多亏副交感系统的影响才能运转良好。细胞水平上,乙酰胆碱可提高静息膜对 K^+ 的通透性并降低 I_f,总体上可引起静息膜电位的超极化并降低去极化的速度(减少动作电位 4 期的斜率)。

需要注意的是,窦房结细胞的阈电位(即去极化需要的膜电位)并不受自主神经系统活动的影响。

参考文献:Mohrman DE,Heller LJ. *Cardiovascular Physiology*. 8th ed. New York,NY:McGraw Hill;2014.

8. 在一个心动周期中,等容收缩的开始与下列哪一事件相对应?

(A) 房室瓣的关闭

（B）静脉搏动中的 V 波

（C）主动脉瓣的开放

（D）ECG 上的 P 波

（E）主动脉血流达到最大值

心动周期描述了心室(如压力、血流、容量、ECG 和听诊结果等)随时间推移发生的变化,可明确分为 7 个阶段:

（1）心房收缩期

（2）等容收缩期

（3）快速射血期

（4）减慢射血期

（5）等容舒张期

（6）快速充盈期

（7）舒张末期(减慢充盈期)

等容收缩期指房室瓣(二尖瓣、三尖瓣)关闭、主动脉瓣开放的阶段,标志着心室收缩的开始,与第一心音(S_1)以及 ECG 中的 R 波、S 波相对应。

心动周期中的其他重要心脏活动包括:

（1）心房收缩:对应 ECG 的 P 波,产生静脉搏动中的 α 波。

（2）快速射血期:在主动脉瓣开放之后,流经主动脉的高速血流可快速提升心室内压并降低心室容积,产生静脉搏动中的 c 波。

（3）减慢射血期:始于心室压达到最大时,终于主动脉瓣关闭,主动脉内血流减少。对应 ECG 的 T 波。

（4）等容舒张期:始于主动脉瓣关闭,终于二尖瓣开放,标志着心室舒张的开始,此时心室容积达到最小,产生第二心音(S2)和静脉搏动中的 v 波。

（5）快速充盈期:始于二尖瓣开放,期间心室得以快速充盈,同时心室压因心室肌舒张而下降。可产生第三心音(S3)。

（6）减慢充盈期(舒张末期):期间心室压和心室容量缓慢上升,终于心房收缩和 ECG 中 P 波的产生。

参考文献:Fuster V,Walsh R,Harrington R. *Hurst's The Heart*. 13th ed. New York,NY:McGraw Hill;2011.

9. 窦房结可有节奏地释放电流。在动作电位的 4 期,起搏点电位会一直下降至去极化阈值,引起下一次冲动的激发。在 4 期的晚期,下列哪种电流最占优势?

(A) I_f

(B) I_{CaL}

(C) I_{CaT}

(D) I_K

(E) I_{Na}

　　I_{CaT} 是窦房结动作电位 4 期晚期的主要电流。

　　窦房结的动作电位由 3 个阶段构成(相比之下,心室肌的动作电位有 0～4 期共 5 个阶段)。窦房结动作电位每个阶段的主要电流分列如下:

　　(1) 0 期:L 型 Ca^{2+} 通道(长时程)开放,引起去极化。

　　(2) 3 期:在最大复极电位,外流 K^+ 电流(I_K)触发去极化。

　　(3) 4 期:超极化激活 Na^+、K^+ 通道,形成 I_f 并触发起搏点电位去极化。T 型 Ca^{2+} 通道(短时程)在 4 期晚期激活。I_{CaT} 出现并最终达到下一动作电位的阈值,4 期结束,新一轮循环开始。

参考文献:Barrett KE, Boitano S, Barman SM, Brooks HL. *Ganong's Review of Medical Physiology*. 24th ed. New York, NY:McGraw Hill;2012.

10. 下列哪一项心脏活动与 ECG 中 PR 间期相对应?

(A) 心房去极化

(B) 心室去极化

(C) 心室去极化平台期

(D) 心房去极化和房室结传导

(E) 心室复极化

　　ECG 可用于测量心脏电活动。其中 P 波对应心房去极化,QRS 波群对应心室去极化,T 波对应心室复极化,ST 段则对应心室去极化的平台期。QT 间期对应心室收缩。

参考文献:Fuster V, Walsh R, Harrington R. Hurst's The Heart. 13th ed. New York, NY:McGraw Hill;2011.
Mohrman DE, Heller LJ. Cardiovascular Physiology. 8th ed. New York, NY:McGraw Hill;2014.

11. 下列哪一种心脏组织的传导速度最慢?

(A) 文氏干

(B) 房室结

(C) 希氏束

(D) 浦肯野系统

(E) 心室肌

　　在上述心脏组织中,房室结的传导速度最慢(0.05 m/s)。其他心脏组织的传导速度为:

　　(1) 窦房结＝0.05 m/s

　　(2) 心房途径(如文氏干)＝1 m/s

　　(3) 希氏束＝1 m/s

　　(4) 浦肯野系统＝4 m/s

　　(5) 心室肌＝1 m/s

　　心房去极化可较快地由窦房结传导至房室结(约 0.1 s)。房室结的传导速度相对较慢,向心室的传导可额外延迟约 0.1 s。这一延迟意义重大,可确保心房收缩在心室收缩开始前完成,同时亦可防止快速的心房率传导至心室。

参考文献:Mohrman DE, Heller LJ. *Cardiovascular Physiology*. 8th ed. New York, NY:McGraw Hill;2014.

12. 左心室压力-时间曲线如图 4-4 所示。曲线的哪一部分代表心室收缩力的最大增长速度?

(A) A

(B) B

(C) C

(D) D

(E) E

　　B＝压力-时间曲线的上升段,可测得等容

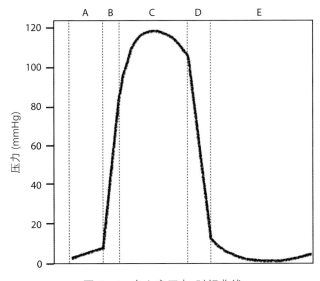

图 4-4　左心室压力-时间曲线

收缩期间的压力-时间变化(dP/dt),代表心室收缩力(压力变化)的最大增长速度。多普勒超声心动图可用于测量这一数值,可反映固定心室负荷条件(前负荷和后负荷)下的心肌收缩力。

　　A=舒张末期压力
　　C=曲线顶端=射血期
　　D=等容舒张期(曲线下降段)
　　E=快速充盈期

参考文献: Koeppen BM, Stanton BA. *Berne and Levy Physiology*. 6th ed. Philadelphia, PA: Mosby Elsevier; 2010.
　　Fuster V, Walsh R, Harrington R. *Hurst's The Heart*. 13th ed. New York, NY: McGraw Hill; 2011.

13. 心脏的 Frank - Starling 机制叙述了心排血量和下列哪一个变量的关系?

　　(A)　左心室收缩力

　　(B)　心率

　　(C)　心律

　　(D)　左心室舒张末期容量

　　(E)　左心室顺应性

　　心脏的 Frank - Starling 机制叙述了心排血量(或每搏量)和左心室舒张末期(left ventricular end-diastolic volume,LVEDV)或

前负荷的关系。若心功能的其他决定因素(心肌收缩力、心率和后负荷等)恒定不变,心排血量和 LVEDV 呈相对线性的关系(正常心脏),正所谓谚语所说的"心脏泵出它所接收的。"

　　心肌收缩力增加(如运动)时 Frank - Starling 曲线向左移位(心排血量增加),心肌收缩力减少(如心功能衰竭)时曲线向右、向下移位(心排血量减少,LVEDV 增加)。

　　心室顺应性可由舒张末期压力-舒张末期容量图来体现。

参考文献: Butterworth JF IV, Mackey DC, Wasnick JD. *Morgan and Mikhail's Clinical Anesthesiology*. 5th ed. New York, NY: McGraw Hill; 2013.

14. 后负荷增加如何影响 Frank - Starling 曲线?

　　(A)　曲线向左、向下移位

　　(B)　曲线向右、向下移位

　　(C)　曲线向左、向上移位

　　(D)　曲线向右、向上移位

　　(E)　没有变化

　　心功能的决定因素如前负荷、后负荷以及心肌收缩力的改变可影响 Frank - Starling 曲线(图 4-5)。前负荷的改变表现为同一曲线的延伸,而后负荷或心肌收缩力的改变可使原曲线移位并产生一条新曲线:

　　(1)　后负荷。后负荷增加时曲线向下、向右移位(心排血量/每搏量减少),后负荷减少时曲线向上、向左移位(前负荷固定时,心排血量/每搏量上升)。

　　(2)　心肌收缩力。心肌收缩力提高(如运动时)曲线向上、向左移位,心肌收缩力减弱(如心衰时)曲线向下、向右移位(心排血量减少,LVEDV 增加)。

参考文献: Fuster V, Walsh R, Harrington R. *Hurst's The Heart*. 13th ed. New York, NY: McGraw Hill; 2011.

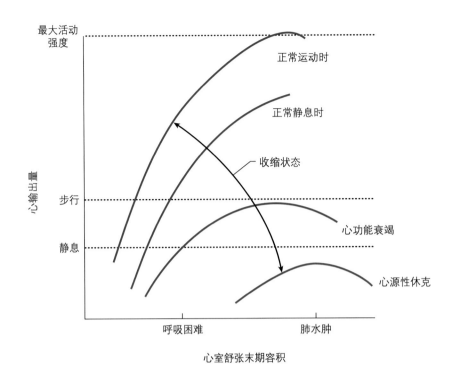

图 4-5　心脏的 Frank-Starling 机制
(经授权转载自 Butterworth JF IV，Mackey DC，Wasnick JD. Morgan and Mikhail's Clinical Anesthesiology. 5th ed. New York，NY：McGraw Hill；2013.)

15. 心动周期中，心肌氧耗占比最大的阶段是

（A）快速射血期

（B）心房收缩

（C）等容收缩期

（D）快速充盈期

（E）等容舒张期

　　等容收缩期的心肌氧耗大约占整个心动周期的 50％。

　　一般情况下，心肌能耗的 25％ 用于基础代谢，剩余的 75％ 用于收缩。心动周期描述了心室（如压力、血流、容量、ECG 和听诊结果等）随时间推移发生的变化，可明确分为 7 个阶段：

　　（1）心房收缩期

　　（2）等容收缩期

　　（3）快速射血期

　　（4）减慢射血期

　　（5）等容舒张期

　　（6）快速充盈期

　　（7）减慢充盈期-舒张末期

参考文献：Mohrman DE，Heller LJ. *Cardiovascular Physiology*. 8th ed. New York，NY：McGraw Hill；2014.

16. 左心室壁压或左心室张力是心肌氧耗的决定因素。下列哪种改变降低的心肌氧耗最显著？

（A）左心室内径增加

（B）左心室压力增加

（C）左心室壁厚度增加

（D）左心室搏出量增加

（E）心率增加

　　左心室壁厚度增加可降低左心室壁压，从而降低心肌氧耗。

　　心肌氧耗与心肌壁张力、心肌收缩力和心率相关。根据 Laplace 定律：

　　左心室壁压＝（左心室压×左心室内径）/

　　　　　　　　　　　　（2×左心室壁厚度）

左心室压或左心室内径的减少同样可降低左心室壁压和心肌氧耗。

左心室搏出功同样与心肌氧耗相关：

左心室搏出功＝搏出量×平均动脉压

从上述公式可以看出，搏出功可视为"容量功"或"压力功"。需要重点强调的是，压力功提升时增加的氧耗比类似程度的容量功提升时更多（机制尚未明确）。

参考文献：Barrett KE，Boitano S，Barman SM，Brooks HL. *Ganong's Review of Medical Physiology*. 24th ed. New York，NY：McGraw Hill；2012.

17. 下列关于左心室功能的指标中，哪一项与前负荷、后负荷均无关？

（A）心排血量

（B）射血分数

（C）室壁压力

（D）最大 dP/dt

(E) 收缩末期弹回率

收缩末期弹回率是一个衡量心肌收缩力的指标，与前负荷、后负荷均无关。如图 4-6 所示，收缩末期弹回率可根据压力-容量环形成的斜率得出。

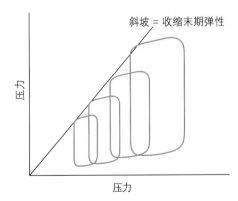

图 4-6　根据负荷变化形成的压力-容积环计算时间变化弹性。通过骤然改变前负荷形成一系列的环形，在下腔静脉阻塞时尤为典型。将每个环上收缩末期所对应的点相连成一条直线，其斜率即收缩末期弹性，是与负载无关的一个收缩性指标

（经授权转载自 Mathew JP，Swaminathan M，Ayoub CM. Clinical Manual and Review of Transesophageal Ehcocardiography. 2nd ed. New York，NY：McGraw Hill；2010.）

心排血量（每搏量×心率）是一个衡量心肌收缩功能、舒张功能、心包功能和瓣膜功能的指标。心室收缩功能取决于心肌收缩力、前负荷和后负荷。

左心室射血分数、左心室壁压和最大 dP/dt 均为负荷相关指标（即前负荷、后负荷的改变可影响左心室功能的测定）。

参考文献：Mathew JP，Swaminathan M，Ayoub CM. *Clinical Manual and Review of Transesophageal Ehcocardiography*. 2nd ed. New York，NY：McGraw Hill；2010.

18. 下列哪项指标的增加可引起心排血量的减少？

（A）心率

（B）心肌收缩力

(C) 后负荷

（D）前负荷

（E）每搏量

后负荷的增加可引起心排血量减少。

心排血量＝每搏量×心率

每搏量与前负荷、心肌收缩力成正比，与后负荷成反比。因此，心率、前负荷和心肌收缩力的提升或后负荷的降低可增加心排血量。

参考文献：Barrett KE，Boitano S，Barman SM，Brooks HL. Ganong's Review of Medical Physiology. 24th ed. New York，NY：McGraw Hill；2012.

19. 下列哪种检查结果对左心室舒张功能障碍的反映最佳？

（A）多普勒超声心动图提示舒张期主动脉瓣血液流速增加

(B) 多普勒超声心动图提示流经二尖瓣血流的 E 波抬高，A 波降低

（C）组织多普勒超声心动图提示二尖瓣环血液流速的 e′波比 a′波更显著

（D）ECG 的 V1 导连提示 QRS 波群增宽

（E）放射性核素检查提示射血分数为 35％

多普勒超声心动图显示二尖瓣前向血流频

谱 E 峰变大、A 峰变小(限制性模式)往往提示左心室舒张功能障碍。脉冲多普勒可以测量二尖瓣的跨瓣血流速度,在舒张期由 2 种波峰组成：E 峰=心室早期充盈,A 峰=心房收缩。正常情况下 E 峰要大于 A 峰。组织多普勒可以测量心室壁的活动速度。

当组织多普勒测量二尖瓣环的侧壁时,同样会在舒张期出现 2 种特征性波峰：e'=心室早期舒张,a'=心房收缩。正常情况下,e'峰要大于 a'峰,当出现舒张功能失调时,e'峰会渐渐变小。

ECG 显示左心房增大时,V1 导联显示双相 P 波(二尖瓣型 P 波)和Ⅱ导联显示 P 波切迹。左心房增大的鉴别诊断比较多,包括左心室舒张功能不全、二尖瓣狭窄、二尖瓣反流。

左心室射血分数可评估左心室收缩功能,其测量方法有放射性核素成像、心导管介入或者超声心动图。

参考文献：Butterworth JF IV, Mackey DC, Wasnick JD. Morgan and Mikhail's Clinical Anesthesiology. 5th ed. New York, NY: McGraw Hill; 2013.

20. 可以引起静脉回心血量增加的是

(A) 增高中心静脉压。

(B) 增高胸膜腔内压。

(C) 降低外周静脉压。

(D) 降低静脉阻力。

(E) 减少外周静脉容量。

降低静脉阻力可以增加静脉回流。

静脉回流是指外周静脉室内的血流回流入中心静脉室,中心静脉室指右心房和胸腔内大静脉,外周静脉室由外周血管构成。

静脉回路速度=△压力/阻力

△压力=外周静脉压力-中心静脉压力

阻力=外周血管阻力

影响中心静脉回流的因素有：

(1) 外周静脉压。外周静脉压降低会导致静脉回流减少。

(2) 中心静脉压。中心静脉压增加会导致静脉回流减少。

(3) 胸腔内压。胸腔内压增加会压迫中心静脉,阻止静脉回流。

(4) 外周静脉血容量。外周静脉血容量减少会导致回心血量也相应减少。

参考文献：Bmohrman DE, Heller LJ. Cardiovascular Physiolohy. 8th ed. New York, NY: McGraw Hill; 2014.

21. 与动脉张力相比,以下哪项对静脉张力起主要作用?

(A) 血管基础张力

(B) 交感引起的血管收缩

(C) 外力压迫

(D) 血管舒张性代谢物

(E) 活跃的肌源性反应

外力压迫对静脉张力起主要作用,而对于动脉张力来说它并不起主要作用。与动脉相比,静脉通常处于扩张状态,没有明显的基础张力,此外静脉对于血管舒张性代谢产物几乎没有反应。静脉的直径与静脉内压力成正比。

动脉的血管张力受到多种机制的调节：

(1) 血管的基础张力。正常情况下,动脉血管处于一定的收缩状态。

(2) 代谢产物。低氧会导致血管舒张。二氧化碳水平升高、酸中毒以及高钾血症也会引起血管舒张(注意在动脉的血流自主调节机制中,局部的代谢产物起主要作用)

(3) 跨壁压力。小动脉对跨壁压的变化既有被动的也有积极的反应。最初,跨壁压的增加会引起动脉血管被动扩张,随后动脉血管的活跃的肌源性反应会引起血管收缩来抵消其被动的扩张。

(4) 神经因素的影响。交感神经介导的动脉血管收缩,是由于去甲肾上腺素作用于 α_1 肾上腺素能受体所引起的。

(5) 激素。肾上腺素、去甲肾上腺素、血管升压素和血管紧张素 Ⅱ 都能对血管张力起到调节作用,但是其作用要弱于局部代谢物和神经源性因素的影响。

参考文献：Mohrman DE，Heller LJ. Cardiovascular Physiology. 8th ed. New York，NY：McGraw Hill；2014.

22. 正压通气(PPV)和 PEEP 会影响静脉回流。下列哪项机制能解释为什么 PPV 和 PEEP 会增加静脉回流?

　　(A) 增加腹内压

　　(B) 增加腹腔内血管容量

　　(C) 增加右心房压

　　(D) 增加胸内压

　　(E) 减少右心充盈

　　　　PPV 和 PEEP 会增加胸内压和右心房压,导致静脉回流减少,右心室充盈和右心室心排血量减少(注意自主呼吸时作用则相反)。然而,PPV 和 PEEP 也可通过引起膈肌下移从而增加心脏前负荷。腹部储存有大量静脉血,膈肌下移会导致腹内压增加,腹腔内血管容量减少,从而增加静脉回心血量。

参考文献：Tobin MJ. Principes and Practice of Mechanical Ventilation. 3rd ed. New York，NY：McGraw Hill；2013.

23. 静脉血大概占总循环容量的百分比?

　　(A) 2%

　　(B) 5%

　　(C) 12%

　　(D) 20%

　　(E) 60%

　　　　大约 60% 的总循环血量储存于静脉中,12% 存在于动脉内,2% 存在于小动脉内,5% 存在于毛细血管内,20% 存在于肺以及心腔内。

参考文献：Mohrman DE，Heller LJ. Cardiovascular Physiology. 8th ed. New York，NY：McGraw Hill；2014.

24. 脉压与下列哪一变量呈反比?

　　(A) 心率

　　(B) 每搏量

　　(C) 总外周阻力

　　(D) 动脉顺应性

　　(E) 心排血量

　　　　脉压与动脉顺应性成反比：脉压～每搏量/动脉顺应性。这也解释了随着年龄的增大,动脉顺应性降低,脉压却增加。脉压等于收缩压减去舒张压。

参考文献：Mohrman DE，Heller LJ. Cardiovascular Physiology. 8th ed. New York，NY：McGraw Hill；2014.

25. 平均动脉压(MAP)如何计算?

　　(A) MAP＝心排血量×总外周阻力

　　(B) MAP＝收缩压－舒张压

　　(C) MAP＝舒张压＋2/3(收缩压－舒张压)

　　(D) MAP＝每搏量×心率

　　(E) MAP＝80×(收缩压－中心静脉压)/心排血量

　　　　平均动脉压(MAP)＝心排血量×总外周阻力,相似的公式计算：

　　● MAP＝舒张压＋1/3(收缩压－舒张压)

　　● 脉压＝收缩压－舒张压

　　● 心排血量＝每搏量×心率

　　● 外周血管阻力＝80×(MAP－CVP)/心排血量

参考文献：Mohrman DE，Heller LJ. Cardiovascular Physiology. 8th ed. New York，NY：McGraw Hill；2014.

26. 肺动脉导管置入可用于术中检测,对于一个正常患者来说以下哪项数值可以说明肺动脉导管放置位置正确?

　　(A) 平均压＜5 mmHg

　　(B) 25/5 mmHg

　　(C) 25/10 mmHg

　　(D) 130/8 mmHg

　　(E) 135/80 mmHg

通过肺动脉导管可以测得的血流动力学的正常参数有：

（1）中心静脉压～5 mmHg

（2）右心室压 25/5 mmHg

（3）肺动脉压 25/10 mmHg

当肺动脉导管从右心房到右心室再进入肺动脉时，都可以测到特征性的压力波形，称为PAC波。由于肺动脉具有比右心室更高的舒张压，当肺动脉导管顺利通过肺动脉瓣时，PAC波会出现特征性的"set-up"改变（图4-7）。

其他典型的压力（非肺动脉导管测得）包括：

左心室压力 130/8 mmHg 和主动脉压 135/80 mmHg。

参考文献：Longnecker DE，Brown DL，Newman MF，Zapol WM. Anesthesiology. 2nd ed. New Yok，NY：Mcgraw Hill；2012.
Wasnick JD，Hillel Z，Kramer DC，Littwin S，Nicoara A. Cardiac Anesthesia and Transesophageal Echocardiography. New York，NY：McGraw Hill；2011.

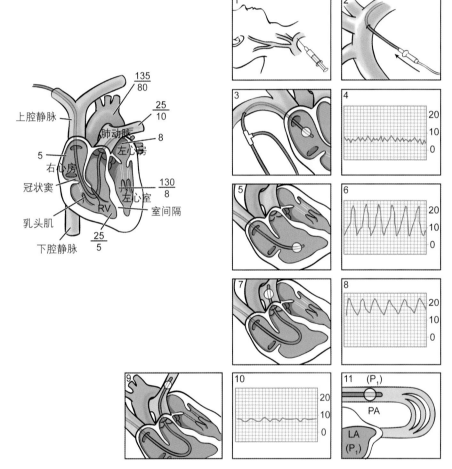

图4-7 虽然其效用日益受到质疑，肺动脉导管仍然是心脏手术患者围术期监测的一部分。放置肺动脉漂浮导管需经中心静脉放置的鞘管来引导。放置中心静脉鞘管时要遵循严格的无菌技术、全身覆盖消毒单，且在放置完成后要反复确认中心静脉鞘管位置的正确性。压力的改变可用来确定肺动脉漂浮导管在静脉循环和心脏内的位置。当进入右心房时，记录的是中心静脉压。经过三尖瓣时，记录的是右心室内的压力。置入深度 35～50 cm 时（取决于患者的体型），肺动脉漂浮导管通过肺动脉瓣由右心室进入到肺动脉内。当导管通过肺动脉瓣时，舒张压会出现显著的改变。

最后，当漂浮的球囊"楔进"或者"闭塞"某一肺动脉分支时，此时导管测量的压力就等于左心房压。除非二尖瓣病变，此时的导管测得压力也可等同于左心室舒张末压

（经授权转载自 Soni N. Practical Procedures in Anasthesia and Intensive Care. Boston，MA：Butterworth Heinemann；1994：43.）

27. 下列哪项可以导致肺血管阻力(PVR)降低?

（A）增加肺容积,使其超过 FRC

(B) 增加肺血容量

（C）增加血液黏度

（D）增加肺泡内压

（E）增加肺间质压力

有多种因素会影响肺血管阻力。可以分为神经性、体液性以及"被动性"因素:

（1）神经因素:交感兴奋可增加 PVR;副交感兴奋可降低 PVR。

（2）体液因素:α-肾上腺素激动剂、$PGF_2\alpha$、PGE_2、血栓素、内皮素、血管紧张素等可增加 PVR;乙酰胆碱、β-肾上腺素激动剂、PGE_1、环前列腺素、一氧化氮、缓激肽等可降低 PVR。

（3）"被动"因素包括重力、体位、肺容积、肺泡内压/胸膜腔内压、间质压、血液黏滞度、肺动脉压、心排血量。

这些被动因素的存在是因为肺血管上平滑肌相对较少,这意味着与体循环脉管系统以及 SVR 相比较,PVR 对血管外压力以及跨壁压更加敏感。

增加肺血容量可引起 PVR 减少。肺血管复张和肺血管扩张是造成这种效应的原因。随着肺血容量的增加,原来灌注不全或者未被灌注的肺内毛细血管(在正常心排血量下,肺内有一半的毛细血管未被灌注)开放并被灌注,称为肺血管复张。肺血管扩张是指由于肺血容量增加,肺内灌注压增加,肺血管内径随之增加,继而肺血管阻力下降。

当肺容积超过或者低于 FRC 时,PCR 会增加(肺容积超过 FRC,肺泡血管会被压缩,肺容积低于 FRC,肺泡外血管会被压缩)。血液黏滞度增加会直接增加 PVR,还会间接通过增加肺泡内压力(类似于 PEEP),导致肺泡血管被压缩,PVR 增加。肺间质压增加(如充血型心力衰竭)会降低肺泡外血管的跨壁压,导致 PVR 的增加。

参考文献: Levitzky MG. *Pulmonary Physiology*. 8th ed. New York, NY: McGraw Hill; 2013.

28. 以下哪项血压的降低是由外周阻力(SVR)降低所引起的?

（A）张力性气胸

（B）心包填塞

（C）心肌梗死

（D）大出血

(E) 肝功能衰竭

血压＝心排血量×SVR。因此,低血压要么由于心排血量降低,要么是由于 SVR 降低,要么是由于两者都降低引起的。低血容量的原因有出血、烧伤、呕吐等导致的心排血量降低和 SVR 增加。

引起心源性低血压的原因包括心肌梗死、心律失常、心脏瓣膜疾病等,造成心排血量降低,SVR 增加。

引起梗阻性低血压的原因包括张力性气胸、心包填塞、肺栓塞,同样造成心排血量降低,SVR 增加。

引起的分布性低血压的原因包括脓毒血症、胰腺炎、甲状腺毒症、过敏反应、脊髓损伤、肝功能衰竭等,造成 SVR 降低,但是心排血量是增加的。

参考文献: Wasnick JD, Hillel Z, Kramer DC, Littwin S, Nicoara A. *Cardiac Anesthesia and Transesophageal Echocardiography*. New York, NY: McGraw Hill; 2011.

29. 当一例患者的平均压保持不变,大概保持在 80 mmHg,而脉压增加。脉压的增加对颈动脉窦和主动脉弓的压力感受器会造成什么影响?

(A) 会引起压力感受器兴奋

（B）引起强烈心动过缓和低血压(Bezold-Jarisch 反射)

（C）兴奋交感促进对血压的长期调控

（D）只有当平均压＜50 mmHg 时,才会引起压力感受器的反应

（E）不会引起压力感受器的反应，因为其对平均压的改变更敏感，而不是脉压

颈动脉窦和主动脉弓的压力感受器对牵拉变化有反应。血压的增高和血管的扩张会导致压力感受器的放电频率增加。压力感受器的激活会导致交感抑制，副交感兴奋。总的来说，血压升高即血管壁的牵拉会引起反射性的血管扩张、血压降低和心跳减慢。这一反射对于人体姿势改变时或者运动过程中血压的及时调节起到很重要的作用。

虽然压力感受器对脉压的变化更敏感，但他们对平均血压和脉压的改变都有反应。收缩压的改变比舒张压的改变更能激活压力感受器，且它的感受活性阈值大概是 $50\sim200$ mmHg。

Bezold‑Jarisch 反射是指心肺系统内（心房、心室以及肺血管）的迷走 C 纤维被激活，导致心动过缓、低血压甚至呼吸暂停的反射。

参考文献：Barrett KE，Boitano S，Barman SM，Brooks HL. Ganong's Review of Medical Physiology. 24th ed. New York，NY：McGraw Hill；2012.

30. 心力衰竭导致组织水肿是由于
（A）Starling 力降低
（B）毛细血管晶体渗透压增加
（C）毛细血管胶体渗透压增加
（D）组织间隙胶体渗透压增加
（E）组织间隙晶体渗透压增加

Starling 公式描述了晶体渗透压和胶体渗透压（即 Starling 力）如何使液体在间质和血管间流动。毛细血管晶体渗透压增加使得液体从血管内向间质内转移，是心力衰竭导致组织水肿的原因。当毛细血管胶体渗透压降低时，也会导致组织水肿。

参考文献：Kasper D，Fauci A，Hauser S，Longo D，Jameson J，Loscalzo J. *Harrison's Principles of Internal Medicine*. 19th ed. New York，NY；McGraw Hill；2015.

31. 当血管内层流的血液流速达到一定速度时，会变成湍流，以下哪个名词可以解释这一现象？
（A）雷诺系数
（B）剪切力
（C）哈根伯肃叶定律
（D）黏度
（E）拉普拉斯定律

雷诺系数解释了层流如何变成湍流。它与流体密度（ρ）、血管直径（D）、血流速度（V）、血液黏度（η）有关：

$$Re=\frac{\rho DV}{\eta}$$

拉普拉斯定律解释圆柱状物体的壁的张力（T）与跨壁压（P）、半径（r）以及管壁厚度（w）的关系：

$$T=Pr/w$$

黏度即流体固有的流动阻力（血液黏度是水的 $3\sim4$ 倍）。

叶根伯肃叶定律解释了在一段狭窄管道（F）内的流体与管道两端的压力差（P_A-P_B）、流体黏度（η）、管道内径（r）以及管道长度（L）之间的关系：

$$F=(P_A-P_B)\times\left(\frac{\pi}{8}\right)\times\left(\frac{1}{\eta}\right)\times\left(\frac{r^4}{L}\right)$$

该公式转换后可用于计算管道内流体的阻力（R）：

$$R=\frac{8\eta L}{\pi r^4}$$

从这个公式可以看出，管道内流体阻力与管道半径的 4 次方成反比（这解释了为什么小动脉对器官血流起调节作用）。剪切力（γ）描述了作用于血管内皮的作用力与血液黏度（η）和剪切率（dy/dr）成正比：

$$\gamma=\eta(dy/dr)$$

参考文献：Barrett KE，Boitano S，Barman SM，Brooks HL. *Ganong's Review of Medical Physiology*. 24th ed. New York，NY；McGraw Hill；2012.

32. 以下哪项会显著增加冠状动脉灌注压？
（A）左心室舒张末压增加
（B）主动脉舒张压增加
（C）心率增快
（D）心肌收缩时间延长
（E）主动脉收缩压增高

冠状动脉灌注压＝主动脉舒张压－LVEDP

冠状动脉灌注基本发生在心室舒张期，主动脉舒张压增加可增加冠状动脉的灌注压。任何增加 LVEDP 或缩短心室舒张期(比如心率增快)的因素都会导致冠状动脉灌注减少。对于冠状动脉灌注压来说，动脉舒张压比收缩压和平均压更加重要。

参考文献：Butterworth JF IV，Mackey DC，Wasnick JD. *Morgan and Mikhail's Clinical Anesthesiology*. 5th ed. New York，NY：McGraw Hill；2013.

33. 在肺 1 区，重力和肺泡压对肺灌注的相关影响最佳表示为：
(A) $P_A > P_a > P_v$
（B）$P_a > P_A > P_v$
（C）$P_a > P_v > P_A$
（D）$P_v > P_A > P_a$
（E）$P_A > P_v > P_a$

肺泡无效腔(肺 1 区)，肺泡压(P_A)大于肺动脉压(P_a)，该区域内只有通气没有血流灌注：

$$P_A > P_a > P_v。$$

肺中间部位(肺 2 区)，肺动脉压(P_a)大于肺泡压(P_A)，大于肺静脉压(P_v)：$P_a > P_A > P_v$，血流的有效灌注压为 $P_a - P_A$。

肺底部(肺 3 区)，肺动脉压(P_a)大于肺静脉压(P_v)，大于肺泡压(P_A)：$P_a > P_v > P_A$。

参考文献：Levitzky MG，*Pulmonary Physiology*. 8th ed. New York，NY；McGraw Hill；2013.

34. 肾血管的哪部分在逆交换和调节水平衡上起重要作用？

（A）肾小球
（B）肾直小血管
（C）入球小动脉
（D）出球小动脉
（E）肾弓形动脉

血流通过肾动脉到达肾脏，再进一步分开，最终到达肾皮质和髓质交界部位的肾弓形动脉。弓形动脉进一步形成小叶内动脉(皮质动脉)，后者分支形成入球小动脉。入球小动脉供给肾小球，然后血流通过出球小动脉到肾皮质的肾小管周围毛细血管或者肾直小血管。近髓质的入球小动脉形成分支进入髓质形成肾直小血管。只有少量血流到达髓质内部。通过这种方式，肾直小血管在逆交换和调节水平衡上起重要作用。

参考文献：Eaton DC，Pooler JP. *Vander's Renal Physiology*. 8th ed. New York，NY；McGraw Hill；2013.

35. 下列哪个器官在静息状态下摄入流经其血流的 70％～75％的氧？

（A）心脏
（B）骨骼肌
（C）肝脏
（D）肾脏
（E）大脑

一般来说，人体氧气的提取率氧耗/氧供为 20％～30％。但是心脏在静息状态下通过冠状动脉摄氧量达到 70％～75％。这说明心肌对冠状动脉血流的变化比较敏感，心肌氧耗增加需要冠状动脉血流也相应地增加。

其他器官的氧摄取率：
（1）大脑大约 30％
（2）骨骼肌 25％～30％
（3）内脏(胃肠道、胰、脾、肝)15％～20％
（4）肾脏小于 15％

参考文献：Mohrman DE，Heller LJ. *Cardiovascular Physiology*. 8th ed. New York，NY；McGraw Hill；2014.

36. 一个其他方面正常的病人,下列哪项因素会导致脑血流减少?

（A）MAP 降到 65 mmHg

（B）过度通气

（C）高热

（D）疼痛

（E）挥发性麻醉药

　　$PaCO_2$ 的变化会改变脑血管阻力,过度通气会使脑血管收缩,脑血流减少,从而降低颅内压。但是严重的过度通气（$PaCO_2 < 20 \sim 25$ mmHg）会引起脑缺血,应该注意避免。当脑灌注压大约为 50% 的 150 mmHg 时,脑血流可自我调节。当一个健康人 MAP 在 65 mmHg 时,处于可自我调节范围内,因此脑血流不会有变化。

　　其他增加脑血流（增加颅内压）的因素包括:酸中毒、通气不足、高热、低氧、疼痛、癫痫发作和吸入性麻醉药。以上因素的改变往往会升高颅内压。

参考文献：Hall JB, Schmidt GA, Kress JP. Principles of Critical Care. 4th ed. New York, NY：McGraw Hill；2015.

37. 随着妊娠期的变化,胎盘血流会有显著的改变。血管舒张和周向性生长。下列哪项是子宫血管周向扩大的关键因素?

（A）17β-雌二醇

（B）VEGF

（C）血管紧张素Ⅱ

（D）去甲肾上腺素

（E）剪切力

　　足月妊娠时,子宫的血流达到 500 ～ 700 mL/min。在妊娠期间,在 17 -雌二醇、黄体酮、松弛素的作用下,子宫血管舒张,子宫血流增加。子宫血管舒张导致剪切力增加,促使其周向性生长。其机制虽未完全清楚,但 NO 被认为起了关键作用。血管紧张素Ⅱ和血管内皮生长因子（VEGF）在子宫血管重构方面也起

到了作用。

参考文献：Cunningham FG, Leveno KJ, Bloom SL, Spong CY, Dashe JS, Hoffman BL, et al. Williams Obstetrics. 24th ed. New York, NY：McGraw Hill；2014.
Osol G, Mandala M. Maternal uterine vascular remodeling during pregnancy. Physiology. 2009；24：58 - 71.

38. 内源性血管升压素参与体内稳态的自我调节,下列哪项因素会导致其分泌减少?

（A）疼痛

（B）血管紧张素Ⅱ

（C）细胞外液量（ECF）增加

（D）血浆渗透压增加

（E）卡马西平

　　血管升压素（或者抗利尿激素）在血浆渗透压超过 285 mOsm/kg 时由垂体后叶分泌。当细胞外液量（ECF）减少时,血管升压素分泌。因此,血管升压素参与了张力和容量的稳态调节。

　　其他导致血管升压素分泌增加的刺激因素有:疼痛或者手术刺激血管紧张素Ⅱ,恶心呕吐,药物如阿片类药物、NSAIDs、卡马西平、TCAs 和恶性肿瘤。

参考文献：Barrett KE, Boitano S, Barman SM, Brooks HL. Ganong's Review of Medical Physiology. 24th ed. New York, NY：McGraw Hill；2012.

39. 下列哪项会引起肾脏分泌肾素增加?

（A）增加入球小动脉压

（B）增加肾远端小管内 Na^+ 和 Cl^- 浓度

（C）去甲肾上腺素

（D）抗利尿激素

（E）血管紧张素Ⅱ

　　肾旁细胞分泌肾素,作为血管紧张素系统（RAS）的一部分,肾素作用于血管紧张素原酶,使其转变为血管紧张素Ⅰ。血管紧张素肽转化酶（ACE）使血管紧张素Ⅰ转变为血管紧张素Ⅱ。血管紧张素Ⅱ是血管收缩剂,其作用包括分泌醛固酮、分泌抗利尿激素、增加肾小管对

Na^+ 的重吸收。

刺激肾素分泌的因素包括：

（1）血压降低（入球小动脉），

（2）肾远端小管 Na^+ 和 Cl^- 浓度降低，

（3）交感神经兴奋增加，

（4）循环内儿茶酚胺（去甲肾上腺素和肾上腺素）增加，

（5）前列腺素。

抑制肾素分泌的因素包括：

（1）血压升高（入球小动脉），

（2）肾远端小管内 Na^+ 和 Cl^- 浓度升高，

（3）血管紧张素Ⅱ，

（4）血管升压素。

参考文献：Barrett KE, Boitano S, Barman SM, Brooks HL. Ganong's Review of Medical Physiology. 24th ed. New York, NY: McGraw Hill；2012.

40. 下列哪种激素会直接作用于肾脏，造成水钠潴留？

（A）肾素

（B）血管紧张素Ⅰ

(C) 醛固酮

（D）缓激肽

（E）ANP

　　醛固酮是一种盐皮质激素，可以直接作用于肾脏造成水钠潴留。ACTH、血管紧张素Ⅱ、高血钾可刺激机体分泌醛固酮。醛固酮作用于收集管上的主细胞，通过 K^+、H^+ 与 Na^+ 的交换，实现 Na^+ 的重吸收。

　　作为肾素-血管紧张素系统（RAS）的一部分，肾素作为酶使血管紧张素原转化为血管紧张素Ⅰ。血管紧张素Ⅰ是血管紧张素Ⅱ的前体，无直接的生物作用。

　　缓激肽是参与炎症反应的一种多肽。值得注意的是，血管紧张素转化酶（ACE）不仅参与血管紧张素Ⅰ转化为血管紧张素Ⅱ的过程，还参与了缓激肽的代谢。当使用 ACE 抑制剂治疗高血压时，会引起慢性咳嗽，就是由于组织内高浓度的缓激肽引起的。

　　心房利钠肽的分泌（ANP）是由于细胞外液增多，心房内受体被牵拉引起的，其作用为促进肾脏对水钠的排出。

参考文献：Barrett KE, Boitano S, Barman SM, Brooks HL. Ganong's Review of Medical Physiology. 24th ed. New York, NY: McGraw Hill；2012.

41. 当 1 例患者静脉输入大量等渗盐水，细胞外液容量增加时，心室受体被激活后最可能分泌下列哪种激素？

（A）ANP

(B) BNP

（C）CNP

（D）血管升压素

（E）肾素

　　脑利钠肽（BNP）虽然一开始是从大脑中分离出来的，但其在心室内的含量最丰富。细胞外液的增多和心室的扩张会引起 BNP 的分泌。BNP 一般与 RAS 的作用相反：BNP 会增加肾脏对 Na^+ 和水的排泄，引起血管平滑肌松弛。

　　心房利钠肽（ANP）和 C 型利尿肽（CNP）的作用与 BNP 类似。ANP 大量存在于心房当中（心室中也有少量），CNP 存在于其他组织如大脑、垂体和肾脏中。

　　监测 ANP 和 CNP 的水平可有助于充血性心力衰竭的诊断（随着容量的增加，这些物质也成比例增加）。ECF 的增加会抑制血管升压素和肾素的分泌。血管升压素由垂体后叶分泌，肾素由肾脏分泌。

参考文献：Barrett KE, Boitano S, Barman SM, Brooks HL. *Ganong's Review of Medical Physiology*. 24th ed. New York, NY: McGraw Hill；2012.

（王雪宁　王斌译　王屹校）

第 5 章

胃肠、肝脏、肾脏生理学

1. 下列关于肝脏供血的说法哪项是正确的?
   (A) 肝脏总血流量的 75％来自门静脉。
   (B) 肝脏血流量占心脏总排血量的 10％。
   (C) 肝脏 75％的氧供由肝动脉供给。
   (D) 肝毛细血管在每个六角形小叶中与肝细胞并行排列。
   (E) 第 3 区的细胞是每个腺泡里面最耐受缺血的。

2. 以下哪一项**不是**肝血流的调节因素?
   (A) 肝动脉肌原性反应
   (B) 肝动脉缓冲反应
   (C) 内脏血管阻力
   (D) 门静脉血流的内在调节
   (E) 胰高血糖素水平

3. 以下哪一种蛋白质是在肝脏中合成的?
   (A) 免疫球蛋白- G
   (B) 乙酰胆碱酯酶
   (C) 血管假性血友病因子
   (D) 假性胆碱酯酶
   (E) 胰高血糖素

4. 下列关于肝脏生理学的陈述哪项是正确的?
   (A) β-肾上腺素能激动剂刺激葡萄糖转化为糖原。
   (B) 肝脏作为一个储血器,需要时可以增加 350 mL 血液到血液循环中。
   (C) 成人肝脏可储存 25 g 糖原。
   (D) 血清白蛋白的减少是肝脏合成功能降低最早的蛋白标志。
   (E) 枯否细胞对于肝脏中蛋白质的脱氨基作用是很重要的。

5. 关于胆道系统,下列哪项陈述是正确的?
   (A) 胆汁只在每餐后按需生产。
   (B) 胆汁中含有近 50％的胆盐。
   (C) 胆汁的黄绿色是由胆固醇和卵磷脂引起的。
   (D) 不能合成或排泄胆盐可导致凝血病。
   (E) 氨在肝脏中转化为尿素,然后通过胆汁排泄。

6. 以下哪一项最好地描述了第 II 阶段的生物转化反应?
   (A) 氧化反应
   (B) 水解作用
   (C) 还原反应
   (D) 酯质降解
   (E) 结合作用

7. 1例发生心肌梗死的患者,在最初恢复后,心排血量下降了50%。最有可能导致以下哪一种药物的肝脏清除率下降?

    (A) 硫喷妥钠

    (B) 咪达唑仑

    (C) 芬太尼

    (D) 罗库溴铵

    (E) 维库溴铵

8. 肾单位稀释段的哪一部分在肾髓质的逆电流诱导的高渗性中起作用?

    (A) 近端小管

    (B) 髓袢降支细段

    (C) 髓袢升支细段

    (D) 髓袢升支粗段

    (E) 远曲小管

9. 来自下列哪一区域的信号直接参与血管升压素的非渗透性释放?

    (A) 下丘脑室旁核

    (B) 下丘脑侧前视区

    (C) 肾小球旁器官

    (D) 颈动脉压力感受器

    (E) 肾上腺皮质球状带

10. 血管紧张素 II 在细胞外液容量(ECF)的调节中起着重要的作用。以下哪个功能是归因于血管紧张素 II 的作用?

    (A) 抑制醛固酮分泌

    (B) 抑制 ACTH 分泌

    (C) 抑制血管升压素分泌

    (D) 刺激口渴

    (E) 增加肾 Na^+ 排泄

11. 在肾脏近曲小管(PCT)中,酸碱调节的主要机制是什么?

    (A) HCO_3^-,通过顶膜主动转运和再吸收。

    (B) H^+ 通过 $Na^+ - H^+$ 反向转运进入管腔。

    (C) H^+ 通过 $H^+ - ATP$ 酶主动转运到管腔内。

    (D) HCO_3^-,通过 $Na^+ - 3HCO_3^-$ 同向转运进入管腔。

    (E) PCT 上皮细胞中的碳酸酐酶催化 CO_2 和 H_2O 的形成。

12. 评估患者的肾功能,包括肌酐的浓度。与血浆肌酐浓度的测定呈负相关的是:

    (A) 肾血流量

    (B) 肾血浆流量

    (C) 肾小球滤过率

    (D) 滤过分数

    (E) 尿素浓度

13. 痛风患者服用丙磺舒,同时服用大剂量的吗啡来治疗慢性疼痛。从理论上讲,丙磺舒是如何改变吗啡及其代谢产物的肾排泄的?

    (A) 降低肾小球滤过率(GFR)

    (B) 降低肾小管的主动分泌

    (C) 通过碱化尿液来增加肾小管被动重吸收

    (D) 通过酸化尿液来降低肾小管被动重吸收

    (E) 增加吗啡蛋白结合

14. 在近曲小管中,水和其他溶质再吸收的主要驱动力是由以下哪种电解质引起的?

    (A) Na^+

    (B) K^+

    (C) Cl^-

    (D) Ca^{2+}

    (E) HCO_3^-

答案与解析：胃肠、肝脏、肾脏生理学

1. 下列关于肝脏供血的说法哪项是正确的?

   (A) 肝脏总血流量的 75% 来自门静脉。

   (B) 肝脏血流量占心脏总排血量的 10%。

   (C) 肝脏 75% 的氧供由肝动脉供给。

   (D) 肝毛细血管在每个六角形小叶中与肝细胞并行排列。

   (E) 第 3 区的细胞是每个腺泡里面最耐受缺血的。

   肝脏接受 2 种不同的供血途径：肝动脉（占 25%～35%），血液主要来自总动脉循环（通过腹腔干供给），和门静脉（占 65%～75%），血液来自肠道及相关器官。尽管肝脏质量占体重不到 3%，肝脏的总血流量占心输出量的 25%～30%。正常情况下，肝脏这 2 种供血来源，尽管流量有差异，但其氧供的比例是 50：50，因为部分通过门静脉进入肝脏的血液是未被氧合的。

   与大多数其他器官不同的是，肝脏缺乏毛细血管，而来自肝动脉和门静脉的血液在肝窦交汇。肝窦是肝板之间有内皮细胞覆盖的间

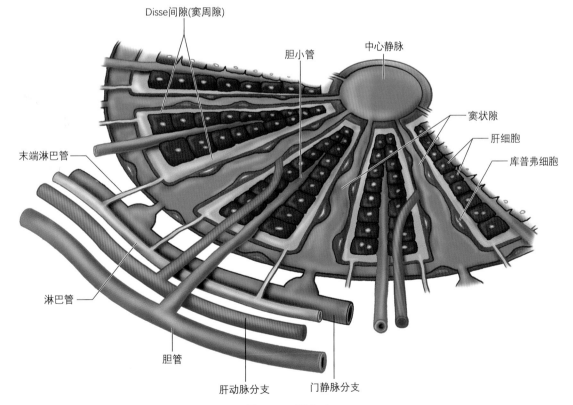

图 5-1 肝小叶

（经授权转载自 Butterworth JF IV，Mackey DC，Wasnick JD. Morgan and Mikhail's Clinical Anesthesiology. 5th ed. New York，NY：McGraw Hill；2013. ）

隙。每一肝板在中央静脉（图 5-1）处聚集，血液在这里被收集并最终汇入肝静脉。这些肝静脉最终汇入位于肝脏后方的下腔静脉。肝细胞、胆小管和肝窦围绕着中央静脉以六角形排列，被称为肝小叶。第一肝门占据了六边形肝小叶 6 个角中的 4～5 个，包含了肝动脉分支、门静脉和从相反方向运输胆汁的胆管。

肝脏的功能性（代谢）单位称为腺泡。从组织学上看，它不如小叶清晰，但从第一肝门开始合并为一个椭圆区域，并沿着肝动脉和门静脉的血流方向流动（图 5-2）。离这些血管最近的细胞（第 1 区）具有良好的氧合，缺血的风险少；如果氧合和（或）灌注压下降，那些最远离营养血管的第 3 区细胞则最容易受到缺血的影响。

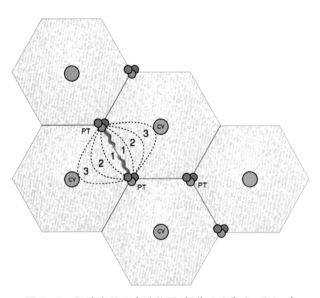

图 5-2　肝腺泡的 3 个功能区，标为 1，2 和 3。CV＝中央静脉，PT＝第一肝门

参考文献：Barrett KE，Boitano S，Batman SM。Brooks HL。Ganong's Review of Medical Physiology。24th ed。New York，NY：McGraw Hill；2012。

2. 以下哪项**不是**肝血流的调节因素？
（A）肝动脉肌原性反应
（B）肝动脉缓冲反应
（C）内脏血管阻力

（D）门静脉血流的内在调节
（E）胰高血糖素水平

肝动脉血流受内在和外在双重机制的调控。肌原性反应是肝动脉壁平滑肌的反射性收缩，以应对全身动脉血压的升高。另一个重要的内在机制被称为肝动脉缓冲反应，由以恒定速率产出的血管扩张型腺苷介导，这个现象有助于平衡门静脉系统和动脉系统的血流。如果门静脉血流缓慢，腺苷不会很快被冲走，从而导致肝动脉血管扩张。随着门静脉血流的增加（如餐后），腺苷被迅速转移，减少其对动脉血流的影响。这种平衡作用使所有血流持续地流向肝脏，而值得注意的是门静脉血流没有内在调节机制。

外在调节机制与交感神经系统或体液因素有关。在内脏床的小动脉中增加交感神经紧张性会增加内脏的血管阻力，并减少门静脉血流。交感神经激活增加了肝动脉阻力，从而减少肝动脉血流和肝血流量。由于 α-1 效应，循环中的肾上腺素引起肝动脉和门静脉系统的收缩。低剂量肾上腺素激活 β 受体，肝动脉血管扩张。相反，β 受体阻滞剂可增加了这些血管的阻力，减少其血流量。胰高血糖素是一种有效的肝动脉血管扩张剂，而血管升压素和血管紧张素 Ⅱ 都为血管收缩剂。

肝总血流与上游肝动脉 MAP/门静脉压和下游肝静脉压之间的压差有关。增加肝静脉压力的因素（慢性心脏功能衰竭、容量超负荷、正压通气）会降低肝血流量。

参考文献：Barrett KE，Boitano S，Batman SM，Brooks HL。Ganong's Review of Medical Physiology。24th ed。New York，NY：McGraw Hill；2012。

3. 以下哪一种蛋白质是在肝脏中合成的？
（A）免疫球蛋白-G
（B）乙酰胆碱酯酶
（C）血管假性血友病因子
（D）假性胆碱酯酶

（E）胰高血糖素

肝脏最重要的作用之一是合成各种蛋白质（以及几乎所有的血浆蛋白）。其中包括白蛋白（10～15 g/d）、αⅠ-抗胰蛋白酶、抗凝血酶Ⅲ、补体蛋白、C反应蛋白和αⅠ-酸性糖蛋白。除了在内皮细胞和血小板中合成的血管假性血友病因子外，肝脏还能生成所有的凝血因子。凝血因子Ⅷ在内皮细胞和肝脏中都会产生。

免疫球蛋白是在浆细胞中合成的。乙酰胆碱酯酶（真性胆碱酯酶）是由中枢神经系统的神经元或神经肌肉接头的肌肉细胞产生的。相反，假性胆碱酯酶或血浆胆碱酯酶是在肝脏中合成的。这种酶能抑制许多药物，如酯类局部麻醉药、琥珀酰胆碱、美维松和海洛因。胰高血糖素是一种分解代谢的肽类激素，它产生于胰腺的α细胞中，主要作用于肝脏，刺激储存的葡萄糖释放。

参考文献：Butterworth JF IV，Mackey DC，Wasnick JD. Morgan and Mikhail's Clinical Anesthesiology. 5th ed. New York，NY：McGraw Hill；2013.

4. 下列关于肝脏生理学的陈述哪项是正确的？

（A）β-肾上腺素能激动剂刺激葡萄糖转化为糖原。

（B）肝脏作为一个储血器，需要时可以增加 350 mL 血液到血液循环中。

（C）成人肝脏可储存 25 g 糖原。

（D）血清白蛋白的减少是肝脏合成功能降低最早的蛋白标志。

（E）枯否细胞对于肝脏中蛋白质的脱氨基作用是很重要的。

肝脏通常含有大约 500 mL 的血液，但是这个量可以由于腔静脉或肝静脉充血导致的反向压力增高而增加。在需要增加血容量的情况下（例如低血容量休克或运动时），交感介导的血管收缩可以将 350 mL 血液排出到中枢循环中。肝脏是机体出血时最重要的储血器官。

肾上腺素刺激肝细胞的β-肾上腺素能受体增加细胞内的 cAMP 水平。这一作用可诱导糖原分解，从而导致储存的糖原释放葡萄糖。胰高血糖素也有同样的作用，尽管是通过不同的 G 蛋白偶联受体。糖原分解是稳定血糖浓度的关键。糖原在肝脏以外的其他几个器官也有储存，但其数量很少。绝大多数糖原分解发生在肝脏。一顿饭之后可以储存多达 100～120 g 的糖原。

急性肝功能衰竭时，新的蛋白合成被暂停，至少在肝细胞梗死或受损时是这样的。许多血浆蛋白有很长的半衰期；例如，白蛋白的半衰期为 22 d，相比之下，因子Ⅶ的半衰期只有 4～6 h。这就是在肝移植术后可以通过测定凝血因子Ⅶ来评估急性肝细胞损伤的程度。枯否细胞是参与肝脏免疫功能的吞噬细胞。

参考文献：Barrett KE，Boitano S，Batman SM，Brooks HL. Ganong's Review of Medical Physiology. 24th ed. New York，NY：McGraw Hill；2012.

5. 关于胆道系统，下列哪项陈述是正确的？

（A）胆汁只在每餐后按需生产。

（B）胆汁中含有近 50% 的胆盐。

（C）胆汁的黄绿色是由胆固醇和卵磷脂引起的。

（D）不能合成或排泄胆盐可导致凝血病。

（E）氨在肝脏中转化为尿素，然后通过胆汁排泄。

胆汁是胆汁盐、胆色素和其他脂类和盐的水溶液（表 5-1），它有 2 种功能：帮助肠道中脂肪的吸收，以及尿素、胆固醇、碱性磷酸酶和许多药物的排泄。胆红素和胆绿素使胆汁呈黄绿色。胆汁是由肝细胞连续产生的，而多余的胆汁储存在胆囊中（当 Oddi 括约肌关闭时）。当富含脂肪的食物进入十二指肠时，由黏膜释放的多肽激素缩胆囊素会刺激胆囊收缩，通过胆囊管将其输送到胆总管，经过 Oddi 括约肌进入十二指肠。

表 5-1　胆汁的成分

97％的水

<1％的胆汁盐

色素

无机盐

脂质

胆固醇

脂肪酸

卵磷脂

碱性磷酸酶

经授权转载自 Butterworth JF IV, Mackey DC. Wasnick JD. Morgan and Mikhail's Clinical Anesthesiology. 5th ed. New York, NY: McGraw Hill; 2013.

这种括约肌受自主神经系统控制,副交感神经使其松弛,交感神经使其收缩。此外,几种药物对 Oddi 氏括约肌有影响。特别是阿片类药物会收缩括约肌,导致其痉挛,从而导致胆汁淤积和(或)ERCP 操作困难,这一类药物都有此效应,几乎没有证据表明一种药物(例如哌替啶)会有较低的发生率或较弱的收缩强度。松弛 Oddi 括约肌的药物包括纳洛酮、阿托品、钙通道阻滞剂、胰高血糖素、前列腺素 E1 和硝酸甘油。值得注意的是在试图诊断非典型胸痛时,硝酸甘油会同时扩张冠状动脉和括约肌(这并不能鉴别胸痛是由于胆结石性胆汁淤积还是心肌缺血)。这种情况下,胰高血糖素的使用是一种更为有效的方法。

氨到尿素的转化是肝脏最重要的代谢任务之一,因为氨的毒性是迅速致命的。尿素是一种无毒、水溶性的分子,由血液循环吸收(不是在胆汁中排泄),并由肾脏排出。

不能释放胆汁进入十二指肠会影响脂肪和脂溶性维生素的吸收(维生素 A、维生素 D、维生素 E 和维生素 K)。如果不治疗,由于维生素 K 依赖性凝血因子 Ⅱ、Ⅶ、Ⅸ 和 Ⅹ 的生成受损,将表现为一种凝血障碍。

参考文献: Butterworth JF IV, Mackey DC, Wasnick JD. *Morgan and Mikhail's Clinical Anesthesiology*. 5th ed. New York, NY: McGraw Hill; 2013.

6. 以下哪项最好地描述了第Ⅱ阶段的生物转化反应?
   (A) 氧化反应
   (B) 水解作用
   (C) 还原反应
   (D) 酯质降解
   (E) 结合作用

肝脏的主要职责是清除体内的有害异物。一般来说,肝脏转化药物有 2 个步骤。**第Ⅰ阶段**的反应主要是由细胞色素 P-450(CYP450)系统的酶在肝细胞内质网中进行。通过氧化(90％)、还原和水解(酯和酰胺裂解),药物通过添加活性和(或)极性基团,使它们容易在**第Ⅱ阶段**反应中进一步转化。在第 2 步中,激活的药物与极性物质结合,如谷胱甘肽、硫酸盐、甘氨酸或葡萄糖醛酸,使其具有水溶性,并容易通过肾脏排出,或更少见的通过胆道系统、肺、唾液腺或泪腺排出。

细胞色素 P-450 系统受特定药物的影响可上调和下调,这可能会改变体内其他药物的代谢率。典型的例子是苯妥英钠,它能促进 CYP450 的活性。因为其代谢活动加快,依赖 CYP450 进行生物转化的其他血浆药物水平可能会降低到亚治疗水平。其他的诱导剂有乙醇、巴比妥酸盐和氯胺酮。甲氰咪胍、安非他酮和环丙沙星都是 CYP450 的抑制剂,往往会产生相反的效果。

参考文献: Butterworth JF IV, Mackey DC, Wasnick JD. *Morgan and Mikhail's Clinical Anesthesiology*. 5th ed. New York, NY: McGraw Hill; 2013.

7. 一例发生心肌梗死的患者,在最初恢复后,心排血量下降了 50％。这最有可能导致以下哪种药物的肝脏清除率下降?
   (A) 硫喷妥钠
   (B) 咪达唑仑
   (C) 芬太尼
   (D) 罗库溴铵

（E）维库溴铵

肝脏消除药物依赖于肝脏清除药物的内在能力，以及进入肝脏的药物量。肝摄取率是指由肝细胞提取的药物占流入肝脏药物的比例。不同的药物有不同的摄取率（表 5-2）。例如，异丙酚的摄取率非常高，这意味着流到肝脏的异丙酚几乎 100％ 被吸收和代谢。肝脏对高摄取率药物的代谢能力大于药物流向肝脏的能力；因此，肝功能的增加或减少对这类药物的清除能力的影响很小。对高摄取率药物的清除有影响的是肝血流量，且呈线性关系：血流量越高，清除率越高。芬太尼也有很高的摄取率，这就是为什么在上面的例子中它的清除率会被降低。

表 5-2　麻醉中常用药物的肝摄取比例

低	中　间	高
地西泮	阿芬太尼	布比卡因
劳拉西泮	可待因	地尔硫草
美沙酮	依托咪酯	芬太尼
苯妥英钠	氢化吗啡酮	氯胺酮
罗库溴铵	哌替啶	利多卡因
硫喷妥钠	美索比妥	美托洛尔
	咪达唑仑	吗啡
	维库溴铵	纳洛酮
		硝苯地平
		异丙酚
		舒芬太尼

低摄取率的药物不能被肝脏有效清除，而且它们的清除受到肝酶系统能力的限制，而不是血流量。

参考文献：Brunton LL，Chabner BA，Knollman BC. *Goodman and Gilman's The Pharmacological Basis of Therapeutics*. 12th ed. New York，NY：McGraw Hill；2011.

8. 肾单位稀释段的哪一部分在肾髓质的逆电流诱导的高渗性中起着作用？

（A）近端小管

（B）髓袢降支细段

（C）髓袢升支细段

（D）髓袢升支粗段

（E）远曲小管

髓袢升支粗段和远曲小管形成了肾单位的稀释段（2 个部分都主动吸收 NaCl，对水不渗透，导致低渗的管状液，与水合状态无关）。髓袢升支粗段在肾髓质的逆电流诱导的高渗性中起作用。一般来说，肾单位的各个部分功能如下：

（1）近曲小管：～65％的过滤 Na^+（与水）被再吸收。

（2）髓袢，降支细段（DTL）：对水渗透率高，对 NaCl 和尿素的渗透率低。

（3）髓袢，升支细段（ATL）：对 NaCl 和尿素可渗透，对水不渗透。

（4）髓袢，升支粗段（TAL）：主动重吸收 NaCl，对水和尿素不渗透。

（5）远曲小管：主动吸收 NaCl，对水不渗透。

"逆流倍增原理"采用了以下模型：

（1）TAL：将 NaCl 主动转运到外髓质中，稀释管状液到收集管。

（2）集合管：当血管升压素（抗利尿激素，ADH）出现时水分被摄取。髓质集合管的皮质和外部对尿素不渗透，这意味着尿素在这一区域进行浓缩。

（3）液体到达内髓集合管，此处对尿素可渗透，所以可扩散到内髓质。

（4）这种在髓质间质中的高浓度尿素有助于从对 NaCl 和尿素低渗透率的 DTL 中提取水，这意味着 NaCl 被浓缩。

当液体进入 ATL 时，NaCl 扩散到髓质并导致其高渗性。

参考文献：Brunton LL，Chabner BA，Knollman BC. *Goodman and Gilman's The Pharmacological Basis of Therapeutics*. 12th ed. New York，NY：McGraw Hill；2011.

9. 来自下列哪一区域的信号直接参与血管升压

的非渗透性释放?

(A) 下丘脑室旁核

(B) 下丘脑侧前视区

(C) 肾小球旁器官

(D) 颈动脉压力感受器

(E) 肾上腺皮质球状带

　　在低血容量的情况下,颈动脉压力感受器发出的信号直接导致血管升压素的非渗透性释放。血管升压素的分泌是对血浆渗透压或细胞外液量变化的反应。当两者同时发生变化时,血管升压素将以牺牲血浆渗透压为代价来维持容量。在下丘脑的视上核和室旁核中,渗透压感受器能够检测到血浆渗透压的变化。血浆渗透性的增加导致垂体后叶分泌加压素,从而导致水潴留。在下丘脑外侧前视区,渗透压感受器检测到血浆渗透性升高后,继而激活口渴机制。肾脏内的近肾小球结构(近肾小球细胞、致密斑和球外系膜细胞),都参与了肾素分泌的调控。减少钠和氯输送到远端肾小管和降低小动脉的压力都将导致肾素分泌增加,这最终有助于通过肾素血管紧张素系统保护细胞外液量。需要引起注意的是,激活血管紧张素会产生包括增加血管升压素的分泌的多种影响。肾上腺皮质球状带是血管紧张素Ⅱ增加醛固酮释放的部位。醛固酮可增加钠潴留,从而扩张容量。

参考文献: Butterworth JF IV, Mackey DC, Wasnick JD. Morgan and Mikhail's Clinical Anesthesiology. 5th ed. New York, NY: McGraw Hill; 2013.
Barrett KE, Boitano S, Batman SM, Brooks HL. Ganong's Review of Medical Physiology. 24th ed. New York, NY: McGraw Hill; 2012.

10. 血管紧张素Ⅱ在细胞外液容量(ECF)的调节中起着重要的作用。以下哪个功能是归因于血管紧张素Ⅱ的作用?

(A) 抑制醛固酮分泌

(B) 抑制 ACTH 分泌

(C) 抑制血管升压素分泌

(D) 刺激口渴

(E) 增加肾 Na^+ 排泄

　　血管紧张素Ⅱ有多种作用:增加醛固酮分泌,增加 ACTH 分泌,增加抗利尿激素分泌,刺激干渴,血管收缩,促进去甲肾上腺素的释放,并直接增加肾 Na^+ 的吸收。作为肾素-血管紧张素系统(RAS)的一部分,血管紧张素Ⅱ在细胞外液量(ECF)的调节中起着关键作用。一般来说,血管紧张素Ⅱ会引起血管收缩和水钠潴留,两者都有助于维持血压。

参考文献: Barrett KE, Boitano S, Barman SM, Brooks HL. Ganong's Review of Medical Physiology. 24th ed. New York, NY: McGraw Hill; 2012.

11. 在肾脏近曲小管(PCT)中,酸碱调节的主要机制是什么?

(A) HCO_3^-,通过顶膜主动转运和再吸收。

(B) H^+ 通过 $Na-H$ 反向转运进入管腔。

(C) H^+ 通过 $H-ATP$ 酶主动转运到管腔内。

(D) HCO_3^-,通过 $Na-3HCO_3$ 同向转运进入管腔。

(E) PCT 上皮细胞中的碳酸酐酶催化 CO_2 和 H_2O 的形成。

　　近曲小管(PCT)是 HCO_3^- "再吸收"的主要部位。然而,值得注意的是,实际上没有 HCO_3^- 是在 PCT 上皮细胞的管腔和顶端边界之间穿过,相反,H^+ 分泌的酸碱过程发生在:

　　(1) 自由过滤的 HCO_3^- 从肾小球和鲍曼囊进入 PCT 的管腔。

　　(2) 在腔内,碳酸酐酶催化 HCO_3^- 和 H^+ 之间的反应生成 H_2O 和 CO_2。

　　(3) 该反应的 H^+ 是在 PCT 的上皮细胞中生成的,其中碳酸酐酶催化 H_2O 和 CO_2 生成 H^+ 和 HCO_3^-。

　　(4) 细胞内的 H^+ 通过顶膜上的 Na^+-H^+ 反向转运转运到管腔内,产生细胞内的 HCO_3^-。

（5）这个 HCO_3^- 之后通过 $Na^+ - 3HCO_3^-$ 转运体的同向转运穿过基底外侧膜进入间质。

以这种方式，自由过滤的 HCO_3^- 被 PCT "重新吸收"并返回到间质。

参考文献：Eaton PC，Pooler JP. Vander's Renal Physiology. 8th ed. New York，NY：McGraw Hill；2013.
Hammer GD, McPhee SJ. Pathophysiology of Disease：An Introduction to Clinical Medicine. 7th ed. New York，NY：McGraw Hill；2014.

12. 评估患者的肾功能，包括肌酐的浓度。与血浆肌酐浓度的测定呈负相关的是：

（A）肾血流量

（B）肾血浆流量

(C) 肾小球滤过率

（D）滤过分数

（E）尿素浓度

血肌酐浓度与肾小球滤过率（GFR）呈负相关。GFR 是单位时间（mL/min）内肾脏过滤的液体量。一般来说，如果肌酐浓度翻倍，则 GFR 下降 50%。肾血流量（RBF）是单位时间内通过肾脏的血液量（心排血量 20% 或 1 L/min）。肾血浆流量（RPF）是单位时间内通过肾脏的血浆量（血浆占身体血容量的～53%）。滤过分数是肾小球滤过血浆的比例（如 GFR/RPF）。尿素是在肝脏中产生的氨基酸分解产物。尿素氮（BUN）的测定取决于水化状态和蛋白质代谢。正常的 BUN/Cr 比率是 10∶1～20∶1。比率＞20∶1 表示肾前的原因，而比值＜10∶1 提示肾的原因。

参考文献：Laposata M. Laboratory Medicine：The Diagnosis of Disease in the Clinical Laboratory. 2nd ed. New York，NY：McGraw Hill；2014.

13. 痛风患者服用丙磺舒，同时服用大剂量的吗啡来治疗慢性疼痛。从理论上讲，丙磺舒是如何改变吗啡及其代谢产物的肾排泄的？

（A）降低肾小球滤过率（GFR）

(B) 降低肾小管的主动分泌

（C）通过碱化尿液来增加肾小管被动重吸收

（D）通过酸化尿液来降低肾小管被动重吸收

（E）增加吗啡蛋白结合

一般来说，肾脏对药物的排泄和消除包括肾小球滤过、肾小管分泌和再吸收的结合。药物滤过的量与肾小球滤过率（GFR）和血浆中游离药物的量（吗啡大约有 35% 与白蛋白结合）成正比。在近曲小管中，多种转运体将阴离子、阳离子和结合的代谢产物转移到管腔内。被动重吸收可能发生在小管的近端或远端，这取决于尿的 pH。碱性尿有利于弱酸的排泄，而尿的酸化则有利于弱碱的排泄。吗啡代谢产物（吗啡-3-葡聚糖和吗啡-6-葡聚糖）在肾小球中被滤除，并通过 OAT（有机阴离子转运体）和 MRP 2（多药耐药相关蛋白 2）等转运体分泌到肾小管管腔内。丙磺舒是一种治疗痛风的药物，它提高某些药物，如青霉素的血浆药物浓度。丙磺舒可以通过抑制包括 OAT 和 MRP2 在内的多种转运体来减少多种药物（包括吗啡-3-葡聚糖和吗啡-6-葡聚糖）的肾小管分泌。

参考文献：Brunton LL，Chabner BA，Knollman BC. Goodman and Gilman's The Pharmacological *Basis of Therapeutics*. 12th ed. New York，NY：McGraw Hill；2011.
Van Crugten JT，Sallustio BC，Nation RL，et al. *Renal tubular transport of morphine，morphine - 6 - glucuronide，and morphine - 3 - glucuronide in the isolated perfused rat kidney. Drug Metab Dispos Biol Fate Chem*. 1991；19：1087 - 1092.

14. 在近曲小管中，水和其他溶质再吸收的主要驱动力是由以下哪种电解质引起的？

(A) Na^+

（B）K^+

（C）Cl^-

（D）Ca^{2+}

（E）HCO_3^-

近曲小管（PCT）重吸收钠的关键作用是

产生转运水和其他溶质的驱动力。PCT 的上皮细胞通过 Na‑K‑ATP 酶主动地将钠挤压到间质中。这为 Na^+ 从管腔进入上皮细胞的被动运动设置了一个梯度。为了维持电中性，Na^+ 进入上皮细胞需要相应的阴离子运动。溶质运动进入上皮细胞也会导致水的渗透运动。大多数钾离子在 PCT 和髓袢的升支粗段被重新吸收。远端肾单位可以根据身体的需要重新吸收或分泌钾。钙主要在 PCT 中被再吸收，也在髓袢的升支粗段和远曲小管中被再吸收。

参考文献：Eaton DC，Pooler J P. Vander's Renal Physiology. 8th ed. New York，NY：McGraw Hill；2013.

（刘兰　陈祥明译　王屹校）

第6章

静脉输液与输血治疗

1. 1例80 kg患者日常生理需要量是多少？
   - （A）2 400 mL
   - （B）2 640 mL
   - （C）2 880 mL
   - （D）3 000 mL
   - （E）4 800 mL

2. 输注浓缩红细胞需要避免使用下列哪种晶体液？
   - （A）0.9％生理盐水
   - （B）乳酸钠林格液
   - （C）勃脉力
   - （D）5％葡萄糖溶液
   - （E）5％葡萄糖溶液＋0.45％生理盐水

3. 葡萄糖是大脑、肾上腺髓质、红细胞、伤口的必要能量来源。糖尿病患者常需要输注葡萄糖来满足基础的能量需求，减少肌肉丢失和预防使用胰岛素导致的低血糖。为了满足基础的葡萄糖需要量，一例100 kg的成年患者，输注5％葡萄糖液体的最适量是？
   - （A）50 mL/h
   - （B）140 mL/h
   - （C）175 mL/h
   - （D）200 mL/h
   - （E）280 mL/h

4. 1例患者因手术安排的冲突需要延迟手术。这位成年患者体质量60 kg，血容量、电解质正常。术前需要禁食24～48 h，禁食期间，下列哪项医嘱对维持日常生理需要量最佳？
   - （A）100 mL/h 0.9％生理盐水
   - （B）100 mL/h 0.45％生理盐水＋20 mmol KCl/L
   - （C）100 mL/h 林格液
   - （D）100 mL/h 5％葡萄糖＋20 mmol KCl/L
   - （E）100 mL/h 5％葡萄糖＋0.45％生理盐水＋20 mmol KCl/L

5. 静脉输注胶体或晶体哪个更好一直存在争议。重症患者通常选择人工胶体（比如羟乙基淀粉）进行液体复苏。相对于平衡液（如乳酸林格液），下列哪一项是人工胶体的潜在益处？
   - （A）减少组织水肿
   - （B）降低死亡率
   - （C）减少过敏反应
   - （D）减少凝血病
   - （E）减少肾脏损伤

6. 下列哪一项是输注浓缩红细胞的最佳适应证
- （A）患者血红蛋白水平为 110 g/L，拟行大型整形手术
- （B）重症监护室中一例脓毒血症患者，血红蛋白水平为 82 g/L
- （C）一例急性出血的成年患者，血红蛋白水平为 50 g/L 但患者拒绝输血
- （D）患者术中大出血，目前血流动力学平稳，血红蛋白水平为 70 g/L，混合静脉血氧饱和度为 72%
- （E）患者术中大出血，目前血流动力学平稳，血红蛋白水平为 85 g/L，混合静脉血氧饱和度为 52%

7. 下列哪种情况最不适合输注新鲜冰冻血浆？
- （A）使用华法林的急诊手术患者，术前 INR 1.6
- （B）输注 1 U 浓缩红细胞后患者出现微血管出血，此时还没有获得 PT/PTT 的急诊检验结果
- （C）大量出血的患者已经输注了 1 L 的晶体液，目前需要扩容
- （D）已知患者缺乏的凝血因子类型，但不能获得特异性的补充剂
- （E）大量输血的创伤患者

8. 下列哪一项关于成分输血的储存和收集的观点是错误的？
- （A）血液收集袋中含有枸橼酸、腺嘌呤和磷酸盐。
- （B）冰冻红细胞可以储存≥10 年。
- （C）冷藏红细胞最长保质期为 42 d。
- （D）冰冻血浆可以保存长达 1 年后再被解冻使用。
- （E）血小板的储存温度为 1~6℃，最长 5 d。

9. 下列哪一项与红细胞的"储存损伤"有关？
- （A）红细胞可变形性增加
- （B）2,3-二磷酸甘油酸的增多
- （C）pH 上升
- （D）微循环血管收缩
- （E）氧合血红蛋白解离曲线右移

10. 以下哪一种规格的过滤器可以在输血时过滤掉大颗粒？
- （A）1 μm
- （B）40 μm
- （C）110 μm
- （D）170 μm
- （E）375 μm

11. 血液加温装置校准不当，将红细胞加热到了 45℃ 以上，将会导致
- （A）红细胞破裂溶血
- （B）红细胞黏附和早期凝结
- （C）氧合血红蛋白解离曲线左移
- （D）静脉输液管道的塑料聚合物污染血液
- （E）弥漫性血管内凝血（DIC）

12. 冷沉淀含有以下哪个凝血因子？
- （A）凝血因子Ⅱ
- （B）凝血因子Ⅶ
- （C）凝血因子Ⅷ
- （D）凝血因子Ⅸ
- （E）凝血因子Ⅹ

13. 以下关于白蛋白制品的描述错误的是
- （A）白蛋白制品浓度为 5% 或 25%。
- （B）白蛋白维持血浆中大部分的胶体渗透压。
- （C）加热白蛋白来灭活病毒。
- （D）大部分 5% 的白蛋白会存在于血管内。
- （E）鸡蛋过敏的患者不得输注白蛋白。

14. 从血库提血,测定血型和交叉配血的过程中哪一步最耗费时间?
    (A) 测定 ABO 血型
    (B) 测定 Rh(D)血型
    (C) 抗体筛查
    (D) 即刻自旋交叉配血
    (E) 计算机交叉配血

15. 以下关于术前自体血回收回输描述错误的是
    (A) 主动脉瓣狭窄是禁忌证
    (B) 失血量很可能超过 500～1 000 mL 以上的患者可以考虑行术前自体血储存。
    (C) 自体血回收回输比输注异体血费用高。
    (D) 通过自体血回输,患者可以避免输血相关的病毒感染。
    (E) 患者的自体血可以给别的患者输注。

16. 以下哪种情况最容易出现不相容反应?
    (A) O 型红细胞输注给 AB 型患者。
    (B) AB 型红细胞输注给 O 型患者。
    (C) AB 型血浆输注给 B 型患者。
    (D) B 型血浆输注给 O 型患者。
    (E) A 型血小板输注给 B 型患者。

17. 异体输血中重组血红蛋白氧载体的可能优势不包括
    (A) 血管内的半衰期更长
    (B) 保质期更长
    (C) 通用兼容性
    (D) 可能被耶和华见证人接受
    (E) 不限制使用

18. 非溶血性输血相关发热的特征不包括
    (A) 体温升高>1℃
    (B) 输注红细胞比输注血小板更容易发生
    (C) 身体僵直
    (D) 低血压
    (E) 发生的原因是捐献者白细胞释放的细胞因子

19. 1 例 56 岁女性患者,行开腹子宫切除术,因术中持续出血接受红细胞输注。5 min 之后,你发现患者出现皮疹,面部水肿,正压通气的峰压从 2.0 kPa(20 cmH$_2$O)上升到 3.4 kPa(35 cmH$_2$O),最有可能的原因是
    (A) 捐献者血浆中少量的 IgA
    (B) 红细胞中的枸橼酸
    (C) 白细胞的细胞因子
    (D) 裂解红细胞的游离血红蛋白
    (E) 用药错误

20. 一例患者在复苏室中接受新鲜冰冻血浆的输注,主诉胸部、颈部、脸部瘙痒、皮疹。停止输注后,以下哪项处置最恰当?
    (A) 0.3 mg 肾上腺素皮下注射。
    (B) 0.1 mg 肾上腺素静脉注射。
    (C) 苯海拉明 50 mg 静脉注射。
    (D) 氢化可的松 100 mg 静脉注射。
    (E) 地塞米松 8 mg 静脉注射。

21. 以下哪项临床特征与急性溶血性输血反应最相关?
    (A) 腰腹痛
    (B) 低血压
    (C) 恶心
    (D) 少尿
    (E) 发热

22. 以下哪项最好的描述了迟发型溶血反应的病因?
    (A) ABO 不相容
    (B) 未知抗原的回忆应答
    (C) 供体补体导致的受体细胞裂解
    (D) 输血时的病毒性疾病
    (E) 纤维蛋白链引起的 DIC

23. 异体输血最容易传播的传染源是

（A）HIV

（B）乙型肝炎病毒

（C）丙型肝炎病毒

（D）西尼罗河病毒

（E）人类嗜 T 淋巴细胞病毒

24. 下列哪种情况接受巨细胞病毒血清反应阴性血制品输注获益最小？

（A）巨细胞病毒血清反应阴性的孕妇

（B）子宫内输血

（C）巨细胞病毒血清反应阴性的同种异体骨髓移植受体

（D）HIV 感染患者

（E）丙型肝炎患者

25. 下列关于枸橼酸中毒的描述正确的是

（A）浓缩红细胞制剂中的枸橼酸是抗氧化剂。

（B）枸橼酸通常在肝脏中迅速代谢为碳酸氢钠。

（C）快速输注含有枸橼酸的血液制品可能引起高钙血症。

（D）QT 间期缩短。

（E）补钙可以预防枸橼酸中毒。

26. 输注浓缩红细胞后最不可能出现以下哪种电解质紊乱？

（A）低钠血症

（B）高钾血症

（C）低镁血症

（D）低钙血症

（E）低钾血症

27. 输注数单位的冷红细胞可能导致以下哪种并发症？

（A）冠状动脉痉挛

（B）溶血

（C）血红蛋白和氧气的亲和性降低

（D）稀释性血小板减少症

（E）DIC

28. 1 例患者发生缺氧和呼吸衰竭，输注了 2 U 新鲜冰冻血浆。3 h 后，双肺听诊布满湿啰音。行气管插管后胸片检查提示广泛的肺泡渗出。下列哪项最容易区分是发生了输血相关的急性肺损伤（TRALI）还是输血相关的循环超负荷（TACO）？

（A）血压

（B）听诊湿啰音

（C）胸部 X 线检查

（D）对利尿剂的反应

（E）TACO 只是一种更好的缩写表达方式

29. 输注没有去白细胞的血制品会导致以下哪项并发症？

（A）脑水肿

（B）术后感染

（C）增加发生肾同种异体移植排斥的概率

（D）过敏反应

（E）高钙血症

答案与解析：静脉输液与输血治疗

1. 一例 80 kg 患者每日的日常生理需要量是多少？

   (A) 2 400 mL

   (B) 2 640 mL

   (C) 2 880 mL

   (D) 3 000 mL

   (E) 4 800 mL

   4/2/1 原则：第 1 个 10 kg 按 4 mL/(kg·h) 补液；第 2 个 10 kg 按 2 mL/(kg·h) 补液；剩下的部分按 1 mL/(kg·h) 补液。每小时总的补液量＝40 mL＋20 mL＋60 mL＝120 mL。每天的生理需要量＝120 mL/h×24 h＝2 880 mL。

   参考文献：Miller RD. Miller's Anesthesia. 8th ed. Philadephia, PA：Elsevier；2015.

2. 输注浓缩红细胞需要避免使用下列哪种晶体液？

   (A) 0.9％生理盐水

   (B) 乳酸钠林格液

   (C) 勃脉力

   (D) 5％葡萄糖溶液

   (E) 5％葡萄糖溶液＋0.45％生理盐水

   乳酸钠林格液含有 130 mmol/L 钠、4 mmol/L 钾、3 mmol/L 钙和 109 mmol/L 氯。理论上乳酸钠林格液中的钙离子会结合枸橼酸类抗凝物质进而形成沉淀，建议输注含枸橼酸血制品时避免使用乳酸钠林格液。（然而，有许多研究与这个建议相左，认为快速输注浓缩红细胞时使用乳酸钠林格液是安全的。）生理盐水、勃脉力和 5％葡萄糖溶液内不含有钙离子。此外还有一个普遍的建议是高钾的患者不要输注含有钾离子的晶体液（乳酸钠林格液或勃脉力）。这个建议没有顾及生理盐水的输入总量问题。如果输注大量的生理盐水（＞20 mL/kg），患者存在高氯性代谢性酸中毒的风险，酸中毒可导致高钾血症（除非输入的是无钾的生理盐水）。考虑到这一点，大量的液体复苏仍建议使用等张的、平衡晶体液（如乳酸钠林格液或勃脉力）。

   参考文献：Miller RD. Miller's Anesthesia. 8th ed. Philadelphia, PA：Elsevier；2015.
   Levac B, Parlow JL, van Vlymen J, et al. Ringer's lactate is compatible with saline-adenine-glucose-mannitol preserved packed red blood cells for rapid transfusion. Can J Anaesth. 2010；57(12)：1071‑1077.
   O'Malley CM, Frumento RJ, Hardy MA, et al. A randomized, double0-blind comparison of lactated Ringer's solution and 0.9％ NaCl during renal transplantation. Anesth Analg. 2005；100(5)：1518‑1524.

3. 葡萄糖是大脑、肾上腺髓质、红细胞、伤口的必要能量来源。糖尿病患者常需要输注葡萄糖来满足基础的能量需求，减少肌肉丢失和预防使用胰岛素导致的低血糖。为了满足基础的葡萄糖需要量，一例 100 kg 的成年患者，输注 5％葡萄糖液体的最适量是？

   (A) 50 mL/h

   (B) 140 mL/h

   (C) 175 mL/h

   (D) 200 mL/h

   (E) 280 mL/h

   成人的最低葡萄糖需要量大约为 2 mg/

（kg·min）。（一个重要的学术解释：葡萄糖指右旋葡萄糖。5%的葡萄糖溶液是葡萄糖溶解于水的形式，即葡萄糖-水合物。5%的葡萄糖溶液提供 14.3 kJ/g 的能量，而直接食用葡萄糖能提供 16.7 kJ/g 的能量，略有差别。这意味着相对于口服葡萄糖，需要增加 17%的 5%葡萄糖溶液才能提供一样多的能量。）

对于一例 100 kg 的患者，日常生理需要量＝[2 mg/(kg·min)×100 kg×60 min/h]/1 000 mg/g＝12 g/h。1 L 的 5%葡萄糖液含有 50 g 葡萄糖。因此，这例患者需要输注 5%葡萄糖液为 280 mL/h＝[12 g/(h·50 g·L)]×1 000 mL/L×117%。

需要注意的是：手术或重症患者通常会出现胰岛素抵抗，肌肉摄取葡萄糖受损。因此，需要计算葡萄糖的基础需要量，这是葡萄糖输液和严密监测血糖的基础。对于其他健康的成人，围手术期不常规输注含有葡萄糖的液体。

婴幼儿的葡萄糖需要量很不同，建议早产儿和足月儿为 5~15 mg/(kg·min)，1~3 岁儿童为 5~12 mg/(kg·min)。术前合理禁食禁饮的儿童发生术中低血糖的风险小（麻醉前 2 h 禁饮清液体）。不再推荐对小儿术前常规输注含有葡萄糖的液体，除非是低血糖高风险的小儿（早产、新生儿、肠外营养和术前需要延长禁食时间的患儿等）。研究发现为了预防低血糖，与 5%葡萄糖溶液相比，输注低葡萄糖浓度（葡萄糖含量为 1%或 2%）的乳酸钠林格液不会发生高血糖。

参考文献：Miller RD. Miller's Anesthesia. 8th ed. Philadelphia, PA: Elsevier; 2015.
Paut O, Lacroix F. Recent developments in the preoperative fluid management for paediatric patient, Current Opinion in Anaesthesiology. 2006; 19: 286 - 277.
Sumpelmann R, Mader T, Eich C, et al. A novel isotonic-balanced electrolyte solution with 1% glucose for intraoperative fluid therapy in children: Results of a prospective multicentre observational post-authorization safety study (PASS), Pediatric Anesthesia. 2010; 20: 977 - 981.
Cox JH, Melbardis IM. Patenteral Nutrition. In: Samour PQ, King K, eds. Handbook of Pediatric Nutrition. 3rd ed. Burlington, MA: Jones and Barrlett; 2005: 533.

4. 一例患者因手术安排的冲突需要延迟手术。这位成年患者体质量 60 kg，血容量、电解质正常。术前禁食了 24~48 h，禁食期间，下列哪项医嘱对维持日常生理需要量最佳？
   (A) 100 mL/h 0.9%生理盐水
   (B) 100 mL/h 0.45%生理盐水＋20 mmol KCl/L
   (C) 100 mL/h 林格液
   (D) 100 mL/h 5%葡萄糖＋20 mmol KCl/L

(E) 100 mL/h 5%葡萄糖＋0.45%生理盐水＋20 mmol KCl/L

对于一例 60 kg 的成年患者，术前禁食禁饮、电解质正常，为了维持正常的生理需要量，最佳的补液方案应该是 100 mL/h 的 5%葡萄糖＋0.45%氯化钠＋20 mmol/KCL/L。这样输液 24 h 能补充 2 400 mL 的液体，120 g 葡萄糖，48 mmol 的 K^+ 和 185 mmol 的 Na^+。

选项 B 缺少葡萄糖，而选项 A、C、D 输注的是生理盐水或林格液，会导致 Na^+ 过剩而 K^+ 不足。

需要注意的是：总体来说，为了补充液体不足、丢失或维持生理需要，术中需要输注等张晶体液（生理盐水或林格液）。因为诸多术中的原因，如手术应激、疼痛导致 ADH 分泌增加等，手术患者容易低钠。通常需要避免输注低张液体（如 5%葡萄糖溶液或 0.45%氯化钠溶液）来避免过多的水。

20 mmol/KCl/L 不能满足估测的每日钾的替换量。但是，静脉补充 KCl 刺激外周静脉，要限制输注浓度。如果液体或能量补充不足持续 1~2 周，需要考虑使用肠内或肠外营养。补充生理需要量的液体是液体管理和持续评估（体质量、生命体征、电解质）的基础。

以前用 4/2/1 原则进行补液,对于 1 例 60 kg 的患者,需要量为:

4×第 1 个 10 kg＝40 mL/kg

2×第 2 个 10 kg＝20 mL/kg

1×40 kg＝40 mL/kg

总的补液＝100 mL/h 或 2 400 mL/d

另外一种计算方法是:平均液体丢失量大约为 2 L/d:

- 尿量为 1 400 mL
- 汗液 100 mL
- 大便失水 100 mL
- 非显性丢失 700 mL

总量＝2 300 mL/d,这样一例 60 kg 的患者需要量约为 95 mL/h。

生理需要量的成分:钠＝1.5～2 mmol/(kg·d);钾＝1.0～1.5 mmol/(kg·d);葡萄糖＝～2 mg/(kg·min)。对于一个 60 kg 的患者,需要钠 90～120 mmol/d,钾 60～90 mmol/d,葡萄糖大约 7.2 g/h(173 g/d)。

常规使用的静脉输注晶体液含有以下成分:

(1) 0.9% 生理盐水＝Na^+ 154 mmol/L,K^+ 0 mmol/L,葡萄糖 0 mmol/L

(2) 0.45% 生理盐水＝Na^+ 77 mmol/L,K^+ 0 mmol/L,葡萄糖 0 mmol/L

(3) 乳酸钠林格液＝Na^+ 130 mmol/L,K^+ 4 mmol/L,葡萄糖 0 mmol/L

(4) 5% 葡萄糖＝Na^+ 0 mmol/L,K^+ 0 mmol/L,葡萄糖 50 mmol/L

(5) 5% 葡萄糖＋0.45% 生理盐水＝Na^+ 77 mmol/L,K^+ 0 mmol/L,葡萄糖 50 mmol/L

参考文献:Miller RD. Miller's Anesthesia. 8th ed. Philadelphia,PA:Elsevier;2015.
Sterns RH. Maintenance and replacement fluid therapy in adult. In:UpToDate, Forman JP(Ed),UpToDate, Waltham, MA.(2014 年 9 月 19 日获取)

5. 静脉输注胶体或晶体哪个更好一直存在争议。重症患者通常选择人工胶体(比如羟乙基淀粉)进行液体复苏。相对于平衡液(比如乳酸林格液),下列哪项是人工胶体的潜在益处?

(A) 减少组织水肿

(B) 降低死亡率

(C) 减少过敏反应

(D) 减少凝血病

(E) 减少肾脏损伤

如何选择最佳的液体类型进行围术期的液体替代治疗还存在巨大的争议。因为学术造假,人工胶体相关的诸多已发表的研究被召回,使得上述争端局面更加激烈。

相较于人工胶体,平衡晶体液明显地降低了过敏反应、凝血功能障碍(晶体液也会导致稀释性的凝血病)和肾功能不全的发生率。

Meta 分析显示没有强有力的证据支持某一类液体能降低死亡率。既然晶体液更便宜,很多作者质疑围术期常规使用胶体。

大部分的晶体液最终会进入到血管外,导致外周和组织水肿。相对于晶体液,使用胶体的潜在优势是需要的输注量较小,因为大部分的胶体液会在血管内,进而减少组织水肿。胶体能否改善组织微循环和氧合还存在争议。诸多的研究和动物实验并没有体现出胶体能改善微循环。

参考文献:Miller RD. Miller's Anesthesia. 8th ed. Philadelphia,PA:Elsevier;2015.
Reilly C,Retraction. Notice of formal retraction of articles by Dr. Joachim Boldt. Br J Anaesth. 2011;107(1):116 - 117.
The SAFE study Investigators,A Comparison of Albumin and Saline for Fluid Resuscitation in the Intensive Care Unit. N Engl J Med. 2004;350:2247 - 2256.
Guerci P,Tran N,Menu P,et al. Impact of fluid resuscitation with hypertonic-hydroxyethyl starch versus lactated ringer on hemorheology and microcirculation in hemorrhagic shock. Clin Hemorheol Microcirc. 2014;56(4):301 - 317.

6. 下列哪项是输注浓缩红细胞的最佳适应证？

(A) 患者血红蛋白水平为 110 g/L，拟行大型整形手术

(B) 重症监护室中一例脓毒血症患者，血红蛋白水平为 82 g/L

(C) 1 例急性出血的成年患者，血红蛋白水平为 50 g/L，但患者拒绝输血

(D) 患者术中大出血，目前血流动力学平稳，血红蛋白水平为 70 g/L，混合静脉血氧饱和度为 72%

(E) 患者术中大出血，目前血流动力学平稳，血红蛋白水平为 85 g/L，混合静脉血氧饱和度为 52%

传统教材认为患者要根据"10/30"原则输注红细胞（血红蛋白水平低于 100 g/L 或红细胞比容低于 30% 启动输血）。但是，大量的研究证实了不必要输血的不良反应，比如输血传播感染性疾病，所以需要基于循证的、更加严格的输血指征。输红细胞只有一个适应证就是提高细胞的氧输送。以下公式可以估测：

$$输氧量（DO_2）=心排血量×动脉血氧含量$$

即，

$$输氧量=[HR×每搏量]×[(1.34×Hb× SaO_2)+0.003×PaO_2]$$

HR 指心率，Hb 指血红蛋白水平。每搏量受前负荷、后负荷和心肌收缩力的影响。因此，为了增加输送到组织的氧，可以通过以下方式实现：

(1) 增加心率。

(2) 优化前负荷（可能需要利尿剂或扩血管药物）。

(3) 优化后负荷（通常需要降低后负荷）。

(4) 增加心肌收缩力。

(5) 增加吸入氧浓度，优化通气策略（如 PEEP）来提高 SaO_2 和 PaO_2。

(6) 输注红细胞。

健康患者一旦出血，机体会通过自身调节增加心排血量。ASA 已经发布了输血治疗的操作指南，表明血红蛋白水平 >100 g/L 时很少需要输血，<60 g/L 时有输血指征。输血指征不是严格不变的，还要考虑到很多的其他因素，包括出血的速度、血流动力学因素和医疗机构送血的速度。

很多的麻醉医师将血红蛋白水平达到 60～100 g/L 作为输血的目标值，但是如果有并发症如冠状动脉粥样硬化性心脏病、肺部疾病和代谢需要量增加的状态（如脓毒血症、发烧）等，可以放宽输血指征。相对于依赖经验主义的量化的输血指征不如参考输氧不足的临床表现，比如尿量下降、神志改变、缺血的心电图表现和（或）血流动力学不平稳。混合静脉血氧饱和度也需要被考虑在内。正常的混合静脉血氧饱和度（60%～80%）表明氧的输送和交换正常；但是，当混合静脉血氧饱和度开始下降，说明至少出现了下述状态的其中一种：心排血量下降（包括绝对下降或相对不足），SaO_2 下降或血红蛋白水平低。

危重患者（不包括急性冠状动脉综合征）接受限制性的输血指征（70 g/L）比宽松的输血指征（90 g/L）更好。对拒绝输血的患者输注血制品是违背伦理的并会被批判。可以选择其他替代方式来最大化的保证输氧。

参考文献： Longnecker DE, Brown DL, Newman MF, Zapol WM. Anesthesiology. 2nd ed. New York, NY: McGraw Hill; 2012.

7. 下列哪种情况最不适合输注新鲜冰冻血浆？

(A) 使用华法林的急诊手术患者，术前 INR 1.6

(B) 输注 1 U 浓缩红细胞后患者出现微血管出血，此时还没有获得 PT/PTT 的急诊检验结果

(C) 大量出血的患者已经输注了 1 L 的晶体液，目前仍需要扩容

(D) 已知患者缺乏的凝血因子类型，但不能获得特异性的补充剂

(E) 大量输血的创伤患者

根据 ASA 关于成分输血的指南,输注血浆仅限于以下情况:

(1) 紧急逆转华法林。

(2) 纠正大量的微血管出血合并凝血指标延长(PT/PTT/INR)。

(3) 纠正大量的微血管出血合并大量输注红细胞(>1 倍的血容量)且不能及时获得 PT/PTT/INR 的数值。

(4) 纠正已知缺乏的凝血因子类型但不能获得相应的补充制剂。

(5) 肝素治疗的患者出现肝素抵抗。

其他的指征包括严重的肝病、肝移植、血栓性血小板减少性紫癜、溶血性尿毒症综合征和 HELLP 综合征。血浆不能作为增加血容量的一种手段进行常规输注。在这种情况下,首先输注生理平衡液或合成的胶体液。除非是创伤救治中,可以早期经验性地输注大比例的血浆/红细胞(1∶1 或 1∶2),而不是在输注红细胞后输注晶体液。诸多的研究发现这样能减少总的出血量、输注量和死亡率。

血浆的量通常是经验性判断,没有一个明确的目标值。输注 10~15 mL/kg 的血浆才能使血浆中凝血因子浓度达到最低限制 30%。逆转华法林的抗凝作用,需要 5~8 mL/kg 的小剂量的血浆。

参考文献：Longnecker DE, Brown DL, Newman MF, Zapol WM. Anesthesiology. 2nd ed. New York, NY：McGraw Hill；2012.

8. 下列哪项关于成分输血的储存和收集的观点是错误的?

(A) 血液收集袋中含有枸橼酸、腺嘌呤和磷酸盐。

(B) 冰冻红细胞可以储存≥10 年。

(C) 冷藏红细胞最长保质期为 42 d。

(D) 冰冻血浆可以保存长达 1 年后再被解冻使用。

(E) 血小板的储存温度为 1~6℃,最长 5 d。

全血收集在含有枸橼酸-磷酸盐-葡萄糖-腺嘌呤 1(CPDA - 1)的储存袋中。枸橼酸是抗凝剂,磷酸盐是缓冲剂,葡萄糖是红细胞能量来源,腺嘌呤使得红细胞能再合成 ATP,从而延长红细胞的保质期达到 21~35 d(冷藏储存)。冷藏状态下,浓缩红细胞中加入 100 mL 的含有葡萄糖-腺嘌呤(NutriCell 或 AS - 3)或葡萄糖-腺嘌呤-甘露醇(Adsol 或 AS - 1)的营养液,可以将保质期延长至 42 d。悬浮在甘油溶液中的冰冻红细胞可以储存超过 10 年。一旦解冻,必须在 24 h 内使用。相似的,血浆可以储存长达 1 年。

在美国,使用"柔软旋转法"分离全血,将红细胞和富血小板血浆分开,这是经典的制备血小板的方法。再将血浆进行"坚硬旋转法"来浓缩血小板。4~6 个单位的血小板混合到一位捐献者的血浆形成一个成人剂量("血小板包")。在欧洲,制备方法有一个小小的区别,使用"白膜层"法,最终的产物是一样的。以上方式的成品都是集中捐助产品。分离血小板不同,它使用特殊的分离离心装置采集单一捐献者,将血小板成分从全血中分离出来,并用同一静脉置管将血浆、红细胞、白细胞回输给捐献者。血小板必须在室温下保存,持续震荡,保存时间不超过 5 d(有些机构是 7 d,它们会检测细菌污染)。低温环境下血小板会退化,致使它们失活。

参考文献：Longnecker DE, Brown DL, Newman MF, Zapol WM. Anesthesiology. 2nd ed. New York, NY：McGraw Hill；2012.

9. 下列哪一项与红细胞的"储存损伤"有关?

(A) 红细胞可变形性增加

(B) 2,3 -二磷酸甘油酸的增多

(C) pH 上升

(D) 微循环血管收缩

(E) 氧合血红蛋白解离曲线右移

储存红细胞中的 ATP 水平呈现时间相关

性下降,对细胞程序(如红细胞细胞膜的稳定性、氧化应激防御机制和葡萄糖转运)有害,导致细胞脆性增加、可变形性下降,最终引起细胞破裂,游离血红蛋白增加,红细胞无法"折叠"通过微小通道引起毛细血管阻塞。

储存红细胞最显著的改变是 2,3 - DPG 的下降,它是血红蛋白的变构调节剂,在组织层面氧气释放中发挥重要的作用。2,3 - DPG 的下降非常快,2 周后就检测不到了。2,3 - DPG 的下降导致氧合解离曲线左移(尽管氢离子增加、CO_2 增加和 pH 下降)。这持续到输血后 6 ～ 72 h,因此即使供体红细胞已经运输到受体的组织中,氧气反而更少地被释放成为既定组织的 PO_2。临床意义尚不明确。

当血红蛋白遭遇到组织缺氧,会释放血管扩张剂 S-亚硝基硫醇(SNO)。SNO 产生于氧化亚氮不结合血红蛋白时。SNO 根据血红蛋白的不饱和度程度释放,从而匹配局部组织灌注和氧的输送来满足代谢需要。在储存的最初几个小时,SNO 基本没有活性,并且这一储存损伤产生的物质最终改变微循环的氧运输,特别是针对"高危"组织。

参考文献：Longnecker DE, Brown DL, Newman MF, Zapol WM. *Anesthesiology*. 2nd ed. New York, NY: McGraw Hill; 2012.

10. 以下哪一种规格的过滤器可以在输血时过滤掉大颗粒?

　　(A) 1 μm

　　(B) 40 μm

　　(C) 110 μm

　　(D) 170 μm

　　(E) 375 μm

　　　标准输血器含有 170 μm 滤器来过滤大的血凝块和沉淀,同时又能保证有效的输注速度。大多数这个规格的标准输血器过滤 2～4 个单位血后需要更换。此外,使用时间达 12 h 或输注速度过慢都需要更换。大多数快速输液装置

带有输血器(如 1 级),同样含有 170 μm 的过滤器。

更小的 20～40 μm 的微孔过滤器用来过滤纤维蛋白、白细胞和红细胞;但是目前常规使用的证据不足。或许它们可以被用于快速、大量输血,但它们也会减慢输血的速度(特别是这些滤器可能被杂质堵塞)并需要频繁更换。

参考文献：Longnecker DE, Brown DL, Newman MF, Zapol WM. *Anesthesiology*. 2nd ed. New York, NY: McGraw Hill; 2012.

11. 血液加温装置校准不当,将红细胞加热到了 45℃ 以上,将会导致

　　(A) 红细胞破裂溶血

　　(B) 红细胞黏附和早期凝结

　　(C) 氧合血红蛋白解离曲线左移

　　(D) 静脉输液管道的塑料聚合物污染血液

　　(E) 弥漫性血管内凝血(DIC)

　　　一定要精确校准输血的加热装置。血制品太冷(低于体温)会很快导致患者低体温。输注较冷的血制品后,要先关注其可能导致的室性心律失常,再来给输血器加温。反之,红细胞过热(＞45℃)会导致热变性(出芽和裂解),最终导致溶血。需要日常检查和校准输血加温仪。不能使用其他方法给血制品加温,比如微波炉。

参考文献：Longnecker DE, Brown DL, Newman MF, Zapol WM. *Anesthesiology*. 2nd ed. New York, NY: McGraw Hill; 2012.

12. 冷沉淀含有以下哪个凝血因子?

　　(A) 凝血因子Ⅱ

　　(B) 凝血因子Ⅶ

　　(C) 凝血因子Ⅷ

　　(D) 凝血因子Ⅸ

　　(E) 凝血因子Ⅹ

　　　冷沉淀是在 1～6℃ 之间解冻新鲜冰冻血浆获得的沉淀物。新鲜冰冻血浆可以来源于一次全血采集或单采,离心后,将不溶性沉淀重新冷冻,可以获得冷沉淀 10～20 mL。

冷沉淀含有新鲜冰冻血浆中大部分的Ⅷ因子、纤维蛋白原、ⅩⅢ 因子、VWF 和纤连蛋白。纤维蛋白原是最重要的凝血因子,一袋含有 1.5~2.5 g/L。1 例 70 kg 的患者输注 1 袋冷沉淀能提高纤维蛋白原 4.5 g/L。冷沉淀适用于低纤维蛋白原(<1 g/L)导致的微血管或大量出血;或者大出血时,临床怀疑低纤维蛋白原,但是情况紧急不能等待实验室检查回报纤维蛋白原水平。在没有特异的凝血因子制剂或(和)没有去氨加压素或无效的情况下,冷沉淀也用来治疗正在出血的血管性假性血友病或血友病 A。

参考文献: Longnecker DE, Brown DL, Newman MF, Zapol WM. *Anesthesiology*. 2nd ed. New York, NY: McGraw Hill; 2012.

13. 以下关于白蛋白制品的描述错误的是

(A) 白蛋白制品浓度为 5% 或 25%。

(B) 白蛋白维持血浆中大部分的胶体渗透压。

(C) 加热白蛋白来灭活病毒。

(D) 大部分 5% 的白蛋白会存在于血管内。

(E) 鸡蛋过敏的患者不得输注白蛋白。

白蛋白由肝脏合成,大量存在于血管内或间质中。白蛋白是血液中主要的转运蛋白和最主要的维持血液胶体渗透压的成分(>75%)。

白蛋白是血管内胶体液,用等张生理盐水稀释人血白蛋白制备而成。常见的有 2 种浓度规格,一种是等张的 5%,另一种是高张的 25% 溶液。5% 制剂可用于低血容量和失血时扩张血容量。25% 制剂仅用于低蛋白血症时将液体从小间隙转移到血管中。2 种制剂都是 60℃ 下加温 10 h 来减少病毒传播。

绝大多数 5% 白蛋白会存在于血管内,扩张血容量的程度与输注量相关。扩张相同的血容量,所需要的 5% 白蛋白量是所需晶体量的 25%~30%。这使得白蛋白成为一种很好的扩容剂,另外,白蛋白也很少会进入到间隙内或细胞间内。

白蛋白的过敏率很低(0.1%),相对人工胶体而言并不常见。鸡蛋过敏不是白蛋白的禁忌证,因为鸡蛋的主要蛋白质——卵清蛋白(kd)结构上完全不同于人体白蛋白。

参考文献: Longnecker DE, Brown DL, Newman MF, Zapol WM. *Anesthesiology*. 2nd ed. New York, NY: McGraw Hill; 2012.

14. 从血库提血,测定血型和交叉配血的过程中哪步最耗费时间?

(A) 测定 ABO 血型

(B) 测定 Rh(D)血型

(C) 抗体筛查

(D) 即刻自旋交叉配血

(E) 计算机交叉配血

输血前的血液相容性测试包括若干项目。第 1 步称为"血型和筛查"。

表 6-1　血型检测、筛查步骤和所需时间

检　测	时间(min)	信　　息
ABO 血型	5	受体红细胞检测 A、B 抗原
Rh(D)血型	5	受体红细胞检测 D 抗原
抗体筛查	45	筛查既往输血或怀孕导致的红细胞同种异体抗体(使用间接 Coombs 试验或凝胶柱凝集)

尽管患者的输血概率较小(<10%),术前或住院后医师也还是会下医嘱测血型和进行抗体筛查。大多数小手术不需要检测血型和进行抗体筛查。对于计划输血或输血大概率(>10%)的操作,需要血清交叉配型。假设抗体筛查阴性,以下 2 项可以快速完成:

(1) **直接旋转试验(耗时 5 min):** 这一检测需要混合供体的红细胞和受体的血浆。仅用来证实 ABO 相容性。

(2) **计算机交叉试验(耗时 2 min):** 计算机根据 ABO 血型挑选出恰当的血制品。

但是,如果初次抗体筛查试验是阳性的,必须要进行**抗体交叉匹配**,包括使用受体血浆以

及 IgG 抗体培育捐献者红细胞。因为对于初次抗体筛查试验阳性的患者,需要进行抗体交叉匹配,以发现能与之兼容的不含相应抗体的供体红细胞,以备手术需要。

参考文献: Longnecker DE, Brown DL, Newman MF, Zapol WM. Anesthesiology. 2nd ed. New York, NY: McGraw Hill; 2012.

15. 以下关于术前自体血回收回输描述错误的是

(A) 主动脉瓣狭窄是禁忌证。

(B) 失血量很可能超过 500～1 000 mL 以上的患者可以考虑行术前自体血储存。

(C) 术前自体血液回输比输注异体血费用高。

(D) 通过自体血回输,患者可以避免输血相关的病毒感染。

(E) 患者的自体血可以给别的患者输注。

自体血回输在 19 世纪 80 至 90 年代十分流行,因为那个时期对同种异体输血引发的传染性疾病十分关注。这些年有所下降,原因有很多,包括费用、更好的术中血液回收装置以及缺乏证据支持。很多研究显示自体血回收回输导致了术前贫血,并增加了回输的风险。

拟行自体献血的患者必须全身情况良好,能够耐受采血期间的铁治疗以及经历 500～1 000 mL 甚至更大量失血的可能。禁忌证与急性贫血相关,包括缺血性心脏病、心力衰竭、主动脉瓣狭窄、室性心律失常、脑血管病和控制不佳的高血压。

自体献血(70～4 000 美元/单位)比输异体血费用高很多。增加收费的项目包括额外增加的时间、对自体献血者或患者的照护、增加的办事人员、特殊设备(额外的实验室,特殊储藏设备等)以及大量的自体血液浪费(大约 50% 没有被使用)。

自体献血设计为一旦出现自体不使用,可以用于"互助",因此需要时可以被血库使用。即使是输给自体,这些血制品必须与同种异体献血一样,接受感染检测。自体献血声称的优

势之一是减少感染的风险,但这种风险并没有完全消除,因为还存在医务人员错误输血导致患者接受同种异体输血。

参考文献: Hillyer CD, Silberstein LE, Ness PM, Anderson KC, Roback JD. Blood Banking and Transfusion Medicine: Basic Principles and Practice. 2nd ed. Philadelphia, PA: Churchill Livingstone; 2007.

16. 以下哪种情况最容易出现不相容反应?

(A) O 型红细胞输注给 AB 型患者。

(B) AB 型红细胞输注给 O 型患者。

(C) AB 型血浆输注给 B 型患者。

(D) B 型血浆输注给 O 型患者。

(E) A 型血小板输注给 B 型患者。

ABO 血型是所有红细胞抗原中最重要的。根据 A、B 抗原的不同,一共有 4 种不同的血型(见表 6 - 2)。通常,对抗抗原的抗体不出现。例如,B 型血患者有抗 A 抗体,对抗来自 A 型或 AB 型献血者的红细胞。

表 6 - 2　血型和相容性

血型	红细胞表达	血浆中含有
O	A 和 B 抗原都没有	抗 A、抗 B 抗体
A	A 抗原	抗 B 抗体
B	B 抗原	抗 A 抗体
AB	A、B 抗原都有	A、B 抗体都没有

输血管理中的几条原则:

(1) 输注红细胞要与 ABO 和 Rh 血型相符。紧急情况下,可以输注 O 型 Rh 阴性红细胞直至测出血型。因为 O 型红细胞没有抗原,所以这类人群认为是万能血型,他们献的红细胞可以用于任何血型的患者。AB 血型患者血浆中缺少抗 A 和抗 B 抗体,因此可以接受任何 ABO 血型的血制品,也被称为万能受血者。

(2) 输注血浆和冷沉淀也要与受体红细胞血型相符。输注血浆分离制品无须进行 ABO 和 Rh 血型之外的检测(如抗体筛查和交叉试验)。AB 型血浆不含有抗体,因此被认为是万

能供体。

（3）理想状态下，血小板输注也应该 ABO 血型相符。但是，因为供应问题，通常不能实现，可能会输注 ABO 血型不同的血小板。输注血小板时，无须 ABO 和 Rh 血型以外的其他检测（如抗体筛查和交叉试验）。

参考文献： Hillyer CD, Silberstein LE, Ness PM, Anderson KC, Roback JD. Blood Banking and Transfusion Medicine：Basic Principles and Practice. 2nd ed. Philadelphia, PA：Churchill Livingstone；2007.

17. 异体输血中重组血红蛋白氧载体的可能优势**不包括**

(A) 血管内的半衰期更长

(B) 保质期更长

(C) 通用兼容性

(D) 可能被耶和华见证人接受

(E) 不限制使用

血红蛋白氧载体的目标是不依赖通过传统的同种异体输血来提供氧气输送的一种手段。有诸多类型，包括游离的非细胞人类或牛血红蛋白、聚合血红蛋白、脂质体包裹血红蛋白和重组血红蛋白。但是，美国最近还没有血红蛋白氧载体被应用（大多数其他国家也不行），主要是因为缺乏动物实验的有效性，同时也担心氧化亚氮清除相关的毒性、血管收缩、缺氧组织的氧输送下降以及全身或肺部高压。尽管如此，因为一系列理论上的优势，相关的研究还在继续。

优势之一是更长的半衰期，因为这些物质不含有存活的、会呼吸的细胞。其次，这些重组的血红蛋白由细菌产生，不存在哺乳动物传染性疾病的风险，而且理论上来说供应量可以很大。重组血红蛋白缺少细胞膜和细胞膜相关的抗原，因此没有相容性的限制，任何血型的受体都可以被输注这些产品。现代的重组血红蛋白分子有氧亲和力这一点很有用，即使这种能力与 HbA（非细胞血红蛋白的 P50＝18 mmHg）

不同。但是，这些分子在血浆中存在时间相对短，在血管内的半衰期＜1 d。很多的耶和华见证人愿意接受这些溶液（尽管可能无效），因为它们不是人血制品。

参考文献： Hillyer CD, Silberstein LE, Ness PM, Anderson KC, Roback JD. Blood Banking and Transfusion Medicine：Basic Principles and Practice. 2nd ed. Philadelphia, PA：Churchill Livingstone；2007.

18. 非溶血性输血相关发热的特征**不包括**

(A) 体温升高＞1℃

(B) 输注红细胞比输注血小板更容易发生

(C) 身体僵直

(D) 低血压

(E) 发生的原因是捐献者白细胞释放的细胞因子

非溶血性输血发热反应定义为输血中或输血后短时间内发热（＞1℃），合并有发冷、寒战，偶有低血压，为自限性。发热是典型表现，但常常不会表现出来，特别是当患者服用了退热药如对乙酰氨基酚。

非溶血性输血发热反应的原因是受体抗体和供体细胞表面的抗原发生了反应，通常是白细胞。基于这个原因，输注血小板（大约是 1∶10）比输注红细胞（1∶300）更容易发生，因为血小板制品通常被白细胞污染。这一反应释放促炎症细胞因子导致发热、寒战和低血压。使用减白细胞滤器并不能像预期那样减少非溶血性输血发热反应的发生，因为这些滤器并不能阻止前期释放的细胞因子。

非溶血性输血发热反应的管理重点是排除其他输血反应（特别是急性溶血性输血反应），随后是使用对乙酰氨基酚对发热的对症治疗。如果寒战剧烈并且没有禁忌证，哌替啶 25～50 mg 是有效的。

参考文献： Longnecker DE, Brown DL, Newman MF, Zapol WM. Anesthesiology. 2nd ed. New York，NY：McGraw Hill；2012.

19. 1例56岁女性患者,行开腹子宫切除术,因术中持续出血接受红细胞输注。5 min之后,你发现患者出现皮疹,面部水肿,正压通气的峰压从20上升到35 cmH$_2$O,最有可能的原因是

(A) 捐献者血浆中少量的 IgA

(B) 红细胞中的枸橼酸

(C) 白细胞的细胞因子

(D) 裂解红细胞的游离血红蛋白

(E) 用药错误

　　输血相关的过敏反应很少发生,报道的发生率是 1∶20 000～1∶50 000。通常出现在输血开始后 1～45 min。

　　输血相关的过敏反应原因有很多。一个最常被提及的原因是给选择性 IgA 缺乏的患者(这类患者有抗 IgA 抗体)输注的血浆中含有 IgA。IgA 缺乏症并不是不常见(1∶300～1∶500)。其他的原因还包括受体缺乏结合珠蛋白并含有抗结合珠蛋白抗体,以及食物过敏例如坚果供体的血输注给敏感型受体。如果患者已知是 IgA 缺乏且需要输血,只能输注洗涤红细胞。同理,如果需要输注血浆,可以特殊指定使用 IgA 缺乏供体捐献的不含 IgA 的血浆。

参考文献: Longnecker DE, Brown DL, Newman MF, Zapol WM. Anesthesiology. 2nd ed. New York, NY: McGraw Hill; 2012.

20. 1例患者在复苏室中接受新鲜冰冻血浆的输注,主诉胸部、颈部、脸部瘙痒、皮疹。停止输注后,以下哪项处置最恰当?

(A) 0.3 mg 肾上腺素皮下注射。

(B) 0.1 mg 肾上腺素静脉注射。

(C) 苯海拉明 50 mg 静脉注射。

(D) 氢化可的松 100 mg 静脉注射。

(E) 地塞米松 8 mg 静脉注射。

　　输血相关的荨麻疹反应发生率很低,原因是供体血浆成分中的可溶性过敏原与已存在的 IgE 受体抗体发生反应。肥大细胞和嗜碱粒细胞脱颗粒产物,和组胺以及其他血管活性递质导致荨麻疹。其他症状还包括支气管反应(咳嗽、哮鸣音)、腹部绞痛、腹泻、恶心和呕吐。这些反应相对常见,特别是输注含有血浆的血制品时(1∶100 输注时)。

　　即刻处理包括停止输血,苯海拉明 25～50 mg。如果荨麻疹马上消失并且没有出现其他严重的临床表现,如低血压、呼吸困难或喉头水肿,可以继续输血。准备肾上腺素和糖皮质激素来应对过敏和类过敏反应。没有证据表明抗组胺药物和激素的提前用药对这些反应有效。

参考文献: Longnecker DE, Brown DL, Newman MF, Zapol WM. Anesthesiology. 2nd ed. New York, NY: McGraw Hill; 2012.

21. 以下哪项临床特征与急性溶血性输血反应最相关?

(A) 腰腹痛

(B) 低血压

(C) 恶心

(D) 少尿

(E) 发热

　　急性溶血性输血反应是一种医学急症,通常是由于输血过程中医务人员出错或流程错误导致的 ABO 血型不相容导致的。半数的错误是由于将正确的血制品输给了错误的患者。其他错误包括标本采集错误或实验室样本测试错误。受体血清中的抗 A 和抗 B 抗体与供体红细胞上携带的抗原结合,形成补体,溶解捐献者红细胞,释放出游离血红蛋白。

　　不是所有的急性溶血性输血反应都是因为 ABO 血型不符。非 ABO 血型不相容的原因包括既往输血产生的同种抗体而抗体筛查试验未检出,或者同种异体免疫患者紧急情况下没有进行交叉配血就进行输血。

　　最常见的症状是发热、寒战和血红蛋白尿。其他症状还包括侧腹或腹部疼痛、低血压、恶心、呕吐、渗出、DIC 和肾功能衰竭。发热可能

是急性溶血性输血反应的唯一症状。

首要的处理应该包括：

（1）停止输血（保留血袋，可能需要重新做交叉配血）。

（2）支持治疗（气道、呼吸、循环）。

（3）开始输注生理盐水有助于利尿并且有助于预防或处理低血压。避免使用乳酸钠格林液，因为钙离子可能与输液管路中存留的血液成分结合。

（4）处理 DIC 和出血。

（5）检查是否有人为差错（检查患者与血制品的一致性）。

（6）通知血库（鉴定是否有操作错误的血带，并意识到住院的另一患者也存在输血错误的风险）。

（7）从输血肢体以外的其他肢体采血测直接抗体、血浆游离血红蛋白，重新再测血型和交叉配型。

参考文献：Longnecker DE，Brown DL，Newman MF，Zapol WM. *Anesthesiology*. 2nd ed. New York，NY：McGraw Hill；2012.

22. 以下哪项最好地描述了迟发型溶血反应的病因？
（A）ABO 不相容
(B)　未知抗原的回忆应答
（C）供体补体导致的受体细胞裂解
（D）输血时的病毒性疾病
（E）纤维蛋白链引起的 DIC

迟发性溶血反应是因为受血者既往输血产生了抗体（或者怀孕期间暴露于同种异体抗原），并且在接下来的输血中再次暴露于这些抗原。这些同种异型抗原的浓度低于常规抗体筛查可以测出的浓度（这也强调了兼容性试验并不是安全的保障），但是再次输血会产生抗体记忆产物导致溶血。通常输血和出现临床症状之间存在 2 d 至 2 周的延迟。溶血症状一般比急性溶血反应缓慢且不如急性溶血反应严重，但也可以表现为快速而且威胁生命。溶血性贫血

是主要的临床症状，合并低血红蛋白、高胆红素、网状细胞增多和直接抗球蛋白试验阳性。

参考文献：Longnecker DE，Brown DL，Newman MF，Zapol WM. *Anesthesiology*. 2nd ed. New York，NY：McGraw Hill；2012.

23. 异体输血最容易传播的传染源是
（A）HIV
(B)　乙型肝炎病毒
（C）丙型肝炎病毒
（D）西尼罗河病毒
（E）嗜人 T 淋巴细胞病毒（human T-cell lymphotrophic virus，HTLV）

输血传播的感染性疾病总体而言发病率很低。目前，病毒感染的评估风险大致如下：

病　毒	输血导致感染的评估风险
HIV	1：150 万～1：200 万
乙型肝炎病毒	1：5 万～1：25 万
丙型肝炎病毒	1：100 万～1：200 万
HTLV	1：200 万
西尼罗河病毒	未知，十分罕见

输血引起的细菌感染发生率比病毒感染发生率高。最常见于输注血小板，因为血小板常温保存（被污染的风险大约是 1：1 000），而红细胞被污染的发生率估计是 1：50 000。不是每一份被污染的血制品都会导致临床感染，输注血小板和红细胞发生败血症的比例分别大约是 1：10 000 和 1：100 000。

参考文献：Carson JL，Kleinman S. Indications and hemoglobin thresholds for red blood cell transfusion in the adult. In：UpToDate，Silvergleid AJ（Ed），UpToDate，Waltham，MA.（2015 年 1 月 12 日获取）

24. 下列哪种情况接受巨细胞病毒血清反应阴性血制品输注获益最小？
（A）巨细胞病毒血清反应阴性的孕妇
（B）子宫内输血
（C）巨细胞病毒血清反应阴性的同种异体骨髓

移植受体

（D）HIV 感染患者

(E) 丙型肝炎患者

巨细胞病毒是常见的社区获得性感染，可以通过感染的体液经诸多途径传播。巨细胞病毒主要感染白细胞，免疫功能健全的个人仅出现单核细胞增多症；但病毒持续存在于宿主体内，当免疫功能下降时被再次激活。在这一背景下，巨细胞病毒感染会引起严重的甚至有时致命性的炎症状态，比如肺炎、肝炎、脑炎和肠胃炎，需要抗病毒用药等积极治疗。

特殊患者输血时要去巨细胞病毒化（或去病毒化），包括血清反应阴性的移植患者（无论是器官移植还是造血干细胞移植）、严重免疫抑制的患者和 HIV 感染的患者。此外，血清反应阴性的孕妇、胎儿和低出生体质量儿都应该尽可能避免暴露给巨细胞病毒来减少发生先天性巨细胞病毒感染的风险。一种策略是输注通过巨细胞病毒检测或巨细胞病毒血清阴性的血制品。在美国，不是所有的血制品都进行巨细胞病毒检测，检测的血制品数量只要能维持巨细胞病毒血清阴性制品库存就可以了。另一策略更简单，使用去白细胞滤器，因为病毒占据在白细胞。大部分研究并没有发现输注特异性的巨细胞病毒感染阴性的血制品和输注将白细胞减少至 500 万/单位以下的血制品之间的区别，因此这 2 种方法都可以采用。

参考文献：Longnecker DE, Brown DL, Newman MF, Zapol WM. Anesthesiology. 2nd ed. New York, NY: McGraw Hill; 2012.

25. 下列关于枸橼酸中毒的描述正确的是
    （A）浓缩红细胞制剂中的枸橼酸是抗氧化剂。
    (B) 枸橼酸通常在肝脏中迅速代谢为碳酸氢钠。
    （C）快速输注含有枸橼酸的血液制品可能引起高钙血症。
    （D）QT 间期缩短。

（E）补钙可以预防枸橼酸中毒。

引起枸橼酸是 CPDA 溶液的成分之一，加入血液中抗凝。它通过螯合钙离子来抗凝，钙离子是凝血级联系统中很多步骤的辅助因子。通常，枸橼酸被肝脏代谢为碳酸氢钠，而体循环中的钙离子水平不会下降。但是，当大量、快速输血时［也就是 >1 mL/（kg·min）或每 5 min 输注 1 个单位以上］，理论上超过了肝脏代谢枸橼酸的能力，会出现低钙血症。肝脏疾病患者可能会更容易出现以上情况。出现 QT 间期延长或患者主诉口周麻木、肌肉痉挛、手足抽搐时医师可能会考虑发生了低钙血症。当大量输血时，应该常规监测血气分析来追踪血清中钙离子水平来指导静脉补钙。

钙剂不能加在血袋中，因为会导致出现沉淀。同样的，避免使用含钙液体（乳酸钠林格液、3.5% 聚明胶肽）冲管。

参考文献：Longnecker DE, Brown DL, Newman MF, Zapol WM. Anesthesiology. 2nd ed. New York, NY: McGraw Hill; 2012.

26. 输注浓缩红细胞后最不可能出现以下哪种电解质紊乱？
    (A) 低钠血症
    （B）高钾血症
    （C）低镁血症
    （D）低钙血症
    （E）低钾血症

储存血液过程中，红细胞代谢生成氢离子。为了维持电中性，钾离子移到细胞外。这一现象在时间越久的血液中越明显，因为细胞的裂解增加了细胞外钾离子浓度。一般来说，这一现象对常规输血而言不会造成问题，但是有研究发现当快速大量输血时会出现高钾血症。合并有肾功能不全的患者或婴儿需要特别关注这一问题，因为这些人群更不能承受高钾。

相反，输注健康红细胞可以逆转储存损伤和纠正高钾。此外，CPDA 溶液中的枸橼酸被肝脏代谢为碳酸氢钠,碳酸氢钠会导致代谢性碱中毒,促使钾转移到细胞内。基于以上原因,大量输血后也偶尔会出现低钾血症。

快速输血时,枸橼酸与血液中的钙、镁离子螯合,导致低钙血症和低镁血症。储存血中蓄积了二氧化碳和乳酸,呈酸性(pH 6.6~6.9),输给一例组织灌注正常的患者后能快速的被纠正。枸橼酸和乳酸都被代谢为 HCO_3^- 盐,导致代谢性碱中毒。预防性输注碳酸氢钠来对抗酸性的血制品是无意义的,而且会加重碱中毒、氧合血红蛋白解离曲线左移、钠过多引起高钠血症。钠离子紊乱通常不会干扰输血。

参考文献: Longnecker DE, Brown DL, Newman MF, Zapol WM. *Anesthesiology.* 2nd ed. New York, NY: McGraw Hill; 2012.

27. 输注数单位的冷红细胞可能导致以下哪种并发症?

    (A) 冠状动脉痉挛

    (B) 溶血

    (C) 血红蛋白和氧气的亲和性降低

    (D) 稀释性血小板减少症

    (E) DIC

    输注大量红细胞而没有补充血小板和血浆最终会显著导致血小板和凝血因子的稀释。通常,输注红细胞直至出现凝血功能障碍表现为止,或者经验性地达到了红细胞输注的上限为止。公认的观点是稀释性的凝血功能障碍会加重出血,使预后更加恶化(特别是穿透伤患者),而且证据表明血浆、血小板与红细胞的输注比率提高,这样的结局需要反思大量输血策略,很多医学中心在启动大量输血策略时采用 1∶1 或 1∶2 的血浆与红细胞比率。

    大量输血时如果温度很低,患者可能会出现一系列的不良事件。首先,可能很快会出现低温。输注冷藏的(4℃)6 个单位的红细胞能平均降低成年男性患者核心体温 1℃。考虑到大量输血主要针对创伤患者,这类患者本身因

为出血和暴露可能已经出现了低体温,所以发生严重低体温的可能性很大。30℃ 时会出现室性心律失常。其次,即使仅仅发生了中心体温的轻度降低(<1℃),就会出现凝血级联反应功能不全和血小板隔离,最终导致严重低体温凝血功能病。这些导致出血和同种异体输血的需求增加,引发所有伴随的潜在并发症。

参考文献: Longnecker DE, Brown DL, Newman MF, Zapol WM. *Anesthesiology.* 2nd ed. New York, NY: McGraw Hill; 2012.

28. 一例患者发生缺氧和呼吸衰竭,输注了 2 U 新鲜冰冻血浆。3 h 后,双肺听诊布满湿啰音。行气管插管后胸部 X 线检查提示广泛的肺泡渗出。下列哪项最容易区分是发生了输血相关的急性肺损伤(TRALI)还是输血相关的循环超负荷(TACO)?

    (A) 血压

    (B) 听诊湿啰音

    (C) 胸部 X 线

    (D) 对利尿剂的反应

    (E) TACO 只是一种更好的缩写表达方式

    可能很难区分输血相关的循环超负荷和输血相关的急性肺损伤,而且事实上两者会在同一患者身上同时出现,诊断和处理都很困难。

    输血相关的急性肺损伤是肺部微循环的一种炎性状态,发生率大约为 1∶每 5 000 单位血制品。临床诊断基于输注血制品后 6 h 内发生了新的急性肺损伤或 ARDS(不吸氧状态下 $SpO_2 < 90\%$ 或者 P/F<300 和胸部 X 线检查异常)。输血相关的急性肺损伤继发于输注任何血制品,而且可能更倾向于继发于输注女性献血者的血浆。通常认为输血相关的急性肺损伤发生机制是通过"2 次打击"理论。第 1 步是内皮损伤后发生中性粒细胞封存,并且集中在肺部微血管。这一步发生在输血前,使得中性粒细胞更容易被弱刺激激活。第 2 步是中性粒细胞被输注的血制品中的因子激活,导致炎症级

联反应。输血相关的急性肺损伤的治疗是支持疗法,包括呼吸支持和保证血流动力学平稳。输血相关的急性肺损伤是输血相关死亡的首要原因,发生率 5%～10%,危重患者高达 67%。

输血相关的循环超负荷更常见,输注 1 500 单位血制品就可能发生。常见于高龄患者或小儿,这些患者心室功能更弱,特别是需要快速输血时。输血相关的循环超负荷的临床表现主要是单纯的容量超负荷:中心静脉压和肺动脉楔压升高,脑钠肽增加,而且利尿治疗后肺部情况快速改善。不发热、白细胞计数不升高,而且这两者通常都会出现在输血相关的急性肺损伤。输血相关的循环超负荷的治疗与输血相关的急性肺损伤相似,除了一项显著的差别,那就是利尿剂能提供非常有效的逆转肺部症状和临床表现的作用。

输血相关的循环超负荷和输血相关的急性肺损伤都表现为广泛分布的湿啰音和胸部 X 线检查显示肺泡渗出,血压可以有多种表现,输血相关的循环超负荷时表现为高血压,但这不是绝对的。

参考文献: Butterworth JF IV, Mackey DC, Wasnick JD. Morgan and Mikhail's Clinical Anesthesiology. 5th ed. New York, NY: McGraw Hill; 2013.

29. 输注没有去白细胞的血制品会导致以下哪项并发症?

（A）脑水肿

（B）术后感染

（C）增加发生肾同种异体移植排斥的概率

（D）过敏反应

（E）高钙血症

输注红细胞时,其中的血浆部分内含有白细胞,可能会引起一系列的反应,最终抑制受血者的免疫系统。这一现象最早在 19 世纪 60 年代的肾移植患者身上被发现。这些患者喜欢输血来减少移植器官的排斥率,提示输血是抑制了免疫机制从而发挥作用。这被命名为输血相关的免疫调节,临床后遗症包括非溶血性输血相关的发热反应、同种异体免疫和巨细胞病毒传播。预储存减白细胞(如在血库或床旁使用过滤器)很大的减少了白细胞数量,可能会减少这些风险,但是数据并不完全支持这一理论。很多研究观察了减白细胞血制品的肿瘤复发率,阴性阳性结果都有。

最强的证据指出减白细胞与术后感染相关。多项研究已经证实输注减白红细胞后,细菌伤口感染和中心静脉导管感染发生了数倍下降。

参考文献: Butterworth JF IV, Mackey DC, Wasnick JD. Morgan and Mikhail's Clinical Anesthesiology. 5th ed. New York, NY: McGraw Hill; 2013.

（周晓霞　邬伟东译　严敏校）

第 7 章

内分泌生理学

1. 下列哪种激素产自下丘脑？
   （A）促肾上腺皮质激素
   （B）生长激素
   （C）催产素
   （D）催乳素
   （E）促甲状腺激素

2. 激素的分泌受到包括反馈调节在内的一系列复杂的机制调节。反馈调节的底物可以是另一种激素、营养物或离子。下列选项中，哪种激素与其反馈调节底物相对应？
   （A）促肾上腺皮质激素：类胰岛素生长因子 1
   （B）生长激素：三碘甲状腺原氨酸
   （C）醛固酮：血浆钾离子水平
   （D）胰岛素：血浆钙离子水平
   （E）促甲状腺激素：皮质醇

3. 下列甲状腺功能亢进症危象的治疗措施中，哪种是通过 Wolff－Chaikoff 效应发挥作用？
   （A）普萘洛尔
   （B）氢化可的松
   （C）丙基硫氧嘧啶
   （D）卢戈碘液
   （E）甲巯咪唑

4. 下列哪种激素有降低血浆钙离子水平及减少骨吸收的作用？
   （A）甲状旁腺素
   （B）维生素 D
   （C）降钙素
   （D）皮质醇
   （E）三碘甲状腺原氨酸

5. 在肾上腺中，下列哪种酶能催化去甲肾上腺素转化为肾上腺素？
   （A）酪氨酸羟化酶
   （B）多巴脱羧酶
   （C）多巴胺 β-羟化酶
   （D）苯乙醇胺 N-甲基转移酶
   （E）儿茶酚- O-甲基转移酶

6. 肾上腺皮质球状带是产生下列哪类激素的唯一来源？
   （A）醛固酮
   （B）皮质醇
   （C）脱氢表雄酮
   （D）雄烯二酮
   （E）皮质脂酮

7. 在胰腺分泌的激素中,下列哪类激素有减少食欲和抑制糖异生的作用?
   (A) 胰岛素
   (B) 胰高血糖素
   (C) 生长抑素
   (D) 胰多肽
   (E) 脑肠肽

8. 在厌氧条件下,肌肉中形成的乳酸可以通过以下途径转化为葡萄糖?
   (A) 柠檬酸(三羧酸)循环
   (B) 磷酸戊糖途径
   (C) 科里(Cori)循环
   (D) 丙氨酸循环
   (E) 糖酵解

9. 丙酮酸是一种可参与各种酶促反应的多功能底物,可直接产生以下分子,除了:
   (A) 乳酸
   (B) 丙氨酸
   (C) 草酰乙酸
   (D) 乙酰辅酶 A
   (E) 葡萄糖-6-磷酸

10. 胰岛素有下列哪种代谢效应?
    (A) 刺激糖异生
    (B) 刺激蛋白质分解代谢
    (C) 刺激糖原分解
    (D) 刺激脂解作用
    (E) 刺激糖酵解

11. 肾上腺素可促进下列哪个代谢过程?
    (A) 脂肪组织脂解作用
    (B) 肝脏中糖酵解作用
    (C) 肝脏中糖原合成
    (D) 肝脏中脂肪酸合成
    (E) 骨骼肌甘油三酯释放

12. 慢性应激状态下会出现以下哪种生理反应?
    (A) 促甲状腺激素(TSH)水平升高
    (B) 皮质醇水平降低
    (C) 儿茶酚胺水平降低
    (D) 糖异生作用增加
    (E) 生长激素水平升高

13. 下列哪种物质是蛋白质分解代谢的产物?
    (A) 葡萄糖
    (B) 肌酸
    (C) 甲状腺素
    (D) 多巴胺
    (E) 脱氧核糖核酸（DNA）

14. 下列神经递质、激素或药物中,哪种以 cGMP 作为细胞内第二信使?
    (A) 甲状腺素
    (B) 心房钠尿肽
    (C) 可卡因
    (D) 乙酰胆碱
    (E) 肾上腺素

15. 下列哪种酶在胆固醇合成调节中起关键作用?
    (A) 羟甲基戊二酰辅酶 A 还原酶(HMG-CoA)
    (B) 乙酰辅酶 A 羧化酶
    (C) 甘油三酯合酶
    (D) 脂蛋白脂酶
    (E) β-羟基丁酸脱氢酶

16. 以下哪种器官或组织专门以葡萄糖作为其代谢底物?
    (A) 肝脏
    (B) 脑
    (C) 心脏
    (D) 红细胞
    (E) 脂肪组织

答案与解析：内分泌生理学

1. 下列哪种激素产自下丘脑？

   （A）促肾上腺皮质激素

   （B）生长激素

   （C）催产素

   （D）催乳素

   （E）促甲状腺激素

   催产素和精氨酸加压素均由下丘脑的巨核神经元产生。这些神经元源于下丘脑室旁核和视上核，止于垂体后叶。

   下丘脑小细胞神经元释放促垂体激素以调节垂体前叶（腺垂体）激素的分泌，促垂体激素包括促肾上腺皮质激素释放激素（CRH）、促性腺激素释放激素（GnRH）、促甲状腺素释放激素（TRH）、生长激素释放激素（GHRH）和多巴胺。小细胞神经元止于下丘脑正中隆起，促垂体激素通过毛细血管丛和垂体门脉系统到达垂体前叶。

   参考文献：Molina PE. *Endocrine Physiology*. 4th ed. New York，NY：McGraw Hill；2013.

2. 激素的分泌受到包括反馈调节在内的一系列复杂的机制调节。反馈调节的底物可以是另一种激素、营养物或离子。下列选项中，哪种激素与其反馈调节底物相对应？

   （A）促肾上腺皮质激素：类胰岛素生长因子1

   （B）生长激素：三碘甲状腺原氨酸

   （C）醛固酮：血浆钾离子水平

   （D）胰岛素：血浆钙离子水平

   （E）促甲状腺激素：皮质醇

   血浆 K^+ 浓度在醛固酮分泌的反馈调节中起一定作用。血浆 K^+ 浓度升高和血管紧张素Ⅱ（肾素-血管紧张素-醛固酮系统的一部分）均可刺激醛固酮分泌。然后，醛固酮通过肾脏增加 K^+ 排出，同时增加 Na^+ 及水的重吸收。

   垂体前叶产生 3 类不同的激素：

   （1）糖蛋白类：促甲状腺激素（TSH）、促卵泡激素（FSH）和促黄体素（LH）

   （2）阿片-促黑素细胞皮质素原（POMC）：促肾上腺皮质激素（ACTH）、β-内啡肽和促黑激素（MSH）

   （3）生长激素和催乳素

   通常，垂体前叶分泌的激素受到其靶器官分泌激素的负反馈调控。例如，促甲状腺激素（TSH）与甲状腺中的受体结合，刺激甲状腺素（T₄）和三碘甲状腺原氨酸（T3）的释放。随后，促甲状腺激素（TSH）的分泌受三碘甲状腺原氨酸（T3）的负反馈抑制而降低。负反馈抑制的另一个例子是糖皮质激素（皮质醇）会抑制促肾上腺皮质激素释放激素（CRH）和促肾上腺皮质激素（ACTH）的分泌（下丘脑-垂体-肾上腺【HPA】轴的一部分）。类似的，类胰岛素生长因子1（IGF-1）和生长抑素抑制生长激素的分泌。

   胰岛素受到多种反馈机制的调控，包括神经调控（交感神经兴奋抑制其分泌，副交感神经兴奋刺激其分泌）、激素调控（生长抑素抑制胰岛素分泌）和营养调控（增加血浆葡萄糖和氨基酸水平刺激胰岛素分泌）。

   参考文献：Molina PE. *Endocrine Physiology*. 4th ed. New York，NY：McGraw Hill；2013.

3. 下列甲状腺功能亢进症危象的治疗措施中,哪种是通过 Wolff – Chaikoff 效应发挥作用?

（A）普萘洛尔

（B）氢化可的松

（C）丙基硫氧嘧啶

（D）卢戈碘液

（E）甲巯咪唑

　　口服碘剂,如卢戈碘液(一种碘和碘化钾的混合物),可通过 Wolff – Chaikoff 效应降低甲状腺激素的水平。碘是甲状腺激素合成的基础原料。消化道摄入碘转化为碘化物,在小肠吸收后被甲状腺摄取。Wolff – Chaikoff 效应是指大剂量碘剂抑制甲状腺激素的摄取、产生和释放等多个步骤。在口服碘剂之前使用丙基硫氧嘧啶或甲巯咪唑控制甲状腺功能亢进症危象的效果最好(见下述)。口服碘治疗通常用于甲状腺功能亢进或甲状腺功能亢进症危象的短期控制(10～15 d)。

　　丙基硫氧嘧啶(PTU)或甲巯咪唑均可抑制甲状腺激素的合成,两者均可用于甲状腺功能亢进症危象的治疗。相较而言,丙基硫氧嘧啶可能效果更佳,因为丙基硫氧嘧啶可部分抑制甲状腺素(T_4)向三碘甲状腺原氨酸(T_3)的转化。需要注意的是,丙基硫氧嘧啶可能诱发需要肝移植治疗的重度肝功能衰竭。

　　普萘洛尔是非选择性的肾上腺素能 β 受体阻断剂,通常用于治疗甲状腺功能亢进症危象的拟交感神经症状,如高血压、心动过速及震颤。此外,普萘洛尔可抑制甲状腺素(T4)向三碘甲状腺原氨酸(T3)的转化。氢化可的松抑制甲状腺素(T4)向三碘甲状腺原氨酸(T3)的转化。糖皮质激素也可治疗与甲状腺功能亢进症危象相关的任何肾上腺皮质功能不全。甲状腺功能亢进症危象的其他治疗措施包括积极降温、解热及静脉输液等支持治疗。

参考文献：Brunton LL，Chabner BA，Knollman BC. Goodman and Gilman's The Pharmacological Basis of Therapeutics. 12th ed. New York，NY：McGraw Hill；2011.

4. 下列哪种激素有降低血浆钙离子水平及减少骨吸收的作用?

（A）甲状旁腺素

（B）维生素 D

（C）降钙素

（D）皮质醇

（E）三碘甲状腺原氨酸

　　骨代谢和血浆 Ca^{2+} 水平受多种激素的调节,包括甲状旁腺素(PTH)和维生素 D。血浆 Ca^{2+} 水平升高负反馈抑制甲状旁腺素及 1 - 25 -二羟维生素 D(骨化三醇)的分泌,增加降钙素的释放。

　　血浆 Ca^{2+} 水平下降可刺激甲状旁腺素的分泌。在骨骼中,甲状旁腺素可增加破骨细胞活性,增加骨吸收,增加 Ca^{2+} 及磷酸盐的释放。在肾脏中,甲状旁腺素可增加 Ca^{2+} 重吸收和磷酸盐排泄,提高 25 -羟维生素 D 羟基化成有活性的 1 - 25 -二羟维生素 D(骨化三醇)的速率。

　　膳食维生素 D 需要在肝脏和肾脏中羟化,从而成为 1 - 25 二羟基维生素 D(骨化三醇)。骨化三醇可增加 Ca^{2+} 在小肠及肾脏中的重吸收。在骨骼中,骨化三醇可刺激破骨细胞,增加骨重吸收,增加血浆 Ca^{2+} 水平。

　　降钙素有着与甲状旁腺素相反的作用。降钙素可抑制破骨细胞活性,降低血浆 Ca^{2+} 水平,降低骨吸收。

　　皮质醇起着分解代谢的作用。它可增加骨吸收并减少骨合成(增加骨折风险)。

　　骨重建需要三碘甲状腺原氨酸,过量的甲状腺激素会增加骨吸收。

　　生长激素（GH）和胰岛素样生长因子(IGF – 1)刺激骨的合成和生长。

　　雄激素和雌激素增加维生素 D 的 1α -羟化,减少骨吸收。

参考文献：Molina PE. Endocrine Physiology. 4th ed. New York，NY：McGraw Hill；2013.

5. 在肾上腺中,下列哪种酶能催化去甲肾上腺素转化为肾上腺素？

（A）酪氨酸羟化酶

（B）多巴脱羧酶

（C）多巴胺-β-羟化酶

（D）苯乙醇胺-N-甲基转移酶

（E）儿茶酚-O-甲基转移酶

在肾上腺髓质中，发生四步酶促反应将酪氨酸转化成肾上腺素：

（1）酪氨酸羟化酶将酪氨酸羟基化为左旋多巴。

（2）多巴脱羧酶将左旋多巴脱羧基为多巴胺。

（3）多巴胺β-羟化酶将多巴胺羟基化为去甲肾上腺素。

（4）苯乙醇胺-N-甲基转移酶将去甲肾上腺素甲基化为肾上腺素（去甲肾上腺素 norepinephrine 的前缀 nor-来源于德语缩写，含义是"没有甲基"）。

肾上腺素和去甲肾上腺素经由儿茶酚-O-甲基转移酶（COMT）催化成为间甲肾上腺素和异丙肾上腺素由单胺氧化酶代谢成为香草基扁桃酸（VMA）。代谢产物通过尿液排出。

参考文献：Molina PE. Endocrine Physiology. 4th ed. New York，NY：McGraw Hill；2013.

6. 肾上腺皮质球状带是产生下列哪类激素的唯一来源？

（A）醛固酮

（B）皮质醇

（C）脱氢表雄酮

（D）雄烯二酮

（E）皮质脂酮

肾上腺皮质包括球状带、束状带和网状带 3 层。球状带产生醛固酮（因缺乏 17-α 羟化酶而不能产生雄激素或皮质醇）。束状带和网状带均产生皮质醇和雄激素（脱氢表雄酮[DHEA]和雄烯二酮）。皮质酮是醛固酮和糖皮质激素生物合成过程中产生的。然而，只有球状带有 P450aldo 催化醛固酮的形成。

参考文献：Gardner DG，Shoback D. Greenspan's Basic and Clinical Endocrinology. 9th ed. New York，NY：McGraw Hill；2011.

7. 在胰腺分泌的激素中，下列哪类激素有减少食欲和抑制糖异生的作用？

（A）胰岛素

（B）胰高血糖素

（C）生长抑素

（D）胰多肽

（E）脑肠肽

内分泌胰腺是由散落在外分泌胰腺（参与消化）中，成簇的朗格汉斯细胞所形成的胰岛。胰岛包含多种细胞类型：

（1）α 细胞-分泌胰高血糖素

（2）β 细胞-分泌胰岛素

（3）δ 细胞-分泌生长抑素

（4）ε 细胞-分泌脑肠肽

（5）PP 细胞-分泌胰多肽

血糖水平升高可引起胰岛素的释放，促进糖原、蛋白质和甘油三酯的合成。胰岛素也抑制糖原分解，抑制糖异生作用，并且在大脑中起到减少食欲的作用。葡萄糖、胰岛素和生长抑素可抑制胰高血糖素的释放。胰高血糖素促进糖异生、酮体生成，并增加肝脏储备能量的释放（糖原分解）。

葡萄糖刺激生长抑素的分泌。在胰腺中，生长抑素主要扮演旁分泌的角色。（在下丘脑中，生长抑素抑制生长激素的释放；在胃肠道中，它会减少胃排空，减少胃酸生成，降低内脏血流量。）

胰腺脑肠肽的作用尚不清楚。（在胃中，脑肠肽的分泌会促进胃排空、胃酸分泌并刺激食欲。）胰多肽的作用也不清楚，似乎受到神经（迷走神经）和营养双重信号的影响。

参考文献：Gardner DG，Shoback D. Greenspan's Basic and Clinical Endocrinology. 9th ed. New York，NY：McGraw Hill；2011.

8. 在厌氧条件下，肌肉中形成的乳酸可以通过以下途径转化为葡萄糖？

(A) 柠檬酸(三羧酸)循环

(B) 磷酸戊糖途径

(C) 科里(Cori)循环

(D) 丙氨酸循环

(E) 糖酵解

在低氧环境下，无氧糖酵解为肌肉运动提供 ATP。糖酵解的最终产物丙酮酸盐在乳酸脱氢酶催化下转化为乳酸。乳酸被运输到肝脏，并作为糖异生的底物，生成葡萄糖返回到肌肉。乳酸从肌肉转运至肝脏，转化为葡萄糖后转运回肌肉的过程称为科里循环。（注意：二甲双胍抑制肝脏糖异生作用，结果可能导致乳酸酸中毒，尤其是在肾功能衰竭患者中。）

丙氨酸循环类似于科里循环，因为它也"循环"肌肉中的无氧糖酵解产物最后返回葡萄糖。糖酵解的终产物丙酮酸，在肌肉中转化为丙氨酸。丙氨酸可以经循环到肝脏，脱氨基后转化为丙酮酸盐作为糖异生的底物。

糖酵解是将葡萄糖转化为丙酮酸并形成 ATP 和 NADH 的代谢过程。它同时是细胞厌氧和有氧呼吸的一部分。柠檬酸循环(Krebs 循环)是细胞有氧呼吸的一部分，将来源于丙酮酸的乙酰辅酶 A 转化为 CO_2 和能量（ATP、$FADH_2$ 和 NADH）。磷酸戊糖途径生成核苷酸合成的底物。

参考文献： Janson LW, Tischler M. Medical Biochemistry: The Big Picture. New York, NY: McGraw Hill; 2012.

9. 丙酮酸是一种可参与各种酶促反应的多功能底物，直接产生以下分子，除了：

(A) 乳酸

(B) 丙氨酸

(C) 草酰乙酸

(D) 乙酰辅酶 A

(E) 葡萄糖-6-磷酸

丙酮酸可以直接转化为 4 种不同的分子：

(1) 乳酸

(2) 丙氨酸

(3) 草酰乙酸

(4) 乙酰辅酶 A

葡萄糖-6-磷酸(G6P)、丙酮酸和乙酰辅酶 A 都是重要的代谢控制点(图 7-1)，膳食葡萄糖被葡萄糖激酶酶转化为 G6P。G6P 可以参与

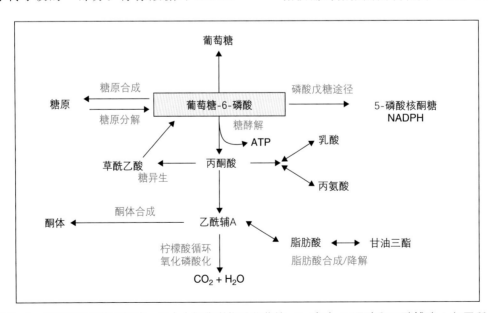

图 7-1 重要代谢调控点概述。三大中间代谢物质葡萄糖-6-磷酸，丙酮酸和乙酰辅酶 A 如图所示。重要的代谢途径用红色表示。ATP: 三磷酸腺苷；CoA: 辅酶 A；NADPH: 烟酰胺腺嘌呤磷酸二核苷酸

［经授权转载自 Nailk P. Biochemistry. 3rd ed. Jaypee brothers medical publishers(P)Ltd. 2009. ］

多种代谢途径,包括糖酵解、糖原生成和磷酸戊糖途径。丙酮酸可用于糖异生,科里循环、丙氨酸循环或转化为乙酰辅酶 A。乙酰辅酶 A 在柠檬酸循环(Krebs 循环)、酮体合成和脂肪酸代谢中起着重要的作用。

参考文献: Janson LW, Tischler M. Medical Biochemistry: The Big Picture. New York, NY: McGraw Hill; 2012.

10. 胰岛素有下列哪种代谢效应?
    (A) 刺激糖异生
    (B) 刺激蛋白质分解代谢
    (C) 刺激糖原分解
    (D) 刺激脂解作用
    (E) 刺激糖酵解

　　胰岛素有多种代谢功能。在肝脏,可刺激糖酵解、糖原生成、脂肪酸合成和磷酸戊糖途径。在脂肪组织中,胰岛素刺激葡萄糖摄取,刺激脂肪酸摄取和甘油三酯的合成。在骨骼肌中,胰岛素刺激葡萄糖摄取、糖原生成和蛋白质合成。总的来说,胰岛素抑制糖异生、糖原分解、蛋白质分解代谢和脂解作用。

参考文献: Janson LW, Tischler M. Medical Biochemistry: The Big Picture. New York, NY: McGraw Hill; 2012.

11. 肾上腺素可促进下列哪个代谢过程?
    (A) 脂肪组织脂解作用
    (B) 肝脏中糖酵解作用
    (C) 肝脏中糖原合成
    (D) 肝脏中脂肪酸合成
    (E) 骨骼肌甘油三酯释放

　　在许多方面,肾上腺素、胰高血糖素、皮质醇和生长激素在能量代谢中对胰岛素起着反向调节作用。胰岛素是一种合成代谢激素,以脂肪生成和糖原合成的形式储存能量。

　　肾上腺素具有下列代谢作用:

　　(1) 肝脏:抑制糖酵解、糖原合成、脂肪酸合成,刺激糖异生和糖原分解。

　　(2) 脂肪组织:促进脂解作用并抑制甘油三酯摄取。

　　(3) 骨骼肌:抑制糖原合成并刺激糖酵解、糖原分解和甘油三酯摄取。

　　此外,肾上腺素还能抑制胰腺分泌胰岛素。

　　胰高血糖素具有以下代谢作用:

　　肝脏:抑制糖酵解、糖原合成和脂肪酸合成,刺激糖异生和糖原分解。

　　可见,胰高血糖素和肾上腺素对肝脏具有相同的作用,均可增加肝脏葡萄糖的生成。

　　皮质醇和生长激素辅助胰高血糖素和儿茶酚胺的作用:它们均能刺激脂解作用、糖原分解和糖异生。(注意:对于蛋白质合成,生长激素具有与肾上腺素、胰高血糖素和皮质醇的相反作用。生长激素促进蛋白质合成,而肾上腺素、胰高血糖素和皮质醇促进蛋白水解。)

参考文献: Janson LW, Tischler M. Medical Biochemistry: The Big Picture. New York, NY: McGraw Hill; 2012.

12. 慢性应激状态下会出现以下哪种生理反应?
    (A) 促甲状腺激素(TSH)水平升高
    (B) 皮质醇水平降低
    (C) 儿茶酚胺水平降低
    (D) 糖异生作用增加
    (E) 生长激素水平升高

　　应激或"战斗或逃避"反应会激活下丘脑-垂体-肾上腺(HPA)轴和交感神经系统。这增加了循环中皮质醇和儿茶酚胺水平。应激反应的急性激活增加了可用的能量底物总量。这些机制的慢性激活可导致病理改变。这些改变包括:

　　(1) 抑制生殖功能:糖皮质激素、促肾上腺皮质激素释放激素(CRH)和 β-内啡肽抑制促性腺激素释放激素(GnRH)、促黄体生成激素(LH)和卵泡刺激激素(FSH)的释放。

　　(2) 抑制生长激素(GH):HPA 轴的激活直接抑制 GH 的释放,也抑制类胰岛素样生长因子 1 的靶器官效应。

（3）抑制甲状腺功能：CRH 和皮质醇抑制促甲状腺激素（TSH）的产生。

改变能量代谢：儿茶酚胺和皮质醇刺激糖异生、脂解作用、肝糖原分解、外周胰岛素抵抗、肌肉蛋白水解以及骨吸收。

（4）改变的免疫应答：糖皮质激素抑制免疫应答并具有抗炎作用。

参考文献：Molina PE. Endocrine Physiology. 4th ed. New York, NY：McGraw Hill；2013.

13. 下列哪种物质是蛋白质分解代谢的产物？

(A) 葡萄糖

（B）肌酸

（C）甲状腺素

（D）多巴胺

（E）脱氧核糖核酸（DNA）

来源于膳食蛋白质的氨基酸是多种重要分子的基本构成成分，包括：酶、激素、神经递质、通道蛋白、结构蛋白和运动蛋白。氨基酸存在于：

（1）DNA / RNA：来源于甘氨酸、谷氨酰胺和天冬氨酸。

（2）多巴胺、肾上腺素和去甲肾上腺素：来源于酪氨酸。

（3）5-羟色胺：来源于色氨酸。

（4）血红素：来源于甘氨酸。

（5）甲状腺素：来源于酪氨酸。

（6）肌酸：来源于甘氨酸和精氨酸。

氨基酸的分解产物包括葡萄糖、糖原、酮体以及脂肪酸（全部来自碳骨架）；CO_2、H_2O 和尿素（含氮产物的主要形式）。

参考文献：Janson LW, Tischler M. Medical Biochemistry：The Big Picture. New York, NY：McGraw Hill；2012.

14. 下列神经递质、激素或药物中，哪一种以 cGMP 作为细胞内第二信使？

（A）甲状腺素

(B) 心房钠尿肽

（C）可卡因

（D）乙酰胆碱

（E）肾上腺素

神经递质、激素或药物激活受体可引起一系列的级联反应（信号传导通路），包括第二信使系统。第二信使途径包括：

（1）cAMP：G 蛋白偶联受体、G_s 亚基的激活，激活腺苷酸环化酶并增加 cAMP 的形成（如 β_1，β_2 肾上腺素能受体和 M_2 胆碱能受体激活）。Gi 亚基的激活，抑制腺苷酸环化酶及 cAMP 的形成（例如 α_2 肾上腺素能受体激活及 M_2 胆碱能受体激活）。

（2）cGMP：心房钠尿肽与跨膜受体结合，激活鸟苷酸环化酶增加 cGMP 的形成。一氧化氮（NO）也通过 cGMP 介导其作用：NO 刺激鸟苷酸环化酶的可溶性形式，增加 cGMP 的形成，并最终诱导细胞内级联反应，引起平滑肌舒张。

（3）三磷酸肌醇：G 蛋白偶联受体，作用于 G_q 亚基，进而激活磷脂酶 C（PLC）。PLC 活化导致磷脂酰肌醇-4,5-二磷酸转化为肌醇-1,4,5-三磷酸（IP_3）和甘油二酯（DAG）（例如 α_1 肾上腺素能受体、M_1 及 M_3 胆碱能受体激活）。

（4）离子：电压门控离子通道（例如 Na^+、Ca^{2+}、K^+）和配体门控离子通道（例如烟碱胆碱能受体）由细胞电化学梯度调节离子通量。

甲状腺素和其他一些激素（如雄激素、雌激素和糖皮质激素）通过核受体发挥作用。位于细胞质或细胞核的受体激活后导致基因转录的改变。

可卡因具有局部麻醉药的特性（也能阻断神经纤维中的钠通道），同时也通过阻断儿茶酚胺在神经系统中的再摄取起作用。

参考文献：Rodwell VW, Bender DA, Botham KM, Kennelly PJ, Weil PA. Harpers Illustrated Biochemistry. 30th ed. New York, NY：McGraw Hill；2015.
Kasper D, Fauci A, Hauser S, Longo D, Jameson J, Loscalzo J. Harrison's Principles of Internal Medicine. 19th ed. New York, NY：McGraw Hill；2015.

15. 下列哪种酶在胆固醇合成调节中起关键作用？

(A)　羟甲基戊二酰辅酶 A 还原酶(HMG‐CoA)

(B)　乙酰辅酶 A 羧化酶

(C)　甘油三酯合酶

(D)　脂蛋白脂酶

(E)　β‐羟基丁酸脱氢酶

HMG‐CoA 还原酶(3‐羟基‐3‐甲基戊二酸‐CoA 还原酶)是合成胆固醇中的关键酶。

胆固醇可以从饮食中获得,也可以由乙酰辅酶 A 合成:

$$1 乙酰辅酶 A + 1 乙酰辅酶 A + H_2O$$
$$= 3‐羟基‐3‐甲基戊二酸单酰辅酶 A$$
$$(3‐HMG‐CoA)$$

在肝脏中,线粒体 3‐HMG‐CoA 可被用于产生酮体(见下文),而细胞质的 3‐HMG‐CoA 可用于产生胆固醇。胆固醇合成的第 1 步需要 HMG‐CoA 还原酶催化 3‐HMG‐CoA 转化为甲戊烯酸。胆固醇、胰高血糖素、肾上腺素和低 ATP 水平均可抑制 HMG‐CoA 还原酶活性,而胰岛素可以增加其活性。他汀类药物降胆固醇的机制是竞争性抑制 HMG‐CoA 还原酶的活性。

乙酰辅酶 A 羧化酶是催化脂肪酸合成的第 1 步:乙酰辅酶 A + HCO_3^- = 丙二酰辅酶 A。乙酰辅酶 A 是一种多功能底物,在柠檬酸循环(Krebs cycle)、酮体合成、胆固醇合成和脂肪酸代谢中起着重要作用。高浓度柠檬酸激活乙酰辅酶 A 羧化酶。柠檬酸盐是柠檬酸循环的第 1 个中间体,其高水平反映了丰富的碳水化合物/糖供应的情况。胰岛素也可激活乙酰辅酶 A 羧化酶(促进以脂肪酸形式储存能量)。相反,肾上腺素和胰高血糖素抑制乙酰辅酶 A 羧化酶活性,增加能量产生。

甘油三酯合酶催化三酰甘油(甘油三酯或脂肪)的形成。在肝脏中,甘油三酯、胆固醇和载脂蛋白形成极低密度脂蛋白(VLDL)。VLDL 进入循环并向肌肉和脂肪组织递送脂肪酸,存在于肌肉和脂肪组织毛细血管中的脂蛋白脂酶,可催化 VLDL 中三酰甘油的脂肪分解以释放脂肪酸。胰岛素增加脂蛋白脂酶的活性,进而促进能量储存。

酮体(乙酰乙酸、丙酮和 β‐羟基丁酸)可作为替代碳水化合物的能量物质。(注意:从化学结构上看,只有乙酰乙酸和丙酮是酮类化合物。)酮体在肝脏中由乙酰辅酶 A 衍生而来。乙酰辅酶 A 可来源于葡萄糖、脂肪酸或酮原氨基酸。酮体可从肝脏转运到其他组织,如脑、心脏和肌肉,并再次可转化为乙酰辅酶 A,进入柠檬酸循环以产生 ATP。3‐羟基丁酸脱氢酶催化乙酰乙酸酯转化为 β‐羟基丁酸酯。

参考文献: Janson LW, Tischler M. Medical Biochemistry: The Big Picture. New York, NY: McGraw Hill; 2012.

16. 以下哪种器官或组织专门将葡萄糖作为其代谢底物?

(A)　肝脏

(B)　脑

(C)　心脏

(D)　红细胞

(E)　脂肪组织

红细胞没有线粒体,只能通过无氧酵解生成 ATP。由于不能利用脂肪酸及酮体,所以红细胞只能使用葡萄糖满足其代谢需要。

肝脏可以利用多种不同底物来满足其能量需求,包括葡萄糖、脂肪酸、乳酸、甘油和氨基酸。

大脑利用葡萄糖满足其绝大多数能量需求(大约 80%),其余由酮体供能(大约 20%)。

心脏主要利用脂肪酸和葡萄糖满足能量需求。它也可以利用酮体和乳酸供能。

脂肪组织主要利用葡萄糖和甘油三酯作为供能物质。

参考文献: Rodwell VW, Bender DA, Botham KM, Kennelly PJ, Weil PA. Harpers Illustrated Biochemistry. 30th ed. New York, NY: McGraw Hill; 2015.

(齐梦迭　郁丽娜译　李雪校)

第二部分

药　理　学

第 8 章

普 通 药 理 学

1. 一位杀虫剂(其中含有胆碱酯酶抑制剂对硫磷)中毒的农民求诊,为反转对硫磷潜在的不良反应,更推荐使用叔胺毒蕈碱拮抗剂如阿托品而非格隆溴铵,其药代动力学或药效学原因是什么?
   (A) 阿托品比格隆溴铵有更大的分布容积。
   (B) 阿托品是竞争性毒蕈碱拮抗剂,而格隆溴铵是非竞争性毒蕈碱拮抗剂。
   (C) 阿托品半衰期比格隆溴铵的更短。
   (D) 阿托品较格隆溴铵清除率更低。
   (E) 阿托品口服生物利用度较格隆溴铵低。

2. 口服剂量的吗啡主要经肝脏代谢。经肝脏摄取后,约 33% 的吗啡以原形进入循环系统。关于这部分以原形进入循环系统的吗啡,下述哪项描述最合适?
   (A) 分布容积
   (B) 首过消除
   (C) 摄取率
   (D) 清除率
   (E) 生物利用度

3. 1 例正在服用 β 肾上腺素能受体阻滞剂阿替洛尔控制血压的患者,术中使用阿托品后患者心率上升。下述哪项是使用阿托品拮抗阿替洛尔减慢心率效应的机制?
   (A) 化学性拮抗剂
   (B) 生理性拮抗剂
   (C) 部分激动剂
   (D) 非竞争性拮抗剂
   (E) 竞争性拮抗剂

4. 吸入性麻醉药的起效速度依赖于肺泡浓度/吸入浓度比值(F_A/F_I),下述因素中哪项会增加 F_A/F_I?
   (A) 降低分钟通气量
   (B) 低血/气分配系数
   (C) 增加心排血量
   (D) 低最低肺泡有效浓度(MAC)
   (E) 低代谢率

5. 在房室药代动力学模型中,$T_{1/2}$ 是与下述哪项成正比?
   (A) 药物清除率
   (B) 消除率
   (C) 分布容积
   (D) 生物利用度
   (E) 肝血流量

6. 药物的解离程度可以显著地改变其脂溶性。下列这些弱碱性药物哪种在 pH 7.9 时脂溶性最强？

(A) 可待因(pK_a＝8.2)

(B) 美沙酮(pK_a＝8.4)

(C) 氯氮䓬(pK_a＝4.6)

(D) 利多卡因(pK_a＝7.9)

(E) 普萘洛尔(pK_a＝9.4)

7. 使用吗啡行腰段硬膜外麻醉，注射时加入肾上腺素(1∶200 000)将会导致：

(A) 加快硬膜外吗啡清除率。

(B) 增加吗啡的血浆浓度峰值。

(C) 降低了血浆吗啡的达峰时间。

(D) 增加了鞘内吗啡的生物利用度。

(E) 延长了鞘内吗啡的清除半衰期。

8. 药物从硬膜外到脊髓再分布的过程中，下列哪种运输机制最为重要？

(A) 内吞作用

(B) 主动转运

(C) 易化扩散

(D) 被动扩散

(E) 胞吐作用

9. 麻黄碱通过替换神经末梢的去甲肾上腺素至细胞外液而产生间接作用。重复给予麻黄碱将快速导致效果下降。这种现象称为什么？

(A) 低反应性

(B) 高反应性

(C) 高敏感性

(D) 耐药性

(E) 快速耐受性

10. 绝大多数药物生物转运分为Ⅰ相或Ⅱ相反应，下列哪项为Ⅱ相反应？

(A) 乙酰化作用

(B) 氧化作用

(C) 脱氨作用

(D) 脱硫作用

(E) 还原作用

11. 经过长时间的静脉麻醉后，下列哪项药代学参数对预测麻醉复苏时间起决定作用？

(A) 消除半衰期

(B) 时量相关半衰期

(C) 分布容积

(D) 清除率

(E) 负荷剂量

12. 对大多数药物的临床浓度来说，药物消除与药物清除及药物浓度成正比。这是指

(A) 内在清除率

(B) 血流依赖性消除

(C) 容积限制性消除

(D) 一级消除

(E) 首过消除

13. 临床剂量范围内，肾功能衰竭会显著改变下述哪项药物的作用终止？

(A) 维库溴铵

(B) 琥珀酰胆碱

(C) 七氟烷

(D) 芬太尼

(E) 丙泊酚

14. 肝硬化会对药代动力学产生复杂的影响。如患者有严重的肝硬化，下列哪项是延长药物作用的可能原因？

(A) 血浆结合蛋白水平升高

(B) 肝脏细胞代谢增加

(C) 身体总水分减少

(D) 存在门体分流

(E) 肝脏血流量增加

15. 患者遵医嘱服用了标准剂量可待因作为术后镇痛。患者出现昏睡并且由于呼吸暂停而进行了复苏。随后发现该患者血浆中吗啡含量过高。下列哪项是最可能导致药物中毒的原因？

    (A) 患者有 N-乙酰化活性增加。

    (B) 该患者为可待因"弱代谢者"。

    (C) 该患者为可待因"强代谢者"。

    (D) 该患者为可待因"超代谢者"。

    (E) 该患者谷胱甘肽转移酶活性受损。

16. 细胞色素 P450 3A4(CYP3A4)的作用可被西柚汁和某些药物例如酮康唑和氟西汀抑制,使血浆中经 CYP3A4 代谢的药物浓度增加。如果患者正在服用的食物和药物抑制了 CYP3A4,使用下述哪种止痛剂中毒风险会比较低？

    (A) 芬太尼

    (B) 阿芬太尼

    (C) 舒芬太尼

    (D) 美沙酮

    (E) 氢吗啡酮

17. 当吸入性麻醉药浓度从 1 MAC 增加到 2 MAC 时肝脏的总血流量减少。下列哪种药物的经肝脏清除相对不受这种肝血流量减少的影响？

    (A) 芬太尼

    (B) 吗啡

    (C) 丙泊酚

    (D) 咪达唑仑

    (E) 地西泮

18. 可能的药物相互作用包括协同作用和相加作用。下列哪种药物相互作用导致相加的临床效应？

    (A) 地氟烷和氧化亚氮

    (B) 酮咯酸和芬太尼

    (C) 七氟烷和罗库溴铵

    (D) 顺式阿曲库铵和维库溴铵

    (E) 芬太尼和咪达唑仑

19. 1 例患者被怀疑因吸食可卡因引起高血压及心肌缺血。开始治疗该患者时下列哪种药物应**避免**使用？

    (A) 酚妥拉明

    (B) 阿司匹林

    (C) 硝酸甘油

    (D) 普萘洛尔

    (E) 劳拉西泮

20. 下列哪种草药会增加麻醉药物的镇静效果？

    (A) 大蒜

    (B) 银杏

    (C) 人参

    (D) 胡椒

    (E) 麻黄

21. 下列哪种草药能抑制 5-羟色胺、去甲肾上腺素、多巴胺的再摄取,并且与 5-羟色胺再摄取抑制剂相互作用,导致 5-羟色胺综合征？

    (A) 缬草

    (B) 锯棕榈

    (C) 圣约翰麦芽汁

    (D) 紫锥菊

    (E) 人参

22. 一例患者被给予氟哌啶醇以治疗术后躁动,随后患者进展出现锥体外系症状。下列哪种药物可用来治疗这种肌张力障碍反应？

    (A) 苯海拉明

    (B) 丹曲林

    (C) 葡萄糖酸钙

    (D) 阿托品

    (E) 乙酰半胱氨酸

23. 下列哪类药物最容易导致麻醉药物介导的过敏反应?

（A）肌肉松弛药

（B）丙泊酚

（C）阿片类

（D）酯类局麻药

（E）抗生素

24. 全身麻醉过程中,麻醉药物介导的过敏反应或类过敏反应的最初治疗首选?

（A）扩容

（B）抗组胺药物

（C）吸入支气管扩张药物

（D）糖皮质激素

（E）血管升压素

25. 全身麻醉过程中,患者发生了过敏反应或类过敏反应。下列临床体征中哪项最为常见?

（A）哮鸣音

（B）多汗

（C）荨麻疹

（D）口周水肿

（E）低血压

答案与解析：普通药理学

1. 一位杀虫剂(其中含有胆碱酯酶抑制剂对硫磷)中毒的农民求诊，为反转对硫磷潜在的不良反应，更推荐使用叔胺毒蕈碱拮抗剂如阿托品而非格隆溴铵，其药代动力学或药效学原因是什么？

   (A) 阿托品比格隆溴铵有更大的分布容积。

   (B) 阿托品是竞争性毒蕈碱拮抗剂，而格隆溴铵是非竞争性毒蕈碱拮抗剂。

   (C) 阿托品半衰期比格隆溴铵的更短。

   (D) 阿托品较格隆溴铵清除率更低。

   (E) 阿托品口服生物利用度较格隆溴铵低。

   阿托品是叔胺生物碱，而格隆溴铵是季胺生物碱。两者均为毒蕈碱受体竞争性拮抗剂。格隆溴铵的分子结构意味着它带正电荷，不能像阿托品一样容易通过血脑屏障。这意味着阿托品的分布更广，并且可以更有效地逆转对硫磷在中枢及外周神经系统的作用。

   相较于格隆溴铵，阿托品半衰期更长，清除率更高，口服生物利用度更高。

   参考文献: Katzung BG, Masters SB, Trevor AJ. Basic and Clinical Pharmacology. 12th ed. (LANGE Basic series). New York, NY: McGraw Hill; 2012.

2. 口服剂量的吗啡主要经肝脏代谢。经肝脏摄取后，约33%的吗啡以原形进入循环系统。关于这部分以原形进入循环系统的吗啡，下述哪项描述最合适？

   (A) 分布容积

   (B) 首过消除

   (C) 摄取率

   (D) 清除率

   (E) 生物利用度

   生物利用度是指药物以原形进入体循环的比例。

   分布容积(Vd)是指体内药物与血浆或血液内药物浓度的比值。

   首过消除是指药物在达到体循环前的代谢。摄取率是指肝脏中药物的清除除以肝脏血流量。

   清除率是指药物消除率除以药物浓度。

   参考文献: Katzung BG, Masters SB, Trevor AJ. Basic and Clinical Pharmacology. 12th ed. (LANGE Basic series). New York, NY: McGraw Hill; 2012.

3. 一例正在服用β肾上腺素能受体阻滞剂阿替洛尔控制血压的患者，术中使用阿托品后患者心率上升。下述哪项是使用阿托品拮抗阿替洛尔减慢心率效应的机制？

   (A) 化学性拮抗剂

   (B) 生理性拮抗剂

   (C) 部分激动剂

   (D) 非竞争性拮抗剂

   (E) 竞争性拮抗剂

   阿托品是毒蕈碱受体竞争性拮抗剂。而此例中阿托品被用来拮抗阿替洛尔引起的心率降低。常见的通路(如心率)受到多种受体的调控影响，这就是生理性拮抗的典型例子。

   化学性拮抗剂与另一种药物结合，使之不能再与受体结合。部分激动剂则与完全性激动剂不同，即使结合了所有受体，也只能产生次级大的药理效应。非竞争性拮抗剂与受体结合的位置与激动剂不同，这改变了受体活性，但它并不直接影响受体与激动剂的结合（也称为变构调节）。

竞争性拮抗剂可逆性地与激动剂竞争受体的结合。

参考文献：Katzung BG，Masters SB，Trevor AJ. Basic and Clinical Pharmacology. 12th ed. (LANGE Basic series). New York，NY：McGraw Hill；2012.

4. 吸入性麻醉药的起效速度依赖于肺泡浓度/吸入浓度比值（F_A/F_I），下述因素中哪项会增加 F_A/F_I？

(A) 降低分钟通气量

(B) 低血/气分配系数

(C) 增加心排血量

(D) 低最低肺泡有效浓度（MAC）

(E) 低代谢率

F_A/F_I 的上升受以下因素影响：

低血气体分配系数意味着低溶解度，其 F_A/F_I 比高溶解度的麻醉药增加更快。

心排血量增加，会减慢 F_A/F_I 的增加。也会降低分钟通气量 MAC 和吸入麻醉药的代谢对其起效速度影响不明显。

参考文献：Katzung BG，Masters SB，Trevor AJ. Basic and Clinical Pharmacology. 12th ed. (LANGE Basic series). New York，NY：McGraw Hill；2012.

5. 在房室药代动力学模型中，$T_{1/2}$ 是与下述哪项成正比？

(A) 药物清除率

(B) 消除率

(C) 分布容积

(D) 生物利用度

(E) 肝血流量

半衰期（$T_{1/2}$）与分布容积成正比［$T_{1/2}=$ (ln 2 × Vd)/C_L；Vd＝分布容积；C_L＝清除率］。

$T_{1/2}$ 与清除率成反比。

消除率＝C_L × 药物浓度

生物利用率是指药物以原形进入体循环的部分；与血药-时间曲线下的面积成正比。肝血流量决定药物的首过消除。

参考文献：Katzung BG，Masters SB，Trevor AJ. Basic and Clinical Pharmacology. 12th ed. (LANGE Basic series). New York，NY：McGraw Hill；2012.

6. 药物的解离程度可以显著地改变其脂溶性。下列这些弱碱性药物哪一种在 pH 7.9 时脂溶性最强？

(A) 可待因（$pK_a＝8.2$）

(B) 美沙酮（$pK_a＝8.4$）

(C) 氯氮䓬（$pK_a＝4.6$）

(D) 利多卡因（$pK_a＝7.9$）

(E) 普萘洛尔（$pK_a＝9.4$）

PK_a 是指 50% 药物解离成电离状态、50% 药物维持为非电离状态时的 pH。弱碱性药物在未解离（非电离）状态下为中性（脂溶性）。碱性环境下，弱碱性药物更多是以未解离状态存在。pH 7.9 时，选项中普萘洛尔（$pK_a＝9.4$）是解离状态最低的药物。

参考文献：Katzung BG，Masters SB，Trevor AJ. Basic and Clinical Pharmacology. 12th ed. (LANGE Basic series). New York，NY：McGraw Hill；2012.

7. 使用吗啡行腰段硬膜外麻醉，注射时加入肾上腺素（1：200 000）将会导致：

(A) 加快硬膜外吗啡清除率。

(B) 增加吗啡的血浆浓度峰值。

(C) 降低了血浆吗啡的达峰时间。

(D) 增加了鞘内吗啡的生物利用度。

(E) 延长了鞘内吗啡的清除半衰期。

肾上腺素（1：200 000）加入吗啡中并进行腰段硬膜外注射，将从以下几个方面改变吗啡的药代动力学：

肾上腺素降低硬膜外腔吗啡的清除率。降

低血浆吗啡的药物浓度峰值,并且显著延缓吗啡血浆浓度的达峰时间。在鞘内,硬膜外肾上腺素增加了吗啡的生物利用度,并降低清除半衰期。

参考文献：Bernards CM，et al. Epidural，CSF，and plasma pharmacokinetics of epidural opioids (Part 2). Anesthesiology. 2003；99：466 - 475.

8. 药物从硬膜外到脊髓再分布的过程中,下列哪种运输机制最为重要?

　　（A）内吞作用

　　（B）主动转运

　　（C）易化扩散

　　（D）被动扩散

　　（E）胞吐作用

　　　　硬膜外药物通过被动扩散穿过脊膜进入脊髓。通常,药物穿透组织的机制包括：主动转运,易化扩散,内吞作用,胞吐作用。

参考文献：Katzung BG，Masters SB，Trevor AJ. Basic and Clinical Pharmacology. 12th ed. (LANGE Basic series). New York，NY：McGraw Hill；2012.

9. 麻黄碱通过替换神经末梢的去甲肾上腺素至细胞外液而产生间接作用。重复给予麻黄碱将快速导致效果下降。这种现象称为什么?

　　（A）低反应性

　　（B）高反应性

　　（C）高敏感性

　　（D）耐药性

　　（E）快速耐受性

　　　　短期内连续重复给药可快速降低药效,称为快速耐受性。低反应性指与一般人群相比部分人对药物的反应相对较低,高反应性指与一般人群相比部分人对药物的反应相对较高。高敏感性即指过敏反应。耐药性则指药效下降,与快速耐受性不同,耐药性需要较长时间接触才会产生。

参考文献：Katzung BG，Masters SB，Trevor AJ. Basic and Clinical Pharmacology. 12th ed. (LANGE Basic series). New York，NY：McGraw Hill；2012.

Brunton LL，Chabner BA，Knollman BC. Goodman and Gilman's The Pharmacological Basis of Therapeutics. 12th ed. New York，NY：McGraw Hill；2011.

10. 绝大多数药物生物转运分为Ⅰ相或Ⅱ相反应,下列哪项为Ⅱ相反应?

　　（A）乙酰化作用

　　（B）氧化作用

　　（C）脱氨作用

　　（D）脱硫作用

　　（E）还原作用

　　　　Ⅰ相反应通常会产生极性代谢产物。典型的Ⅰ相反应包括：氧化反应(包括脱氨反应及脱硫反应)、还原反应及水解反应。而Ⅱ相反应则是一种典型的结合反应,形成高极性代谢产物,典型的Ⅱ相反应包括：葡萄糖醛酸反应、乙酰化反应、硫化反应、甲基化反应以及谷胱甘肽结合反应。

参考文献：Katzung BG，Masters SB，Trevor AJ. Basic and Clinical Pharmacology. 12th ed. (LANGE Basic series). New York，NY：McGraw Hill；2012.

11. 经过长时间的静脉麻醉后,下列哪项药代学参数对预测麻醉复苏时间起决定作用?

　　（A）消除半衰期

　　（B）时量相关半衰期

　　（C）分布容积

　　（D）清除率

　　（E）负荷剂量

　　　　复苏取决于药物消除及药物的再分布。哪项相对更重要则取决于静脉输液的持续时间。时量相关半衰期包含了所有这些相关因素,以血浆药物浓度下降50%所花的时间来衡量。

　　　　消除半衰期并不能考虑药物再分布的因素,只代表循环系统中药物被清除的速率。

分布容积是指进入血浆或者血液的药物浓度与身体内药物的比例。

清除率是药物消除率除以药物浓度。

负荷剂量是指使血浆药物浓度快速达到目标水平的药物剂量。

参考文献：Brunton LL，Chabner BA，Knollman BC. Goodman and Gilman's The Pharmacological Basis of Therapeutics. 12th ed. New York，NY：McGraw Hill；2011.

12. 对大多数药物的临床浓度来说，药物消除与药物清除及药物浓度成正比。这是指
   （A）内在清除率
   （B）血流依赖性消除
   （C）容积限制性消除
   （D）一级消除
   （E）首过消除

   药物代谢的饱和导致非线性药代动力学，单位时间内恒定总量的药物被清除（零级动力学）。但实际上，绝大多数药物临床浓度的代谢并不饱和，符合一级动力学，即单位时间内恒定比例的药物被消除。这就是一级消除（消除率＝清除率×药物浓度）。

   内在清除率，反映了器官清除药物的绝对代谢能力，与实际血流量无关。

   血流依赖性消除通常适用于能被肝脏有效代谢的药物。对于这些"高摄取"的药物，肝脏血流量是其消除的限速因素。

   容积限制性消除是饱和性（非线性）消除的另一种说法。

   首过消除是指药物进入体循环前在肝脏的代谢。

   参考文献：Katzung BG，Masters SB，Trevor AJ. Basic and Clinical Pharmacology. 12th ed. (LANGE Basic series). New York，NY：McGraw Hill；2012.
   Brunton LL，Chabner BA，Knollman BC. Goodman and Gilman's The Pharmacological Basis of Therapeutics. 12th ed. New York，NY：McGraw Hill；2011.

13. 临床剂量范围内，肾功能衰竭会显著改变下述哪项药物的作用终止？
   （A）维库溴铵
   （B）琥珀酰胆碱
   （C）七氟烷
   （D）芬太尼
   （E）丙泊酚

   维库溴铵30%经肾脏清除。肾功能衰竭导致其清除减慢延长了肌肉松弛作用时间。

   琥珀酰胆碱被拟胆碱酯酶代谢，肾功能衰竭并不延长其肌肉松弛作用时间。

   七氟烷（所有吸入性麻醉药）的作用终止都依赖于经由肺排出而非肾脏清除。

   肾功能衰竭并不显著改变芬太尼的药代动力学及临床效果。丙泊酚被肝脏代谢产生的活性较低的代谢产物，再经由肾脏排出。

   参考文献：Brunton LL，Chabner BA，Knollman BC. Goodman and Gilman's The Pharmacological Basis of Therapeutics. 12th ed. New York，NY：McGraw Hill；2011.

14. 肝硬化会对药代动力学产生复杂的影响。如患者有严重的肝硬化，下列哪项是延长药物作用的可能原因？
   （A）血浆结合蛋白水平升高
   （B）肝脏细胞代谢增加
   （C）身体总水分减少
   （D）存在门体分流
   （E）肝脏血流量增加

   肝脏疾病对药物作用的终止并不总是很直接的。一般来说，肝硬化通过以下几个方面改变药代动力学：
   （1）门体分流的存在
   （2）降低血浆结合蛋白和白蛋白水平
   （3）降低肝细胞代谢
   （4）增加总体液量并改变液体分布
   （5）减少肝脏血流量

   参考文献：Miller RD. Miller's Anesthesia. 8th ed. Philadelphia，PA：Elsevier；2015.

15. 患者遵医嘱服用了标准剂量可待因作为术后镇痛。患者出现昏睡并且由于呼吸暂停而进行了复苏。随后发现该患者血浆中吗啡含量过高。下列哪项是最可能导致药物中毒的原因？

(A) 患者有 N-乙酰化活性增加。

(B) 该患者为可待因"弱代谢者"。

(C) 该患者为可待因"强代谢者"。

(D) 该患者为可待因"超代谢者"。

(E) 该患者谷胱甘肽转移酶活性受损。

可待因在肝脏被细胞色素 2D6(CYP2D6) 介导的去甲基化反应转换为吗啡。CYP2D6 基因在人群中呈现多态性：弱代谢者转换产生的吗啡减少、镇痛效果减弱,强代谢者被认为是正常的,超代谢者转换产生更多的吗啡,发生呼吸抑制的风险也更高。另外的细胞色素 450 基因多态性表现为改变谷胱甘肽转运活性,改变 N-乙酰化。但是这些都不影响可待因的代谢。

参考文献：Katzung BG, Masters SB, Trevor AJ. Basic and Clinical Pharmacology. 12th ed. (LANGE Basic series). New York, NY: McGraw Hill; 2012.

16. 细胞色素 P450 3A4(CYP3A4)的作用可被西柚汁和某些药物例如酮康唑和氟西汀抑制,使血浆中经 CYP3A4 代谢的药物浓度增加。如果患者正在服用的食物和药物抑制了 CYP3A4,使用下述哪种止痛剂中毒风险比较低？

(A) 芬太尼

(B) 阿芬太尼

(C) 舒芬太尼

(D) 美沙酮

(E) 氢吗啡酮

氢吗啡酮经 CYP2D6 代谢,且 CYP3A4 抑制剂对其影响并不显著。其余经 CYP2D6 代谢的阿片类药物包括其前体药物如可待因、羟考酮、双氢可待因。CYP3A4 负责绝大多数麻醉药物的代谢,包括阿片类(芬太尼、阿芬太尼、舒芬太尼、美沙酮)、咪达唑仑、利多卡因、罗哌卡因、氟哌啶醇。

参考文献：Miller RD. Miller's Anesthesia. 8th ed. Philadelphia, PA: Elsevier; 2015.

17. 当吸入性麻醉药浓度从 1 MAC 增加到 2 MAC 时肝脏的总血流量减少。下列哪种药物的经肝脏清除相对不受这种肝血流量减少的影响？

(A) 芬太尼

(B) 吗啡

(C) 丙泊酚

(D) 咪达唑仑

(E) 地西泮

由于地西泮是肝内在清除率很低的药物,肝脏血流变化对其肝脏清除率影响很小。

清除率[mL/(min·kg)]：

芬太尼=13

吗啡=24

丙泊酚=27

咪达唑仑=6.6

地西泮=0.38。

对于那些能被肝脏有效清除的药物 [>6 mL/(min·kg)],其代谢的限制因素是肝血流量而不是肝细胞的内在清除能力,这被称为血流限制性肝脏清除(肝脏清除率=肝脏血流量×肝脏摄取率)。肝脏清除率高的药物包括芬太尼、哌替啶、吗啡、丙泊酚、氯胺酮和利多卡因。清除率低的药物包括地西泮、劳拉西泮、美沙酮和罗库溴铵。

参考文献：Brunton LL, Chabner BA, Knollman BC. Goodman and Gilman's The Pharmacological Basis of Therapeutics. 12th ed. New York, NY: McGraw Hill; 2011.
Miller RD. Miller's Anesthesia. 8th ed. Philadelphia, PA: Elsevier; 2015.
Katzung BG, Masters SB, Trevor AJ. Basic and Clinical Pharmacology. 12th ed. (LANGE Basic series). New York, NY: McGraw Hill; 2012.

18. 可能的药物相互作用包括协同作用和相加作用。下列哪种药物相互作用导致相加的临床效应？

(A) 地氟烷和氧化亚氮

（B）酮咯酸和芬太尼

（C）七氟烷和罗库溴铵

（D）顺式阿曲库铵和维库溴铵

（E）芬太尼和咪达唑仑

　　吸入性麻醉药和氧化亚氮作用相互叠加导致意识丧失。非甾体类抗炎药和阿片类药物协同作用产生镇痛效果。吸入性麻醉药与非去极化肌肉松弛药协同作用导致肌肉松弛。氨基甾体类和苄基异喹啉类肌松药有协同肌肉松弛作用。阿片类和苯二氮䓬类药物协同作用产生镇静催眠。

参考文献：Rosow CE. Anesthetic drug interaction：An overview. J Clin Anesth. 1997；9（6 Suppl）：27S－32S.

19. 一例患者被怀疑因吸食可卡因后引起高血压和心肌缺血。开始治疗该患者时下列哪种药物应避免使用？

（A）酚妥拉明

（B）阿司匹林

（C）硝酸甘油

(D) 普萘洛尔

（E）劳拉西泮

　　可卡因导致的心肌缺血首要起始治疗包括苯二氮䓬类、阿司匹林、硝酸甘油和酚妥拉明。普萘洛尔并不推荐使用，因为β受体阻滞剂会引起难以逆转的α肾上腺素能活性增加和冠状动脉收缩。

参考文献：Schwarz BG, Rezkalla S, Kloner RA. Cardiovascular effects of cocaine. Circulation. 2010；122：2558－2569.

20. 下列哪种草药会增加麻醉药物的镇静效果？

（A）大蒜

（B）银杏

（C）人参

(D) 胡椒

（E）麻黄

　　胡椒可增强麻醉药的镇静作用。大蒜、银杏、人参和胡椒均可导致出血风险增加。麻黄可通过直接和间接拟交感作用引起术中血流动力学不稳定。

参考文献：Katzung BG，Masters SB，Trevor AJ. Basic and Clinical Pharmacology. 12th ed. （LANGE Basic series）. New York，NY：McGraw Hill；2012.

21. 下列哪种草药能抑制5－羟色胺、去甲肾上腺素、多巴胺的再摄取，并且与5－羟色胺再摄取抑制剂相互作用，导致5－羟色胺综合征？

（A）缬草

（B）锯棕榈

(C) 圣约翰麦芽汁

（D）紫锥菊

（E）人参

　　圣约翰麦芽汁抑制5－羟色胺、去甲肾上腺素和多巴胺的再摄取。它与5－羟色胺再摄取抑制剂相互作用引起5－羟色胺综合征。应在术前5d停止食用。缬草是一种调节GABA神经传递的镇静剂，通常被用来治疗失眠，不能骤然停药，会引起类苯二氮䓬类戒断反应。锯棕榈经常被用于治疗男性良性前列腺肥大，但其机制尚不清楚。紫锥菊常被用于预防及治疗感染，其机制仍不完全清楚，但其短期作用与免疫刺激作用有关。

参考文献：Katzung BG，Masters SB，Trevor AJ. Basic and Clinical Pharmacology. 12th ed. （LANGE Basic series）. New York，NY：McGraw Hill；2012.

22. 一例患者被给予氟哌啶醇以治疗术后躁动，随后患者进展出现锥体外系症状。下列哪一种药物可用来治疗这种肌张力障碍反应

(A) 苯海拉明

（B）丹曲林

（C）葡萄糖酸钙

（D）阿托品

（E）乙酰半胱氨酸

氟哌定醇是一种传统的抗精神病药物,常被用于治疗躁动。其引起的锥体外系反应如斜颈、角弓反张和眼肌危象,可被抗胆碱能药物如苯托品、苯海拉明所治疗。

氟哌啶醇可以引起神经阻滞剂恶性综合征(neuroleptic malignant syndrome,NMS):高热、僵硬、精神状态改变、自主神经失调。可用丹曲林治疗,丹曲林也被用于治疗恶性高热。葡萄糖酸钙通常被用于治疗钙通道阻滞剂过量。

阿托品作为一种毒蕈碱拮抗剂,可以与乙酰胆碱酯酶抑制剂合用。阿托品也被用于有机磷农药中毒治疗。乙酰半胱氨酸被用于治疗对乙酰氨基酚过量。

参考文献:Brunton LL,Chabner BA,Knollman BC. *Goodman and Gilman's The Pharmacological Basis of Therapeutics*. 12th ed. New York,NY:McGraw Hill;2011.

23. 下列哪类药物最容易导致麻醉药物介导的过敏反应?

(A) 肌肉松弛药
(B) 丙泊酚
(C) 阿片类
(D) 酯类局部麻醉药
(E) 抗生素

麻醉药物中肌肉松弛药是最常见的药物相关过敏反应的原因(占所有反应中的 $60\% \sim 80\%$)。其次,诱导药物(丙泊酚、依托咪酯)、阿片类、酯类局部麻醉药以及抗生素也均可能引起过敏反应。

参考文献:Longnecker DE,Brown DL,Newman MF,Zapol WM. *Anesthesiology*. 2nd ed. New York,NY:McGraw Hill;2012.

24. 全身麻醉过程中,麻醉药物介导的过敏反应或类过敏反应的最初治疗首选?

(A) 扩容
(B) 抗组胺药物
(C) 吸入支气管扩张药物
(D) 糖皮质激素
(E) 血管升压素

全身麻醉过程中发生过敏反应的首要治疗包括:停止输入抗原、保持气道通畅并吸入纯氧、停止使用所有麻醉药物、扩容、肾上腺素。

次要治疗包括:抗组胺药、支气管扩张药、糖皮质激素、碳酸氢钠、血管升压素。

参考文献:Longnecker DE,Brown DL,Newman MF,Zapol WM. Anesthesiology. 2nd ed. New York,NY:McGraw Hill;2012.

25. 全身麻醉过程中,患者发生了过敏反应或类过敏反应。下列征象中哪一项最为普遍?
(A) 哮鸣音
(B) 出汗
(C) 荨麻疹
(D) 口周水肿
(E) 低血压

过敏性休克指危及生命的过敏反应。麻醉患者中最常见的过敏反应临床表现是低血压。全身麻醉条件下,其他过敏反应临床表现可能包括:

(1) 呼吸系统:咳嗽,喘息,肺顺应性降低,急性呼吸衰竭。

(2) 心血管系统:大汗,心动过速,心律失常、心脏停搏。

(3) 皮肤:荨麻疹,潮红,口周水肿。

参考文献:Longnecker DE,Brown DL,Newman MF,Zapol WM. Anesthesiology. 2nd ed. New York,NY:McGraw Hill;2012.

(孙林敏　王屹译　李雪校)

第 9 章

气体和挥发性麻醉药

1. 关于氧化亚氮的物理特性，下列哪项是错误的？
   - （A）氧化亚氮是无色的。
   - （B）氧化亚氮是无味的。
   - （C）氧化亚氮不能助燃。
   - （D）氧化亚氮沸点低于室温。
   - （E）氧化亚氮不可燃。

2. 下列哪种吸入性药物在手术室的开放容器内最容易挥发？
   - （A）地氟烷
   - （B）恩氟烷
   - （C）氟烷
   - （D）异氟烷
   - （E）七氟烷

3. 下列哪项物理特性与吸入性麻醉药效能的相关性最高？
   - （A）沸点
   - （B）密度
   - （C）脂溶性
   - （D）分子量
   - （E）黏度

4. 氧化亚氮和氙气均被认为能抑制下列哪种中枢神经系统受体？
   - （A）乙酰胆碱
   - （B）GABA
   - （C）甘氨酸
   - （D）NMDA
   - （E）神经激肽-1

5. 氟烷、地氟烷、异氟烷和七氟烷均能对脑血管生理和代谢产生下列何种影响？
   - （A）增加脑血流，降低代谢率
   - （B）增加脑血流，不影响代谢率
   - （C）降低脑血流，降低代谢率
   - （D）降低脑血流，不影响代谢率
   - （E）降低脑血流，增加代谢率

6. 氧化亚氮对中枢神经系统产生下列何种作用？
   - （A）减少脑血流
   - （B）降低脑血容量
   - （C）消除脑血管对 CO_2 的反应
   - （D）降低颅内压
   - （E）增加脑代谢率

7. 下列哪种吸入性麻醉药最有可能诱发癫痫样活动的脑电图?
   (A) 地氟烷
   (B) 恩氟烷
   (C) 氟烷
   (D) 异氟烷
   (E) 七氟烷

8. 下列关于吸入性麻醉药对心血管系统影响的描述正确的是
   (A) 相较于其他挥发性药物,地氟烷的负性肌力作用最强。
   (B) 1 MAC 时,氟烷会引起窦性心动过速。
   (C) 氧化亚氮对心肌收缩力没有影响。
   (D) 异氟烷会引起反射性心率增快。
   (E) 与异氟烷相比,七氟烷体循环阻力更低。

9. 下列哪种吸入性气体最有可能使心肌对肾上腺素敏化产生心律失常?
   (A) 地氟烷
   (B) 恩氟烷
   (C) 氟烷
   (D) 异氟烷
   (E) 七氟烷

10. 20 岁,健康患者,使用七氟烷行喉罩全身麻醉下滑液囊肿切除术。下列哪种呼吸效应最有可能发生?
    (A) 潮气量增加
    (B) 呼吸频率加快
    (C) 肺泡通气增加
    (D) 支气管平滑肌张力增加
    (E) 功能残气量增加

11. 一例患者在异氟烷呼气末浓度为 0.12%(0.1 MAC)时醒来。在这种情况下,下列哪种呼吸情况最有可能发生?
    (A) 对低氧的通气反应下降
    (B) 呼吸频率降低
    (C) 抑制低氧性肺血管收缩
    (D) 气道阻力增加
    (E) 喉痉挛风险增加

12. 下列哪种吸入性麻醉药增强神经肌肉阻滞的作用最大?
    (A) 地氟烷
    (B) 氟烷
    (C) 异氟烷
    (D) 氧化亚氮
    (E) 七氟烷

13. 一位孕妇在全身麻醉下进行剖宫产手术,空氧混合气中异氟烷的浓度为 1 MAC。下列哪项最能描述这种混合气体对子宫的影响?
    (A) 胎盘对极性分子的通透性增加
    (B) 子宫平滑肌张力下降 20%
    (C) 子宫血流增加 40%
    (D) 对宫缩抑制剂的反应性降低
    (E) 增强缩宫素的效应

14. 下列关于复合物 A 的描述正确的是
    (A) 用钠石灰代替钡石灰时其生成增加。
    (B) 毒性具有剂量依赖性。
    (C) 肾细胞损伤大部分不可逆转。
    (D) 肾损伤的可能性依赖于吸入气体流量。
    (E) 它是地氟烷的分解产物。

15. 下列关于吸入性麻醉药对肝脏作用的描述,正确的是
    (A) 七氟烷对门静脉血流没有影响。
    (B) 氧化亚氮降低肝动脉血流速度。
    (C) 氟烷性肝炎的致死率 > 50%。
    (D) 恩氟烷具有最高的肝脏代谢率。
    (E) 异氟烷对肝动脉产生直接的收缩作用。

16. 氧化亚氮引起的维生素 B_{12} 钴离子的氧化可能会产生下列哪种影响?

    （A）小细胞性贫血

    （B）血小板减少

    （C）红细胞增多并增加 DVT 的风险

    （D）巨幼红细胞贫血

    （E）白细胞增多

17. 下列关于吸入性麻醉药的免疫作用描述正确的是

    （A）在临床浓度均有抑菌作用。

    （B）抑制白细胞吞噬细菌的能力。

    （C）增加病毒感染的风险。

    （D）增加白细胞向肺的化学趋化,引起炎症性急性肺损伤。

    （E）抑制自然杀伤细胞。

18. 关于吸入麻醉期间一氧化碳的形成,下列哪项描述是正确的?

    （A）异氟烷、恩氟烷和七氟烷能产生一氧化碳。

    （B）干的二氧化碳吸收剂是产生一氧化碳的危险因素。

    （C）钠石灰比钡石灰更容易产生一氧化碳。

    （D）高新鲜气体流量降低一氧化碳形成的风险。

    （E）一天最后一台手术的一氧化碳浓度最高。

19. 下列哪种吸入性麻醉药的代谢程度最低?

    （A）地氟烷

    （B）氟烷

    （C）异氟烷

    （D）氧化亚氮

    （E）七氟烷

20. 一例患者行血管手术,从异氟烷换成七氟烷。15 min 后,显示器显示呼气末异氟烷的浓度是 0.55%,七氟烷的呼气末浓度是 0.5%。那么他的 MAC 是多少?

    （A）0.25 MAC

    （B）0.33 MAC

    （C）0.5 MAC

    （D）0.75 MAC

    （E）1 MAC

21. 下列哪种因素会增加全身麻醉患者的 MAC?

    （A）急性酒精中毒

    （B）急性可卡因中毒

    （C）年龄大于 70 岁

    （D）甲状腺功能亢进症

    （E）怀孕

22. 下列手术室工作人员的健康问题中与吸入气体的废气暴露相关的是?

    （A）增加高血压发生率

    （B）增加气道反应性疾病的发生率

    （C）增加非感染性肝炎的发生率

    （D）增加神经精神疾病的发生率

    （E）增加自发性流产的发生率

23. 下列关于吸入性麻醉药氙气的描述正确的是

    （A）仅 0.5% 的氙气被代谢。

    （B）它是自然产生的气体。

    （C）MAC 是 1.17。

    （D）相对于其他吸入性麻醉药物,它有高溶解性。

    （E）它产生剂量依赖性动脉血压下降。

答案与解析：气体和挥发性麻醉药

1. 关于氧化亚氮的物理特性，下列哪项是错误的？
   （A）氧化亚氮是无色的。
   （B）氧化亚氮是无味的。
   （C）氧化亚氮不能助燃。
   （D）氧化亚氮沸点低于室温。
   （E）氧化亚氮不可燃。

   氧化亚氮是一种无色无味的气体。虽然它是不可燃的，但它是一种氧化物，能够助燃。因此，在手术和气道着火风险增加的病例中，氧化亚氮的浓度必须控制在最低值。它的沸点远低于室温（−88℃），意味着与其他挥发性麻醉药相比，氧化亚氮在标准温度和气压下就是以气体形式存在的。但是，因为其临界温度（36℃）比室温高，汽缸中的氧化亚氮能在足够的压力下呈液态。

   参考文献：Butterworth JF IV, Macket DC, Wasnick JD. *Morgan and Mikhail's Clinical Anesthesiology*. 5th ed. New York, NY: McGraw Hill; 2013.

2. 下列哪种吸入性药物在手术室的开放容器内最容易挥发？
   （A）地氟烷
   （B）恩氟烷
   （C）氟烷
   （D）异氟烷
   （E）七氟烷

   一种液体蒸发的程度取决于蒸汽压，或者在气液相保持平衡时的压力。液体的沸点是蒸汽压与大气压相等时的温度。高的蒸汽压和（或）低的沸点有助于液相变成气相。从表9-1中可以看到，地氟烷有最高的蒸汽压和最低的沸点。事实上，在沸点不是那么高的高纬度地区，地氟烷能在20℃的室温下沸腾。

表9-1　挥发性麻醉药的蒸汽压和沸点

挥发性物质	蒸汽压（mmHg）	沸点（℃）
地氟烷	669	22.8
恩氟烷	172	56.5
氟烷	243	50.2
异氟烷	238	48.5
七氟烷	157	58.5

参考文献：Butterworth JF IV, Macket DC, Wasnick JD. *Morgan and Mikhail's Clinical Anesthesiology*. 5th ed. New York, NY: McGraw Hill; 2013.

3. 下列哪项物理特性与吸入性麻醉药效能的相关性最高？
   （A）沸点
   （B）密度
   （C）脂溶性
   （D）分子量
   （E）黏度

   在吸入性麻醉药所有的理化特性中，脂溶性与麻醉效能相关性最好。这个在20世纪之交的发现被命名为 Meyer - Overton 法则。Meyer 展示了一种已知的麻醉药在橄榄油中的溶解度与其在蝌蚪中的麻醉效能具有强相关性。当使用对数/对数格式作图时，最低肺泡有效浓度和油/气分配系数之间呈线性反比（图9-1）。例如，氟烷的油/气分配系数是224，其MAC 为0.75；在图的另一端，氧化亚氮具有一

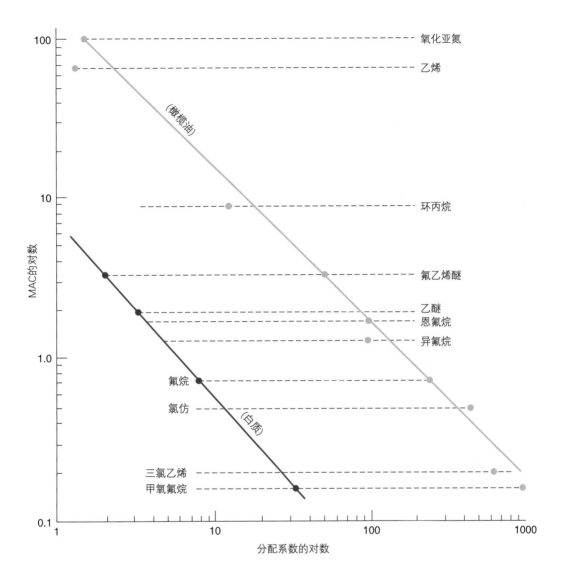

图 9 - 1　麻醉药效能和脂溶性之间具有非常好但不完美的相关性。MAC，最低肺泡有效浓度
（经授权改编自 Lowe HJ，Hagler K. Gas Chromatography in Biology and Medicine. Churchill，1969.）

个极小的油/气分配系数 1. 4，但是 MAC 为 104。七氟烷、异氟烷和地氟烷则在两者之间。

　　这种相关性意味着吸入性麻醉药是疏水性的，其作用可能部分由于其结合于中枢神经系统中的疏水性位点。很久之前就有人推断，神经元上的脂质双分子层是吸入性麻醉药的作用位点。根据所谓的"容积临界学说"，当一定分子量的疏水麻醉药分子被吸收进入细胞膜，细胞膜会发生一定程度的变形，从而引起蛋白通道功能异常和动作电位停止。然而，这可能仅是麻醉药作用机制的部分解释，它看起来过于简单，因为麻醉药已经被证明能影响其他靶点，包括蛋白自身。

参考文献： Butterworth JF IV，Macket DC，Wasnick JD. *Morgan and Mikhail's Clinical Anesthesiology*. 5th ed. New York，NY：McGraw Hill；2013.

4. 氧化亚氮和氙气均被认为能抑制下列哪种中枢神经系统受体？
（A）乙酰胆碱
（B）GABA
（C）甘氨酸

（D）NMDA

（E）神经激肽-1

　　除了脂质双分子层（如 Meyer - Overton 法则中所提），还有其他一些可能的中枢神经系统麻醉药物作用位点。目前认为氧化亚氮和惰性气体氙气抑制 NMDA 受体。这是氧化亚氮产生麻醉作用的可能机制。兴奋性受体被抑制，导致神经活性下降。很多麻醉药可通过超极化细胞膜增强中枢神经系统的 GABA 能抑制作用。支持证据包括 GABA 激动剂能增强麻醉，而 GABA 抑制剂部分逆转麻醉作用。其他麻醉药作用的受体包括那些能结合甘氨酸、钙离子和谷氨酸的位点。吸入性麻醉药确切的作用机制还远未清楚，可能是包含多种重叠的通路。

参考文献：Butterworth JF IV，Macket DC，Wasnick JD. Morgan and Mikhail's Clinical Anesthesiology. 5th ed. New York，NY：McGraw Hill；2013.

5. 氟烷、地氟烷、异氟烷和七氟烷均能对脑血管生理和代谢产生下列何种影响？

　　（A）增加脑血流，降低代谢率

　　（B）增加脑血流，不影响代谢率

　　（C）降低脑血流，降低代谢率

　　（D）降低脑血流，不影响代谢率

　　（E）降低脑血流，增加代谢率

　　所有的吸入性麻醉药都剂量依赖性地通过直接扩血管作用增加脑血流量（CBF）。但是，尽管 CBF 随着吸入性麻醉药而增加，但脑代谢却下降，这个现象就是"解偶联"，因为脑氧代谢率（$CMRO_2$）下降而 CBF 未成比例下降。氟烷的此种作用最强，异氟烷、七氟烷以及地氟烷次之，特别是浓度大于 1.5 MAC 时。例如，氟烷增加大约 200% 的 CBF，但只降低约 10% 的 $CMRO_2$。相反的，异氟烷增加 20% 的 CBF，降低 50% 的 $CMRO_2$（图 9 - 2）。吸入性麻醉药特别是氟烷引起的 CBF 增加与脑血容量的增加密切相关。对颅内顺应性正常的患者来说，这不成问题。但对于颅内顺应性降低的情况（比

如创伤性颅脑损伤或肿瘤），吸入性麻醉药的使用会明显增加颅内压。过度通气以及诱发的低二氧化碳血症可能不会减弱这种效应。基于此原因，颅内顺应性降低的患者应该使用全凭静脉麻醉（TIVA）技术。

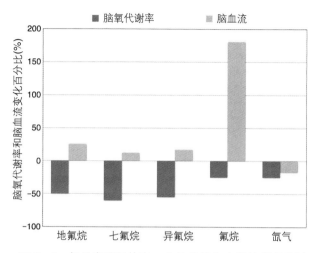

图 9 - 2　部分麻醉气体在一个最低肺泡有效浓度（MAC）下能引起的脑氧代谢率（$CMRO_2$）及脑血流量的大致变化 经 授 权 转 载 自 Miller RD. Miller's Anesthesia. 8th ed. Philadelphia. PA：Elsevier；2015.

参考文献：Miller RD. Miller's Anesthesia. 8th ed. Philadelphia. PA：Elsevier；2015.

　　所有的吸入性麻醉药均能保留脑血管对二氧化碳的反应性（颅内顺应性正常的患者）。但是，由于其直接扩血管作用，对体循环动脉压升高的自动调节作用会受到损害。平均动脉压在 $50 \sim 150$ mmHg 时，CBF 无法通过颅内血管代偿性收缩作用来维持恒定，而是直接取决于体循环血压。自动调节曲线的低值部分不受影响，因为脑血管已经扩张到最大了。

6. 氧化亚氮对中枢神经系统产生下列何种作用？

　　（A）减少脑血流

　　（B）降低脑血容量

　　（C）消除脑血管对 CO_2 的反应

　　（D）降低颅内压

　　（E）增加脑代谢率

　　氧化亚氮与其他吸入性麻醉药不同，它会增加脑氧代谢率（$CMRO_2$）。此外，它还增加脑血

流、脑血容量,单独使用时还会增加颅内压。这可能是因为它的拟交感效应。在与其他吸入性麻醉药合用时,这种对 ICP 的影响仍存在。但是,与静脉麻醉药如巴比妥、丙泊酚、阿片类药或苯二氮䓬类合用,能明显甚至完全消除该效应。尽管如此,氧化亚氮已不在神经外科手术麻醉中常规使用,特别是颅内顺应性下降时,其不良反应远远超过潜在的任何益处。

参考文献: Miller RD. *Miller's Anesthesia.* 8th ed. Philadelphia, PA: Elsevier; 2015.

7. 下列哪种吸入性麻醉药最有可能诱发癫痫样活动的脑电图?

 (A) 地氟烷

 (B) 恩氟烷

 (C) 氟烷

 (D) 异氟烷

 (E) 七氟烷

 绝大部分的吸入性麻醉药都会对 EEG 产生明显的影响,减少高频活动,增加低频活动。1.5~2 MAC 的异氟烷、地氟烷或七氟烷可能会产生爆发抑制和等电位 EEG 形式。在这种水平下,$CMRO_2$ 一般下降到基线的 50%(牢记,为了维持细胞完整性和稳定性,即使是等电位时大脑氧需求仍然存在)。在动物中,氟烷需要一个很高的浓度来产生爆发性抑制(4 MAC)。显然,这种浓度是不能应用于临床的。

 恩氟烷则是个例外。高浓度的恩氟烷产生高压、高频的 EEG,且可以传导至棘突及圆锥复合体,导致明显的癫痫发作。这可能影响癫痫灶的定位。因此,在癫痫患者应该避免使用恩氟烷。

 氧化亚氮对 EEG 没有抑制作用,并可能轻微增加高频活动。

参考文献: Longnecker DE, Brown DL, Newman MF, Zapol WM. Anesthesiology. 2nd ed. New York, NY: McGraw Hill; 2012.
 Burnton LL, Chabner BA, Knollman BC.

Goodman & Gilman's the Pharmacological *Basis of Therapeutics.* 12th ed. New York, NY: McGraw Hill; 2011.

8. 下列关于吸入性麻醉药对心血管系统的影响描述正确的是

 (A) 相较于其他挥发性药物,地氟烷的负性肌力作用最强。

 (B) 1 MAC 时,氟烷会引起窦性心动过速。

 (C) 氧化亚氮对心肌收缩力没有影响。

 (D) 异氟烷会引起反射性心率增快。

 (E) 与异氟烷相比,七氟烷体循环阻力更低。

 氧化亚氮对心肌有直接的负性肌力作用。尽管如此,氧化亚氮仍是所有吸入性麻醉药中对心血管系统影响最小的药物(表 9-2)。这是因为氧化亚氮是一种交感兴奋剂,氧化亚氮麻醉会增加儿茶酚胺水平,引起动脉血压和心率代偿性增加,使心排出量能基本维持在基线水平。地氟烷也是一种弱交感系统兴奋剂,在地氟烷分压快速增加的"ramp-up"时段,经常可以看到窦性心动过速。异氟烷能导致心率增快,但这是血管扩张引起压力感受器介导的反射作用。氟烷会钝化压力感受器的反射作用,因而对心率没有影响,或者使之轻度降低。

 异氟烷、地氟烷和七氟烷都是血管扩张剂,可降低外周血管阻力,其中异氟烷和地氟烷作用比七氟烷更强。外周血管阻力的下降会导致血压下降。氟烷也使血压降低,但这是由心肌抑制引起,而不是血管扩张。

 所有吸入性麻醉药均是温和冠状动脉扩张剂。潜在的冠状动脉窃血现象备受关注,即非狭窄区域的血管扩张分流了因狭窄而血管不扩张区域的血流。这种担忧可能很大程度被夸大了,在冠状动脉粥样硬化性患者,应避免心动过速和低血压。吸入性麻醉药不会因为心肌异常灌注而引起心肌缺血。

参考文献: Miller RD. *Miller's Anesthesia.* 8th ed. Philadelphia, PA: Elsevier; 2015.

表 9 - 2　麻醉气体的心血管作用

	氧化亚氮	氟烷	异氟烷	地氟烷	七氟烷
血压	←→	↓↓	↓↓	↓↓	↓
心率	←→	←→或↓	↑	←→或↑	←→
体循环阻力	←→	←→	↓↓	↓↓	↓
心排量	←→	↓	←→	←→或↓	↓

9. 下列哪种吸入性气体最有可能使心肌对肾上腺素敏化产生心律失常？

（A）地氟烷

（B）恩氟烷

（C）氟烷

（D）异氟烷

（E）七氟烷

　　氟烷一直以来都被认为能增加心肌对儿茶酚胺类的敏感性而易发生心律失常。其他吸入性麻醉药也有此作用但是程度均较轻。氟烷降低心房和心室心律失常的阈值。这种作用似乎与肾上腺素的剂量相关，起初小剂量时发生室性早搏，随后升级为持续性的室性心动过速。氟烷麻醉期间应该避免肾上腺素的剂量超过 1.5 μg/kg。预先给予硫喷妥钠可减轻此种作用。

参考文献：Miller RD. Miller's Anesthesia. 8th ed. Philadelphia. PA：Elsevier；2015.

10. 20 岁，健康患者，使用七氟烷行喉罩全身麻醉下滑液囊肿切除术。下列哪种呼吸效应最有可能发生？

（A）潮气量增加

（B）呼吸频率加快

（C）肺泡通气增加

（D）支气管平滑肌张力增加

（E）功能残气量增加

　　所有的吸入性麻醉药都是通过抑制延髓呼吸中枢和松弛呼吸肌产生呼吸抑制作用。吸入性麻醉药可产生呼吸频率增加、潮气量降低的浅快呼吸。尽管增加了呼吸频率，但总的肺泡通气量还是下降的，导致动脉二氧化碳分压上升。在自主呼吸的患者，所有的麻醉气体都会引起功能残气量下降和肺不张。

　　异氟烷、七氟烷和氟烷都是潜在的支气管扩张剂，能松弛气道平滑肌并降低气道阻力（七氟烷＞氟烷＞异氟烷）。地氟烷几乎没有支气管扩张作用，在气道高反应疾病患者中能引起支气管痉挛。由于具有刺激性气味，用地氟烷诱导还会增加流涎、喉痉挛、支气管痉挛和咳嗽的风险，高浓度的时候尤其明显（＞1 MAC）。所以不鼓励在哮喘患者和吸入诱导的时候使用地氟烷。

　　氧化亚氮也会使呼吸频率加快、潮气量下降，但是肺泡通气量基本不变，二氧化碳分压也保持正常。

参考文献：Longnecker DE，Brown DL，Newman MF，Zapol WM. Anesthesiology. 2nd ed. New York，NY：McGraw Hill；2012.

11. 一例患者在异氟烷呼气末浓度为 0.12%（0.1 MAC）时醒来。在这种情况下，下列哪种呼吸情况最有可能发生？

（A）对低氧的通气反应下降

（B）呼吸频率降低

（C）抑制低氧性肺血管舒张作用

（D）气道阻力增加

（E）喉痉挛风险增加

　　挥发性麻醉药和氧化亚氮都可能抑制低氧和高二氧化碳引起的通气反应。这种作用是剂量和药物种类依赖性的（氟烷＞异氟烷＞七氟烷＞地氟烷），并且在亚麻醉剂量时（如 0.1 MAC）就存在，该效应通过颈动脉体外周化学感受器介导。

　　这种作用在麻醉苏醒期需得到重视，特别

是麻醉药还有少量残留但是已经没有伤害性刺激的患者。这些患者可能会在转运途中或在复苏室内出现高碳酸和低氧血症。低氧性肺血管舒张作用会被挥发性麻醉药所抑制，但不是在临床浓度，当然也不是在 0.1 MAC。

参考文献：Longnecker DE，Brown DL，Newman MF，Zapol WM．Anesthesiology．2nd ed．New York，NY：McGraw Hill；2012．

12. 下列哪种吸入性麻醉药增强神经肌肉阻滞的作用最大？

　　(A) 地氟烷

　　(B) 氟烷

　　(C) 异氟烷

　　(D) 氧化亚氮

　　(E) 七氟烷

　　所有挥发性麻醉药都会剂量依赖性地增强神经肌肉阻滞剂的作用(图 9-3)。这种作用的机制目前尚未完全阐明，可能的原因包括作用于运动神经元本身、抑制突触后胆碱能受体，或在受体位点增强神经肌肉阻滞剂的作用。吸入性麻醉药降低非去极化神经肌肉阻滞剂的需要量、延长作用时间并且抑制 TOF(4 个成串刺激)和强直刺激反应。挥发性药物的此种增强作用与麻醉效能负相关。因此这种作用由强到

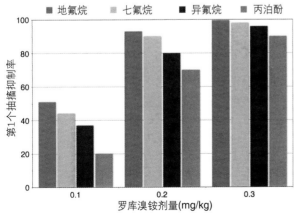

图 9-3　1.5 MAC 的地氟烷、七氟烷、异氟烷以及丙泊酚全静脉麻醉对罗库溴铵诱导的神经肌肉阻滞的第 1 个肌颤搐的影响

(经授权转载自 Miller RD，*Miller's Anesthesia*，8th edition．Philadelphia，PA：Elsevier，2015)

弱的顺序是：地氟烷＞七氟烷＞异氟烷＞氟烷。氧化亚氮是吸入性麻醉药中此种增强作用最弱的。

参考文献：Miller RD．*Miller's Anesthesia*．8th ed．Philadelphia．PA：Elsevier；2015．

13. 一位孕妇在全身麻醉下进行剖宫产手术，空氧混和气中异氟烷的浓度为 1 MAC。下列哪项最能描述这种混合气体对子宫的影响？

　　(A) 胎盘对极性分子的通透性增加

　　(B) 子宫平滑肌张力下降 20%

　　(C) 子宫血流增加 40%

　　(D) 对宫缩抑制剂的反应性降低

　　(E) 增强缩宫素的效应

　　所有挥发性麻醉药都剂量依赖性地降低子宫平滑肌收缩力。地氟烷的此种作用相对较弱。传统来讲，全身麻醉下行剖宫产手术时，婴儿娩出后吸入性麻醉药会降低到 0.5 MAC，同时使用氧化亚氮，或者增加氧化亚氮到 0.5 MAC 来降低这种对子宫平滑肌的抑制作用，恢复子宫的收缩，从而降低宫缩无力和产后出血的风险。挥发性麻醉药还会影响缩宫素收缩子宫的作用。相对的，过去吸入性麻醉药被用于人工取胎盘和难产(如双胎)时松弛子宫。因为目前全身麻醉很少被用于剖宫产手术，其他子宫松弛药如硝酸甘油已经几乎完全取代了吸入性麻醉药的使用。氧化亚氮对子宫平滑肌张力没有影响。

　　注意，吸入性麻醉药同时也剂量依赖性地降低子宫血流。这与血管扩张和动脉压降低有关。

参考文献：Butterworth JF IV，Macket DC，Wasnick JD．*Morgan and Mikhail's Clinical Anesthesiology*．5th ed．New York，NY：McGraw Hill；2013．

14. 下列关于复合物 A 的描述正确的是

　　(A) 用钠石灰代替钡石灰时其生成增加。

　　(B) 毒性具有剂量依赖性。

　　(C) 肾细胞损伤大部分不可逆转。

（D）肾损伤的可能性依赖于吸入气体流量。

（E）是地氟烷的分解产物。

　　复合物 A 是一种七氟烷暴露于二氧化碳吸收剂后产生的裂解产物。在大鼠上，复合物 A 能产生急性肾小管坏死，而在人体身上这种作用的临床影响尚且未知。实验条件下，志愿者长时间暴露于七氟烷后，复合物 A 水平确实升高了，同时肾损伤的酶标志物以及尿素氮、肌酐水平也升高了。但是，这些变化在数天内就会恢复正常，人体内也没有不可逆性肾损伤的报道。

　　发生肾毒性的风险似乎是剂量依赖性的，150 ppm－h 是一个可接受的阈值（比如 50 ppm×3 h，或 25 ppm×6 h）。复合物 A 在钡石灰中产生的较钠石灰中更多，尤其低流量麻醉下更明显。由于这个原因，FDA 建议在用七氟烷麻醉时应该避免流量小于 2 L/min。尽管这目前只是个理论上的关注点，但是对于已经有肾损伤的患者，在有其他吸入性麻醉药可供选择的情况下还是可能应该避免使用七氟烷。

15. 下列关于吸入性麻醉药对肝脏作用的描述，正确的是？

（A）七氟烷对门静脉血流没有影响。

（B）氧化亚氮降低肝动脉血流速度。

（C）氟烷性肝炎的致死率＞50％。

（D）恩氟烷具有最高的肝脏代谢率。

（E）异氟烷对肝动脉产生直接的收缩作用。

　　所有的挥发性麻醉药均降低平均动脉压、减少门静脉血流从而总的肝脏血流减少。氟烷和恩氟烷通过直接的血管收缩作用减少肝动脉血流，异氟烷和七氟烷则增加肝血窦的血流速度。在没有进行手术的志愿者中使用这些新的挥发性麻醉药，并没有使代表肝脏损伤的标志物水平升高，说明手术因素（如由于摆放体位或拉钩引起肝脏血流进一步减少）可能是观察到的肝酶水平一过性升高的原因。氧化亚氮对肝脏的血流动力学没有影响。

　　氟烷通过肝脏代谢（15％～20％）比其他挥发性麻醉药更多（七氟烷 5％、恩氟烷 3％、异氟烷 0.2％、地氟烷 0.02％）。代谢产物三氟乙酸和氯化三氟乙酸可以在肝脏中与蛋白结合，被免疫系统识别为抗原。该免疫反应就是氟烷性肝炎，典型的结果是爆发性肝坏死，在 50％～75％的病例中是致死性的。多次暴露增加此种反应发生的可能性，与免疫反应机制相符。成人发生氟烷性肝炎的可能性是儿童人群的 10～20 倍。

参考文献：Longnecker DE, Brown DL, Newman MF, Zapol WM. *Anesthesiology*. 2nd ed. New York, NY: McGraw Hill; 2012.

16. 氧化亚氮引起的维生素 B_{12} 钴离子的氧化可能会产生下列哪种影响？

（A）小细胞性贫血

（B）血小板减少

（C）红细胞增多并增加 DVT 的风险

（D）巨幼红细胞性贫血

（E）白细胞增多

　　氧化亚氮不可逆的氧化维生素 B_{12} 中的钴原子，从而抑制依赖维生素 B_{12} 的蛋氨酸合成酶。蛋氨酸合成酶是髓鞘形成（通过将同型半胱氨酸转化为蛋氨酸）和 DNA 合成必需的。DNA 合成损伤的临床结局主要是巨幼红细胞骨髓改变和粒性白细胞缺乏症。除了血液学改变，蛋氨酸合成酶的抑制还产生与髓鞘形成减少相关的神经病学效应，包括脊髓后外侧退化、多发性神经病和共济失调。

　　暴露于 50％氧化亚氮产生这些改变的时间可能是 6 h，一般 12 h 基本都能观察到。氧化亚氮暴露超过 4 天产生粒性白细胞缺乏症。短时、单次的暴露对大部分的患者都没有影响，但是重复的暴露是有害的，因为酶被快速抑制而产生新的产物需要很长时间。牙科工作人员较手术室工作人员更易发生异常骨髓表现和神经疾病，可能与废气回收装置和临床医生所接触的吸入浓度相关。

参考文献： Longnecker DE，Brown DL，Newman MF，Zapol WM. Anesthesiology. 2nd ed. New York，NY：McGraw Hill；2012.

17. 下列关于吸入性麻醉药的免疫作用描述正确的是

    （A）在临床浓度均有抑菌作用。

    （B）抑制白细胞吞噬细菌的能力。

    （C）增加病毒感染的风险。

    （D）增加白细胞向肺的化学趋化，引起炎症性急性肺损伤。

    （E）抑制自然杀伤细胞。

    　　挥发性麻醉药在实验条件下能抑制自然杀伤(NK)细胞的功能。NK 细胞的一个重要作用是清除未被切除的或者手术切除过程中通过血液循环转移的肿瘤细胞。对 NK 细胞的抑制作用被认为是在数个肿瘤模型中，使用吸入性麻醉药的全身麻醉与全静脉麻醉（无论是否联合局部麻醉）相比，不能降低细胞学复发发生率的原因之一。然而在肿瘤患者中避免使用挥发性麻醉药的支持证据还是很弱的。手术产生的总的应激反应对 NK 细胞的作用可能更强。

    　　吸入性麻醉药（包括氧化亚氮）可降低炎症反应所必需的白细胞化学趋化迁移。有证据表明，吸入性麻醉药在高危患者中可降低急性肺损伤的发生率及其严重性。

    参考文献： Hemming HC，Egan TD. Pharmacology and Physiology for Anesthesia：Foundations and Clinical Application. 1st ed. Philadelphia，PA：Elsevier；2013.

18. 关于吸入麻醉期间一氧化碳的形成，下列哪项描述是正确的？

    （A）异氟烷、恩氟烷和七氟烷能产生一氧化碳。

    （B）干的二氧化碳吸收剂是产生一氧化碳的危险因素。

    （C）钠石灰比钡石灰更容易产生一氧化碳。

    （D）高新鲜气体流量降低一氧化碳形成的风险。

    （E）一天最后一台手术的一氧化碳浓度最高。

    　　挥发性麻醉药能被二氧化碳吸收罐中的强碱物质降解成一氧化碳。一氧化碳是一种无色无味的，对血红蛋白亲和力强的气体，阻止氧气的携带和转运。此外，由于脉氧饱和度仪不能区分氧化血红蛋白和碳氧血红蛋白，因此很难监测。长时间或高浓度的一氧化碳能导致迟发性的神经病理改变，如认知障碍、人格改变和共济失调。

    　　地氟烷在二氧化碳吸收罐中产生的一氧化碳浓度最高，其次是恩氟烷和异氟烷。七氟烷和氟烷产生的一氧化碳的量基本可以忽略。麻醉药产生一氧化碳的最关键的高危因素是二氧化碳吸收物质的干燥程度。已经有数例关于周一的第 1 例麻醉发生一氧化碳中毒事件的报道。追溯事件原因时发现，周末保持打开状态的高流量新鲜气体吹干了二氧化碳吸收剂导致了该反应的发生。钠石灰和钡石灰分别含有 15％和 13％重量的水分。钠石灰显著产生一氧化碳之前，水合度必须降至 1.4％；而钡石灰的生成一氧化碳的水合阈值是 5％。因此，在干燥方面，钠石灰具有更高的安全性。

    参考文献： Longnecker DE，Brown DL，Newman MF，Zapol WM. Anesthesiology. 2nd ed. New York，NY：McGraw Hill；2012.

19. 下列哪种吸入性麻醉药的代谢程度最低？

    （A）地氟烷

    （B）氟烷

    （C）异氟烷

    （D）氧化亚氮

    （E）七氟烷

    　　吸入性麻醉药在人体内代谢的程度各异。氙气是个例外，因为它完全没有代谢转化。氟烷是代谢程度最大的一种吸入性麻醉药，15％～20％在肝脏被分解或氧化（见问题 15，关于氟烷性肝炎）。其他通过细胞色素 P450 氧化代谢的气体包括七氟烷（5％）、恩氟烷（3％）、异氟烷（0.2％）和地氟烷（0.02％）。

    　　氧化亚氮也是个有趣的例外。尽管非常少，但是仍有部分可测量（0.004％）的氧化亚氮被分解代谢。这部分代谢通路不在肝脏，而是在消化道内被铜绿假单胞杆菌等厌氧菌分解成氮气。消化道内氧气浓度大于10%就可能抑制此种反应。

参考文献： Miller RD. *Miller's Anesthesia*. 8th ed. Philadelphia. PA：Elsevier；2015.

20. 患者行血管手术，从异氟烷换成七氟烷。15 min后，显示器显示呼气末异氟烷的浓度是0.55%，呼气末七氟烷的浓度是0.5%。那么他的MAC是多少？

(A) 0.25 MAC

(B) 0.33 MAC

(C) 0.5 MAC

(D) 0.75 MAC

(E) 1 MAC

最低肺泡有效浓度(MAC)是在一个大气压力下，50%的患者对手术刺激丧失体动反应时的肺泡气内吸入麻醉药浓度。不同的目标衍生出不同的MAC。抑制99%患者对手术刺激的体动大约需1.3 MAC(1.3×指定麻醉药的MAC)。比如，使用七氟烷(MAC为2%)时，为了防止99%的患者切皮引起的体动，肺泡内浓度需要达到2.6%。其他的MAC衍生值包括：

MAC_{BAR}(在50%患者中消除切皮引起的交感反应需要的MAC)大约是1.5 MAC

MAC_{AWAKE}(50%患者遵从指令睁眼需要的MAC)大约是0.5 MAC

MAC_{AWARE}(50%患者记忆和意识消失需要的MAC)这是定义最不明确的概念，但是一般认为小于MAC_{AWAKE}(约0.2~0.3 MAC)

回答这道题有两个关键点。第一必须认识到MAC是可以粗略累加的。第二，需要知道常用的麻醉气体的MAC。氟烷、异氟烷、七氟烷和地氟烷的MAC分别是0.75%、1.1%、2%和6%。该题中，0.55%异氟烷等于0.5 MAC，0.5%七氟烷大概是0.25 MAC。两者相加起来，0.5 MAC加0.25 MAC等于0.75 MAC。

参考文献： Butterworth JF IV，Macket DC，Wasnick JD. *Morgan and Mikhail's Clinical Anesthesiology*. 5th ed. New York，NY：McGraw Hill；2013.

21. 下列哪种因素会增加全身麻醉患者的MAC？

(A) 急性酒精中毒

(B) 急性可卡因中毒

(C) 年龄大于70岁

(D) 甲状腺功能亢进

(E) 怀孕

多种生理学和药理学因素影响MAC(表9-3)。总的来说，中枢神经系统抑制剂(急性酒精中毒、阿片类、巴比妥、苯二氮䓬类、可乐定和氯胺酮等)会降低MAC。因此，达到相同麻醉深度的吸入性麻醉药的需要量下降。相反的，中枢神经系统兴奋剂(安非他命、可卡因和麻黄碱)都会增加MAC。MAC也随着年龄增加而减少(每10岁下降6%)，怀孕、低温、显著低氧血症、高二氧化碳血症以及低血压均可能导致MAC下降。乙醇摄入增加MAC。

其他一些因素不影响MAC，包括性别、甲状腺功能异常、高/低钾血症以及高血压。

参考文献： Butterworth JF IV，Macket DC，Wasnick JD. *Morgan and Mikhail's Clinical Anesthesiology*. 5th ed. New York，NY：McGraw Hill；2013.

表9-3　影响MAC的因素[a]

变量	作用	说明	变量	作用	说明
温度			电解质		
低温	↓		高钙	↓	
高温	↓	↑如果>42℃	高钠	↑	CSF变化引起[b]

变　　量	作　用	说　明	变　　量	作　用	说　明
年龄			低钠	↓	CSF 变化引起
低龄	↑		怀孕	↓	怀孕 8 周时降低 1/3；
高龄	↓				产后 72 h 恢复正常
			药物		
乙醇			局部麻醉药	↓	除外可卡因
急性中毒	↓		阿片类	↓	
慢性成瘾	↑		氯胺酮	↓	
			巴比妥	↓	
			苯二氮䓬类	↓	
			维拉帕米	↓	
贫血			锂	↓	
血细胞比容<10%	↓		交感阻滞剂		
氧分压	↓		甲基多巴	↓	
<40 mmHg			可乐定	↓	
二氧化碳分压	↓	CSF 中 pH 降	右美托咪啶	↓	
>95 mmHg		低引起	拟交感药物		
甲状腺			安非他命		
甲状腺功能亢进症	不变		慢性	↓	
甲状腺功能减退症	不变		急性	↑	
血压			可卡因	↑	
平均动脉压<40 mmHg	↓		麻黄碱	↑	

[a] 这些结论基于人类和动物研究
[b] CSF：脑脊液
引自：Butterworth JF IV，Mackey DC，Wasnick JD. Morganand Mikhail's clinicd Anesthesiology. 5th ed. New York NY：McGraw Hill；2013

22. 下列手术室工作人员的健康问题中与吸入气体的废气暴露相关的是？
　（A）增加高血压发生率
　（B）增加气道反应性疾病的发生率
　（C）增加非感染性肝炎的发生率
　（D）增加神经精神疾病的发生率
　(E) 增加自发性流产的发生率
　　一些流行病学研究已经证明了暴露于麻醉废气，与生育力（怀孕的能力）下降之间存在相关性，并且自发性流产和先天性缺陷的发生率也增加。总的来说，这些研究显示，与医院里没有麻醉废气暴露的工作者相比，生殖问题的相对危险度为 20%～90%。然而，这些研究有很多局限性，解释时要谨慎。他们中很多都是很老的研究，当时废弃处理系统远没有现在高端。

还有一些研究的方法学不当，导致多种因素混杂，部分被调查者存在回忆偏倚。其他的调查提示，事实上还与手术室的工作条件有关（如长时间的站立、疲劳、长时间工作时间等）。然而，考虑到这些增加的比值比被一些大型研究反复证明，这些证据整合起来提示这些不良结局的轻微增加是存在的。

参考文献：Barash PG. Clinical Anesthesia. 7th ed. Philadelphia, PA：Lipppincott Williams and Wilkins；2013.

23. 下列关于吸入性麻醉药氙气的描述正确的是？
　（A）仅 0.5% 的氙气被代谢。
　(B) 它是自然产生的气体。
　（C）MAC 是 1.17。

（D）相对于其他吸入性麻醉药物，它有高溶解性。

（E）它产生剂量依赖性动脉血压下降。

氙气是一种天然的无味的惰性气体，被作为一种麻醉药。因为它的惰性，不会与其他分子结合，能被完全清除，没有任何代谢。氙气相对不溶（血/气分配系数0.115）意味着它能快速地达到组织平衡状态，能迅速起效。氙气的MAC是0.71。它的作用机制被认为是阻滞中枢神经系统NMDA受体。氙气非常昂贵（无法人工合成，只能从空气中分离），并且供应有限，这两个因素限制了它的推广使用。

氙气对心肺功能的影响很小，血压、心肌收缩力、心率和体循环血管阻力都基本维持不变。它会轻微的增加气道压力，因为相对于氧气而言，它会增加气体黏度而不是增加气道张力。氙气已显示出作为神经保护剂的前景。

参考文献：Butterworth JF IV，Macket DC，Wasnick JD. *Morgan and Mikhail's Clinical Anesthesiology*. 5th ed. New York，NY：McGraw Hill；2013.
Burnton LL，Chabner BA，Knollman BC. *Goodman & Gilman's the Pharmacological Basis of Therapeutics*. 12th ed. New York，NY；McGraw Hill；2011.

（施庆余　严敏译　李雪校）

第 10 章

阿 片 类 药 物

1. μ 阿片受体激活通过下列哪种机制发挥中枢镇痛?
   - (A) 减少初级传入冲动导致的 P 物质释放
   - (B) 伏隔核内多巴胺的释放增加
   - (C) 延髓腹外侧的电活动减少
   - (D) 中脑导水管周围灰质 GABA 释放减少
   - (E) 弓状核中多巴胺的释放减少

2. 阿片受体的激活导致细胞内哪种传导机制的激活?
   - (A) G 蛋白
   - (B) 腺苷酸环化酶
   - (C) 电压门控钙通道
   - (D) 电压门控钠通道
   - (E) 外向整流钾通道

3. 以下哪种阿片类药物是最亲水的?
   - (A) 吗啡
   - (B) 芬太尼
   - (C) 可待因
   - (D) 美沙酮
   - (E) 海洛因

4. 在肾功能降低的患者中,吗啡给药的持续时间和效力有所改变。吗啡的哪种代谢物导致了此种改变?
   - (A) 吗啡-3-葡糖苷酸
   - (B) 吗啡-6-葡糖苷酸
   - (C) 吗啡-3,6-双葡糖苷酸
   - (D) 去甲吗啡
   - (E) 吗啡

5. 成人给予单次剂量芬太尼(静脉注射 $100\ \mu g$)。芬太尼的临床效果主要通过以下何种方式终止?
   - (A) 再分布
   - (B) 羟基化
   - (C) N-脱烷基化
   - (D) 结合反应
   - (E) 去甲基化

6. 静脉输注 3 h 后,哪种阿片类药物的静脉输注即时半衰期最长?
   - (A) 芬太尼
   - (B) 舒芬太尼
   - (C) 阿芬太尼
   - (D) 瑞芬太尼
   - (E) 异丙酚

7. 下列哪种阿片类药物硬膜外注射后作用时间最长？
   (A) 阿芬太尼
   (B) 芬太尼
   (C) 氢吗啡酮
   (D) 美沙酮
   (E) 吗啡

8. 将芬太尼 20 μg 加入低剂量布比卡因进行脊椎麻醉可减少下列哪项事件的发生可能？
   (A) 呼吸抑制
   (B) 瘙痒
   (C) 失败的局部阻滞
   (D) 尿潴留
   (E) 恶心和呕吐

9. 患者有显著的肝脏和肾脏损伤，通常需要调整药物剂量。下列哪种阿片类药物是这类患者术中镇痛的最佳选择？
   (A) 美沙酮
   (B) 芬太尼
   (C) 舒芬太尼
   (D) 氢吗啡酮
   (E) 瑞芬太尼

10. 下列哪种阿片类药物必须从药物前体转化为活性形式？
    (A) 吗啡
    (B) 可待因
    (C) 芬太尼
    (D) 氢吗啡酮
    (E) 瑞芬太尼

11. 下列哪种阿片类药物大剂量使用时可能产生最严重的低血压？
    (A) 芬太尼
    (B) 舒芬太尼
    (C) 阿芬太尼
    (D) 吗啡
    (E) 瑞芬太尼

12. 下列哪种阿片类药物最有可能引起心动过速？
    (A) 吗啡
    (B) 哌替啶
    (C) 可待因
    (D) 芬太尼
    (E) 阿芬太尼

13. 以下哪种因素最不可能增加阿片类相关呼吸抑制的风险？
    (A) 自然睡眠
    (B) 慢性肾功能衰竭
    (C) 苯二氮䓬类药物
    (D) 可乐定
    (E) 酒精

14. 低剂量的阿片类药物往往对哪项呼吸活动的影响最大？
    (A) 潮气量减少
    (B) 呼吸频率降低
    (C) 胸壁僵硬度降低
    (D) 二氧化碳反应性增加
    (E) 氧气反应性增加

15. 以下哪项是吗啡的不良反应？
    (A) 腹泻
    (B) 外周血管收缩
    (C) 胆道疼挛
    (D) 高热
    (E) 散瞳

16. 哪种阿片类代谢物最有可能引起癫痫发作？
    (A) 哌替啶酸
    (B) 去甲芬太尼
    (C) 去甲哌替啶
    (D) 吗啡-3,6-葡萄糖苷酸
    (E) 吗啡-6-葡萄糖苷酸

17. 阿片受体激动剂持续给药(几天至几周)会导致药物的失效,这种现象称为:

    (A) 脱敏

    (B) 耐受

    (C) 依赖

    (D) 戒断症状

    (E) 成瘾

18. 单胺氧化酶抑制剂(MAOI$_S$)和阿片受体激动剂的联合应用可能导致致命性的血清素综合征。下列哪种阿片类为正在服用 MAOI$_S$ 的患者镇痛的最佳选择?

    (A) 哌替啶

    (B) 右美沙芬

    (C) 曲马多

    (D) 他喷他多

    (E) 吗啡

19. 下列哪种阿片类药物最适合需要快速恢复的外科手术?

    (A) 芬太尼

    (B) 舒芬太尼

    (C) 吗啡

    (D) 瑞芬太尼

    (E) 美沙酮

20. 长 QT 间期综合征患者使用哪种阿片类药物存在相对禁忌?

    (A) 芬太尼

    (B) 舒芬太尼

    (C) 吗啡

    (D) 瑞芬太尼

    (E) 美沙酮

答案与解析：阿片类药物

1. μ阿片受体激活通过下列哪种机制发挥中枢镇痛？

(A) 减少初级传入冲动导致的P物质释放

(B) 伏隔核内多巴胺的释放增加

(C) 延髓腹外侧的电活动减少

(D) 中脑导水管周围灰质GABA释放减少

(E) 弓状核中多巴胺的释放减少

μ阿片受体的激活在脊髓水平减少初级传入冲动导致的P物质释放。阿片类药物的兴奋性和情绪改变作用是由伏隔核中多巴胺释放增加所介导的。延髓腹外侧μ阿片受体的激活导致呼吸频率和潮气量减少。μ阿片受体激活促进催乳素释放是由于在突触前水平减少了弓状核中多巴胺的释放。

参考文献： Brunton LL，Chabner BA，Knollman BC. *Goodman & Gilman's the Pharmacological Basis of Therapeutics*. 12th ed. New York，NY：McGraw Hill；2011.
Miller RD. *Miller's Anesthesia*. 8th ed. Philadelphia，PA：Elsevier；2015.

2. 阿片受体的激活导致细胞内哪种传导机制的激活？

(A) G蛋白

(B) 腺苷酸环化酶

(C) 电压门控钙通道

(D) 电压门控钠通道

(E) 外向整流钾通道

G蛋白[G_i和（或）G_o]被激活的同时，内向整流钾通道也被激活。腺苷酸环化酶和电压门控钙通道在阿片受体激活时均受到抑制。电压门控钠通道不参与阿片受体激活的细胞内传导机制。

参考文献： Brunton LL，Chabner BA，Knollman BC. *Goodman & Gilman's the Pharmacological Basis of Therapeutics*. 12th ed. New York，NY：McGraw Hill；2011.
Miller RD. *Miller's Anesthesia*. 8th ed. Philadelphia，PA：Elsevier；2015.

3. 以下哪种阿片类药物是最亲水的？

(A) 吗啡

(B) 芬太尼

(C) 可待因

(D) 美沙酮

(E) 海洛因

吗啡具有相对较低的脂溶性。芬太尼、可待因、美沙酮和海洛因都比吗啡更具有亲脂性。

参考文献： Brunton LL，Chabner BA，Knollman BC. *Goodman & Gilman's the Pharmacological Basis of Therapeutics*. 12th ed. New York，NY：McGraw Hill；2011.
Miller RD. *Miller's Anesthesia*. 8th ed. Philadelphia，PA：Elsevier；2015.

4. 在肾功能降低的患者中，吗啡给药的持续时间和效力有所改变。吗啡的哪种代谢物导致此种改变？

(A) 吗啡-3-葡糖苷酸

(B) 吗啡-6-葡糖苷酸

(C) 吗啡-3,6-二葡糖苷酸

(D) 去甲吗啡

(E) 吗啡

吗啡的代谢产物中吗啡-6-葡糖苷酸的效能大约是吗啡的 2 倍,并且可能在肾功能衰竭患者中累积;吗啡-3-葡糖苷酸可能介导吗啡的兴奋作用。吗啡-3,6-二葡糖苷酸的量很少,去甲吗啡量也很少;极少量的吗啡以原型排出。

参考文献:Brunton LL,Chabner BA,Knollman BC. Goodman & Gilman's the Pharmacological Basis of Therapeutics. 12th ed. New York, NY:McGraw Hill;2011.
Miller RD. Miller's Anesthesia. 8th ed. Philadelphia,PA:Elsevier;2015.

5. 成人给予单次剂量芬太尼(静脉注射 100 μg)。芬太尼的临床效果主要通过以下何种方式终止?

　(A) 再分布

　(B) 羟基化

　(C) N-脱烷基化

　(D) 结合反应

　(E) 去甲基化

　　给予小剂量芬太尼单次注射后,由于肌肉和脂肪里的再分配,血浆和脑脊液中的芬太尼水平迅速降低。芬太尼在肝脏中的代谢包括 N-脱烷基化和羟基化。

参考文献:Brunton LL,Chabner BA,Knollman BC. Goodman & Gilman's the Pharmacological Basis of Therapeutics. 12th ed. New York, NY:McGraw Hill;2011.
Miller RD. Miller's Anesthesia. 8th ed. Philadelphia,PA:Elsevier;2015.

6. 静脉输注 3 h 后,哪种阿片类药物的静脉输注即时半衰期最长?

　(A) 芬太尼

　(B) 舒芬太尼

　(C) 阿芬太尼

　(D) 瑞芬太尼

　(E) 异丙酚

阿片类药物静脉输注后的恢复时间取决于药物再分配和药物消除。输注的持续时间起到重要作用。静脉输注即时半衰期是药物持续输注后,血浆浓度降低 50% 所需的时间。静脉输注 3 h 后,芬太尼的静脉输注即时半衰期最长,其次是阿芬太尼、舒芬太尼和瑞芬太尼(图 10-1)。

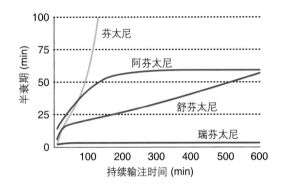

图 10-1　瑞芬太尼血浆浓度降低 50% 的时间(静脉注射即时半衰期)相较于其他阿片类药物来说非常短,并且不受输注时间的影响

(经授权转载自 Egan TD. The pharmacokinetics of the new short-acting opiod remifentanil [GI87084B] in healthy adult male volunteers. Anesthesiolohgy. 1993;79:881.)

参考文献:Brunton LL,Chabner BA,Knollman BC. Goodman & Gilman's the Pharmacological Basis of Therapeutics. 12th ed. New York, NY:McGraw Hill;2011.

7. 下列哪种阿片类药物硬膜外注射后作用时间最长?

　(A) 阿芬太尼

　(B) 芬太尼

　(C) 氢吗啡酮

　(D) 美沙酮

　(E) 吗啡

　　与表 10-1 内的其他阿片类药物相比,吗啡相对更亲水。这意味着吗啡在单次推注后停留在脑脊液中的时间更长,可长达 24 h。

表 10‐1　用于治疗急性(单次)或慢性(输注)疼痛的硬膜外或鞘内阿片类药物

药　　物	单次剂量(mg)[a]	注射速度 (mg/h)[b]	起效 (min)	单次剂量的药效持续时间(h)[c]
硬膜外				
吗啡	1～6	0.1～1.0	30	6～24
哌替啶	20～150	5～20	5	4～8
美沙酮	1～10	0.3～0.5	10	6～10
氢吗啡酮	1～2	0.1～0.2	15	10～16
芬太尼	0.025～0.1	0.025～0.10	5	2～4
舒芬太尼	0.01～0.06	0.01～0.05	5	2～4
阿芬太尼	0.5～1	0.2	15	1～3
蛛网膜下隙(鞘内)				
吗啡	0.1～0.3		15	8～24+
芬太尼	0.005～0.025		5	3～6

注：[a] 当应用于高龄患者或注射在胸部区域时低剂量可能有效；[b] 如结合局部麻醉药联合应用，如使用 0.062 5% 布比卡因；[c] 镇痛持续时间波动范围大；较高剂量持续时间较长。除硬膜外/鞘内注射吗啡或硬膜外应用舒芬太尼外，所有椎管内阿片类药物的应用都是超药物说明应用
(经授权转载自：Brunton LL，Chabner BA，Knollman BC. Goodman & Gilman's the Pharmacological Basis of Therapeutics. 12th ed. New York，NY：McGraw Hill；2011；2011，after the International Association for the Study of Pain，1992.)

8. 将 20 μg 芬太尼加入低剂量布比卡因进行脊椎麻醉可减少下列哪项事件的发生可能？

(A) 呼吸抑制

(B) 瘙痒

(C) 失败的局部阻滞

(D) 尿潴留

(E) 恶心和呕吐

　　椎管内阿片类药物应用有不良反应，如瘙痒、恶心、呕吐、尿潴留和呼吸抑制。椎管内麻醉使用阿片类药物的益处包括与小剂量布比卡因或利多卡因联合应用时可能增加脊椎麻醉的成功率。

参考文献：Brunton LL，Chabner BA，Knollman BC. Goodman & Gilman's the Pharmacological Basis of Therapeutics. 12th ed. New York，NY：McGraw Hill；2011.

9. 患者有显著的肝脏和肾脏损伤，通常需要调整药物剂量。下列哪种阿片类药物是这类患者术中镇痛的最佳选择？

(A) 美沙酮

(B) 芬太尼

(C) 舒芬太尼

(D) 氢吗啡酮

(E) 瑞芬太尼

　　瑞芬太尼被血浆酯酶代谢。患者有肝肾功能损害时不需要调整用量。

参考文献：Brunton LL，Chabner BA，Knollman BC. Goodman & Gilman's the Pharmacological Basis of Therapeutics. 12th ed. New York，NY：McGraw Hill；2011.

10. 下列哪种阿片类药物必须从药物前体转化为活性形式？

(A) 吗啡

(B) 可待因

(C) 芬太尼

(D) 氢吗啡酮

(E) 瑞芬太尼

　　给药后，大约 10% 的可待因在肝脏中代谢为吗啡。正是这部分吗啡承担了可待因的镇痛作用。

参考文献：Brunton LL，Chabner BA，Knollman BC. Goodman & Gilman's the Pharmacological Basis of Therapeutics. 12th ed. New York，NY：McGraw Hill；2011.

11. 下列哪种阿片类药物大剂量使用时可能产生最严重的低血压？

（A）芬太尼

（B）舒芬太尼

（C）阿芬太尼

（D）吗啡

（E）瑞芬太尼

吗啡（和哌替啶）可引起组胺释放。高剂量的吗啡引起的低血压比芬太尼、舒芬太尼、阿芬太尼或瑞芬太尼更加严重。

参考文献：Brunton LL，Chabner BA，Knollman BC. Goodman & Gilman's the Pharmacological Basis of Therapeutics. 12th ed. New York，NY：McGraw Hill；2011.
Miller RD. Miller's Anesthesia. 8th ed. Philadelphia，PA：Elsevier；2015.

12. 下列哪种阿片类药物最有可能引起心动过速？

（A）吗啡

（B）哌替啶

（C）可待因

（D）芬太尼

（E）阿芬太尼

阿片类药物通常会引起心动过缓。然而，哌替啶很少导致心动过缓，反而可能导致心动过速。这可能是由于去甲哌替啶与阿托品类似。

参考文献：Brunton LL，Chabner BA，Knollman BC. Goodman & Gilman's the Pharmacological Basis of Therapeutics. 12th ed. New York，NY：McGraw Hill；2011.
Miller RD. Miller's Anesthesia. 8th ed. Philadelphia，PA：Elsevier；2015.

13. 以下哪种因素最不可能增加阿片类相关呼吸抑制的风险？

（A）自然睡眠

（B）慢性肾功能衰竭

（C）苯二氮䓬类药物

（D）可乐定

（E）酒精

许多因素都会增加阿片类药物相关呼吸抑制的风险：药物、全身麻醉用药、酒精、苯二氮䓬类、巴比妥类；自然睡眠、阻塞性睡眠呼吸暂停、儿童和老年人、慢性肾脏或心肺疾病以及疼痛状态缓解。可乐定对阿片类药物相关的呼吸抑制没有影响。

表 10‑2　已知会增加阿片类药物相关呼吸
抑制的持续时间或程度的因素

老年人
剂量增加
睡眠状态
其他中枢神经系统抑制剂（挥发性麻醉剂、苯二氮䓬类、巴比妥类、酒精）
肾功能不全
低碳酸血症
呼吸性酸中毒
肝功能异常（例如肝血流量减少）
疼痛

参考文献：Brunton LL，Chabner BA，Knollman BC. Goodman & Gilman's the Pharmacological Basis of Therapeutics. 12th ed. New York，NY：McGraw Hill；2011.
Miller RD. Miller's Anesthesia. 8th ed. Philadelphia，PA：Elsevier；2015.

14. 低剂量的阿片类药物往往对哪项呼吸活动的影响最大？

（A）潮气量减少

（B）呼吸频率降低

（C）胸壁僵硬度降低

（D）二氧化碳反应性增加

（E）氧气反应性增加

阿片类药物抑制呼吸频率、潮气量、CO_2 反应性和低氧刺激（图 10‑2）。阿片类药物通常会增加胸壁僵硬度。一般来说，阿片类药物对呼吸频率的影响比对潮气量的影响更明显。

参考文献：Brunton LL，Chabner BA，Knollman BC. Goodman & Gilman's the Pharmacological Basis of Therapeutics. 12th ed. New York，NY：McGraw Hill；2011.
Miller RD. Miller's Anesthesia. 8th ed. Philadelphia，PA：Elsevier；2015.

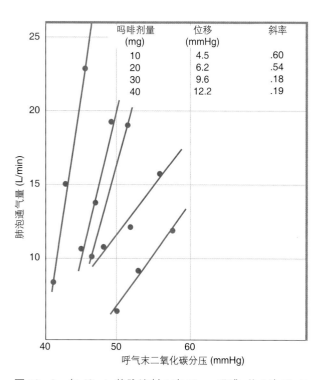

图 10 - 2   每 40 min 静脉注射 1 次 10 mg 吗啡，共 4 次后，二氧化碳反应曲线的变化

（经授权转载自 Keats AS. The effect of drugs on respiration in man. Ann Rev Pharmacol Toxicol. 1985；25：41）

15. 以下哪项是吗啡的不良反应？

（A）腹泻

（B）外周血管收缩

（C）胆道痉挛

（D）高热

（E）散瞳

吗啡可以通过增加对 Oddi 括约肌张力而引起胆道痉挛；吗啡还能减缓胃肠道活动而导致便秘。同时，吗啡可以通过舒张皮肤血管引起皮肤潮红。阿片类药物改变机体热调节，可能导致体温下降。阿片类还能引起瞳孔缩小（缩瞳）。

参考文献：Brunton LL，Chabner BA，Knollman BC. Goodman & Gilman's the Pharmacological Basis of Therapeutics. 12th ed. New York，NY；McGraw Hill；2011.
Miller RD. Miller's Anesthesia. 8th ed. Philadelphia，PA；Elsevier；2015.

16. 哪种阿片类代谢物最有可能引起癫痫发作？

（A）哌替啶酸

（B）去甲芬太尼

（C）去甲哌替啶

（D）吗啡 - 3，6 - 葡萄糖苷酸

（E）吗啡 - 6 - 葡萄糖苷酸

去甲哌替啶可引起兴奋性症状，包括癫痫发作。吗啡 - 3 - 葡萄糖苷酸可能在吗啡的兴奋作用中起一定的作用。

参考文献：Brunton LL，Chabner BA，Knollman BC. Goodman & Gilman's the Pharmacological Basis of Therapeutics. 12th ed. New York，NY；McGraw Hill；2011.
Miller RD. Miller's Anesthesia. 8th ed. Philadelphia. PA；Elsevier；2015.

17. 阿片受体激动剂持续给药（几天到几周）会导致药物的失效，这种现象称为：

（A）脱敏

（B）耐受

（C）依赖

（D）戒断症状

（E）成瘾

由于瞬时激活（几分钟到几小时）而造成阿片类药物的效果丧失称为脱敏。耐受状态下产生依赖。戒断症状是指停用药物或使用阿片类药物拮抗剂时发生的戒断综合征。成瘾是尽管存在负面的社会和（或）生理结果，仍然存在的一种觅药行为。

参考文献：Brunton LL，Chabner BA，Knollman BC. Goodman & Gilman's the Pharmacological Basis of Therapeutics. 12th ed. New York，NY；McGraw Hill；2011.
Miller RD. Miller's Anesthesia. 8th ed. Philadelphia，PA；Elsevier；2015.

18. 单胺氧化酶抑制剂（MAOIs）和阿片受体激动剂的联合应用可能导致致命性的血清素综合征。下列哪种阿片类为正在服用 MAOIs 的患者镇痛的最佳选择？

（A）哌替啶

（B）右美沙芬

（C）曲马多

（D）他喷他多

(E) 吗啡

哌替啶、右美沙芬、曲马多和他喷他多均能抑制去甲肾上腺素和 5-羟色胺的摄取，应避免用于服用 MAOIs 的患者。吗啡不是 5-羟色胺再摄取抑制剂。

参考文献：Brunton LL，Chabner BA，Knollman BC. Goodman & Gilman's the Pharmacological Basis of Therapeutics. 12th ed. New York，NY：McGraw Hill；2011.
Miller RD. Miller's Anesthesia. 8th ed. Philadelphia，PA：Elsevier；2015.

19. 下列哪种阿片类药物最适合需要快速恢复的外科手术？

（A）芬太尼

（B）舒芬太尼

（C）吗啡

(D) 瑞芬太尼

（E）美沙酮

瑞芬太尼具有快速起效和快速失效的特性，使其成为需要快速恢复手术的理想选择。

参考文献：Brunton LL，Chabner BA，Knollman BC. Goodman & Gilman's the Pharmacological Basis of Therapeutics. 12th ed. New York，NY：McGraw Hill；2011.
Miller RD. Miller's Anesthesia. 8th ed. Philadelphia，PA：Elsevier；2015.

20. 长 QT 间期综合征患者使用哪种阿片类药物存在相对禁忌？

（A）芬太尼

（B）舒芬太尼

（C）吗啡

（D）瑞芬太尼

(E) 美沙酮

美沙酮与长 QT 间期综合征有关；其他阿片类药物则无关。

参考文献：Brunton LL，Chabner BA，Knollman BC. Goodman & Gilman's the Pharmacological Basis of Therapeutics. 12th ed. New York，NY：McGraw Hill；2011.

（鲍韵如　严敏译　李雪校）

第 11 章

巴比妥类药物

1. 对巴比妥类药物主要作用机制的最佳描述为：
   (A) 阻滞中枢神经系统(CNS)钠通道
   (B) 抑制 NMDA 受体
   (C) 增强 GABA 介导的氯离子电流
   (D) 刺激 μ 和 κ 阿片类受体
   (E) 刺激 α_2-肾上腺素能受体

2. 在下列哪种情况下应减少巴比妥类药物的诱导剂量？
   (A) 新生儿
   (B) 血浆 pH 7.25
   (C) 血浆 pH 7.55
   (D) 非妊娠女性患者
   (E) 定期服用巴比妥类药物的患者

3. 患者使用诱导剂量的硫喷妥钠后苏醒的主要机制是：
   (A) 药物与 CSF 中蛋白质的结合
   (B) 肝脏微粒体酶的代谢
   (C) 血浆酯酶代谢
   (D) 肾脏清除
   (E) 药物向肌肉组织再分配

4. 当使用大剂量硫喷妥钠时，以下哪项是药代动力学的最佳描述？
   (A) 肝脏摄取率增加
   (B) 肝脏清除率增加
   (C) 氧化转化率增加
   (D) 动力学从零级变为一级
   (E) 动力学从一级变为零级

5. 与硫喷妥钠相比，静脉输注美索比妥的患者苏醒更快的原因是：
   (A) 美索比妥具有较高的肝脏清除率
   (B) 美索比妥具有更高的分布容积
   (C) 美索比妥效力较低
   (D) 美索比妥的蛋白质结合度不高
   (E) 美索比妥具有较低的 pH

6. 1 位 48 岁女性被送入急诊室，据目击者称她使用了过量的苯巴比妥，一种短效的巴比妥类药物。她表现出行为混淆和精神错乱，生命体征是 BP 85/40 mmHg，HR 104 次/min，RR 6 次/min。以下哪种药物最适合用于加快药物消除？
   (A) 氟马西尼
   (B) 纳洛酮
   (C) 毒扁豆碱
   (D) 碳酸氢钠
   (E) 硫代硫酸钠

7. 以下哪项是对健康成人使用诱导剂量硫喷妥钠后心血管效应的最佳描述？
- （A）动脉血管扩张
- （B）外周血管扩张
- （C）心动过缓
- （D）心肌氧供减少
- （E）心脏指数增加

8. 以下哪项是巴比妥类药物对呼吸系统影响的最佳描述？
- （A）持续 8～10 min 的严重呼吸暂停
- （B）持续 30～45 s 的短暂呼吸暂停期
- （C）唾液分泌增加
- （D）支气管痉挛
- （E）抑制低氧性肺血管收缩

9. 以下哪项最好的描述了尿毒症对硫喷妥钠游离部分的影响？
- （A）游离部分增加 10%
- （B）游离部分增加 25%
- （C）游离部分增加 50%
- （D）游离部分增加 75%
- （E）游离部分增加 100%

10. 在治疗性脑保护期间，硫喷妥钠不能将脑氧耗代谢率（$CMRO_2$）降低到 50% 以下，因为：
- （A）心排血量太低难以维持动脉血压
- （B）硫喷妥钠会产生窃血现象，恶化缺血组织灌注情况
- （C）硫喷妥钠仅影响神经元的功能性细胞进程
- （D）硫喷妥钠最多能使 CMRO2 降低 25% 左右
- （E）使用硫喷妥钠不能获得等电位的 EEG

11. 孕 39 周的孕妇予 4.5 mg/kg 的硫喷妥钠全身麻醉诱导行剖宫产。3 min 后胎儿娩出时处于清醒状态，以下哪项解释不可能？
- （A）母体血浆水平迅速下降
- （B）绒毛间隙的血液非同质性
- （C）硫喷妥钠在胎盘中扩散不佳
- （D）胎儿从脐静脉血中摄取药物
- （E）在胎儿循环中分流

12. 以下哪项最好的描述了老年患者硫喷妥钠用量下降的原因？
- （A）中央室减小
- （B）多种药物的使用
- （C）老年大脑敏感性增加
- （D）再分布率增加
- （E）自主神经反射受损

提示：根据以下题干回答第 13、14 题。

1 例有抑郁症病史的 45 岁女性患者住院接受 2 次相隔 48 h 的电休克疗法。由于巴比妥类药物有致癫痫作用，2 次治疗时均使用 1 mg/kg 美索比妥行全身麻醉诱导。第 2 次治疗后第 1 天，楼层护士称患者诉恶心、呕吐、剧烈腹痛、焦虑、手臂和腿部无力。目前患者心率 110 次/min，血压 160/95 mmHg，呼吸为 24 次/min。患者无发热，但表现出行为混淆。查体示腹部触诊疼痛，但没有腹膜征或反跳痛。护士报告今晨患者排出一些红色尿液。

13. 基于上面的介绍，以下哪项是最可能的诊断？
- （A）装病
- （B）肾结石
- （C）急性阑尾炎
- （D）急性卟啉症
- （E）沙门菌中毒

14. 在该患者的下一步管理中,以下哪项最合适?
   （A）给予咪达唑仑
   （B）给予拉贝洛尔
   （C）给予芬太尼
   （D）给予昂丹司琼
   （E）给予血红素

15. 经手腕处的静脉推注 5 mL 硫喷妥钠后,患者诉手部剧烈灼痛感。继而出现手部灼热和指尖发绀。以下哪项不适合作为此患者的下一步处理?
   （A）全身性肝素化
   （B）静脉注射碳酸氢钠
   （C）腋路臂丛神经阻滞
   （D）动脉使用利多卡因
   （E）动脉使用尿激酶

16. 硫喷妥钠与下列哪些物质相溶?
   （A）罗库溴铵
   （B）哌替啶
   （C）催产素
   （D）麻黄碱
   （E）乳酸林格液

答案与解析：巴比妥类药物

1. 对巴比妥类药物主要作用机制的最佳描述为：
   (A) 阻滞中枢神经系统(CNS)钠通道
   (B) 抑制 NMDA 受体
   (C) 增强 GABA 介导的氯离子电流
   (D) 刺激 μ 和 κ 阿片类受体
   (E) 刺激 α_2-肾上腺素能受体

   巴比妥类药物导致意识消失的作用机制已被广泛研究。巴比妥类药物作用于 $GABA_A$ 受体，但呈现出剂量依赖效应，在低浓度时，巴比妥类药物与受体结合，阻止 GABA 从受体上解离，从而延长其作用；在较高浓度时，氯通道被直接激活，模拟 GABA 而不需要其与受体结合。任何一种机制都会增加氯离子通过受体中心孔的流量，使突触后细胞膜超极化并导致突触后神经元的抑制。

   众所周知巴比妥类药物对兴奋性神经递质（包括谷氨酸和乙酰胆碱）具有抑制作用，尽管这些作用对镇静催眠作用的影响程度尚不清楚。

   参考文献：Longnecker DE，Brown DL，Newman MF，Zapol WM. Anesthesiology. 2nd ed. New York，NY：McGraw Hill；2012.

2. 在下列哪种情况下应减少巴比妥类药物的诱导剂量？
   (A) 新生儿
   (B) 血浆 pH 7.25
   (C) 血浆 pH 7.55
   (D) 非妊娠女性患者
   (E) 定期服用巴比妥类药物的患者

   成人硫喷妥钠（最常用的巴比妥类药物）的常用诱导剂量为 $3\sim4$ mg/kg。由于清除率增加（$5\sim8$ mg/kg），新生儿和儿童的需要量通常增加，而孕妇和老年患者需要量减少（$1\sim3$ mg/kg）。以去脂体质量而非全身体质量计算药量时，不需要因性别、年龄或肥胖因素进行调整。

   巴比妥类药物在中枢神经系统中的浓度受药物结合程度的影响。因此，使总血浆蛋白水平（例如肝硬化、肾功能衰竭）降低的疾病会增加游离巴比妥类药物的浓度，使用时需减少 $40\%\sim50\%$ 的剂量。

   已知长期使用巴比妥类药物会诱导其对应代谢酶的氧化微粒体酶水平增高。基于此，长期服用巴比妥类药物的患者通常需要更高的诱导剂量。

   巴比妥类药物呈弱酸性，硫喷妥钠（7.6）和巴比妥（7.9）的 pK_A 略高于正常生理 pH。在生理 pH 下，硫喷妥钠和巴比妥离子化程度分别约为 40% 和 25%。酸中毒会增加非离子化的部分，并更倾向于将这些药物转移到脑中。在酸中毒的患者中，为了达到合适的效果，通常建议减少约 50% 的剂量。相反，碱中毒患者通常需要增加用量。

   参考文献：Miller RD. Miller's Anesthesia. 8th ed. Philadelphia，PA：Elsevier；2015.

3. 患者使用诱导剂量的硫喷妥钠后苏醒的主要机制是：
   (A) 药物与 CSF 中蛋白质的结合
   (B) 肝脏微粒体酶的代谢

（C） 血浆酯酶代谢

（D） 肾脏清除

（E） 药物向肌肉组织再分配

　　单次静脉推注硫喷妥钠后，随着药物从血液分布到各组织室，其血浆水平迅速下降。硫喷妥钠最先被血流量较高的组织室吸收（如大脑、心脏、肝脏和肾脏），同时也可被肌肉组织、脂肪组织吸收，其中在脂肪组织中吸收速度相对慢很多。药物血浆水平随着组织摄取而下降，脑组织中浓度梯度逆转，药物重新回到血浆，再分布到另外 2 个组织室。药物在肌肉组织中需要 15～30 min 达到平衡，而脂肪组织内达到平衡需要 200～300 min；因此，硫喷妥钠向肌肉组织再分配从而导致苏醒。由于硫喷妥钠具有相当高的脂溶性，大剂量和（或）长时间输注往往会导致脂肪中的积聚，从而延长终末清除率。这就是使用硫喷妥钠麻醉的患者与使用丙泊酚相比，常经历更长时间的"宿醉"的原因。

　　最终，所有的药物经肝脏代谢，但这对苏醒几乎没有影响。硫喷妥钠不被血浆酯酶代谢。蛋白质结合不是硫喷妥钠效应终止的重要机制，因为尽管脑组织中有蛋白质，脑脊液中几乎没有蛋白质。

参考文献：Longnecker DE，Brown DL，Newman MF，Zapol WM. Anesthesiology. 2nd ed. New York，NY：McGraw Hill；2012.

4. 当使用大剂量硫喷妥钠时，以下哪项是药代动力学的最佳描述？

　　（A） 肝脏摄取率增加

　　（B） 肝脏清除率增加

　　（C） 氧化转化率增加

　　（D） 动力学从零级变为一级

（E） 动力学从一级变为零级

　　硫喷妥钠的肝脏摄取率低（0.1～0.2）。这意味着肝脏血流量对药物肝脏清除的影响不大，药物的清除更多地依赖于肝实质的内在代谢过程。研究表明大剂量的硫喷妥钠使受体饱和并将动力学从一级变为零级，与一级动力学中恒定的摄取分数相比，每单位时间内有恒定量的药物被摄取使得肝脏摄取率进一步下降，总清除率下降，药物堆积。所以 B 和 C 都是不合理的。

参考文献：Longnecker DE，Brown DL，Newman MF，Zapol WM. Anesthesiology. 2nd ed. New York，NY：McGraw Hill；2012.

5. 与硫喷妥钠相比，静脉输注美索比妥的患者苏醒更快的原因是：

（A） 美索比妥具有较高的肝脏清除率

　　（B） 美索比妥具有更高的分布容积

　　（C） 美索比妥效力较低

　　（D） 美索比妥的蛋白质结合度不高

　　（E） 美索比妥具有较低的 pH

　　美索比妥和硫喷妥钠具有相似的药代动力学，包括分布容积、分布半衰期和蛋白结合率。美索比妥是一种更有效的药物，只需 1～1.5 mg/kg 即可诱导患者意识消失，而硫喷妥钠需要 3～5 mg/kg。这 2 种药物都是 pH 为 10～11 的碱性溶液。患者静脉输注美索比妥比硫喷妥钠苏醒更快的原因与其肝脏清除率高出大约 3 倍有关（表 11-1）。

　　硫喷妥钠和美索比妥都经肝生物转化为无活性的水溶性代谢物，这些代谢物与葡萄糖醛酸结合经胆汁排出，或者直接经尿液排出。

参考文献：Miller RD. Miller's Anesthesia. 8th ed. Philadelphia，PA：Elsevier；2015.

表 11-1　美索比妥和硫喷妥钠的药理属性

药　物	配　方	推荐诱导剂量 （mg/kg）	表观分布容积 （L/kg）	蛋白结合率 （%）	$t_{1/2}\alpha$ （分布半衰期）	$t_{1/2}\beta$ （清除半衰期）
美索比妥	2.5%溶液 pH 10～11	1～1.5	2.2	70～80	6	3.9
硫喷妥钠	1%溶液 pH 10～11	3～5	2.5	75～85	8	11.6

6. 1位48岁女性被送入急诊室,据目击者称她使用了过量的苯巴比妥,一种短效的巴比妥类药物。她表现出行为混淆和精神错乱,生命体征是 BP 85/40 mmHg,HR 104 次/min,RR 6 次/min。以下哪种药物最适合用于加快药物消除?

（A）氟马西尼

（B）纳洛酮

（C）毒扁豆碱

(D) 碳酸氢钠

（E）硫代硫酸钠

　　巴比妥类药物中毒没有特异性的拮抗剂,治疗主要是支持性治疗。除了活性炭和维持血流动力学稳定外,对该患者还应使用碳酸氢钠碱化尿液。由于巴比妥类药物呈弱酸性,而肾小管内环境相对碱性更强,促进分子的解离使得交换膜的小管侧中离子化药物比例更大(离子捕获)。治疗目标应包括维持尿液 pH>7.5 和尿量≥2 mL/(kg·h)。低钾血症也应对症治疗,因为它会抑制 $H^+ - K^+$ 肾脏交换从而妨碍尿液碱化。

　　氟马西尼是苯二氮䓬类的拮抗剂,而纳洛酮是一种特异性的阿片类拮抗剂。毒扁豆碱用于治疗抗胆碱能症状。硫代硫酸钠用于治疗氰化物中毒。

参考文献：Longnecker DE，Brown DL，Newman MF，Zapol WM. Anesthesiology. 2nd ed. New York，NY：McGraw Hill；2012.

7. 以下哪项是对健康成人使用诱导剂量硫喷妥钠后心血管效应的最佳描述?

（A）动脉血管扩张

(B) 外周血管扩张

（C）心动过缓

（D）心肌氧供减少

（E）心脏指数增加

　　巴比妥药物使静脉压持续降低主要是在于其中枢性抗交感作用,而对静脉平滑肌的直接作用很小。这导致静脉容量的增加和心室充盈的减少。由于心肌细胞的钙内流减少,对心脏产生负性肌力作用。动脉循环系统通常受到影响的程度很小;但是在交感神经张力高(例如血容量不足、休克)的情况下,即使小剂量硫喷妥钠也可能导致动脉压和心排血量的显著下降。由于心排血量和动脉压下降导致的压力感受器介导的反射刺激,心率通常在硫喷妥钠(10%～36%)诱导时增加。这种压力感受器介导的心动过速部分抵消了心排血量的下降,同时也增加了心肌负荷,这在缺血性心脏病患者中需要特别关注。然而动脉-冠状静脉氧梯度通常不变,因此只要患者冠状动脉正常仍可以通过增加血流量以满足需求,动脉舒张压也不会显著降低。

参考文献：Longnecker DE，Brown DL，Newman MF，Zapol WM. Anesthesiology. 2nd ed. New York，NY：McGraw Hill；2012.

8. 以下哪项是巴比妥类药物对呼吸系统影响的最佳描述?

（A）持续 8～10 min 的严重呼吸暂停

(B) 持续 30～45 s 的短暂呼吸暂停期

（C）唾液分泌增加

（D）支气管痉挛

（E）抑制低氧性肺血管收缩

　　巴比妥类药物导致呼吸驱动暂时性抑制,至少20%的患者单独使用硫喷妥钠诱导时会发生呼吸暂停;复合使用阿片类药物会显著增加呼吸暂停的发生率和持续时间。巴比妥类药物本身在单次静脉注射后 60～90 s 产生呼吸暂停,持续 30～45 s,大概 15 min 后自主呼吸完全恢复。

　　与氯胺酮不同,巴比妥类药物不会造成过度流涎。同时,由于巴比妥类药物不是支气管扩张剂,它们与支气管痉挛无关,可安全用于哮喘患者。与其他静脉麻醉药一样,使用巴比妥类药物不会损害低氧性肺血管收缩反应。

参考文献：Longnecker DE，Brown DL，Newman MF，

Zapol WM. Anesthesiology. 2nd ed. New York, NY：McGraw Hill；2012.

9. 以下哪项最好的描述了尿毒症对硫喷妥钠游离部分的影响？

（A） 游离部分增加 10%

（B） 游离部分增加 25%

（C） 游离部分增加 50%

（D） 游离部分增加 75%

(E) 游离部分增加 100%

　　尿毒症使硫喷妥钠蛋白结合率下降。在一项关于慢性肾脏和肝脏疾病对硫喷妥钠未结合部分影响的研究中，发现与基线为 28% 的游离部分相比，这 2 种疾病导致游离部分分别增加至 53% 和 56%。游离部分的这种倍增（即增加 100%）使得这 2 种人群在使用硫喷妥钠诱导时所需剂量减少 50%。

　　降低肾脏疾病患者硫喷妥钠用量的另一个原因是可能存在心肌抑制。

参考文献：Longnecker DE，Brown DL，Newman MF，Zapol WM. Anesthesiology. 2nd ed. New York, NY：McGraw Hill；2012.

10. 在治疗性脑保护期间，硫喷妥钠不能将脑氧耗代谢比（$CMRO_2$）降低到 50% 以下，因为：

（A） 心排血量太低难以维持动脉血压

（B） 硫喷妥钠会产生窃血现象，恶化缺血组织血供情况

(C) 硫喷妥钠仅影响神经元的功能性细胞进程

（D） 硫喷妥钠最多能使 $CMRO_2$ 降低 25% 左右

（E） 使用硫喷妥钠不能获得等电位的 EEG

　　巴比妥类药物是具有脑保护作用的几种药物制剂之一，并且已经被证实能对局灶性脑缺血产生有利的影响。它们通过减少功能脑区代谢需求发挥作用，如果使用足够的剂量，可以将 EEG 降至爆发抑制并最终导致电沉默。在这个阶段，$CMRO_2$ 约降至 50%。进一步增加硫

喷妥钠的浓度不会影响 $CMRO_2$，因为剩余的氧需求是用于基础的细胞代谢过程。这部分需求只能通过低温来减少，例如使用深低温停循环，当温度 <18℃ 可导致 $CMRO_2 < 10%$。

　　硫喷妥钠是一种抗惊厥药，还可以通过清除自由基、稳定细胞膜、拮抗 NMDA 受体、阻断钙通道和维持蛋白质合成来提供脑保护。

　　众所周知，硫喷妥钠会产生反窃血现象，导致血管收缩和脑血流量减少，伴随 $CMRO_2$ 降低，使血液从正常脑组织分流到那些血管不能收缩的缺血区域。

参考文献：Miller RD. Miller's Anesthesia. 8th ed. Philadelphia, PA：Elsevier；2015.

11. 孕 39 周的孕妇予 4.5 mg/kg 的硫喷妥钠全身麻醉诱导行剖宫产。3 min 后胎儿娩出时处于清醒状态，以下哪项解释不可能？

（A） 母体血浆水平迅速下降

（B） 绒毛间隙的血液非同质性

(C) 硫喷妥钠在胎盘中扩散不佳

（D） 胎儿从脐静脉血中摄取药物

（E） 在胎儿循环中分流

　　作为一种脂溶性药物，硫喷妥钠极易穿透胎盘，据报道胎儿/母体比例在 0.4～1.1。但是，母亲和胎儿体内到达大脑的硫喷妥钠浓度往往会降低。

　　与非妊娠状态的成年人一样，中央室中的硫喷妥钠血浆浓度在重新分布到大脑、其他高灌注的器官以及随后的肌肉组织后迅速下降。这种下降有助于减少经胎盘转移的药物量。

　　母体血液以非匀速的高压从子宫内螺旋小动脉喷流至胎盘绒毛间隙，其压力取决于几个因素（如子宫内压、收缩波波形）。这些情况导致绒毛血的非匀速性，换言之，某些灌注不足的胎盘绒毛毛细血管中的胎儿血液可能会反流到脐静脉并伴有少量硫喷妥钠，这解释了药物高峰期脐静脉硫喷妥钠浓度与母体动脉浓度存在时滞（最多 3 min）。

脐静脉首先通过肝脏,大部分硫喷妥钠在到达中心循环之前就被摄取。在到达左心室前,药物混合来自胃肠道、四肢和头部的静脉血,浓度进一步降低。最后,大部分心排血量通过动脉导管分流,没有参与胎儿脑灌注,而后返回胎盘。

参考文献: Chestnut DH. Chestnut's Obstetric Anesthesiology: Principles and Practice. 5th ed. Philadelphia, PA: Elsevier; 2014.

12. 以下哪项最好的描述了老年患者硫喷妥钠用量下降的原因?

　　(A) 中央室减小
　　(B) 多种药物的使用
　　(C) 老年大脑敏感性增加
　　(D) 再分布率增加
　　(E) 自主神经反射受损

对于相同剂量硫喷妥钠而言,老年患者与年轻成年人相比其血浆峰值水平增加。这不是由于药效动力学效应(例如中枢神经系统的敏感性)所致;相反,这主要是由于体内水分总量减少,药物最初分布的中央室体积减小所致。另外,白蛋白水平降低导致硫喷妥钠游离分数增加 20%。由于年龄相关的心排血量下降,老年患者的再分布减少(而非增加)。这些因素综合作用下,老年患者脑组织的游离药物水平提高。对于 65 岁以上的患者,硫喷妥钠建议的诱导剂量为 2~2.5 mg/kg。老年患者自主神经反射减弱,并且可能同时服用多种药物,药物相互作用,但这些并不会影响其所需剂量。

参考文献: Longnecker DE, Brown DL, Newman MF, Zapol WM. Anesthesiology. 2nd ed. New York, NY: McGraw Hill; 2012.

提示:根据以下题干回答第 13、14 题。
一例有抑郁症病史的 45 岁女性患者住院治疗时接受 2 次相隔 48 h 的电休克疗法。由于巴比妥类药物有致癫痫作用,2 次治疗时均使用 1 mg/kg 美索比妥行全身麻醉诱导。第 2 次治疗后第 1 天,楼层护士称患者诉恶心、呕吐、剧烈腹痛、焦虑、手臂和腿部无力。目前患者心率 110 次/min,血压 160/95 mmHg,呼吸 24 次/min。患者无发热,但表现出行为混淆。查体示腹部触诊疼痛,但没有腹膜征或反跳痛。护士报告今晨患者排出一些红色尿液。

13. 基于上面的介绍,以下哪项是最可能的诊断?
　　(A) 装病
　　(B) 肾结石
　　(C) 急性阑尾炎
　　(D) 急性卟啉症
　　(E) 沙门菌中毒

使用巴比妥类药物后出现严重腹痛、神经系统症状、自主神经不稳定以及尿液颜色变深的临床表现强烈提示存在急性卟啉危象。巴比妥类药物是诱发卟啉症的代表性麻醉药物,在已知卟啉症的情况下应避免使用。

卟啉症通常是由于酶缺陷导致各种亚铁血红素合成中间产物积累而产生的症候群。亚铁血红素无处不在,是多种化合物的组成分子,包括血红蛋白、肌红蛋白和细胞色素。亚铁血红素合成的第一步由 ALA 合成酶催化,ALA 合成酶通常因细胞内游离亚铁血红素的负反馈作用处于低活性水平。在亚铁血红素需求量增加的情况下(例如当巴比妥类药物诱导激活细胞色素酶 p450 系统时),ALA 合成酶活性增加,并产生前体。卟啉症患者无法对前体进行处理,导致堆积,从而进展出临床症状。麻醉临床实践中最值得注意的卟啉症类型是急性间歇性卟啉症(AIP),因为它最有可能呈现暴发性,并在某些情况下致命。AIP 的命名是由于患者在 2 次发病间会经历漫长的静止期。

急性卟啉症危象的特点是严重的腹痛、恶心、呕吐和腹泻、自主神经和周围神经病变、心血管系统不稳定(心动过速和高血压)、电解质紊乱(低钠血症、低钾血症、低镁血症)、神经肌肉衰弱和精神症状。

参考文献: Miller RD. Miller's Anesthesia. 8th ed. Philadelphia, PA: Elsevier; 2015.

14. 在该患者的下一步管理中,以下哪项最合适?

(A) 给予咪达唑仑

(B) 给予拉贝洛尔

(C) 给予芬太尼

(D) 给予昂丹司琼给药

(E) 给予血红蛋白

　　急性卟啉症危象的治疗很大程度上是对症支持性治疗,应优先纠正水电解质紊乱。迅速给予葡萄糖或其他简单碳水化合物可以减少发病的持续时间和强度,所以也作为首选措施。疼痛通常比较剧烈,需要阿片类药物进行干预。β 受体阻滞剂可用于控制心动过速和高血压,同时可能需要昂丹司琼等止吐药物。

　　除以上措施外,血红素是唯一的特异性疗法。冻干亚铁血红素可补充细胞内血红素。从而抑制 ALA 合成酶,减缓亚铁血红素前体的产生。在发作初期给予血红素效果最佳,剂量为每天静脉注射 3~4 mg/kg×4 d。

参考文献:Miller RD. Miller's Anesthesia. 8th ed. Philadelphia, PA:Elsevier;2015.

15. 经手腕处的静脉推注 5 mL 硫喷妥钠后,患者诉手部剧烈灼痛感。继而出现手部灼热和指尖发绀。以下哪项不适合作为此患者的下一步处理?

(A) 全身性肝素化

(B) 静脉注射碳酸氢钠

(C) 腋路臂丛神经阻滞

(D) 动脉使用利多卡因

(E) 动脉使用尿激酶

　　疏忽大意下动脉注射硫喷妥钠是一件严重的事情。患者可主诉强烈的灼热痛,随后出现皮肤发白和(或)水疱。硫喷妥钠会引起广泛的动脉血管收缩、晶体形成、动脉内膜炎、ADP 释放、血栓形成和去甲肾上腺素释放,进一步导致

灌注变差,导致远端结构缺血坏死。前臂、手或手指的坏疽可能需要截肢。治疗包括动脉内给予利多卡因或普鲁卡因扩张血管,全身肝素化以防止/减少血栓形成,动脉内注射溶栓剂以逆转血栓形成,受影响区域局部注射 α 肾上腺素能受体阻断剂,进行臂丛神经或星状神经节阻滞对抗血管痉挛。静脉注射碳酸氢盐没有作用。

参考文献:Longnecker DE, Brown DL, Newman MF, Zapol WM. Anesthesiology. 2nd ed. New York, NY:McGraw Hill;2012.

16. 硫喷妥钠与下列哪些物质相溶?

(A) 罗库溴铵

(B) 哌替啶

(C) 催产素

(D) 麻黄碱

(E) 乳酸林格液

　　由于强碱性(pH 10.6),当硫喷妥钠与许多 pH 较低的药物和溶液混合时以游离酸的形式沉淀,包括几乎所有的神经肌肉阻滞剂、乳酸林格液、阿托品、格隆溴铵、苯海拉明、哌替啶、氢吗啡酮、可待因、吗啡和麻黄碱。据报道,在麻醉过程中使用的药物中,氢化可的松、新斯的明、催产素和氨茶碱能与硫喷妥钠相溶。

　　沉淀会导致"混凝土样"堵塞使静脉通路无法使用。在紧急情况下这可能是灾难性的,因此,静脉使用硫喷妥钠后,建议在使用别的药物之前冲洗静脉通路,直到硫喷妥钠确认清除。使用独立的静脉注射端口也是一个明智的选择。

参考文献:Miller RD. Miller's Anesthesia. 8th ed. Philadelphia, PA:Elsevier;2015.

(黄浩　严敏译　李雪校)

第 12 章

丙 泊 酚

1. 下列哪一项不是丙泊酚对中枢神经系统的直接效应？

　　(A) 海马体中的 $GABA_A$ 受体激活

　　(B) 广泛 NMDA 谷氨酸受体抑制

　　(C) 延髓最后区血清素水平降低

　　(D) 激活脊髓中的甘氨酸门控氯离子通道

　　(E) 激活蓝斑核的 α_2 肾上腺素能受体

2. 磷丙泊酚是丙泊酚的前体药物，通过以下何种方式转化为丙泊酚？

　　(A) 碱性磷酸酶水解

　　(B) 通过血液和组织酯酶水解

　　(C) 通过丁酰胆碱酯酶水解

　　(D) 霍夫曼消除效应

　　(E) 生理性 pH 下进行分子内重排

3. 丙泊酚的药代动力学和药效学因年龄而异。基于 mg/kg 的剂量，下列哪类患者需要给予最大的丙泊酚诱导剂量？

　　(A) 早产新生儿

　　(B) 1 岁

　　(C) 6 岁

　　(D) 15 岁

　　(E) 40 岁

4. 单次静脉注射丙泊酚后迅速恢复是由于丙泊酚的：

　　(A) 高肝脏提取率

　　(B) 高蛋白结合度

　　(C) 葡萄糖醛酸代谢产物的肾清除率

　　(D) 外周再分布

　　(E) 小分布容积

5. 丙泊酚主要由肝脏代谢。然而，由于丙泊酚的清除率超过肝血流量，所以也会发生肝外代谢。下列哪种器官为丙泊酚肝外代谢发挥主要功能：

　　(A) 肾脏

　　(B) 大肠

　　(C) 脾

　　(D) 脑

　　(E) 胰腺

6. 下列哪一种丙泊酚的药物分布中的年龄相关改变能解释老年患者丙泊酚输注苏醒较慢的情况？

　　(A) 增加去脂体质量

　　(B) 增加身体总水分

　　(C) 减少 Vd

　　(D) 增加肝脏清除率

　　(E) 增加 $T_{1/2}\beta$

7. 哪种血流动力学变量在丙泊酚麻醉诱导后下降最多？
   - （A）心率
   - （B）收缩压
   - （C）全身血管阻力
   - （D）心排血量
   - （E）每搏输出量

8. 下列哪一种静脉麻醉药，在静脉给予诱导剂量后会最显著地降低平均压？
   - （A）咪达唑仑
   - （B）丙泊酚
   - （C）氯胺酮
   - （D）依托咪酯
   - （E）硫喷妥钠

9. 给予诱导剂量的丙泊酚后，对呼吸系统最常见的影响是什么？
   - （A）呼吸暂停
   - （B）潮气量增加
   - （C）支气管收缩
   - （D）分钟通气量不改变
   - （E）增加 CO_2 反应曲线的斜率

10. 外科手术需要监测感觉诱发电位，采用丙泊酚持续输注维持麻醉。下列哪一种感觉诱发电位最能抵抗丙泊酚诱发的电位而被误认为由手术引起？
    - （A）视觉诱发电位（VEP）
    - （B）经颅运动诱发电位（MEPs）
    - （C）脑干听觉诱发电位（BAEPs）
    - （D）体感诱发电位（SSEPs）
    - （E）脑电图（EEG）

11. 据报道，许多静脉麻醉药可引起癫痫样活动，尽管这些麻醉药也有抗惊厥的作用。下列哪种静脉麻醉药最有可能引起癫痫样活动？
    - （A）美索比妥
    - （B）异丙酚
    - （C）依托咪酯
    - （D）氯胺酮
    - （E）咪达唑仑

12. 丙泊酚输注综合征（PRIS）指长期大剂量输注丙泊酚后引起的症状。PRIS 的特点是：
    - （A）低钾血症
    - （B）代谢性碱中毒
    - （C）脾肿大
    - （D）横纹肌溶解
    - （E）高血糖

13. 在麻醉诱导期间，丙泊酚最常见的不良反应是：
    - （A）注射疼痛
    - （B）肌阵挛
    - （C）呼吸暂停
    - （D）低血压
    - （E）生殖器区域刺痛/不适

14. 给予 $25\sim75\ \mu g/(kg\cdot min)$ 剂量的丙泊酚适用于：
    - （A）全身麻醉诱导
    - （B）全身麻醉维持
    - （C）镇静
    - （D）止吐
    - （E）增强神经肌肉阻滞

15. 使用下列哪一种麻醉药物维持麻醉最有助于快速复苏？
    - （A）异丙酚
    - （B）硫喷妥钠
    - （C）异氟醚
    - （D）七氟醚
    - （E）地氟醚

答案与解析：丙泊酚

1. 下列哪一项不是丙泊酚对中枢神经系统的直接效应？
   - (A) 海马体中的 $GABA_A$ 受体激活
   - (B) 广泛 NMDA 谷氨酸受体抑制
   - (C) 延髓最后区血清素水平降低
   - (D) 激活脊髓中的甘氨酸门控氯离子通道
   - **(E) 激活蓝斑核的 α_2 肾上腺素能受体**

   右美托咪啶是 α_2 肾上腺素能受体激动剂，作用于蓝斑核的 α_2 肾上腺素能受体发挥镇静作用。α_2 肾上腺素能受体在丙泊酚的镇静作用中可能具有间接作用。

   丙泊酚具有许多中枢神经系统效应，包括：

   激活海马体内的 $GABA_A$ 受体，这是丙泊酚的遗忘效应的一个可能位点。

   广泛抑制 NMDA 谷氨酸受体。

   延髓最后区的血清素水平由于 GABA 受体激活而降低，这可能介导丙泊酚的止吐作用。

   激活脊髓中的甘氨酸门控氯离子通道。

   参考文献：Miller RD. Miller's Anesthesia. 8th ed. Philadelphia, PA: Elsevier; 2015.

2. 磷丙泊酚是丙泊酚的前体药物，通过以下何种方式转化为丙泊酚？
   - **(A) 碱性磷酸酶水解**
   - (B) 通过血液和组织酯酶水解
   - (C) 通过丁酰胆碱酯酶水解
   - (D) 霍夫曼消除效应
   - (E) 生理性 pH 下进行分子内重排

   磷丙泊酚通过内皮细胞表面碱性磷酸酶水解而转化为丙泊酚。

   瑞芬太尼通过血液和组织酯酶水解。

   琥珀酰胆碱通过丁酰胆碱酯酶水解。

   阿曲库铵和顺式阿曲库铵通过霍夫曼消除效应代谢。

   咪达唑仑是通过在生理 pH 下进行分子内重排。

   参考文献：Brunton LL, Chabner BA, Knollman BC. Goodman & Gilman's the Pharmacological Basis of Therapeutics. 12th ed. New York, NY: McGraw Hill; 2011.

3. 丙泊酚的药代动力学和药效学因年龄而异。基于 mg/kg 的剂量，下列哪类患者需要给予最大的丙泊酚诱导剂量？
   - (A) 早产新生儿
   - **(B) 1 岁**
   - (C) 6 岁
   - (D) 15 岁
   - (E) 40 岁

   对于 2 岁以下的儿童，丙泊酚的诱导剂量为 2.9 mg/kg。早产新生儿由于脂肪含量低，蛋白结合率低以及肝肾系统不成熟，所需丙泊酚剂量减少。6～12 岁的儿童丙泊酚的诱导剂量为 2.2 mg/kg，成人丙泊酚诱导剂量通常为 2～2.5 mg/kg，60 岁以后推荐剂量为 1～1.75 mg/kg。

   参考文献：Miller RD. Miller's Anesthesia. 8th ed. Philadelphia, PA: Elsevier; 2015.

4. 单次静脉注射丙泊酚后迅速恢复是由于丙泊酚的：
   - (A) 高肝脏提取率

（B）高蛋白结合度

（C）葡萄糖醛酸代谢产物的肾清除率

（D）外周再分布

（E）小分布容积

丙泊酚单次注射的作用终止于从中央室（大脑）到周围（脂肪）的快速再分布。丙泊酚具有较高的肝脏提取率,蛋白结合率高（98%）,并且以葡萄糖醛酸类代谢产物形式进行肾脏清除,但这些对单次注射后作用终止没有影响。丙泊酚具有相对较大的分布容积（$V_d = 2 \sim 10 \ L/kg$）。

参考文献：Miller RD. Miller's Anesthesia. 8th ed. Philadelphia, PA：Elsevier；2015.

5. 丙泊酚主要由肝脏代谢。然而,由于丙泊酚的清除率超过肝血流量,所以也会发生肝外代谢。下列哪种器官为丙泊酚肝外代谢发挥主要功能?

（A）肾脏

（B）大肠

（C）脾

（D）脑

（E）胰腺

丙泊酚的肝外代谢主要由肾脏负责,一些研究指出,肾脏负责清除全身 30% 的丙泊酚。其他研究表明小肠和肺也可能参与丙泊酚的肝外代谢。

参考文献：Miller RD. Miller's Anesthesia. 8th ed. Philadelphia, PA：Elsevier；2015.

6. 下列哪种丙泊酚的药物分布中的年龄相关改变能解释老年患者丙泊酚输注苏醒较慢的情况?

（A）增加去脂体质量

（B）增加身体总水分

（C）减少 Vd

（D）增加肝脏清除率

（E）增加 $T_{1/2}\beta$

年龄相关的消除半衰期及 $T_{1/2}\beta$ 的增加导致老年人丙泊酚输注后苏醒较慢。其他与年龄相关的变化包括去脂体质量减少、体内水含量减少、Vd 增加和肝脏清除率降低。

参考文献：Miller RD. Miller's Anesthesia. 8th ed. Philadelphia, PA：Elsevier；2015.

7. 哪种血流动力学变量在丙泊酚麻醉诱导后下降最多?

（A）心率

（B）收缩压

（C）全身血管阻力

（D）心排血量

（E）每搏输出量

在丙泊酚诱导（$2 \sim 2.5 \ mg/kg$）后,收缩压降低 25%~40%。心排血量、全身血管阻力和每搏输出量均较低程度降低,而心率不变。

参考文献：Miller RD. Miller's Anesthesia. 8th ed. Philadelphia, PA：Elsevier；2015.

8. 下列哪一种静脉麻醉药,在静脉给予诱导剂量后会最显著地降低平均压?

（A）咪达唑仑

（B）丙泊酚

（C）氯胺酮

（D）依托咪酯

（E）硫喷妥钠

诱导剂量的丙泊酚会使平均血压（MBP）降低 40%。咪达唑仑、氯胺酮、依托咪酯和硫喷妥钠均可以降低 MBP,但程度较轻。

参考文献：Miller RD. Miller's Anesthesia. 8th ed. Philadelphia, PA：Elsevier；2015.

9. 给予诱导剂量的丙泊酚后,对呼吸系统最常见的影响是什么?

（A）呼吸暂停

（B）潮气量增加

（C）支气管收缩

（D）分钟通气量不改变

（E）增加 CO_2 反应曲线的斜率

使用诱导剂量的丙泊酚后呼吸暂停的发生率为 $25\%\sim30\%$。输注丙泊酚还可导致潮气量减少,增加呼吸频率,并且影响分钟通气量。丙泊酚可降低二氧化碳通气反应和二氧化碳反应曲线的斜率。丙泊酚是一种支气管扩张剂。

参考文献: Miller RD. Miller's Anesthesia. 8th ed. Philadelphia, PA: Elsevier; 2015.

10. 外科手术需要监测感觉诱发电位,采用丙泊酚持续输注维持麻醉。下列哪一种感觉诱发电位最能抵抗丙泊酚诱发的电位而被误认为由手术引起?

（A）视觉诱发电位（VEP）

（B）经颅运动诱发电位（MEPs）

（C）脑干听觉诱发电位（BAEPs）

（D）体感诱发电位（SSEPs）

（E）脑电图（EEG）

BAEPs 与丙泊酚诱发的电位变化相抵抗。丙泊酚可以改变 SSEPs、VEPs 和经颅 MEPs,这样的改变可能被误认为是手术引起的改变。丙泊酚还以剂量依赖的方式引起 EEG 变化;最初幅度增加然后显著下降,而 α 波的活动最初增加,最后向 δ 波转变。

参考文献: Miller RD. Miller's Anesthesia. 8th ed. Philadelphia, PA: Elsevier; 2015.

11. 据报道,许多静脉麻醉药可引起癫痫样活动,尽管这些麻醉药也有抗惊厥的作用。下列哪种静脉麻醉药最有可能引起癫痫样活动?

（A）美索比妥

（B）异丙酚

（C）依托咪酯

（D）氯胺酮

（E）咪达唑仑

美索比妥可引起癫痫样活动,而丙泊酚、依托咪酯和氯胺酮更可能引起肌阵挛。苯二氮䓬类药物如咪达唑仑是抗惊厥药。

参考文献: Barash PG. Clinical Anesthesia. 7th ed. Philadelphia, PA: Lippincott Williams & Wilkins; 2013.

12. 丙泊酚输注综合征(PRIS)指长期大剂量输注丙泊酚后引起的症状。PRIS 的特点是:

（A）低钾血症

（B）代谢性碱中毒

（C）脾肿大

（D）横纹肌溶解

（E）高血糖

丙泊酚输注综合征(PRIS)可表现为急性顽固性心动过缓或因引起代谢性酸中毒而心脏停搏、肝肿大、高脂血症和横纹肌溶解。其他症状还包括高钾血症、急性心力衰竭、高脂血症和骨骼肌病。

参考文献: Brunton LL, Chabner BA, Knollman BC. Goodman & Gilman's the Pharmacological Basis of Therapeutics. 12th ed. New York, NY: McGraw Hill; 2011.

13. 在麻醉诱导期间,丙泊酚最常见的不良反应是:

（A）注射痛

（B）肌阵挛

（C）呼吸暂停

（D）低血压

（E）生殖器区域刺痛/不适

丙泊酚诱导的不良反应包括注射痛、肌阵挛、呼吸暂停、血栓性静脉炎以及生殖器区域刺痛/不适。丙泊酚诱导最常见的不良反应是低血压。

参考文献: Miller RD. Miller's Anesthesia. 8th ed. Philadelphia, PA: Elsevier; 2015.

14. 给予 $25\sim75~\mu g/(kg\cdot min)$ 剂量的丙泊酚适用于:

（A）全身麻醉诱导

（B）全身麻醉维持

（C）镇静

（D）止吐

（E）增强神经肌肉阻滞

25～75 μg/(kg・h)是丙泊酚发挥镇静作用的常用剂量。1～2.5 mg/kg 是丙泊酚全身麻醉诱导的常用剂量；50～150 μg/(kg・min)用于全身麻醉维持；10～20 mg 静脉注射或 10 μg/(kg・min)静脉输注用于止吐。丙泊酚不会增强神经肌肉阻滞药物产生的神经肌肉阻滞。

参考文献： Miller RD. Miller's Anesthesia. 8th ed. Philadelphia，PA：Elsevier；2015.

15. 使用下列哪种麻醉药物维持麻醉最有助于快速复苏？

(A) 异丙酚

(B) 硫喷妥钠

(C) 异氟烷

(D) 七氟烷

(E) 地氟烷

就麻醉复苏速度而言，丙泊酚优于硫喷妥钠，等同于异氟烷和七氟烷。麻醉维持使用地氟烷比丙泊酚复苏更迅速。

参考文献： Miller RD. Miller's Anesthesia. 8th ed. Philadelphia，PA：Elsevier；2015.

（王海莺　严敏译　李雪校）

第 13 章

依 托 咪 酯

1. 依托咪酯的作用机制最确切的描述为：
   (A) 增强 GABA 介导的氯离子电流
   (B) 刺激 μ 和 κ 阿片类受体
   (C) 刺激 α_2 肾上腺素能受体
   (D) 抑制 NMDA 受体
   (E) 阻滞 CNS 钠通道

2. 为了增加其水溶性，依托咪酯成分中含有下列哪种化合物？
   (A) 甘油
   (B) 苯甲醇
   (C) 亚硫酸氢钠
   (D) 丙二醇
   (E) 甲基苯甲酸乙酯

提示：根据以下题干回答第 3、4 题。

患者男性，60 岁，80 kg，因左上腹刺伤入院，拟施剖腹探查术。已排除其他部位外伤。胸部 X 线检查显示膈下游离气体。患者既往史包括高胆固醇血症，阿伐他汀治疗；15 岁时接受阑尾切除术。体格检查显示血压 95/45 mmHg，心率 112 次/min。患者面色苍白，轻度呼吸窘迫，中度疼痛。患者 45 min 前从急诊室入院以来已静脉滴注 1 200 mL 林格液。

3. 该患者最合适的依托咪酯诱导剂量为：
   (A) 5 mg
   (B) 12 mg
   (C) 32 mg
   (D) 64 mg
   (E) 100 mg

4. 预计给予上述单次诱导剂量药物后，麻醉持续时间为：
   (A) 1 min
   (B) 2 min
   (C) 4 min
   (D) 7 min
   (E) 10 min

5. 以下哪项是依托咪酯代谢途径的最佳描述？
   (A) 通过肝内酯水解代谢
   (B) 通过血液酯水解代谢
   (C) 霍夫曼消除
   (D) 通过肺失活，随后经肾脏排泄
   (E) 通过粪便排出

6. 患者男性,50 岁,既往有冠状动脉粥样硬化性心脏病和轻度主动脉瓣狭窄病史,拟行膝关节置换术。予 0.3 mg/kg 依托咪酯行麻醉诱导,以下哪种血流动力学效应最可能出现?

 (A) 心率增快,心脏指数增加,PCWP 无变化

 (B) 心率增快,心脏指数降低,PCWP 降低

 (C) 心率不变,心脏指数增加,PCWP 降低

 (D) 心率减慢,心脏指数无变化,PCWP 增高

 (E) 心率不变,心脏指数、PCWP 均无变化

7. 单独以依托咪酯诱导插管时,下列哪种描述最符合其心血管效应?

 (A) 依托咪酯可能会延长 QT 间期

 (B) 插管后一般会出现高血压和心动过速

 (C) 心肌耗氧量可能超过供氧量

 (D) 心律失常例如 PVCs 较常见

 (E) 经常会发生反射性的心动过缓

8. 给 1 名接受直流电复律患者予依托咪酯镇静。以下哪项描述最符合该病例依托咪酯对呼吸的影响?

 (A) 与同等效应丙泊酚相比,呼吸抑制作用增加

 (B) 与同等效应美索比妥相比,呼吸驱动力增加

 (C) 与同等效应丙泊酚相比,$PaCO_2$ 增高

 (D) 与同等效应美索比妥相比,呼吸驱动力降低

 (E) 与硫喷妥钠相比,PaO_2 降低

9. 下列哪一项描述依托咪酯对支气管的影响最为贴切?

 (A) 当剂量>0.4 mg/kg 时,依托咪酯可以促进支气管组胺释放

 (B) 任何剂量的依托咪酯都会促进支气管组胺释放

 (C) 依托咪酯对组胺释放影响很小

 (D) 在支气管痉挛过程中依托咪酯可以有效阻止组胺释放

 (E) 依托咪酯比丙泊酚更能有效预防乙酰胆碱引起的气管收缩

10. 以下哪项描述诱导剂量的依托咪酯对中枢神经系统的影响最为贴切?

 (A) $CMRO_2$ 降低,CBF 减少,CPP 降低

 (B) $CMRO_2$ 降低,CBF 增加,CPP 降低

 (C) $CMRO_2$ 降低,CBF 减少,CPP 升高

 (D) $CMRO_2$ 升高,CBF 减少,CPP 降低

 (E) $CMRO_2$ 升高,CBF 增加,CPP 降低

11. 下列哪项与依托咪酯的使用无关?

 (A) 癫痫大发作

 (B) 体感诱发电位潜伏期降低

 (C) EEGβ 波消失

 (D) 破坏术中癫痫病灶定位描记

 (E) 体感诱发电位振幅增加

12. 以下哪项描述诱导剂量依托咪酯对内分泌系统的影响最为贴切?

 (A) 剂量依赖、可逆性抑制 11β-羟化酶

 (B) 剂量依赖、可逆性抑制酪氨酸羟化酶

 (C) 剂量依赖、可逆性抑制儿茶酚-O-甲基转移酶

 (D) 剂量依赖、可逆性抑制 5α-还原酶

 (E) 剂量依赖、可逆性抑制醛固酮合酶

13. 麻醉诱导药物的致死率是通过致死量和有效催眠剂量的关系(LD50/ED50)来定量体现的。下列哪项是依托咪酯的 LD50/ED50?

(A) 3

(B) 4

(C) 6

(D) 9

(E) 12

14. 下列哪一项不是依托咪酯的不良反应?

(A) 恶心和呕吐

(B) 眼内压增加

(C) 浅表血栓性静脉炎

(D) 肌阵挛

(E) 注射痛

15. 下列哪一项最好的解释了不在重症监护室使用依托咪酯的原因?

(A) 与酸性药物共同输注时,它会在静脉内形成沉淀物

(B) 与 ICP 升高有关

(C) 会引起肾上腺皮质功能抑制

(D) 与其他药物相比,输注后恢复时间延长

(E) 引起血脂水平升高

16. 1 名 20 岁的健康男性摩托车事故后拟行开颅减压术。他同时有左股骨骨折,但并没有腹腔内或胸腔内损伤。医护人员称患者大腿部位大量出血。目前血压 85/50 mmHg,心率 110 次/min,呼吸 28 次/min。格拉斯哥昏迷评分(GCS)8 分。下列哪种静脉麻醉药物最适合该患者麻醉诱导?

(A) 依托咪酯

(B) 氯胺酮

(C) 美索比妥

(D) 丙泊酚

(E) 硫喷妥钠

答案与解析：依托咪酯

1. 依托咪酯的作用机制最确切的描述为：

(A) 增强 GABA 介导的氯离子电流

(B) 刺激 μ 和 κ 阿片类受体

(C) 刺激 α_2 肾上腺素能受体

(D) 抑制 NMDA 受体

(E) 阻滞 CNS 钠通道

依托咪酯是一种含咪唑的麻醉药，其在结构上与其他静脉麻醉药不同（图 13-1）。

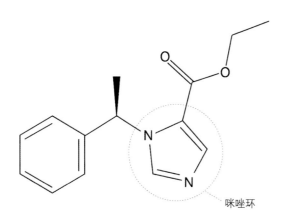

图 13-1　依托咪酯的分子结构式中具有含 2 个氮原子的咪唑环

依托咪酯导致意识消失的机制尚未清楚，大部分观点认为 GABA$_A$ 受体活化，增加跨膜氯离子电流参与其中。突触后细胞膜超极化导致突触后神经元被抑制。GABA$_A$ 受体由 5 个亚基组成，其中 β_2 和 β_3 亚基在此机制中起重要作用，依托咪酯会选择性的增强含有这些亚基的受体。此外依托咪酯没有镇痛作用。

参考文献： Miller RD. Miller's Anethesia. 8th ed. Philadelphia，PA：Elsevier；2015.

2. 为了增加其水溶性，依托咪酯成分中含有下列哪种化合物？

(A) 甘油

(B) 苯甲醇

(C) 亚硫酸氢钠

(D) 丙二醇

(E) 甲基苯甲酸乙酯

甘油是用于携带丙泊酚的水乳剂成分中的一种（另一种是豆油和蛋磷脂）。苯甲醇和甲基苯甲酸乙酯都在静脉药物中起到防腐剂作用。亚硫酸氢钠是一种用于防止药物氧化的还原剂。在美国，依托咪酯的规格是 2 mg/mL，35％的丙二醇溶液。其 pH 为 6.9，与硫喷妥钠不同，在与其他药物混合时不产生沉淀。丙二醇与注射痛有关，依托咪酯的注射痛发生率高达 50％。欧洲的脂质配方可减少这种不良反应。

参考文献： Miller RD. Miller's Anethesia. 8th ed. Philadelphia，PA：Elsevier；2015.

提示：根据以下题干回答第 3、4 题。

患者男性，60 岁，80 kg，因左上腹刺伤入院，拟施剖腹探查术。已排除其他部位外伤。胸部 X 线检查显示膈下游离气体。患者既往史包括高胆固醇血症，阿伐他汀治疗；15 岁时接受阑尾切除术。体格检查显示血压 95/45 mmHg，心率 112 次/min。患者面色苍白，轻度呼吸窘迫，中度疼痛。患者 45 min 前从急诊室入院以来已静脉滴注 1 200 mL 林格液。

3. 该患者最合适的依托咪酯诱导剂量为：

(A) 5 mg

(B) 12 mg

(C) 32 mg

(D) 64 mg

(E) 100 mg

依托咪酯静脉麻醉诱导常规剂量为 0.2～0.6 mg/kg。在此病例中，12 mg 对应诱导剂量为 0.15 mg/kg，这个剂量很可能是不够的；64 mg 对应诱导剂量为 0.8 mg/kg，这个剂量是过大的；而 32 mg 对应诱导剂量为 0.4 mg/kg，在合适的范围内。与其他绝大多数静脉麻醉药（例如丙泊酚、硫喷妥钠、芬太尼和瑞芬太尼）明显不同的是，低血容量并不能改变依托咪酯的药效学。低血容量患者使用依托咪酯不需要调整剂量，而使用丙泊酚诱导时剂量则需要减少 30%～50%，以抵消中心效应室浓度和效应的增加。

参考文献： Longnecker DE, Brown DL, Newman MF, Zapol WM. Anesthesiology. 2nd ed. New York, NY: McGraw Hill; 2012.

4. 预计给予上述单次诱导剂量药物后，麻醉持续时间为：

(A) 1 min

(B) 2 min

(C) 4 min

(D) 7 min

(E) 10 min

常规给予诱导剂量（0.2～0.6 mg/kg）的依托咪酯起效迅速，与丙泊酚或硫喷妥相似（一个臂脑循环时间）。单次注射后的持续时间与剂量呈线性相关，每 0.1 mg/kg 约为 100 s。因此 0.4 mg/kg 麻醉可持续约 400 s，也就是约 7 min。

参考文献： Longnecker DE, Brown DL, Newman MF, Zapol WM. Anesthesiology. 2nd ed. New York, NY: McGraw Hill; 2012.

5. 以下哪项是依托咪酯代谢途径的最佳描述？

(A) 通过肝内酯水解代谢

(B) 通过血液酯水解代谢

(C) 霍夫曼消除

(D) 通过肺失活，随后经肾脏排泄

(E) 通过粪便排出

依托咪酯在肝脏中通过 2 种机制代谢。主要反应是酯水解，产生一种非活性代谢产物羧酸。另一种肝内的次要反应是 N-脱烷基化。虽然有 2% 的药物以原型排出，但是大多数还是以代谢产物的形式通过肾脏（85%）或胆汁（13%）清除。

参考文献： Miller RD. Miller's Anethesia. 8th ed. Philadelphia, PA: Elsevier; 2015.

6. 患者男性，50 岁，既往有冠状动脉粥样硬化性心脏病和轻度主动脉瓣狭窄病史，拟行膝关节置换术。予 0.3 mg/kg 依托咪酯行麻醉诱导，以下哪种血流动力学效应最可能出现？

(A) 心率增快，心脏指数增加，PCWP 无变化

(B) 心率增快，心脏指数降低，PCWP 降低

(C) 心率不变，心脏指数增加，PCWP 降低

(D) 心率减慢，心脏指数无变化，PCWP 增高

(E) 心率不变，心脏指数、PCWP 均无变化

依托咪酯的优势在于其诱导剂量范围大（0.2～0.6 mg/kg），即使在患有心血管疾病的患者中使用对血流动力学的影响也非常小。使用常规剂量（0.3 mg/kg）的依托咪酯进行诱导，对患者心率、平均动脉压、CVP、PCWP、PAP、心搏量、心指数、SVR 和 PVR 均几乎没有影响。一些小型的研究报道，主动脉瓣或二尖瓣疾病的患者 MAP 会有某种程度的下降（<20%），而其他一些研究显示变化很小。

参考文献： Longnecker DE, Brown DL, Newman MF, Zapol WM. Anesthesiology. 2nd ed. New York, NY: McGraw Hill; 2012.

7. 单独以依托咪酯诱导插管时，下列哪种描述最符合其心血管效应？

(A) 依托咪酯可能会延长 QT 间期

(B) 插管后一般会出现高血压和心动过速

(C) 心肌耗氧量可能超过供氧量

（D）心律失常例如 PVCs 较常见

（E）经常会发生反射性的心动过缓

依托咪酯对 QT 间期影响极小,心律失常（如 PVCs）也与它无关。依托咪酯使心肌耗氧量和血流量平行降低,从而达到供求比平衡。依托咪酯不激活压力感受器,因此不会引起反射性的心动过缓。然而依托咪酯没有镇痛作用,患者在未使用镇痛药物情况下行喉镜插管时,常会表现出心动过速和高血压。在诱导前给予 1～5 $\mu g/kg$ 芬太尼可以很大程度上避免这种情况的发生。

参考文献：Longnecker DE, Brown DL, Newman MF, Zapol WM. Anesthesiology. 2nd ed. New York, NY: McGraw Hill; 2012.

8. 给 1 例接受直流电复律患者予依托咪酯镇静。以下哪一项描述最符合该病例依托咪酯对呼吸的影响?

（A）与同等效应丙泊酚相比,呼吸抑制作用增加

（B）与同等效应美索比妥相比,呼吸驱动力增加

（C）与同等效应丙泊酚相比,$PaCO_2$ 增高

（D）与同等效应美索比妥相比,呼吸驱动力降低

（E）与硫喷妥钠相比,PaO_2 降低

依托咪酯对呼吸系统影响较小,不会引起组胺释放,因此对于反应性气道疾病的患者来说是一种安全的药物。与基线相比,依托咪酯抑制二氧化碳的通气反应,但对于达到同样的 $PaCO_2$,抑制较同等剂量的美索比妥要小。由于许多患者给予依托咪酯诱导后还可以保留自主呼吸,使其成为短暂镇静的一种有力候选药物。相对而言,丙泊酚和巴比妥类药物的临床剂量会快速导致呼吸抑制。PaO_2 通常可以维持不变。依托咪酯诱导后常可见打嗝现象。

参考文献：Miller RD. Miller's Anethesia. 8th ed. Philadelphia, PA: Elsevier; 2015.

9. 下列哪一项描述依托咪酯对支气管的影响最为贴切?

（A）当剂量＞0.4 mg/kg 时,依托咪酯可以促进支气管组胺释放

（B）任何剂量的依托咪酯都会促进支气管组胺释放

（C）依托咪酯对组胺释放影响很小

（D）在支气管痉挛过程中依托咪酯可以有效阻止组胺释放

（E）依托咪酯比丙泊酚更能有效预防乙酰胆碱引起的气管收缩

任何剂量的依托咪酯都不会引起组胺释放,因此对于反应性气道疾病的患者是一个很好的选择。但它并不能在支气管痉挛时阻止组胺释放。依托咪酯已被证明可以预防毒蕈碱诱导的气管支气管树痉挛,但效果不如丙泊酚。

参考文献：Miller RD. Miller's Anethesia. 8th ed. Philadelphia, PA: Elsevier; 2015.

10. 以下哪项描述诱导剂量的依托咪酯对中枢神经系统的影响最为贴切?

（A）$CMRO_2$ 降低,CBF 减少,CPP 降低

（B）$CMRO_2$ 降低,CBF 增加,CPP 降低

（C）$CMRO_2$ 降低,CBF 减少,CPP 升高

（D）$CMRO_2$ 升高,CBF 减少,CPP 降低

（E）$CMRO_2$ 升高,CBF 增加,CPP 降低

诱导剂量的依托咪酯（0.2～0.4 mg/kg）可以同时减少脑血流、降低 $CMRO_2$ 达 30％～45％。依托咪酯可以减少 ICP 升高,但是不同于诱导剂量的丙泊酚或硫喷妥钠,无须其他血管活性药物治疗也可以维持 MAP。因此,脑灌注压增加（CPP＝MAP－ICP）,脑氧供需比出现有益的净增长。依托咪酯适用于大多数神经外科手术的麻醉诱导和维持。

参考文献：Miller RD. Miller's Anethesia. 8th ed. Philadelphia, PA: Elsevier; 2015.

11. 下列哪项与依托咪酯的使用无关?

（A）癫痫大发作

（B）体感诱发电位潜伏期降低

（C）EEGβ 波消失

（D）破坏术中癫痫病灶的定位描记

（E）体感诱发电位振幅增加

　　依托咪酯对 EEG 的影响与硫喷妥钠相似，除了在诱导过程中不像硫喷妥钠典型表现会有 β 波活动增加。依托咪酯可导致癫痫灶的脑电活动增加，有报道曾引起癫痫大发作。因此，癫痫患者应尽量避免使用这种药物。然而这一特性使它可以在术中癫痫灶切除前辅助定位描记癫痫病灶。尽管如此，与硫喷妥钠和丙泊酚一样，依托咪酯可作为抗惊厥药物用于治疗癫痫状态。

　　与巴比妥类药物、丙泊酚和挥发性气体不同，依托咪酯对体感诱发电位的振幅或潜伏期没有负面影响。确切地说，依托咪酯有使皮质 SSEPs 振幅增加的独特特性。基于此特性，在基线记录较差的患者中，可注射依托咪酯来改善监测质量。

　　参考文献：Miller RD. Miller's Anethesia. 8th ed. Philadelphia，PA：Elsevier；2015.

12. 以下哪项描述诱导剂量依托咪酯对内分泌系统的影响最为贴切？

（A）剂量依赖、可逆性抑制 11β-羟化酶

（B）剂量依赖、可逆性抑制酪氨酸羟化酶

（C）剂量依赖、可逆性抑制儿茶酚-O-甲基转移酶

（D）剂量依赖、可逆性抑制 5α-还原酶

（E）剂量依赖、可逆性抑制醛固酮合酶

　　酪氨酸羟化酶催化 L-酪氨酸转化为左旋多巴，这是儿茶酚胺形成的一个重要步骤。与此相反，儿茶酚-O-甲基转移酶使多巴胺、去甲肾上腺素、肾上腺素失活。5α-还原酶参与了雄激素和雌激素的合成。醛固酮合酶催化皮质醇转化为醛固酮。这些都不受依托咪酯使用的影响。

　　已知依托咪酯会导致 11β-羟化酶受到可逆性抑制（对 17α-羟化酶的抑制程度较轻），而

11β-羟化酶能催化 11-脱氧皮质醇转化为肾上腺皮质束状带中的皮质醇，从而使循环皮质醇水平短暂降低，ACTH 水平相应升高（单次注射后 6～8 h，持续输注后将近 24 h）。这种影响呈剂量依赖性。关于这一效应的临床意义仍存在争议。通常情况下，即使是术后皮质醇降到最低，也仍然处于正常范围内。即便是在正常皮质醇水平对于维持血流动力学至关重要的高应激的外科手术中，本体的应激反应通常足以对抗任何暂时性的酶抑制作用。感染性休克的危重患者是个例外，一些研究表明即便补充了类固醇，这一类患者的死亡率仍然增加。而另一些研究却发现结局没有差异。这与术中低血压能预测危重患者死亡率是相一致的；由于使用依托咪酯进行麻醉诱导血流动力学最稳定，一些人认为它仍适用于这类患者，以防止平均动脉压的大幅度下降。

　　参考文献：Miller RD. Miller's Anethesia. 8th ed. Philadelphia，PA：Elsevier；2015.

13. 麻醉诱导药物的致死率是通过致死量和有效催眠剂量的关系（LD50/ED50）来定量体现的。下列哪项是依托咪酯的 LD50/ED50？

（A）3

（B）4

（C）6

（D）9

（E）12

　　根据对啮齿动物的治疗指数研究表明，依托咪酯是致死率最低的麻醉诱导药物（表 13-1）。

表 13-1　常用诱导药物的 LD50/ED50

静脉麻醉药物	LD50/ED50
依托咪酯（外消旋）	12
氯胺酮（外消旋）	6.3
美索比妥	4.8～9.5
硫喷妥钠	3.6～4.6
丙泊酚	3.4

来源：Miller RD. Miller's Anethesia. 8th ed. Philadelphia，PA：Elsevier；2015.

参考文献：Miller RD. Miller's Anethesia. 8th ed. Philadelphia，PA：Elsevier；2015.

14. 下列哪一项不是依托咪酯的不良反应？

（A） 恶心和呕吐

（B） 眼内压增加

（C） 浅表血栓性静脉炎

（D） 肌阵挛

（E） 注射痛

使用依托咪酯经常会导致恶心呕吐（30%～40%）。其注射痛发生率与丙泊酚相似，但可以通过提前注射利多卡因来减轻。浅表血栓性静脉炎也比较常见（高达 20%），可发生在注射后 24～72 h 内，通常发生在使用较细的静脉导管时。在诱导过程中，患者出现的非自主肌阵挛通常与依托咪酯有关，这种肌阵挛与皮质癫痫发作无关，而是与皮质下抑制减弱相关。在诱导前使用阿片类药物或者苯二氮䓬类药物可以很大程度上预防或减弱这种活动。

依托咪酯麻醉诱导后可以使眼内压迅速降低 30%～60%，持续约 5 min，还可以通过静脉滴注来维持这种效应。

参考文献：Miller RD. Miller's Anethesia. 8th ed. Philadelphia，PA：Elsevier；2015.

15. 下列哪一项最好的解释了不在重症监护室使用依托咪酯的原因？

（A） 与酸性药物共同输注时，它会在静脉内形成沉淀物

（B） 与 ICP 升高有关

（C） 会引起肾上腺皮质功能抑制

（D） 与其他药物相比，输注后恢复时间延长

（E） 引起血脂水平升高

依托咪酯不会在静脉导管内形成沉淀物（与硫喷妥钠与低 pH 溶液发生沉淀不同）。众所周知，依托咪酯能有效降低 ICP，常用于需要降低颅内压的患者。与其他常见的静脉镇静药及催眠药相比，依托咪酯的时量相关半衰期非常短（图 13-2），这使它可以相对较快的停药和

滴定，成为长时间输注的一个好选择。丙泊酚长期输注后可升高血脂水平，而依托咪酯并没有发现这类问题。

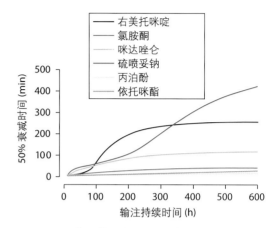

图 13-2　常见静脉麻醉药物输注时间与其时量相关半衰期（经授权转载自 Johnson KB. Clinical Pharmacology for Anesthesiology. 1st ed. New York，NY：McGraw Hill；2015.）

综上所述，依托咪酯会可逆性的抑制皮质醇的产生，虽然对于择期手术来说临床意义并不大，但它不再作为 ICU 中长期镇静的药物使用以免病情恶化。

参考文献：Johnson KB. Clinical Pharmacology for Anesthesiology. 1st ed. New York，NY：McGraw Hill；2015.

16. 一名 20 岁的健康男性摩托车事故后拟行开颅减压术。他同时有左股骨骨折，但并没有腹腔内或胸腔内损伤。医护人员称患者大腿部位大量出血。目前血压 85/50 mmHg，心率 110 次/min，呼吸 28 次/min，格拉斯哥昏迷评分（GCS）8 分。下列哪种静脉麻醉药物最适合该患者麻醉诱导？

（A） 依托咪酯

（B） 氯胺酮

（C） 美索比妥

（D） 丙泊酚

（E） 硫喷妥钠

该患者诱导的血流动力学目标是维持脑灌注压（CPP）。CPP＝平均动脉压－颅内压。美

索比妥、硫喷妥钠和丙泊酚均可降低 MAP 和 ICP；如果 MAP 和 ICP 成比例降低则 CPP 可以维持，而实际情况并非如此，尤其如本例动脉压低的低血容量患者。氯胺酮可以维持 MAP，但也可以增加 ICP，所以并不适合选择。这种情况下选择依托咪酯进行麻醉诱导有以下 2 个优势：它通过减少 $CMRO_2$ 和 CBF 降低了

ICP，同时维持 MAP 稳定，从而保证脑灌注压稳定甚至增加。

参考文献：Longnecker DE，Brown DL，Newman MF，Zapol WM. Anesthesiology. 2nd ed. New York，NY：McGraw Hill；2012.

（李金兰　郁丽娜译　严敏校）

第 14 章

苯二氮䓬类药物

1. 以下哪一项不是苯二氮䓬类药物的药理特性？
   - （A）镇静
   - （B）肌肉松弛
   - （C）催眠
   - （D）镇痛
   - （E）抗惊厥

2. 咪达唑仑以下哪一个作用机制由 $GABA_A$ 受体介导？
   - （A）直接激活 $GABA_A$ 受体并且增加氯离子传导
   - （B）直接激活 $GABA_A$ 受体并且增加钾离子传导
   - （C）竞争性抑制乙酰胆碱结合位点
   - （D）变构调节 $GABA_A$ 受体与 GABA 的结合
   - （E）增加钠离子的跨膜传导

3. 以下哪一种苯二氮䓬类药物是长效的？
   - （A）咪达唑仑
   - （B）劳拉西泮
   - （C）地西泮
   - （D）三唑仑
   - （E）羟基安定

4. 为什么咪达唑仑需要预配置在 pH＜4 的溶剂中？
   - （A）增加分布容积(Vd)
   - （B）增加 pKa
   - （C）增加肝清除率
   - （D）增加水溶性
   - （E）增加脂溶性

5. 以下哪一种患者特征会明显加快咪达唑仑的代谢率？
   - （A）年龄的增长
   - （B）吸烟
   - （C）长期酗酒
   - （D）肾功能减退
   - （E）使用西咪替丁

6. 以下哪一种苯二氮䓬类药物有无活性代谢产物？
   - （A）地西泮
   - （B）咪达唑仑
   - （C）劳拉西泮
   - （D）阿普唑仑
   - （E）氯氮䓬

7. 在咪达唑仑诱导之后,以下哪一项血流动力学改变最可能发生?
   - (A) 减少心脏指数
   - (B) 增加体循环血管阻力
   - (C) 增加平均动脉压
   - (D) 降低心率
   - (E) 降低肺循环阻力

8. 使用咪达唑仑导致的通气抑制与以下哪一个因素不相关?
   - (A) 注射速度
   - (B) 老年患者
   - (C) 联合使用阿片类药物
   - (D) ASA IV 级患者
   - (E) 阻塞性睡眠呼吸暂停

9. 苯二氮䓬类药物通过哪一种方式影响睡眠?
   - (A) 增加 REM 睡眠时长
   - (B) 减少 REM 睡眠周期数量
   - (C) 减少 0 期睡眠阶段
   - (D) 增加第 3 和第 4 睡眠阶段
   - (E) 增加第 2 睡眠阶段

10. 一例长期使用苯二氮䓬类药物治疗焦虑症的患者,围手术期突然停止苯二氮䓬类药物的使用,以下哪项与苯二氮䓬类药物的撤退综合征有关?
    - (A) 心动过缓
    - (B) 肌肉痉挛强直
    - (C) 增加对疼痛的敏感性
    - (D) 食欲增加
    - (E) 高血压

11. 咪达唑仑是一种具有多个效应的静脉麻醉药物,可以在很多的临床情况下使用。选择咪达唑仑的原因包括:
    - (A) 降低 PONV
    - (B) 镇痛优良
    - (C) 相对短的遗忘时间
    - (D) 降低惊厥发作阈值
    - (E) 麻醉苏醒相对快

12. 一例长期使用苯二氮䓬类药物治疗焦虑症的患者,过量使用苯二氮䓬类药物和三环类抗抑郁药物。在这种情况下,由于哪一项风险应该避免使用氟马西尼?
    - (A) 心动过速
    - (B) 惊厥
    - (C) 听力丧失
    - (D) 恶性高血压
    - (E) 严重恶心

13. 氟马西尼是如何逆转苯二氮䓬药物的作用?
    - (A) 竞争性拮抗
    - (B) 无竞争性拮抗
    - (C) 物理性拮抗
    - (D) 化学性拮抗
    - (E) 非竞争性的拮抗

答案与解析：苯二氮䓬类药物

1. 以下哪一项不是苯二氮䓬类药物的药理特性？

   （A）镇静

   （B）肌肉松弛

   （C）催眠

   (D) 镇痛

   （E）抗惊厥

   尽管有一些实验数据证明苯二氮䓬类药物可以改变疼痛在脊髓中的传导，在临床上还是认为苯二氮䓬类药物没有镇痛作用。苯二氮䓬类药物有以下作用：

   （1）镇静

   （2）催眠

   （3）遗忘

   （4）抗惊厥

   （5）肌肉松弛

   参考文献：Miller RD. *Miller's Anesthesia*. 8th ed. Philadelphia, PA：Elsevier；2015.

2. 咪达唑仑以下哪一个作用机制由 $GABA_A$ 受体介导？

   （A）直接激活 $GABA_A$ 受体并且增加氯离子传导

   （B）直接激活 $GABA_A$ 受体并且增加钾离子传导

   （C）竞争性抑制乙酰胆碱结合位点

   (D) 变构调节 $GABA_A$ 受体与 GABA 的结合

   （E）增加钠离子的跨膜传导

   咪达唑仑（和其他苯二氮䓬类药物）作用于 $GABA_A$ 受体复合体上的苯二氮䓬位点，其与咪达唑仑的结合增加 $GABA_A$ 受体与 GABA 的亲和性（变构调节）。$GABA_A$ 的激活导致氯离子的内流和细胞膜的去极化。巴比妥类药物与依托咪酯可以直接激活 $GABA_A$ 受体。激活 NMDA 受体可改变钠离子和钾离子的传导。巴比妥类药物如硫喷妥钠也是中枢神经系统乙酰胆碱（和谷氨酸）受体的竞争性抑制剂。

   参考文献：Miller RD. *Miller's Anesthesia*. 8th ed. Philadelphia, PA：Elsevier；2015.

3. 以下哪一种苯二氮䓬类药物是长效的？

   （A）咪达唑仑

   （B）劳拉西泮

   (C) 地西泮

   （D）三唑仑

   （E）羟基安定

   地西泮是长效的，其半衰期为 $20 \sim 50$ h。咪达唑仑和三唑仑是短效的（咪达唑仑的消除半衰期是 $1.7 \sim 2.6$ h）。劳拉西泮和羟基安定是中效的（劳拉西泮消除半衰期为 $11 \sim 22$ h）。

   参考文献：Miller RD. *Miller's Anesthesia*. 8th ed. Philadelphia, PA：Elsevier；2015.

4. 为什么咪达唑仑需要预配置在 pH < 4 的溶剂中？

   （A）增加分布容积（Vd）

   （B）增加 pKa

   （C）增加肝清除率

   (D) 增加水溶性

   （E）增加脂溶性

   咪达唑仑溶于酸性介质中（pH 3.5）以便增

加其水溶性。咪唑环的结构意味着咪达唑仑既是脂溶性又是水溶性,这取决于溶液的 pH。在 pH<4 的情况下,咪唑环是开环结构,咪达唑仑可溶于水。在生理情况下 pH 为 7.4,咪唑环是闭环结构,咪达唑仑是脂溶性的。

参考文献:Miller RD. *Miller's Anesthesia*. 8th ed. Philadelphia,PA:Elsevier;2015.
Gerecke M. Chemical structure and properties of midazolam compared with other benzodiazepines. *Br J Clin Pharmac*. 1983;16;11S-16S.

5. 以下哪一种患者特征会明显**加快**咪达唑仑的代谢率?

（A） 年龄的增长

（B） 吸烟

（C） 长期酗酒

（D） 肾功能减退

（E） 使用西咪替丁

　　长期酗酒增加咪达唑仑的代谢。吸烟和年龄的增长对于咪达唑仑的代谢率没有明显影响（吸烟增加地西泮的清除率,但是年龄的增长降低地西泮的清除率)。肾功能减退可能导致咪达唑仑代谢产物蓄积。西咪替丁抑制咪达唑仑的羟基化。

参考文献:Miller RD. *Miller's Anesthesia*. 8th ed. Philadelphia,PA:Elsevier;2015.

6. 以下哪种苯二氮䓬类药物有**无活性**代谢产物?

（A） 地西泮

（B） 咪达唑仑

（C） 劳拉西泮

（D） 阿普唑仑

（E） 氯氮䓬

　　苯二氮䓬类药物通过肝细胞色素酶 P450 代谢。很多苯二氮䓬类药物有活性代谢产物,并且这些代谢产物决定了药物的临床作用时间。劳拉西泮没有活性代谢产物,其代谢通过醛糖酸化反应变为无活性代谢产物。阿普唑仑和利眠宁通过 N-脱烷基化作用形成代谢产物,

包括有生物活性的去甲西泮。阿普唑仑和咪达唑仑形成有活性的羟基化复合物。在一些情况下,比如肾功能衰竭患者反复使用咪达唑仑,可能导致咪达唑仑代谢产物蓄积,产生明显的临床作用。

参考文献:Miller RD. *Miller's Anesthesia*. 8th ed. Philadelphia,PA:Elsevier;2015.
Barash PG. *Clinical Anesthesia*. 7th ed. Philadelphia,PA:Lippincott Williams & Wilkins;2013.

7. 在咪达唑仑诱导之后,以下哪项血流动力学改变**最**可能发生?

（A） 减少心脏指数

（B） 增加体循环血管阻力

（C） 增加平均动脉压

（D） 降低心率

（E） 降低肺循环阻力

　　咪达唑仑的血流动力学改变温和,但是咪达唑仑诱导之后心脏指数下降可能达到 25%。诱导剂量的咪达唑仑引起的其他血流动力学的改变包括:

　　（1） 对心率有多种的效应（轻度增加或降低）

　　（2） 降低体循环阻力

　　（3） 降低平均动脉压

　　（4） 不改变肺循环阻力

参考文献:Miller RD. *Miller's Anesthesia*. 8th ed. Philadelphia,PA:Elsevier;2015.

8. 使用咪达唑仑导致的通气抑制与以下哪一个因素不相关?

（A） 注射速度

（B） 老年患者

（C） 联合使用阿片类药物

（D） ASA IV 级患者

（E） 阻塞性睡眠呼吸暂停

　　咪达唑仑的注射速度会影响呼吸抑制高峰的发生时间而非呼吸抑制总发生率。咪达唑仑

其他影响通气抑制的相关因素包括：

　　（1）老年患者

　　（2）衰弱的患者

　　（3）使用其他呼吸抑制剂（阿片类药物）

　　（4）阻塞性睡眠呼吸暂停

参考文献： Miller RD. *Miller's Anesthesia*. 8th ed. Philadelphia，PA：Elsevier；2015.

9. 苯二氮䓬类药物通过哪一种方式影响睡眠？

　　（A）增加 REM 睡眠时长

　　（B）减少 REM 睡眠周期数量

　　（C）减少 0 期睡眠阶段

　　（D）增加第 3 和第 4 睡眠阶段

　　（E）增加第 2 睡眠阶段

　　　　苯二氮䓬类药物增加第 2 睡眠阶段时间。苯二氮䓬类药物通常减少 0、1、3、4 和 REM 阶段睡眠时间。这些药物减少睡眠潜伏期，并且经常增加 REM 周期数量。总之，苯二氮䓬类药物经常增加总体睡眠时间。当停止使用苯二氮䓬类药物时，可能出现 REM 睡眠数量"反弹"。

参考文献： Brunton LL，Chabner BA，Knollman BC. *Goodman & Gilman's the Pharmacological Basis of Therapeutics*. 12th ed. New York，NY：McGraw Hill；2011.

10. 一例长期使用苯二氮䓬类药物治疗焦虑症的患者，围手术期突然停止苯二氮䓬类药物的使用，以下哪项与苯二氮䓬类药物的撤退综合征有关？

　　（A）心动过缓

　　（B）肌肉痉挛强直

　　（C）增加对疼痛的敏感性

　　（D）食欲增加

　　（E）高血压

　　　　苯二氮䓬类药物撤退症状和体征包括：

　　　　（1）肌阵挛

　　　　（2）肌肉痛性痉挛

　　　　（3）睡眠障碍

　　　　（4）焦虑，躁动

　　　　（5）惊厥

　　　　（6）谵妄

　　可卡因撤退反应会引起心动过缓；阿片类药物撤退反应会引起疼痛敏感性增加和高血压；尼古丁撤退反应会导致食欲增加。

参考文献： Brunton LL，Chabner BA，Knollman BC. *Goodman & Gilman's the Pharmacological Basis of Therapeutics*. 12th ed. New York，NY：McGraw Hill；2011.

11. 咪达唑仑是一种具有多个效应的静脉麻醉药物，可以在很多的临床情况下使用。选择咪达唑仑的原因包括：

　　（A）降低 PONV

　　（B）镇痛优良

　　（C）相对短的遗忘时间

　　（D）降低惊厥发作阈值

　　（E）麻醉苏醒相对快

　　　　尽管确切的机制并不完全清楚，但是有证据显示咪达唑仑降低 PONV 的发生率。咪达唑仑其他的作用包括：

　　　　（1）相对较长的遗忘时间

　　　　（2）提高惊厥的发作阈值

　　　　（3）麻醉苏醒相对慢

　　咪达唑仑无临床明显的镇痛作用。

参考文献： Miller RD. *Miller's Anesthesia*. 8th ed. Philadelphia，PA：Elsevier；2015.

12. 一例长期使用苯二氮䓬类药物治疗焦虑症的患者，过量使用苯二氮䓬类药物和三环类抗抑郁药物。在这种情况下，由于哪项风险应该避免使用氟马西尼？

　　（A）心动过速

　　（B）惊厥

　　（C）听力丧失

　　（D）恶性高血压

　　（E）严重恶心

　　　　在长期使用苯二氮䓬类药物或者过量使用三环类抗抑郁药物的情况下，应当避免使用氟马西尼,因为可能导致惊厥。总之,氟马西尼其他的不良反应包括心动过速、高血压、听力改变和恶心。

参考文献：Brunton LL, Chabner BA, Knollman BC. *Goodman & Gilman's the Pharmacological Basis of Therapeutics*. 12th ed. New York, NY: McGraw Hill; 2011.

13. 氟马西尼是如何去逆转苯二氮䓬药物的作用?

(A) 竞争性拮抗

(B) 无竞争性拮抗

(C) 物理性拮抗

(D) 化学性拮抗

(E) 非竞争性的拮抗

氟马西尼是苯二氮䓬类受体的竞争性拮抗剂,其可以用来拮抗苯二氮䓬类药物的不良反应,包括过度镇静和呼吸抑制。监护患者很重要,特别是用来拮抗长效苯二氮䓬类药物时,氟马西尼作用消退快于苯二氮䓬类药物时,可能再次发生镇静作用。

参考文献：Miller RD. *Miller's Anesthesia*. 8th ed. Philadelphia, PA: Elsevier; 2015.

(许竞艳 邬伟东译 郁丽娜校)

第 15 章

氯 胺 酮

1. 下列哪项可以最佳描述氯胺酮主要的作用机制：
   （A）增强 GABA 介导的氯离子内流
   （B）激活阿片类药物 μ 和 κ 受体
   （C）激活 α_2-肾上腺受体
   （D）抑制 NMDA 受体
   （E）阻滞 CNS 钠通道

2. 使用氯胺酮诱导后典型的麻醉状态可以描述为？
   （A）全身僵硬
   （B）瞳孔缩小
   （C）低通气
   （D）弛缓性麻痹
   （E）保护性反射消失

3. 氯胺酮的药代动力学作用以下描述哪一项是正确的？
   （A）氯胺酮是非脂溶性的
   （B）单次诱导剂量的维持时间是 2～3 分钟
   （C）氯胺酮蛋白结合率相对较低
   （D）R-异构体的清除率大于 S＋异构体
   （E）清除率不依赖于肝血流

4. 肌内注射 5 mg/kg 的氯胺酮，达到峰效应的时间是：
   （A）1 min
   （B）3 min
   （C）5 min
   （D）10 min
   （E）20 min

5. 由微粒体酶对肝脏中氯胺酮的 N-去甲基化产生的代谢产物仍具有一定程度的活性是：
   （A）羟基氯胺酮
   （B）氧化氯胺酮
   （C）去甲氯胺酮
   （D）羟甲氯胺酮
   （E）氧化去甲氯胺酮

6. 使用氯胺酮诱导后会产生哪一项心血管反应？
   （A）心率降低
   （B）增加肺毛细血管楔压
   （C）心指数降低
   （D）增加右心房压
   （E）降低左心室搏出量

7. 1例68岁患有轻度肺动脉高压的女性患者,静脉给予2 mg/kg的氯胺酮,以下哪项描述心血管反应最合适?

   (A) 降低心肌氧耗

   (B) 增加肺血管阻力

   (C) 降低心率

   (D) 降低肺血管阻力

   (E) 降低收缩性

8. 氯胺酮的心血管效应可以被预给予哪种药物减弱?

   (A) 加压素

   (B) 咪达唑仑

   (C) 新斯的明

   (D) 昂丹司琼

   (E) 非诺多泮

9. 1例20岁的男性患者静脉注射1.5 mg/kg的氯胺酮,以下哪一项是其呼吸系统效应的最佳描述?

   (A) 仅降低呼吸频率

   (B) 仅降低潮气量

   (C) 降低呼吸频率并增加潮气量

   (D) 增加呼吸频率并降低潮气量

   (E) 呼吸频率和潮气量都没有改变

10. 氯胺酮对于以下哪种呼吸状态最有改善作用?

   (A) 哮喘持续状态

   (B) 喉痉挛

   (C) 肺动脉高压

   (D) 支气管扩张

   (E) 肺不张

11. 诱导剂量的氯胺酮作用于中枢神经系统,最可能发生哪种效应?

   (A) 降低 $CMRO_2$

   (B) θ 波活动增加

   (C) 降低脑血流量

   (D) 减弱脑血管对于二氧化碳的反应

   (E) 降低颅内压

12. 以下哪个因素可以增加氯胺酮麻醉出现不良反应的风险?

   (A) 麻醉时播放音乐

   (B) 年龄<18岁

   (C) 低剂量氯胺酮

   (D) 女性

   (E) 苯二氮䓬类预处理

13. 8岁的儿童静脉注射2 mg/kg氯胺酮,以下哪个因素增加喉痉挛发生?

   (A) 保护性反射的缺失

   (B) 流涎过多

   (C) 诱导剂量不足

   (D) 剂量过多导致窒息

   (E) 增加延髓肌肉痉挛

14. 以下哪例患者使用氯胺酮最合适?

   (A) 一例21岁的单眼开放性外伤患者

   (B) 一例35岁的闭合性脑外伤患者

   (C) 一例59岁的腹部枪伤患者

   (D) 一例60岁的有冠状动脉粥样硬化性心脏病史患者

   (E) 一例72岁的主动脉瘤患者

15. 在急性心包填塞的情况下,以下哪一项生理状态的描述说明使用氯胺酮诱导的合理性?

   (A) 降低左心室搏出量

   (B) 降低肺循环阻力

   (C) 降低体循环阻力

   (D) 增加右心房压力

   (E) 增加收缩力

16. 氯胺酮可能作用于以下哪一个部位产生抗痛觉过敏、抗痛觉超敏作用?

   (A) 周围神经系统

   (B) 脊髓背角

   (C) 额叶

   (D) 延髓网状系统

   (E) 丘脑皮质投射系统

答案与解析：氯胺酮

1. 下列哪项可以最佳描述氯胺酮主要的作用机制：
   - (A) 增强 GABA 介导的氯离子内流
   - (B) 激活阿片类药物 μ 和 κ 受体
   - (C) 激活 α₂-肾上腺受体

   (D) 抑制 NMDA 受体

   - (E) 阻滞 CNS 钠通道

   很多静脉麻醉药物通过调控 GABA 发挥其作用，氯胺酮主要通过阻滞 NMDA 受体发挥其镇痛和麻醉作用。氯胺酮作用于很多受体，包括 AMPA、腺苷、μ 阿片受体和胆碱受体，但是对这些受体的作用远远不如对 NMDA 的抑制作用。

   现在一致公认，使用亚睡眠剂量的氯胺酮具有抗痛觉过敏和抗痛觉超敏作用，可以减弱伤害性刺激传导的时间积累作用，其可以导致中枢敏化和 wind - up 效应。

   氯胺酮有很多种给药方式，可以静脉注射、肌内注射、直肠给药、皮下、透皮、局部给药、口服、鼻内给药、舌下给药、黏膜给药、硬膜外或者鞘内给药。氯胺酮可以漱口以用于咽喉疼痛的治疗，可以局部浸润和用于静脉局部麻醉。口服氯胺酮的生物利用率低，由于氯胺酮有这么多种给药方式，所以很少口服。对于不配合的患者肌内注射氯胺酮 4～5 mg/kg 是很有效的术前镇静方法。

   参考文献：Miller RD. *Miller's Anesthesia*. 8th ed. Philadelphia, PA：Elsevier；2015.

2. 使用氯胺酮诱导后典型的麻醉状态可以描述为？

   (A) 全身僵硬

   - (B) 瞳孔缩小
   - (C) 低通气
   - (D) 弛缓性麻痹
   - (E) 保护性反射消失

   氯胺酮剂量依赖性的表现为意识丧失和麻醉作用。氯胺酮产生的麻醉状态称为"分离麻醉"，不同于正常的睡眠，患者表现为与周围的环境分离，全身僵硬状态。患者可能会移动、发声、追视物体，但是在深度麻醉的状态下，患者对手术刺激无反应，不能回忆出麻醉时发生的任何事情。氯胺酮也具有遗忘作用，但不像苯二氮䓬类药物那样可预测。氯胺酮麻醉下角膜反射、咳嗽反射、吞咽反射都可能存在，但是这些反射都不能认为是保护性的。骨骼肌的张力也存在，甚至肌张力更高，出现上肢、腿、肢体和头部无意识的动作。

   氯胺酮给药后不是一直瞳孔缩小，氯胺酮可通过拮抗胆碱能系统作用而相对增加交感系统张力，引起支气管扩张，瞳孔散大。氯胺酮不改变分钟通气量。

   参考文献：Longnecker DE, Brown DL, Newman MF, Zapol WM. *Anesthesiology*. 2nd ed. New York, NY：McGraw Hill；2012.

3. 氯胺酮的药代动力学作用以下描述哪一项是正确的？
   - (A) 氯胺酮是非脂溶性的
   - (B) 单次诱导剂量的维持时间是 2～3 min

(C) 氯胺酮蛋白结合率相对较低

(D) R-异构体的清除率大于S+异构体

(E) 清除率不依赖于肝血流

氯胺酮具有高度脂溶性，pKa为7.5(接近生理pH)，可以迅速转运至大脑。氯胺酮分布容积很大(大约3 L/kg)。单次给药迅速分布，分布半衰期大约15 min。氯胺酮的清除相对迅速[12～17 mL/(kg·min)]，这可以解释其相对快速的消除半衰期2.5 h。氯胺酮的总体清除率约等于肝血流量；这意味着氯胺酮的清除取决于肝血流量。和其他静脉麻醉药物不同，氯胺酮的蛋白结合率很低，大约为12%。与此相反，苯巴比妥类、丙泊酚和苯二氮䓬类药物的蛋白结合率为85%—98%，依托咪酯为75%。

美国市场的氯胺酮是消旋体混合物，但是在一些国家临床使用的是S+异构体。S+异构体的效能约是R-异构体的4倍，并且引起幻觉的不良反应低于外消旋体。与R-异构体相比，S+异构体的清除率更高。

参考文献：Miller RD. *Miller's Anesthesia*. 8th ed. Philadelphia, PA: Elsevier; 2015.
Longnecker DE, Brown DL, Newman MF, Zapol WM. *Anesthesiology*. 2nd ed. New York, NY: McGraw Hill; 2012.

4. 肌内注射5 mg/kg的氯胺酮，达到峰效应的时间是：

(A) 1 min

(B) 3 min

(C) 5 min

(D) 10 min

(E) 20 min

氯胺酮可以通过多种方式给药。儿童和智障成人不能耐受氧气面罩或是静脉置管，肌内注射氯胺酮可以使诱导更顺利。肌内注射4～6 mg/kg的氯胺酮可以产生大约20 min的意识消失。适当的监护很重要，当患者逐渐失去意识和呼吸反射时，手边需要准备吸引器和通气设备。当患者镇静深度足够时，就可开始管理气道和开通固定静脉。

参考文献：Miller RD. *Miller's Anesthesia*. 8th ed. Philadelphia, PA: Elsevier; 2015.

5. 由微粒体酶对肝脏中氯胺酮的N-去甲基化产生的代谢产物仍具有一定程度的活性是：

(A) 羟基氯胺酮

(B) 氧化氯胺酮

(C) 去甲氯胺酮

(D) 羟甲氯胺酮

(E) 氧化去甲氯胺酮

氯胺酮在肝内通过脱甲基作用代谢为去甲氯胺酮，然后羟基化为羟甲氯胺酮。这2个代谢途径的中间产物都经过葡萄糖醛酸苷结合作用，最后从尿液中排出。去甲氯胺酮有氯胺酮70%～80%的活性。尽管在葡萄糖醛酸化通路正常的情况下，其有效时间不长，研究却显示其在一定程度上延长了药物的作用时间。

参考文献：Miller RD. *Miller's Anesthesia*. 8th ed. Philadelphia, PA: Elsevier; 2015.

6. 使用氯胺酮诱导后会产生哪一项心血管反应？

(A) 心率降低

(B) 增加肺毛细血管楔压

(C) 心指数降低

(D) 增加右心房压

(E) 降低左心室搏出量

氯胺酮是一个特殊的静脉麻醉药物，其激动而不是抑制心血管系统。给予0.5～2 mg/kg诱导剂量的氯胺酮的血流动力学改变见表15-1。有意思的是，使用等效麻醉剂量的S+异构体产生与消旋体一样的作用，但其用量减少到50%。然而，血流动力学的改变并不是剂量依赖性的，1 mg/kg的剂量对血压、心率等产生的反应，与2 mg/kg或0.5 mg/kg产生的反应是一样的。氯胺酮似乎通过刺激交感神经作用于中枢神经系统，而不是通过外周机制，比如抑制外周压力感受器的反射。

然而,反复使用氯胺酮其作用减弱,甚至产生相反的作用。这可能是因为其对心血管的直

表 15-1　氯胺酮的心血管作用

血流动力学指标	氯胺酮作用
平均动脉压	增加 35%
心率	增加 60%
心排血量	增加 50%
体循环阻力	增加 35%
肺动脉压	增加 50%
右心房压	增加 35%
肺动脉楔压	没有改变
左心室每搏指数	增加 30%

接抑制作用,这在一些体外实验中得到了证明。由于交感神经刺激超过其直接负性肌力作用,这种现象在临床上不常见到,除非患者体内儿茶酚胺耗竭。

这些心血管的刺激导致心肌做功增加,患有严重冠状动脉粥样硬化性心脏病的患者可能不能耐受其作用。

参考文献：Miller RD. *Miller's Anesthesia*. 8th ed. Philadelphia，PA：Elsevier；2015.

7. 一例 68 岁患有轻度肺动脉高压的女性患者,静脉给予 2 mg/kg 的氯胺酮,以下哪项描述心血管反应最合适?

（A）降低心肌氧耗

（B）增加肺血管阻力

（C）降低心率

（D）降低肺血管阻力

（E）降低收缩性

给予氯胺酮后,这例患者可能表现出所有列于表 15-1 的血流动力学改变。另外,患有肺动脉高压的患者肺动脉压力可能进一步增高,甚至出现急性右心衰竭。多数教科书因此不建议这类人群使用氯胺酮。然而,这些建议多是建立在过去的病例个案和系列报道的基础上。特别是儿童使用氯胺酮比成人更好。在最近的一项回顾性研究中,68 例患有肺动脉高压

的儿童使用氯胺酮麻醉进行一系列的手术操作,结果显示使用氯胺酮麻醉安全,没有并发症。

参考文献：Miller RD. *Miller's Anesthesia*. 8th ed. Philadelphia，PA：Elsevier；2015.
Willian GD, et al. Perioperative complications in children with pulmonary hypertension undergoing general anesthesia with ketamine. *Paediatric Anaesth*. 2010；20：28-37.

8. 氯胺酮的心血管效应可以被预给予哪种药物减弱?

（A）加压素

（B）咪达唑仑

（C）新斯的明

（D）昂丹司琼

（E）非诺多泮

氯胺酮引起的血压升高、心率加快和其他血流动力学指标的改变可以使用血管活性药物减弱,比如 α 和 β 抑制剂、硝酸盐和（或）可乐定。这些氯胺酮的不良反应很难精确地用血管活性药物滴定用量,特别是作用时间较长的药物。其他麻醉药物,不管是静脉还是吸入都减弱了氯胺酮的血流动力学效应。其他避免氯胺酮增加心肌氧耗的策略是缓慢输注氯胺酮,而不是单次大剂量使用。

有意思的是,苯二氮䓬类药物可能是平衡氯胺酮心血管不良反应的最有效和实用的方法。合适剂量的咪达唑仑和地西泮可以减弱氯胺酮诱导造成的高血压和心动过速。

参考文献：Miller RD. *Miller's Anesthesia*. 8th ed. Philadelphia，PA：Elsevier；2015.

9. 一例 20 岁的男性患者静脉注射 1.5 mg/kg 的氯胺酮,以下哪项是其呼吸系统效应的最佳描述?

（A）仅降低呼吸频率

（B）仅降低潮气量

（C）降低呼吸频率并增加潮气量

(D) 增加呼吸频率并降低潮气量

(E) 呼吸频率和潮气量都没有改变

氯胺酮长期应用于临床的一个原因是其既具有麻醉作用,又具有镇静作用,并且不影响呼吸通气。在成人患者中,无论呼吸生理健康还是患有 COPD,都不影响呼吸。大剂量（>2 mg/kg 静脉注射）诱导可能导致短暂（1~3 min)的分钟通气量减少,但是总体来说,在呼吸抑制引起的高碳酸血症危险或不良的情况下,它仍是一种有用的镇痛剂和镇静剂。

氯胺酮对于儿童呼吸通气的作用与成人相似,在急诊室里氯胺酮经常用于操作时的镇静,特别是因为其肌内注射给药后,药效可以预测,并且安全性好。

参考文献：Longnecker DE，Brown DL，Newman MF，Zapol WM. *Anesthesiology*. 2nd ed. New York，NY：McGraw Hill；2012.

10. 氯胺酮对于以下哪种呼吸状态最有改善作用?

(A) 哮喘持续状态

(B) 喉痉挛

(C) 肺动脉高压

(D) 支气管扩张

(E) 肺不张

氯胺酮是一个有效的支气管平滑肌松弛剂。使用氯胺酮可以松弛游离的平滑肌标本,这表明支气管平滑肌张力的降低至少部分是由于其直接作用,而不全是对交感神经的间接作用。对于患有支气管痉挛和严重的气道高反应疾病的患者,氯胺酮诱导很有效。由于氯胺酮具有支气管扩张效应,有时其也用来治疗对常规治疗无效的哮喘持续状态。

氯胺酮有使唾液分泌增多的不良反应,如果不处理,这可能引起喉痉挛。使用止涎剂如格隆溴铵预处理可以明显减弱这个作用。

参考文献：Miller RD. *Miller's Anesthesia*. 8th ed. Philadelphia，PA：Elsevier；2015. Longnecker DE，Brown DL，Newman MF，Zapol WM. *Anesthesiology*. 2nd ed. New

York，NY：McGraw Hill；2012.

11. 诱导剂量的氯胺酮作用于中枢神经系统,最可能发生哪种效应?

(A) 降低 $CMRO_2$

(B) θ波活动增加

(C) 降低脑血流量

(D) 减弱脑血管对于二氧化碳的反应

(E) 降低颅内压

在很多方面氯胺酮是一个独特的麻醉药物。多数静脉麻醉药物通过抑制 GABA 通道产生麻醉效应,而氯胺酮是阻滞 NMDA 受体产生作用。这导致了氯胺酮的分离麻醉状态,患者可能移动、发声、追视物体、存在角膜和咳嗽反射,但是对疼痛无反应,术后无不良记忆。

大多数静脉麻醉药物抑制 $CMRO_2$,降低脑血流量和颅内压;而氯胺酮却提高这 3 个指标。因此氯胺酮不适用于患有严重颅内疾病的患者,比如颅内占位或者近期颅内创伤患者。然而,氯胺酮不干扰脑血管对于二氧化碳的作用。所以,氯胺酮导致的脑血流量和压力的增加可以被一定程度过度通气降低 $PaCO_2$ 的效应减弱。

氯胺酮可以导致 EEG 的改变,这也与其他的静脉麻醉药物不同。氯胺酮麻醉时通过 EEG 记录测量麻醉深度也是不可靠的。氯胺酮浅麻醉会出现 β 波,然而深麻醉主要会出现 θ 波活动。氯胺酮深度麻醉也不会出现等电位的 EEG。

参考文献：Longnecker DE，Brown DL，Newman MF，Zapol WM. *Anesthesiology*. 2nd ed. New York，NY：McGraw Hill；2012.

12. 以下哪个因素可以增加氯胺酮麻醉出现不良反应的风险?

(A) 麻醉时播放音乐

(B) 年龄<18 岁

(C) 低剂量氯胺酮

(D) 女性

（E）苯二氮䓬类预处理

氯胺酮不愉快的心理体验。苏醒期会出现。患者苏醒期急性不良反应表现多变，包括生动的梦境、"身体以外"的感觉和幻觉。幻觉经常导致惊恐、兴奋和精神错乱。这些症状经常发生在苏醒后的第 1 个小时内，很少持续到 2～3 h。苏醒期反应的原因不明，但是可能与氯胺酮引起脑内听觉和视觉通路抑制有关，导致了对刺激"错误的解读"。当单独使用氯胺酮，或是氯胺酮作为麻醉主要的药物时，其发生率可以高达 30%。

有一些因素增加了苏醒反应的发生率，包括女性、成人（相对于儿童）患者、大剂量和（或）快速给予氯胺酮。在家中经常做梦的患者发生生动梦境的概率更大。麻醉时播放音乐，由于可能促进幻觉产生，也会增加其发生率，但是这并没有得到证实。

苯二氮䓬类药物（包括咪达唑仑、劳拉西泮和地西泮）可以明显降低氯胺酮苏醒反应的发生率。

参考文献：Miller RD. *Miller's Anesthesia*. 8th ed. Philadelphia, PA：Elsevier；2015.

13. 8 岁的儿童静脉注射 2 mg/kg 氯胺酮，以下哪个因素增加喉痉挛发生？
（A）保护性反射的缺失
（B）流涎过多
（C）诱导剂量不足
（D）剂量过多导致窒息
（E）增加延髓肌肉痉挛

氯胺酮的一个明显特质是其相对保留保护性反射，如吞咽、咳嗽、打喷嚏和窒息反射。另外，常规用量的氯胺酮不抑制通气。然而，氯胺酮增加唾液分泌，特别对于儿童，过多的分泌物可以导致完全的上呼吸道梗阻和喉痉挛。特别是对于上呼吸道感染恢复期的儿童。这不只是儿科的问题，对于很多接受多模式镇痛中等剂量氯胺酮治疗疼痛的成人，氯胺酮引起的呼吸

道分泌物增多导致了咳嗽、喉痉挛或其他呼吸道问题。由于这个原因，当使用氯胺酮时，很多麻醉医师同时使用止涎剂如阿托品或格隆溴铵。

参考文献：Miller RD. *Miller's Anesthesia*. 8th ed. Philadelphia, PA：Elsevier；2015.

14. 以下哪例患者使用氯胺酮最合适？
（A）一例 21 岁的单眼开放性外伤患者
（B）一例 35 岁的闭合性脑外伤患者
（C）一例 59 岁的腹部枪伤患者
（D）一例 60 岁的有冠状动脉粥样硬化性心脏病史患者
（E）1 例 72 岁的主动脉瘤患者

氯胺酮通常不作为择期手术的一线麻醉诱导药物。然而，一些特殊的情况下氯胺酮是经典的麻醉诱导药物。严重的低血容量、低血压患者（比如大量出血患者）是一个例子，因为氯胺酮拟交感作用在复苏期间帮助维持血压和心排血量。另一个经典的例子是严重的支气管痉挛患者（见问题 10），因为拟交感作用释放的肾上腺素可以帮助支气管舒张。

另一方面，有一些病例要避免使用氯胺酮。由于氯胺酮升高眼内压，开放性眼外伤的患者、急性闭角型青光眼的患者应避免使用氯胺酮。与之相似的，颅内顺应性降低的患者也不能耐受氯胺酮造成的颅内压增高，应谨慎使用。不能耐受突然血压增高或者左心做功增加的患者（如主动脉瘤或冠状动脉粥样硬化性心脏病患者）也不适于氯胺酮诱导。

参考文献：Longnecker DE, Brown DL, Newman MF, Zapol WM. *Anesthesiology*. 2nd ed. New York, NY：McGraw Hill；2012.

15. 在急性心包填塞的情况下，以下哪一项生理状态的描述说明使用氯胺酮诱导的合理性？
（A）降低左心室搏出量
（B）降低肺循环阻力
（C）降低体循环阻力

(D) 增加右心房压力

(E) 增加收缩力

在发生急性心包填塞时，主要问题在于由于心包腔内容物增多、舒张期心室扩张受限，尤其对于相对壁薄且顺应性更好的右心影响更大。由于右心每博排血量的减少，总心排血量显著下降。此时麻醉管理的主要任务在于尽可能维持前负荷，促进心室射血，在心包压力解除之前，快速心率和足够的前负荷可以保证心排血量。心包填塞情况下患者对心率过慢和CVP偏低耐受性差。

由于氯胺酮可加快心率、维持或增加右心房压力（表15-1），使其成为心包减压理想的镇痛和（或）麻醉药物。其另外一个优点是可保持患者自主呼吸，避免使用呼吸机正压通气，而后者可影响右心室前负荷。

值得注意的是，氯胺酮对体外动物心脏模型并不具备类似的刺激作用。氯胺酮发挥作用依赖于间接刺激肾上腺激素释放，在应激、休克、脓毒血症等儿茶酚胺类物质消耗殆尽的情况下氯胺酮能否起效值得商榷。另一方面，此类心脏模型下氯胺酮仍是各种诱导药物中心肌抑制作用最小的。需要记住的是，对于危重患者，氯胺酮本身并不能替代液体复苏或者血管活性药物。

参考文献：Miller RD. *Miller's Anesthesia*. 8th ed. Philadelphia, PA: Elsevier; 2015.

16. 氯胺酮可能作用于以下哪一个部位产生抗痛觉过敏、抗痛觉超敏作用？

(A) 周围神经系统

(B) 脊髓背角

(C) 额叶

(D) 延髓网状系统

(E) 丘脑皮质投射系统

氯胺酮是有效的镇痛药物，可有效减少术后疼痛评分和阿片类药物使用，延迟术后首剂镇痛药物使用时间。事实证明：不需要大量的氯胺酮就能发挥有效作用，许多专家推荐手术开始时单次 0.25～0.5 mg/kg 剂量。一些方案中推荐全程使用，尤其是已经存在长期慢性疼痛或某些特殊手术患者（如脊柱手术患者）。

持续疼痛刺激信号传入脊髓可引起背角NMDA受体活化和上调。这也使强化和放大的疼痛信号传入大脑，产生中枢神经敏化或"缠绕"。氯胺酮是NMDA受体抑制剂，可有效阻止疼痛信号过度放大传入，有效阻止中枢神经敏化的发生。这是脊髓后角存在的一个正反馈环路，神经病理性疼痛情况下，较多的疼痛信号传入，可使更多、更广泛的神经元活化，反馈式放大疼痛信号传入，进一步使得更多的神经元活化。反馈环路的减弱、随后痛觉过敏的减轻，可很好地解释氯胺酮的镇痛效果远超其药理作用时间。

参考文献：Longnecker DE, Brown DL, Newman MF, Zapol WM. *Anesthesiology*. 2nd ed. New York, NY: McGraw Hill; 2012.

（纪娜　邬伟东译　郁丽娜校）

第 16 章

局 部 麻 醉 药

1. 对于下列哪种钠通道结构状态,局部麻醉药具有**最大**的亲和力?

(A) 静息

(B) 中间关闭

(C) 开放

(D) 失活

2. 下列哪种局部麻醉药因素对神经阻滞速度影响最大?

(A) pKa

(B) 碱度

(C) 蛋白结合率

(D) 酯键的存在

(E) 分布容积

3. 下列哪一项代表神经纤维对外周神经阻滞反应的正确顺序?

(A) Aα→Aβ→Aδ→Aγ→B→C

(B) C→Aβ→Aα→Aγ→Aδ→B

(C) C→Aβ→Aδ→Aγ→B→Aα

(D) B→Aδ→Aγ→Aβ-Aα→C

(E) B→C→Aα→Aβ→Aδ→Aγ

4. 对于给一定剂量的局部麻醉药,下列哪种给药途径导致药物的血浆浓度最高?

(A) 肋间

(B) 硬膜外

(C) 臂丛

(D) 皮下

(E) 坐骨神经

5. 以下哪项最能描述脊椎麻醉利多卡因的消除途径?

(A) 在尿中排出不变

(B) CSF 中药物的自发分解

(C) 由脊髓神经胶质细胞生物转化

(D) 血浆胆碱酯酶代谢

(E) 肝脏氧化代谢

6. 以下哪一项是结合局部麻醉药的主要血浆蛋白?

(A) 白蛋白

(B) 脂蛋白

(C) 丙种球蛋白

(D) α_1-酸性糖蛋白

(E) C 反应蛋白

7. 下列哪一项解释了氯普鲁卡因的血浆清除速度较快？
   - （A）酰胺基团的存在
   - （B）丁基的存在
   - （C）羰基的存在
   - （D）酯基的存在
   - （E）羟基的存在

8. 以下哪种药物是作为单一对映异构体特异性合成的？
   - （A）苯佐卡因
   - （B）利多卡因
   - （C）普鲁卡因
   - （D）罗哌卡因
   - （E）丁卡因

9. 下列哪种局部麻醉药，加入肾上腺素延长局部麻醉持续时间的作用最弱？
   - （A）利多卡因
   - （B）甲哌卡因
   - （C）罗哌卡因
   - （D）布比卡因
   - （E）氯普鲁卡因

10. 以下哪种添加剂与局部麻醉药一起使用不会延长感觉阻滞？
    - （A）肾上腺素
    - （B）皮质类固醇
    - （C）可乐定
    - （D）去氧肾上腺素
    - （E）碳酸氢钠

11. 下列哪一项因素与腋路臂丛神经阻滞后惊厥风险增加无关？
    - （A）增加局部麻醉药效能
    - （B）加快注射速度
    - （C）升高 $PaCO_2$
    - （D）使用酯类局部麻醉药（与酰胺类局部麻醉药相比）
    - （E）降低动脉 pH

12. 在局部麻醉药引起的中枢神经系统毒性中，下列哪种症状/体征最为常见？
    - （A）头晕
    - （B）兴奋
    - （C）口周麻木
    - （D）耳鸣
    - （E）惊厥

13. 以下哪一项是脊椎麻醉后出现暂时性神经症状（TNS）的特征性临床表现？
    - （A）感觉异常
    - （B）运动无力
    - （C）大腿后部疼痛
    - （D）麻木
    - （E）在脊髓阻滞后迅速发作

14. 下列哪个因素与脊椎麻醉后发生暂时性神经系统症状的风险增加最相关？
    - （A）BMI<20 kg/m²
    - （B）高浓度局部麻醉药
    - （C）使用高压溶液
    - （D）截石体位
    - （E）使用氯普鲁卡因

15. 椎管内麻醉后的马尾综合征与下列哪个危险因素有关？
    - （A）小号脊椎麻醉导管
    - （B）利多卡因脊椎麻醉
    - （C）截石体位
    - （D）笔尖针
    - （E）肥胖

16. 与惊厥发作相比，引起不可逆的心血管事件所需的利多卡因剂量的近似比例是多少？
    - （A）1∶1
    - （B）2∶1
    - （C）3∶1
    - （D）5∶1
    - （E）7∶1

17. 无意间使用大剂量布比卡因后引起的全身性低血压最可能由以下哪种机制引起？

 （A）心肌抑制

 （B）心脏传导系统阻滞

 （C）自主神经系统阻滞

 （D）动脉血管舒张

 （E）静脉扩张和前负荷减少

18. 下列哪种局部麻醉药最可能引起真正的过敏反应？

 （A）布比卡因

 （B）氯普鲁卡因

 （C）利多卡因

 （D）甲哌卡因

 （E）罗哌卡因

19. 您正在选择一种溶液用于膝关节前交叉韧带（ACL）损伤修复患者的股神经阻滞。下列哪一种物质不适合添加入局部麻醉药中？

 （A）亚硫酸氢钠

 （B）对羟基苯甲酸甲酯

 （C）葡萄糖

 （D）苯酚

 （E）苯肾上腺素

20. 下列哪种局部麻醉药与高铁血红蛋白血症无关？

 （A）苯佐卡因

 （B）布比卡因

 （C）利多卡因

 （D）丙胺卡因

 （E）丁卡因

21. 治疗症状性高铁血红蛋白血症最好通过以下哪一种方法实现？

 （A）吲哚菁绿

 （B）靛蓝胭脂红

 （C）维生素 C

 （D）亚甲蓝

 （E）100％氧气

22. 您刚完成臂丛神经阻滞以治疗腕骨骨折。突然监护仪开始报警，并且注意到存在多次短时间的室性心动过速，呈宽大的 QRS 波，血压 82/46 mmHg。患者报告头晕、不适。以下哪项是最佳初始治疗选择？

 （A）胺碘酮 150 mg 静脉注射缓慢推注

 （B）利多卡因 1 mg/kg 静脉注射

 （C）20％脂质乳剂 1.5 mL/kg 快速滴注

 （D）立即同步直流电复律

 （E）加压素 40 单位静脉注射

答案与解析：局部麻醉药

1. 对于下列哪种钠通道结构状态，局部麻醉药具有**最大**的亲和力？

(A) 静息

(B) 中间关闭

(C) 开放

(D) 失活

　　根据调制受体假说，钠通道通过在其物理状态中发生一系列构象变化来响应膜去极化(图 16-1)。每个受体由 1 个 α 亚基和 2 个 β 亚基组成。该循环从静止开始，α 亚基上的 4 个结构域都没有激活。一旦这些变化按顺序变化(封闭中间阶段)，钠通道被激活(开放阶段)，允许钠离子进入细胞。几毫秒后，通道由于另一种构象改变(失活阶段)而失活，此后不再有钠离子通过。

　　局部麻醉药以高亲和力与处于开放状态的钠通道受体内的氨基酸残基结合。相比之下，它的亲和力与处于失活状态的钠通道相对较低，闭合状态下难结合。大量研究表明，神经冲动传播的阻滞率取决于去极化的比率。换句话说，神经冲动发射越快，钠通道在瞬间就会以开放状态存在的越多，并且通道阻断开始越快。这被称为"功能依赖的阻断"。

参考文献：Hadzic A. *NYSORA Textbook of Regional Anesthesia and Acute Pain Medicine*. 1st ed. New York, NY: McGraw Hill; 2007.

2. 下列哪种局部麻醉药因素对神经阻滞速度影响最大？

(A) pKa

(B) 碱度

(C) 蛋白结合率

(D) 酯键的存在

(E) 分布容积

　　局部麻醉药呈弱碱性。因此，pKa 越高，其解离成的自由碱基(非离子化)与带电荷的阳离子(离子化)的比例越大。不带电荷的局部麻醉药更易跨脂质双层扩散，增加轴突内药物的含量。

　　大多数局部麻醉药的 pKa 均在 7～9(表 16-1)。pKa 越接近生理 pH，不带电荷的自由碱基所占比例越大，局部麻醉药(通常)神经阻滞起效越快。

表 16-1　常用局部麻醉药及其理化性质

局部麻醉药	pKa	脂溶性	蛋白结合率
甲哌卡因	7.7	0.8	75%
利多卡因	7.8	2.9	70%
罗哌卡因	8.1	2.8	94%
布比卡因	8.1	28	96%
丁卡因	8.4	12	76%
氯普鲁卡因	9.1	2.3	N/A

　　脂溶性也在起效速度中发挥作用，因为高亲脂性局部麻醉药比亲水性局部麻醉药更容易穿过细胞膜，因此麻醉效能越强(即更少的药量就可阻滞)。另外，药物质量(即分子量)很重要，这就是为什么尽管 pKa 较高，与 2% 利多卡因 20 mL 相比，3% 氯普鲁卡因 20 mL 在硬膜外腔注射时具有相似的起效速度(甚至轻微的速度优势)。是因为该剂量的氯普鲁卡因含有

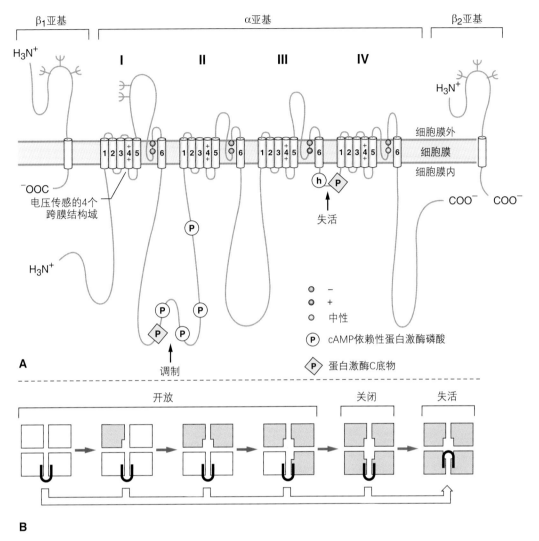

图 16-1　电压门控 Na^+ 通道的结构和功能。A. 来自哺乳动物大脑的电压门控 Na^+ 通道的 α(中心)、$β_1$(左)和 $β_2$(右)亚基的二维图示。多肽链由连续的线表示,其长度与通道蛋白的每个片段的实际长度大致成比例。圆柱代表跨膜螺旋的区域。Ψ表示 N-连接糖基化的位点。α亚基电压传感的 4 个同源结构域(Ⅰ～Ⅳ)的重复结构:在 α-亚基的每个同源结构域中的 S4 跨膜片段充当电压传感器。(+)表示带正电的氨基酸残基在这些细分电场中占 1/3 区域。电场(负向内部)对这些带电荷的氨基酸残基施加作用力,将它们拉向膜孔内的细胞内侧;S5 和 S6 跨膜片段以及它们之间的短膜相关环(片段 SS1 和 SS2)形成在 4 个同源域的近似对称的正方形阵列中心处的孔壁(参见 B)。SS2 片段中由圆圈表示的氨基酸残基对于确定 Na^+ 通道的带电和离子选择性以及其结合细胞外孔阻断河豚毒素和蛤蚌毒素的能力是关键的。失活:连接同源结构域Ⅲ和Ⅳ的短细胞内环充当 Na^+ 通道的失活门。它被认为折叠到孔内的细胞内口并在通道打开后几毫秒内堵塞它。H 标记处的 3 个疏水性残基(异亮氨酸-苯丙氨酸 -甲硫氨酸[IFM])似乎用作灭活颗粒,进入细胞的细胞内口并结合失活门受体。调制:Na^+ 门控通道可以通过蛋白质磷酸化来调节。蛋白激酶 C 对同源结构域Ⅲ和Ⅳ之间失活闸门的磷酸化延缓了 Na^+ 通道失活。通过蛋白激酶 C 和(或)环磷酸腺苷(AMP)-依赖性蛋白激酶(P)磷酸化同源结构域Ⅰ和Ⅱ之间的胞内环中的位点减少 Na^+ 通道活化。B. Na^+ 通道 α 亚基的 4 个同源结构域在膜上向下看时被视为正方形阵列。图表示 Na^+ 通道在激活和失活期间经历序列的构象变化。在去极化时,4 个同源结构域中的每一个结构域都经历序列构象变化成活化状态。在所有 4 个域激活后,Na^+ 通道打开。在开放后的几毫秒内,域Ⅲ和Ⅳ之间的失活闸门关闭,并在通道的细胞内口并封闭它,阻止进一步的离子传导。

(经授权转载自 Catterall W, Mackie K. Local anesthetics. In: Hardman JG, Limbird LE Gilman AF, eds. Goodman and Gilman's. The Pharmacological Basis of Therapeutics 10th edition. New York: McGraw-Hill, 2001: 370.)

更多的药物摩尔数：2.2 mmol/L,而利多卡因为 1.7 mmol/L。最后,蛋白结合率不影响神经阻滞的起效速度。一个常见的误解是蛋白结合率影响了神经阻滞的持续时间,这是不正确的,虽然存在一个关联：脂溶性药物天然地高蛋白结合,但脂溶性可防止亲脂性药物从富含脂质的环境中扩散出来,如神经的脂质双分子层。

参考文献: Hadzic A. *NYSORA Textbook of Regional Anesthesia and Acute Pain Medicine*. 1 st ed. New York, NY: McGraw Hill; 2007.

3. 下列哪一项代表神经纤维对外周神经阻滞反应的正确顺序？

(A) Aα→Aβ→Aδ→Aγ→B→C

(B) C→Aβ→Aα→Aγ→Aδ→B

(C) C→Aβ→Aδ→Aγ→B→Aα

(D) B→Aδ→Aγ→Aβ‐Aα→C

(E) B→C→Aα→Aβ→Aδ→Aγ

神经纤维分为三大类：有髓鞘的躯体神经纤维(A 类神经纤维),有髓鞘的神经节前自主神经纤维(B 类神经纤维)和无髓鞘神经纤维(C 类神经纤维)。一般来说,B 纤维和 C 纤维相对较小(直径<1~2 μm),而 A 纤维在 4~20 μm。A 纤维根据直径和传导速度又进一步细分,每种类型的纤维在传导冲动中起着特定的作用。Aα 是运动传入神经,Aβ 传递触觉和压力感觉,Aδ 负责进行快速的疼痛冲动以及温度觉和触觉的传递,并且 Aγ 支配梭内肌传出;C 纤维传递痛觉和温度觉并且传导速度很慢(负责所谓的"慢痛"传导)。

关于神经纤维对局部麻醉药易感性的两条通用规则见图 16‐2。首先,较小的神经比较大的神经更容易被阻断,因为只需要阻断较短长度的轴突就可以完全阻止传导。其次,有髓纤维比无髓纤维更容易被阻断,这是因为在存在脂肪性绝缘髓鞘的情况下,局部麻醉药倾向于集中在节点处的轴突膜附近,而不是沿着纤维长轴方向展开。这解释了为什么 C 纤维很小,但较大的有髓纤维更易被局部麻醉药阻滞。在临床上可以观察到这种情况,一例患者对针刺(Aδ 纤维)没有感觉到剧烈疼痛,但是当外科医师在固定骨折手腕进行皮肤准备时患者会发出疼痛的呻吟,这是由于慢性疼痛 C 纤维阻滞延迟。

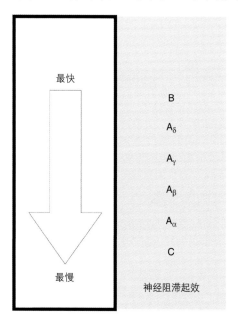
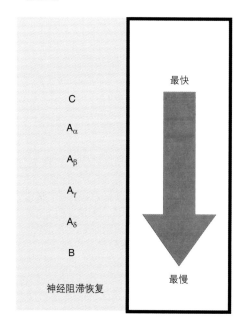

图 16‐2　神经阻滞的差异性

(经授权转载自 Hadzic A. Hadzic's Peripheral Nerve Blocks and Anatomy for Ultrasound Guided Regional Anesthesia. 2nd ed. New York; NY; McGraw Hill; 2012.)

参考文献：Hadzic A. *NYSORA Textbook of Regional Anesthesia and Acute Pain Medicine*. 1st ed. New York，NY：McGraw Hill；2007.

4. 对于给一定剂量的局部麻醉药，下列哪种给药途径导致药物的血浆浓度最高？

   (A) 肋间

   （B）硬膜外

   （C）臂丛

   （D）皮下

   （E）坐骨神经

   注射后局部麻醉药的血浆浓度取决于几个因素，包括组织血管分布、可结合局部麻醉药的脂肪量以及血管收缩剂的使用。几项研究证实，局部麻醉药血浆浓度，肋间阻滞最高，其次依次为骶管、硬膜外、臂丛、坐骨神经和股神经阻滞。这可能是由于肋间存在丰富的血管以及局部麻醉药扩散的表面积较大所致，这些因素相结合导致局部麻醉药血浆浓度迅速升高。

参考文献：Hadzic A. *NYSORA Textbook of Regional Anesthesia and Acute Pain Medicine*. 1 st ed. New York，NY：McGraw Hill；2007.

5. 以下哪项最能描述利多卡因脊椎麻醉的消除途径？

   （A）在尿中排出不变

   （B）CSF 中药物的自发分解

   （C）由脊髓神经胶质细胞生物转化

   （D）血浆胆碱酯酶代谢

   (E) 肝脏氧化代谢

   作为酰胺类局部麻醉药，利多卡因主要由肝脏代谢。每种酰胺类局部麻醉药的代谢途径和中间体有所不同。利多卡因在肝脏中去乙基化为单乙基甘氨酰二甲苯胺（MEGX），它是有活性的代谢物，可诱发惊厥。MEGX 再进一步去乙基化为无活性的甘氨酰二甲苯胺（GX）。

   经肾脏排泄的局部麻醉药原型不到 5%。在 CSF、脊髓或血浆中不存在酰胺类局部麻醉药的生物转化作用。因此，椎管内注射酰胺类

局部麻醉药先被全身吸收，然后被肝脏摄取、代谢。

参考文献：Hadzic A. *NYSORA Textbook of Regional Anesthesia and Acute Pain Medicine*. 1st ed. New York，NY：McGraw Hill；2007.

6. 以下哪一项是结合局部麻醉药的主要血浆蛋白？

   （A）白蛋白

   （B）脂蛋白

   （C）丙种球蛋白

   (D) a1－酸性糖蛋白

   （E）C 反应蛋白

   局部麻醉药呈弱碱性，因此与 a_1－酸性糖蛋白（AAG）高度结合。该血浆蛋白是急性期反应蛋白，在应激、炎症、尿毒症期间上调。相反，妊娠、新生儿和肝病患者的 AAG 水平下降，导致游离局部麻醉药增加。这对于单次注射的外周神经阻滞可能没有什么临床意义；然而，上述患者连续硬膜外或持续外周神经阻滞技术可能导致药物蓄积和肝代谢减少使得全身毒性反应风险增加。

参考文献：Hadzic A. *NYSORA Textbook of Regional Anesthesia and Acute Pain Medicine*. 1 st ed. New York，NY：McGraw Hill；2007.

7. 下列哪一项解释了氯普鲁卡因的血浆清除速度较快？

   （A）酰胺基团的存在

   （B）丁基的存在

   （C）羧基的存在

   (D) 酯基的存在

   （E）羟基的存在

   所有局部麻醉药均含有被酯型或酰胺型中间链分开的亲水性和疏水性区域。以此分为 2 类局麻药，即酯类和酰胺类。普鲁卡因被认为是最早合成酯连接的局部麻醉药，而利多卡因是典型的酰胺类局麻药（图 16-3）。酯键被血浆胆碱酯酶（也称为假胆碱酯酶或丁酰胆碱酯

酶)和肝酯酶迅速水解,这在药物被吸收到血液中后几乎立即得到迅速清除。例如,普鲁卡因的体外半衰期在健康个体中约为 40 s。氯普鲁卡因的代谢速度更快(体外半衰期大约 20 s)。对于严重肝病患者、非典型血浆胆碱酯酶基因纯合子患者以及新生儿(新生儿血浆胆碱酯酶活性约 50%,并且直到约 1 岁时才达到成人值),酯类局部麻醉药清除时间延长。

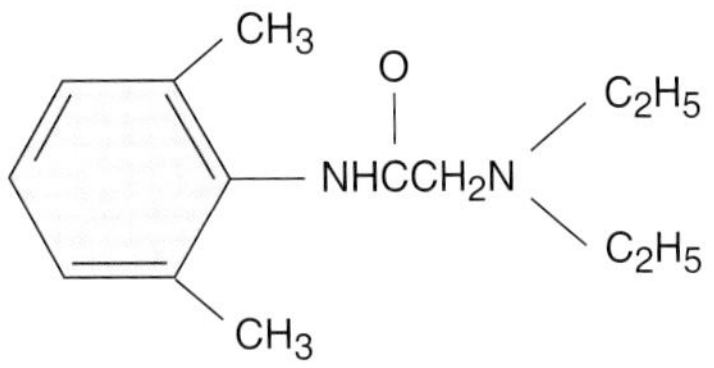

利多卡因

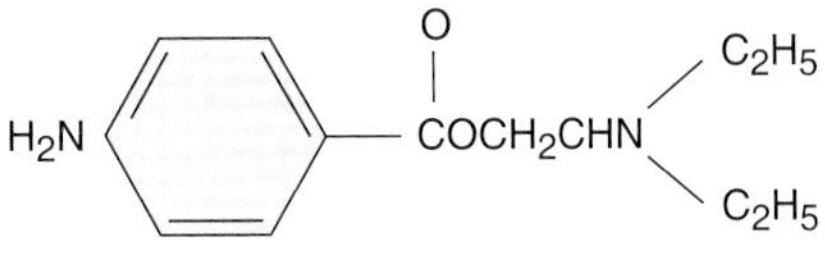

普鲁卡因

图 16-3 利多卡因和普鲁卡因的结构
(经授权转载自 Longnecker DE,Brown DL,Newman MF,Zapol WM. Anesthesiology. 2nd ed. New York,NY:McGraw Hill;2012.)

参考文献: Hadzic A. *NYSORA Textbook of Regional Anesthesia and Acute Pain Medicine*. 1st ed. New York,NY:McGraw Hill;2007.

8. 以下哪种药物是作为单一对映异构体特异性合成的?

(A) 苯佐卡因

(B) 利多卡因

(C) 普鲁卡因

(D) 罗哌卡因

(E) 丁卡因

　　N(2,6-二甲苯基)-2-哌啶甲酰胺(pipecoloxylidides)是一类局部麻醉药,包括甲哌卡因、布比卡因和罗哌卡因。这些药物都是手性药物,因为它们含有不对称碳原子并且具有左右手旋构型。甲哌卡因和布比卡因是含有

等比例的 S-和 R-构型的外消旋混合物,而罗哌卡因是纯 S-对映异构体(图 16-4)。受体(例如钠通道中发现的)是立体异构的,这意味着一半的外消旋剂量不会产生临床效果。事实上,这些"另外一种"对映异构体可能对其他膜通道受体具有负性或毒性作用,因此罗哌卡因的纯立体异构制剂较其外消旋混合物的心脏毒性和中枢神经系统毒性的阈值高。同样,导致动物死亡的左旋布比卡因血管内剂量比外消旋布比卡因高。

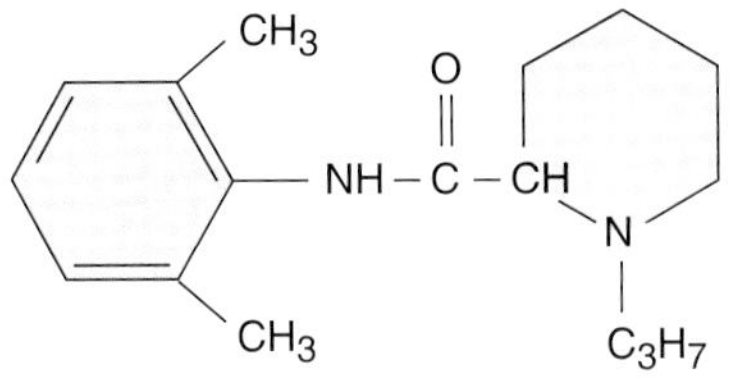

罗哌卡因的S-异构体

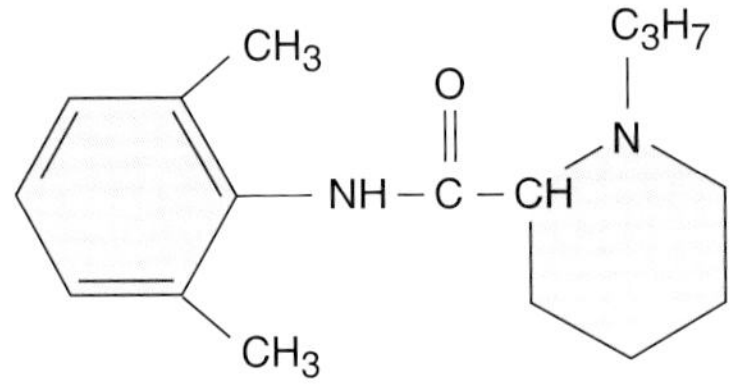

罗哌卡因的R-异构体

图 16-4 罗哌卡因的临床形式。S-和 R-异构体之间唯一的区别是它们的空间构象
(经授权转载自 Longnecker DE,Brown DL,Newman MF,Zapol WM. Anesthesiology. 2nd ed. New York,NY:McGraw Hill;2012.)

参考文献: Hadzic A. *NYSORA Textbook of Regional Anesthesia and Acute Pain Medicine*. 1st ed. New York,NY:McGraw Hill;2007.

9. 下列哪种局部麻醉药,加入肾上腺素延长局部麻醉持续时间的作用最弱?

(A) 利多卡因

(B) 甲哌卡因

(C) 罗哌卡因

(D) 布比卡因

(E) 氯普鲁卡因

　　神经阻滞的持续时间取决于局部麻醉药的

物理特性和血管收缩剂是否存在。最重要的物理特性是脂溶性,亲脂性越高,它将保持在富含脂质的环境如神经鞘膜中的时间越长,并且其被脉管系统摄取的速度越低。一般而言,局麻药可分为 3 类:短效(例如 2-氯普鲁卡因,45~90 min),中效(例如利多卡因、甲哌卡因,90~180 min)和长效(例如布比卡因、左布比卡因、罗哌卡因,4~18 h)。

血管收缩剂被认为可以减少局部血液流向阻滞区域,减少局部麻醉药的摄取和再分布,从而延长阻滞时间。加入血管收缩剂增加阻滞延长时间的程度似乎与局部麻醉药的内在血管扩张性质有关,局部麻醉药内在血管扩张作用越强,通过加入血管收缩剂可以获得更长的延长时间。例如,利多卡因是一种有效的血管扩张剂,肾上腺素能激动剂如肾上腺素的加入对阻滞延长有显著作用。氯普鲁卡因和甲哌卡因的表现与利多卡因类似。布比卡因是一种温和的血管扩张剂,肾上腺素的使用会有一定好处,尽管不如短效/中效药。相反,罗哌卡因和左旋布比卡因本身是轻度血管收缩剂,加入肾上腺素也不会延长阻滞持续时间。记住可卡因是唯一具有很强血管收缩特性而与剂量无关的局部麻醉药。

参考文献: Hadzic A. *NYSORA Textbook of Regional Anesthesia and Acute Pain Medicine*. 1st ed. New York, NY: McGraw Hill; 2007.

10. 以下哪种添加剂与局部麻醉药一起使用不会延长感觉阻滞?
（A）肾上腺素
（B）皮质类固醇
（C）可乐定
（D）去氧肾上腺素
（E）碳酸氢钠

肾上腺素和去氧肾上腺素都是 α-肾上腺素能激动剂,并在浸润部位促进血管收缩,减少吸收并延长阻滞的持续时间。可乐定是一种 α₂ 受体激动剂,没有血管收缩作用。然而,已知 α₂

受体存在于脊髓背角,这被认为是脊椎麻醉时可乐定添加到局部麻醉药后引起感觉阻滞延长的原因。

已有多种模型显示,皮质类固醇可延长周围神经阻滞的感觉阻滞,确切的机制尚不清楚,但可能与抑制炎症、阻止 C 纤维传导以及抑制异位神经放电有关。

碳酸氢盐用于提高含肾上腺素的局部麻醉药溶液的 pH,用来增加游离型药物的比例,以此加快阻滞起效时间,但不会延长阻滞的持续时间。

参考文献: Hadzic A. *NYSORA Textbook of Regional Anesthesia and Acute Pain Medicine*. 1st ed. New York, NY: McGraw Hill; 2007.

11. 下列哪项因素与腋路臂丛神经阻滞后惊厥风险增加无关?
（A）增加局部麻醉药效能
（B）加快注射速度
（C）升高 $PaCO_2$
（D）使用酯类局部麻醉药(与酰胺类局部麻醉药相比)
（E）降低动脉 pH

酯类局部麻醉药比酰胺类局部麻醉药的全身毒性反应小,酯类局部麻醉药被血浆胆碱酯酶消除,与酰胺类相比,血浆半衰期非常短。例如,氯普鲁卡因的血浆半衰期几分钟,而布比卡因 3.5 h。

局部麻醉药的毒性直接反映了它们的麻醉效能。因此,布比卡因的麻醉效能大约是利多卡因的 4 倍。已证实,注射速率可降低毒性阈值,因而提示血浆局部麻醉药浓度曲线的上升速率是比整体剂量更重要的因素。

高碳酸血症和酸中毒(呼吸性或代谢性)都是中枢神经系统(CNS)毒性的危险因素。高碳酸血症尤其危险的,因为它会增加脑血流量和脑对局部麻醉药的吸收。由于神经元和肌肉兴奋性活动,在 CNS 毒性期间可能发生恶性循环,源于惊厥,产生过量的二氧化碳,使脑内动脉血管扩张,进一步加快药物输送到大脑从而加重惊厥。因此,处理 CNS 毒性反应首先应保证充分氧合和适当通气。酸中毒会降低局部麻醉药的血浆结合,从而导致更多游离型药物被脑(和心脏)摄取。

参考文献: Hadzic A. *NYSORA Textbook of Regional Anesthesia and Acute Pain Medicine*. 1st ed. New York, NY: McGraw Hill; 2007.

12. 在局部麻醉药引起的中枢神经系统毒性中,下列哪种症状/体征最为常见?

    (A) 头晕

    (B) 兴奋

    (C) 口周麻木

    (D) 耳鸣

    (E) 惊厥

    关于局部麻醉全身毒性(LAST)临床表现的经典教学: 随着药物血浆浓度的升高,临床表现出现相应的恶化(图 16-5)。这些起始于先兆症状,如舌头和口周区域麻木、口中金属味、头晕和耳鸣,直到肌肉抽搐、意识不清、痉挛,最后昏迷。随着进一步局部麻醉药浓度增

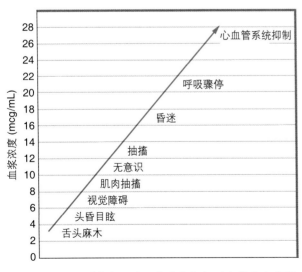

图 16-5 利多卡因的血浆浓度与相对应的全身毒性。CVS-心血管系统

(经授权转载自 Longnecker DE, Brown DL, Newman MF, Zapol WM. Anesthesiology. 2nd ed. New York, NY: McGraw Hill; 2012.)

加,发生呼吸和心血管抑制。

然而,临床表现并不是那么直截了当,最初的表现征兆实际上可能是惊厥或心血管衰竭。2010 年对前 30 年的局部麻醉药全身毒性反应的病例报告回顾中,68%的 CNS 毒性病例表现为惊厥。仅 18%为头晕、嗜睡、耳鸣、口周麻木、意识错乱、烦躁不安或构音障碍;11%为过度兴奋;7%为意识丧失。

参考文献: Longnecker DE, Brown DL, Newman ME, Zapol WM. *Anesthesiology*. 2nd ed. New York, NY: McGraw Hill; 2012.

13. 以下哪一项是脊椎麻醉后出现暂时性神经症状(TNS)的特征性临床表现?

    (A) 感觉异常

    (B) 运动无力

    (C) 大腿后部疼痛

    (D) 麻木

    (E) 在脊髓阻滞后迅速发作

    TNS 是一种症状综合征,从脊髓阻滞完全恢复后的几小时内发病至大约 24 h。主要症状是疼痛,通常起源于腰部或臀部区域,并且通常在大腿后部放射。疼痛被描述为灼热、疼痛或痉挛。强度是可变的,范围从几乎不明显到严重(平均值为 6.2,范围 1~10)。TNS 不具有任何神经症状特征,换句话说,如果患者出现麻木、感觉异常、虚弱或肠/膀胱功能障碍,应排除 TNS 的诊断并寻找其他原因。同样,在 TNS 患者中,诸如磁共振成像和电病理学检查等总是正常的。与大多数由椎管阻滞引起的神经系统问题不同,TNS 是在阻滞消退后出现疼痛和(或)神经系统症状,其特点是脊髓阻滞完全恢复,在接下来的 24 h 内出现症状。

    一般来说,该综合征是自限性的,大多数病例在 4 d 后消失。NSAIDS 是对症治疗的主要药物,尽管一些患者可能需要弱阿片类镇痛药。在肌肉痉挛伴随疼痛的情况下,肌肉松弛药如环苯扎林(cyclobenzaprine)可加速康复。其他

疗法包括腿抬高、加热垫、TENS 和触发点注射。

参考文献：Cousins MJ，Carr DB，Horlocker TT，Bridenbaugh PO. *Cousins & Bridenbaugh's Neural Blockade in Clinical Anesthesia and Pain Medicine*. 4th ed. Philadelphia，PA：Lippincott Williams & Wilkins；2009.

14. 下列哪个因素与脊椎麻醉后发生暂时性神经系统症状的风险增加最相关？

(A) BMI$<$20 kg/m^2

(B) 高浓度局部麻醉药

(C) 使用高压溶液

(D) 截石体位

(E) 使用氯普鲁卡因

　　暂时性神经系统症状（TNS）发展的主要危险因素包括使用利多卡因和截石位。利多卡因引起 TNS 的可能性比布比卡因、普鲁卡因或丙胺卡因大约高 7 倍。与布比卡因相比，甲哌卡因研究较少，但也可能带来较高的风险。

　　具有相互矛盾的证据但可能有助于了解 TNS 发生的假设因素包括门诊手术状况，关节镜膝关节手术和肥胖。在脊椎麻醉下接受剖宫产手术的孕妇与仰卧位手术的非妊娠患者发生 TNS 相似。

　　局部麻醉药浓度和比重对预测哪些患者会发生 TNS 似乎都不起作用。

参考文献：Cousins MJ，Carr DB，Horlocker TT，Bridenbaugh PO. *Cousins & Bridenbaugh's Neural Blockade in Clinical Anesthesia and Pain Medicine*. 4th ed. Philadelphia，PA：Lippincott Williams & Wilkins；2009.

15. 椎管内麻醉后的马尾综合征与下列哪个危险因素有关？

(A) 小号脊椎麻醉导管

(B) 利多卡因脊椎麻醉

(C) 截石体位

(D) 笔尖针

(E) 肥胖

　　马尾综合征是腰骶神经根的一种炎性病变，有多种可能的病因，包括创伤、肿瘤、风湿病和椎管狭窄等。临床特征包括严重的背、股前区或腿痛（或三者的组合）；会阴、肠道、膀胱麻木和感觉异常，和（或）性功能障碍；以及下肢肌力减弱和（或）麻木。

　　马尾神经综合征发生在神经轴索（尤其是脊髓）阻滞后。可能原因包括硬膜外麻醉期间无意中鞘内注射物质，以及利多卡因脊椎麻醉失败后仍进行反复鞘内注射。然而，近几十年来考虑以下 2 个主要因素。首先，在 20 世纪 80 年代后期，临床医师开始使用 27～32 号微导管进行连续脊椎麻醉。经过短暂的时间，11 例马尾综合征促使 FDA 将这些设备从市场上移除。对其解释是注射（也许尤其是输注或反复注射）的局部麻醉药围绕在鞘内特定区域从而导致神经的直接毒性，这些患者大部分接受重比重 5% 利多卡因治疗。

　　第二个因素是防腐剂亚硫酸氢钠，有 8 例病例报道无意中鞘内注射大剂量本应注射在硬膜外腔的氯丙嗪而引起神经毒性。氯普鲁卡因脊椎麻醉在以往数年内都不受欢迎，直到使用无防腐剂氯普鲁卡因的一系列研究证明其提供了优质麻醉而没有神经系统后遗症才开始被接受。

参考文献：Cousins MJ，Carr DB，Horlocker TT，Bridenbaugh PO. *Cousins & Bridenbaugh's Neural Blockade in Clinical Anesthesia and Pain Medicine*. 4th ed. Philadelphia，PA：Lippincott Williams & Wilkins；2009.

16. 与惊厥发作相比，引起不可逆的心血管事件所需的利多卡因剂量的近似比例是多少？

(A) 1∶1

(B) 2∶1

(C) 3∶1

(D) 5∶1

(E) 7∶1

　　不可逆的心血管事件与中枢神经系统毒性

间局部麻醉药剂量之比(CC∶CNS)是惊厥和致命性心血管事件之间的边界标志。不同的局部麻醉药此值不同。例如,利多卡因的 CC∶CNS 为 7∶1,这意味着 7 倍的惊厥剂量才引起不可逆的心血管事件,说明引起 2 种毒性反应剂量之间的差距较大。布比卡因的 CC∶CNS 约为 3.5∶1,表明 3.5 倍的惊厥剂量就可以引起致命性心血管事件。

参考文献: Cousins MJ, Carr DB, Horlocker TT, Bridenbaugh PO. *Cousins & Bridenbaugh's Neural Blockade in Clinical Anesthesia and Pain Medicine.* 4th ed. Philadelphia, PA: Lippincott Williams & Wilkins; 2009.

17. 无意间使用大剂量布比卡因后引起的全身性低血压最可能由以下哪种机制引起?

(A) 心肌抑制

(B) 心脏传导系统阻滞

(C) 自主神经系统阻滞

(D) 动脉血管舒张

(E) 静脉扩张和前负荷减少

一般来说,产生中枢神经系统毒性的局部麻醉药剂量会升高全身血压,加快心率和提高心排血量,与惊厥持续时间直接相关。然而,在剂量较高时会抑制心血管系统,其机制可能因特定药物而异。例如,布比卡因更可能通过抑制心肌细胞中快速钠通道而产生室性心律失常(并最终导致心室纤颤)。相反,利多卡因或甲哌卡因几乎不可能产生室性心律失常,高浓度药物与心肌收缩力的抑制密切相关,并增加 LVEDP(左室舒张末期压)。

参考文献: Cousins MJ, Carr DB, Horlocker TT, Bridenbaugh PO. *Cousins & Bridenbaugh's Neural Blockade in Clinical Anesthesia and Pain Medicine.* 4th ed. Philadelphia, PA: Lippincott Williams & Wilkins; 2009.

18. 下列哪种局部麻醉药最可能引起真正的过敏反应?

(A) 布比卡因

(B) 氯普鲁卡因

(C) 利多卡因

(D) 甲哌卡因

(E) 罗哌卡因

虽然有关酰胺类局部麻醉药的过敏反应已有报道,但极其罕见,常常与其他事件相混淆,如局部麻醉药全身毒性和肾上腺素诱发的心动过速。许多有风疹和眩晕反应的患者,甚至有过类过敏反应,已经对所谓的局部麻醉药过敏原进行皮内试验呈阴性结果。酯类局部麻醉药(例如氯普鲁卡因)发生过敏反应更为常见,因为它们是对氨基苯甲酸(PABA)的衍生物,PABA 是一种已知的过敏原。另一些患者对肾上腺素溶液中的防腐剂-焦亚硫酸盐过敏。由于焦亚硫酸盐存在于其他几种药物和食物中,所以可能发生交叉反应。

参考文献: Cousins MJ, Carr DB, Horlocker TT, Bridenbaugh PO. *Cousins & Bridenbaugh's Neural Blockade in Clinical Anesthesia and Pain Medicine.* 4th ed. Philadelphia, PA: Lippincott Williams & Wilkins; 2009.

19. 您正在选择一种溶液用于膝关节前交叉韧带(ACL)损伤修复患者的股神经阻滞。下列哪一种物质不适合添加入局部麻醉药中?

(A) 亚硫酸氢钠

(B) 对羟基苯甲酸甲酯

(C) 葡萄糖

(D) 苯酚

(E) 苯肾上腺素

局部麻醉药一般含有添加剂和(或)防腐剂。例如,利多卡因或布比卡因常含有具血管收缩功能的肾上腺素,然而肾上腺素在光照下会被氧化并迅速降解。硫酸氢钠是一种常见的抗氧化剂,加入含肾上腺素的溶液中以防止这一过程。尽管用于神经阻滞是安全的,但它与马尾神经综合征有关,因此在硬膜外阻滞时使用含有亚硫酸氢盐的局部麻醉药应谨慎,以防疏忽造成蛛网膜下隙给药。

对羟基苯甲酸甲酯是添加到局部麻醉药中的抗微生物和抗真菌剂。它没有内在的神经毒性，可以使用它安全地完成神经阻滞。对羟基苯甲酸甲酯代谢为对氨基苯甲酸（PABA），它是一种过敏原，因此已被认为是局部麻醉药产生可疑过敏反应的真正原因。

葡萄糖常常被添加到局部麻醉药溶液中以提高渗透压。苯肾上腺素，类似于肾上腺素，是一种血管收缩剂，可以延长神经阻滞的持续时间。

苯酚是由几种化合物组成的化学混合物，用于永久性神经毁损，主要用于与癌症相关的疼痛，这不是用于手术镇痛的临床神经阻滞的适当添加剂。

参考文献： Cousins MJ，Carr DB，Horlocker TT，Bridenbaugh PO. *Cousins & Bridenbaugh's Neural Blockade in Clinical Anesthesia and Pain Medicine*. 4th ed. Philadelphia，PA：Lippincott Williams & Wilkins；2009.

20. 下列哪种局部麻醉药与高铁血红蛋白血症无关？

（A）苯佐卡因

（B）布比卡因

（C）利多卡因

（D）丙胺卡因

（E）丁卡因

高铁血红蛋白血症是血红蛋白分子中的铁以氧化（Fe^{3+}）状态存在。在这种状态下，血红蛋白复合物不能结合氧气。高铁血红蛋白使氧合血红蛋白解离曲线向左移动，并将正常的乙状曲线转变为双曲线，这些都会影响递送到组织的氧气。此外，氧化血红素具有细胞毒性，更容易从珠蛋白分子中释放，造成组织直接损伤。

正常情况下，高铁血红蛋白水平只占总血红蛋白的 1%～2%，这是由于红细胞中发现的细胞色素 b5 高铁血红蛋白还原酶的螯合作用。在存在某些毒素的情况下，减少的血红蛋白可能以比还原酶更快的速度被氧化，导致临床高

铁血红蛋白血症。临床症状和体征在一定程度上是非特异性的，主要与携氧能力缺陷有关：发绀、呼吸急促、心动过速、高血压、冠状动脉缺血、意识改变/兴奋、低血压、晕厥/昏迷和呼吸暂停。SpO_2 和 PaO_2 测量值之间的差异提示高铁血红蛋白血症，$SpO_2 < 90\%$、$PaO_2 > 70\,mmHg$ 尤为典型。然而，多种差异已经被报道，并且 SpO_2 显著低估低氧的程度。为了正确诊断高铁血红蛋白血症，必须使用联合血氧仪，能区分不同的血红蛋白种类。

虽然存在可引起氧化应激的其他药物（例如硝酸盐），但某些特定局部麻醉药也会引起。苯佐卡因和丙胺卡因一共占局部麻醉药诱导的高铁血红蛋白血症病例的 90% 以上，仍有少数病例报道仅涉及利多卡因或丁卡因。尽管许多专家呼吁禁止使用苯佐卡因，但是 20% 的苯佐卡因仍常用于清醒插管气道的局部准备，因为不可能预测哪些患者在使用苯佐卡因后会发生高铁血红蛋白血症，并且一次喷雾可能足以导致这种疾病。丙胺卡因通常作为 EMLA 霜的成分，在使用 EMLA 的幼童中，出现不明原因的发绀或心肺状态改变应考虑高铁血红蛋白血症。

参考文献： Cousins MJ，Carr DB，Horlocker TT，Bridenbaugh PO. *Cousins & Bridenbaugh's Neural Blockade in Clinical Anesthesia and Pain Medicine*. 4th ed. Philadelphia，PA：Lippincott Williams & Wilkins；2009.

21. 治疗症状性高铁血红蛋白血症最好通过以下哪种方法实现？

（A）吲哚菁绿

（B）靛蓝胭脂红

（C）维生素 C

（D）亚甲蓝

（E）100% 氧气

在有症状的高铁血红蛋白血症的情况下，明确的治疗方法是亚甲蓝，这会加速高铁血红蛋白还原成脱氧血红蛋白。新生儿（或 2 个月

内)的剂量为 0.5 mg/kg，老年患者的剂量为 1～2 mg/kg，每 60 min 重复 1 次，总剂量为 7 mg/kg。患有 G6PD 缺乏症的患者对亚甲蓝疗法无反应，然而事实上可能会因此而发生溶血；对于这些患者来说，抗坏血酸(维生素 C)是一种可以有效逆转高铁血红蛋白血症的抗氧化剂，是治疗的一种选择，但它的作用比亚甲蓝慢。

虽然氧气携带能力不足是主要问题，但氧气疗法对有症状的高铁血红蛋白血症无效，因为它不会逆转低氧血症和组织缺氧。高压氧疗法还未被证实。

靛蓝胭脂红和吲哚菁绿都是可以人为降低脉搏血氧饱和度的染料，这点与亚甲蓝一样，但它们在高铁血红蛋白血症的治疗中没有作用。

参考文献：Cousins MJ，Carr DB，Horlocker TT，Bridenbaugh PO. *Cousins & Bridenbaugh's Neural Blockade in Clinical Anesthesia and Pain Medicine*. 4th ed. Philadelphia，PA：Lippincott Williams & Wilkins；2009.

22. 您刚完成臂丛神经阻滞以治疗腕骨骨折。突然监护仪开始报警，并且注意到存在多次短时间的室性心动过速，呈宽大的 QRS 波，血压 82/46 mmHg。患者报告头晕、不适。以下哪项是最佳初始治疗选择？

（A）胺碘酮 150 mg 静脉注射缓慢推注

（B）利多卡因 1 mg/kg 静脉注射

（C）20％脂质乳剂 1.5 mL/kg 快速滴注

（D）立即同步直流电复律

（E）加压素 40 单位静脉注射

局部麻醉药全身毒性(LAST)反应是一严重并且可能致命的并发症。关于 LAST 的一些有趣的事实：

（1）LAST 的发病率完全未知。报道的发病率约为每 1 000 例周围神经阻滞病例中有 1～2 例发病，但无疑有许多病例未报道。

（2）LAST 可能伴有神经系统表现(精神错乱，幻觉，癫痫发作，昏迷)或心血管表现(快速或缓慢性心律失常，QRS 波变宽，低血压，心脏停搏)或两者同时出现。LAST 并非先出现神经系统症状，再出现心血管抑制症状。

（3）并非所有患者出现"经典的"前兆症状——耳鸣、口周麻木、金属味道——特别是患者在镇静状态时，这些现象可发生在更严重的表现之前。如果它们存在，可能会有帮助；如果不存在也不能放松警惕。

（4）应高度怀疑 LAST。如果患者最近接受了局部麻醉药注射，或者正在接受持续输注，那么在您寻找导致任何神经或心血管症状改变的原因时，应首先考虑 LAST。

（5）脂肪乳剂是一种救命的方法。如果您对 LAST 有任何怀疑，请尽早给予。长期输注脂肪乳剂与胰腺炎和肺损伤有关，但这些问题与此剂量及这种复苏情况无关。

以下是确保患者永远不会发生 LAST 并发症的方法：

（1）确保局部麻醉时药房有备脂肪乳剂：手术室、术前阻滞区域、复苏室、分娩楼层、ICU 以及任何需行硬膜外/周围神经置管或静脉注射利多卡因的患者区域。

（2）脂质乳剂有保质期，确保及时更换。

（3）知道如何使用它，并且使用起来方便。确保每袋脂肪乳剂都有一个易于使用的说明标签。建议使用 500 mL 包装袋而不是 250 mL，因为 250 mL 会很快用完。

（4）记住剂量：推荐剂量为 1.5 mL/kg (注：单位是 mL，不是 mg)，然后以 0.25 mL/(kg·min)速度开始输注。是否我们在做胸外按压时还在计算泵注量？这就是为什么一些人主张假设患者体重 70 kg，提出一个简单易记、无须数学计算的公式：静注负荷剂量 100 mL，然后以 1 000 mL/h 持续输注(图 16-6)。

一旦患者情况稳定下来，你可以仔细计算用量，确保精准使用脂肪乳剂。

参考文献：Longnecker DE，Brown DL，Newman ME，Zapol WM. *Anesthesiology*. 2nd ed. New York，NY：McGraw Hill；2012.

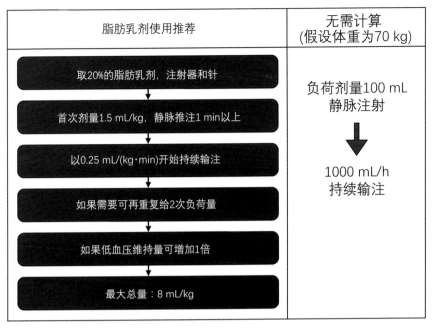

图 16-6　怀疑局部麻醉药中毒后使用脂肪乳剂量的推荐指南;假设患者体重70 kg,提出以不涉及数学计算的脂肪乳剂量的简化版本

（谢蔚影　邬伟东译　郁丽娜校）

第 17 章

肌 肉 松 弛 药

1. 琥珀胆碱如何在神经肌肉接头处引起神经肌肉阻滞?
   - (A) 竞争性抑制乙酰胆碱
   - (B) 烟碱乙酰胆碱受体(nAChR)的敏化作用
   - (C) 电压门控钠通道失活
   - (D) 钾渗透性降低
   - (E) 减少了终板的去极化

2. 非去极化肌肉松弛药(NDMR)与烟碱型乙酰胆碱受体(nAChR)的哪个亚基结合?
   - (A) α
   - (B) β
   - (C) δ
   - (D) ε
   - (E) γ

3. 并发症可以改变非去极化肌肉松弛药(NDMRs)的反应,哪种疾病导致 NDMRs 超敏反应?
   - (A) 烧伤
   - (B) 脑瘫
   - (C) 周围神经损伤
   - (D) 偏瘫
   - (E) 重症肌无力

4. 肝衰竭对哪种非去极化肌肉松弛药(NDMR)的作用持续时间有最显著的影响?
   - (A) 维库溴铵
   - (B) 顺阿曲库铵
   - (C) 罗库溴铵
   - (D) 阿曲库铵
   - (E) 琥珀酰胆碱

5. 下列哪些药物不会降低丁酰胆碱酯酶(假性胆碱酯酶)活性?
   - (A) 雷尼替丁
   - (B) 二乙氧膦酰硫胆碱
   - (C) 新斯的明
   - (D) 艾司洛尔
   - (E) 口服避孕药

6. 下列哪种药物会引起非去极化肌肉松弛药(NDMR)产生耐药性?
   - (A) 氨氯地平
   - (B) 庆大霉素
   - (C) 氟烷
   - (D) 镁
   - (E) 卡马西平

7. 患者在 ICU 中接受非去极化肌肉松弛药（NDMR）数小时后血压降低，低血压原因可能是 N-甲基四氢罂粟碱（laudanosine）水平增加。患者用了哪种 NDMR？

   （A）维库溴铵

   （B）罗库溴铵

   （C）阿曲库铵

   （D）顺式阿曲库铵

   （E）泮库溴铵

8. 哪种非去极化肌肉松弛药（NDMR）具有最有效的活性代谢产物？

   （A）顺阿曲库铵

   （B）泮库溴铵

   （C）罗库溴铵

   （D）维库溴铵

   （E）更他氯铵

9. 在手术期间，第 1 次剂量后约 5 min，给予成人患者第 2 剂琥珀胆碱。这种情况增加了如下哪种琥珀胆碱不良反应的风险？

   （A）恶性高热

   （B）长时间瘫痪

   （C）术后肌肉疼痛

   （D）心动过缓

   （E）组胺释放

10. 患者有严重哮喘病史，应该避免使用哪种非去极化肌肉松弛药（NDMR）？

    （A）维库溴铵

    （B）罗库溴铵

    （C）阿曲库铵

    （D）顺阿曲库铵

    （E）泮库溴铵

11. 琥珀胆碱给药会增加血钾水平，并且在易感患者中可导致显著的高钾血症。以下哪种情况能安全使用琥珀胆碱？

    （A）烧伤

    （B）格林-巴利综合征

    （C）巨大创伤

    （D）慢性肾功能衰竭

    （E）闭合性颅脑损伤

12. 哪类患者是琥珀胆碱禁忌证？

    （A）"开放性"眼损伤的患者

    （B）有吸入性肺炎危险的患者

    （C）颅内压增高的患者

    （D）常规儿科患者

    （E）需要快速顺序诱导的患者

13. 测试患者的丁酰胆碱酯酶（假性胆碱酯酶）活性并且地布卡因值为 80。在手术期间给予琥珀胆碱。以下哪种情况最有可能？

    （A）对琥珀胆碱反应正常

    （B）对琥珀胆碱的反应略微延长 20～30 min

    （C）对琥珀胆碱的反应延长 4～8 h

    （D）予琥珀胆碱后快速恢复

    （E）在不知道酶的量的情况下不可能确定临床效果

14. 新斯的明用于逆转非去极化肌肉松弛药（NDMR）。麻醉医师不予患者足够的格隆溴铵，以下哪项最有可能是新斯的明的不良反应？

    （A）心动过速

    （B）瞳孔扩张

    （C）支气管扩张

    （D）口干

    （E）肠痉挛

15. 吸入麻醉药和 TIVA 可以增强非去极化肌肉松弛药（NDMRs）的作用。下列哪种药物作用最强？

    （A）地氟烷
    （B）七氟烷
    （C）异氟烷
    （D）氧化亚氮
    （E）丙泊酚

16. 许多抗生素可以增强非去极化肌肉松弛药（NDMRs）的效果，哪种抗生素对神经肌肉阻滞没有影响？

    （A）庆大霉素
    （B）林可霉素
    （C）克林霉素
    （D）头孢唑林
    （E）四环素

17. 先兆子痫患者接受硫酸镁治疗，患者需要全身麻醉，维库溴铵用于神经肌肉阻滞。硫酸镁如何改变维库溴铵的药代动力学/药效学？

    （A）降低 ED95
    （B）延长起效时间
    （C）缩短恢复时间
    （D）新斯的明拮抗作用增强
    （E）没有效果

18. 哪种药物会增强非去极化肌肉松弛药（NDMRs）的作用？

    （A）锂
    （B）卡马西平
    （C）硫唑嘌呤
    （D）氢化可的松
    （E）甘露醇

答案与解析：肌肉松弛药

1. 琥珀胆碱如何在神经肌肉接头处引起神经肌肉阻滞？

(A) 竞争性抑制乙酰胆碱

(B) 烟碱乙酰胆碱受体(nAChR)的敏化作用

(C) 电压门控钠通道失活

(D) 钾渗透性降低

(E) 减少了终板的去极化

琥珀胆碱的作用机制仍未完全清楚。琥珀胆碱与 nAChR 结合并引起终板持久去极化。这导致：

(1) 电压门控钠通道失活

(2) nAChR 脱敏

(3) 钾渗透性增加

非去极化肌松药是乙酰胆碱的竞争性抑制剂。

参考文献：Miller RD. *Miller's Anesthesia*. 8th ed. Philadelphia, PA：Elsevier；2015.

2. 非去极化肌肉松弛药(NDMR)与烟碱型乙酰胆碱受体(nAChR)的哪个亚基结合？

(A) α

(B) β

(C) δ

(D) ε

(E) γ

nAChR 由 2 个 α 亚基，1 个 β 亚基，1 个 δ 亚基以及 1 个 γ 亚基或 1 个 ε 亚基组成。NDMR 与 nAChR 的 α 亚基相结合。成人 nAChR 含有 γ 亚基，胎儿 nAChR 含有 ε 亚基。

参考文献：Miller RD. *Miller's Anesthesia*. 8th ed. Philadelphia, PA：Elsevier；2015.

3. 并发症可以改变非去极化肌肉松弛药(NDMRs)的反应，哪种疾病导致 NDMRs 超敏反应？

(A) 烧伤

(B) 脑瘫

(C) 周围神经损伤

(D) 偏瘫

(E) 重症肌无力

重症肌无力导致非去极化肌肉松弛药(NDMRs)过敏反应。烧伤、脑瘫、周围神经损伤和偏瘫引起 NDMRs 耐药。

参考文献：Butterworth JF IV, Machey DC, Wasnick JD. *Morgan & Mikhail's Clinical Anesthesiology*. 5th ed. New York, NY：McGraw Hill；2013.

4. 肝衰竭对哪种非去极化肌肉松弛药(NDMR)的作用持续时间有最显著的影响？

(A) 维库溴铵

(B) 顺阿曲库铵

(C) 罗库溴铵

(D) 阿曲库铵

(E) 琥珀酰胆碱

肝衰竭将延长罗库溴铵、泮库溴铵和维库溴铵的作用时间。肝衰竭对阿曲库铵和顺阿曲库铵没有影响。肝病可导致丁酰胆碱酯酶(假性胆碱酯酶)活性降低，适度延长琥珀酰胆碱(去极化肌肉松弛药)的作用时间。

参考文献：Butterworth JF IV, Machey DC, Wasnick JD. *Morgan & Mikhail's Clinical Anesthesiology*. 5th ed. New York, NY：McGraw Hill；2013.

5. 下列哪些药物不会降低丁酰胆碱酯酶(假性胆碱酯酶)活性?

(A) 雷尼替丁

(B) 二乙氧膦酰硫胆碱

(C) 新斯的明

(D) 艾司洛尔

(E) 口服避孕药

　　许多医疗条件和药物可以降低丁酰胆碱酯酶(假性胆碱酯酶)的活性:妊娠、肝脏疾病、肾功能衰竭、高龄、二乙氧膦酰硫胆碱、新斯的明、神经酰胺、艾司洛尔、泮库溴铵和口服避孕药。临床上,这些因素仅适度地增加琥珀酰胆碱作用的持续时间。拉尼替丁和西咪替丁(H₂ 拮抗剂)对丁酰胆碱酯酶(假性胆碱酯酶)没有任何作用。

参考文献:Butterworth JF IV,Machey DC,Wasnick JD. *Morgan & Mikhail's Clinical Anesthesiology*. 5th ed. New York,NY:McGraw Hill;2013.

6. 下列哪种药物会引起非去极化肌肉松弛药(NDMR)产生耐药性?

(A) 氨氯地平

(B) 庆大霉素

(C) 氟烷

(D) 镁

(E) 卡马西平

　　抗惊厥药如卡马西平、苯妥英钠和丙戊酸钠可引起非去极化肌肉松弛药(NDMRs)的耐药性。多种药物可以增加(增强)NDMRS 的作用:抗生素包括氨基糖苷类和克林霉素;钙通道阻滞剂;吸入麻醉剂;硫酸镁;大剂量的局部麻醉药;丹曲林。

参考文献:Butterworth JF IV,Machey DC,Wasnick JD. *Morgan & Mikhail's Clinical Anesthesiology*. 5th ed. New York,NY:McGraw Hill;2013.

7. 患者在 ICU 中接受非去极化肌肉松弛药(NDMR)数小时后血压降低,低血压原因可能是 N - 甲基四氢罂粟碱(laudanosine)水平增加。患者用了哪种 NDMR?

(A) 维库溴铵

(B) 罗库溴铵

(C) 阿曲库铵

(D) 顺式阿曲库铵

(E) 泮库溴铵

　　有报道说中枢神经系统兴奋性和心血管效应如低血压与使用阿曲库铵有关。阿曲库铵和顺式阿曲库铵均通过霍夫曼(Hofmann)消除和非特异性酯酶水解来代谢,Hofmann 降解形成劳丹碱。劳丹碱具有刺激中枢神经系统性质和心血管效应。由于顺式阿曲库铵作用约是阿曲库铵的 5 倍,因此并不认为劳丹碱累积与临床症状是相关的。

参考文献:Miller RD. *Miller's Anesthesia*. 8th ed. Philadelphia,PA:Elsevier;2015.

8. 哪种非去极化肌肉松弛药(NDMR)具有最有效的活性代谢产物?

(A) 顺阿曲库铵

(B) 泮库溴铵

(C) 罗库溴铵

(D) 维库溴铵

(E) 更他氯铵

　　维库溴铵的 3 - OH 活性代谢产物约为维库溴铵的 80%,泮库溴铵的 3 - OH 活性代谢产物约为泮库溴铵的 66%。顺阿曲库铵、罗库溴铵和更他氯铵没有活性代谢产物。

参考文献:Miller RD. *Miller's Anesthesia*. 8th ed. Philadelphia,PA:Elsevier;2015.

9. 在手术期间,第 1 次剂量后约 5 min,给予成人患者第 2 剂琥珀胆碱。这种情况增加了如下哪种琥珀胆碱不良反应的风险?

(A) 恶性高热

(B) 长时间瘫痪

(C) 术后肌肉疼痛

(D) 心动过缓

(E) 组胺释放

使用琥珀酰胆碱可引起心动过缓。儿科患者更易发生，成人在第 1 次剂量后约 5 min 给予第 2 剂琥珀胆碱也易发生，预防性注射阿托品可预防心动过缓。

参考文献：Miller RD. *Miller's Anesthesia*. 8th ed. Philadelphia，PA：Elsevier；2015；Butterworth JF IV，Machey DC，Wasnick JD. *Morgan & Mikhail's Clinical Anesthesiology*. 5th ed. New York，NY：McGraw Hill；2013.

10. 患者有严重哮喘病史，应该避免使用哪种非去极化肌肉松弛药（NDMR）？

(A) 维库溴铵

(B) 罗库溴铵

(C) 阿曲库铵

(D) 顺阿曲库铵

(E) 泮库溴铵

组胺释放在苄基异喹啉神经肌肉松弛药中更常见，虽然相对罕见，但可诱发支气管痉挛。在列出的 NDMRs 中，阿曲库铵导致组胺释放最多，应避免用于哮喘患者。顺式阿曲库铵、维库溴铵、罗库溴铵和泮库溴铵不会引起组胺释放。

参考文献：Miller RD. *Miller's Anesthesia*. 8th ed. Philadelphia，PA：Elsevier；2015；Butterworth JF IV，Machey DC，Wasnick JD. *Morgan & Mikhail's Clinical Anesthesiology*. 5th ed. New York，NY：McGraw Hill；2013.

11. 琥珀胆碱给药会增加血钾水平，并且在易感患者中可导致显著的高钾血症。以下哪种情况能安全使用琥珀胆碱？

(A) 烧伤

(B) 格林-巴利综合征

(C) 巨大创伤

(D) 慢性肾功能衰竭

(E) 闭合性颅脑损伤

琥珀胆碱将使血钾增加 0.5 mEq/dL。与正常肾功能患者相比，慢性肾功能衰竭患者对琥珀胆碱引起高钾血症反应不明显。增加琥珀酰胆碱引起高钾血症风险的条件包括：

(1) 烧伤

(2) 格林巴利综合征

(3) 巨大创伤

(4) 闭合性颅脑损伤

(5) 肌病

(6) 脊髓损伤

(7) 休克和代谢性酸中毒

参考文献：Miller RD. *Miller's Anesthesia*. 8th ed. Philadelphia，PA：Elsevier；2015；Butterworth JF IV，Machey DC，Wasnick JD. *Morgan & Mikhail's Clinical Anesthesiology*. 5th ed. New York，NY：McGraw Hill；2013.

12. 哪类患者是琥珀胆碱禁忌证？

(A) "开放性"眼损伤的患者

(B) 有吸入性肺炎危险的患者

(C) 颅内压增高的患者

(D) 常规儿科患者

(E) 需要快速顺序诱导的患者

在未确诊的肌病患者中，琥珀胆碱可导致高钾血症性心脏骤停，因此琥珀胆碱不常用于儿科患者。琥珀胆碱会增加眼内压、胃内压和颅内压。然而几乎没有证据表明琥珀胆碱能增加患有"开放性"眼损伤的患者、有吸入性肺炎危险的患者或颅内压增高患者的风险或使病情恶化。尽管有一些不良反应，琥珀胆碱快速起效和短暂的作用持续时间意味着它仍适用于需要快速序贯诱导的患者。

参考文献：Miller RD. *Miller's Anesthesia*. 8th ed. Philadelphia，PA：Elsevier；2015；Butterworth JF IV，Machey DC，Wasnick JD. *Morgan & Mikhail's Clinical Anesthesiology*. 5th ed. New York，NY：McGraw Hill；2013.

13. 测试患者的丁酰胆碱酯酶（假性胆碱酯酶）活性

并且地布卡因值为 80。在手术期间给予琥珀胆碱。以下哪种情况最有可能?

(A) 对琥珀胆碱反应正常

(B) 对琥珀胆碱的反应略微延长 20~30 min

(C) 对琥珀胆碱的反应延长 4~8 h

(D) 予琥珀胆碱后快速恢复

(E) 在不知道酶的量的情况下不可能确定临床效果

地布卡因值为 80 的患者对琥珀胆碱的反应正常。丁酰胆碱酯酶(假性胆碱酯酶)代谢琥珀胆碱。地布卡因抑制 80% 正常丁酰胆碱酯酶活性。具有正常丁酰胆碱酯酶活性的患者的地布卡因值为 80,而具有异常等位基因的纯合子的地布卡因值为 20。地布卡因值是丁酰胆碱酯酶功能的定量,而不是酶量的定量。一个地布卡因值为 20 的患者对琥珀胆碱的反应时间长达 4~8 h。具有一个异常基因和一个正常基因的杂合子患者对琥珀胆碱的反应会略延长 20~30 min。

参考文献: Butterworth JF IV,Machey DC,Wasnick JD. *Morgan & Mikhail's Clinical Anesthesiology*. 5th ed. New York,NY:McGraw Hill;2013.

14. 新斯的明用于逆转非去极化肌肉松弛药(NDMR)。麻醉医师不予患者足够的格隆溴铵,以下哪项最有可能是新斯的明的不良反应?

(A) 心动过速

(B) 瞳孔扩张

(C) 支气管扩张

(D) 口干

(E) 肠痉挛

胆碱酯酶抑制剂的毒蕈碱不良反应包括肠痉挛、心动过缓、支气管痉挛、膀胱音增强和瞳孔缩小。

参考文献: Butterworth JF IV,Machey DC,Wasnick JD. *Morgan & Mikhail's Clinical Anesthesiology*. 5th ed. New York,NY:McGraw Hill;2013.

15. 吸入麻醉药和 TIVA 可以增强非去极化肌肉松弛药(NDMRs)的作用。下列哪种药物作用最强?

(A) 地氟烷

(B) 七氟烷

(C) 异氟烷

(D) 氧化亚氮

(E) 丙泊酚

吸入麻醉药和 TIVA 可以强化 NDMRs 的效果,其效力顺序如下:地氟烷>七氟烷>异氟烷>氧化亚氮或丙泊酚。

参考文献: Miller RD. *Miller's Anesthesia*. 8th ed. Philadelphia,PA:Elsevier;2015.

16. 许多抗生素可以增强非去极化肌肉松弛药(NDMRs)的效果,哪种抗生素对神经肌肉阻滞没有影响?

(A) 庆大霉素

(B) 林可霉素

(C) 克林霉素

(D) 头孢唑啉

(E) 四环素

氨基糖甙类、多黏菌素、林可霉素、克林霉素和四环素类均可增强 NDMRs 的作用。头孢菌素(头孢唑啉)和青霉素不会增强 NDMRs 的作用。

参考文献: Miller RD. *Miller's Anesthesia*. 8th ed. Philadelphia,PA:Elsevier;2015.

17. 先兆子痫患者接受硫酸镁治疗,患者需要全身麻醉,维库溴铵用于神经肌肉阻滞。硫酸镁如何改变维库溴铵的药代动力学/药效学?

(A) 降低 ED95

(B) 延长起效时间

(C) 缩短恢复时间

(D) 新斯的明拮抗作用增强

(E) 没有效果

硫酸镁会增强维库溴铵和其他非去极化肌

肉松弛药（NDMRs）的作用，降低 ED95。硫酸镁对 NDMR 药代动力学的其他影响包括缩短起效时间、作用时间延长以及新斯的明拮抗作用减弱。

参考文献： Miller RD. *Miller's Anesthesia*. 8th ed. Philadelphia，PA：Elsevier；2015；Butterworth JF IV，Machey DC，Wasnick JD. *Morgan & Mikhail's Clinical Anesthesiology*. 5th ed. New York，NY：McGraw Hill；2013.

18. 哪种药物会增强非去极化肌肉松弛药（NDMRs）的作用？

(A) 锂

（B）卡马西平

（C）硫唑嘌呤

（D）氢化可的松

（E）甘露醇

锂通过突触前和突触后效应增强 NDMRs 的神经肌肉阻滞作用。类固醇、抗惊厥药、硫唑嘌呤在较小程度上拮抗非去极化肌肉松弛药（NDMRs）。甘露醇对 NDMRs 没有影响。

参考文献： Miller RD. *Miller's Anesthesia*. 8th ed. Philadelphia，PA：Elsevier；2015.

（王超琼　陈祥明译　郁丽娜校）

第 18 章

心血管和呼吸药理学

1. 心房颤动伴左心室功能不全的患者使用地高辛治疗。不幸的是,患者误读了处方,而且服用的剂量远远超过推荐剂量,结果导致急性地高辛中毒。下列哪种治疗方法可以逆转地高辛的作用?
   - (A) 氯化钾
   - (B) 利多卡因
   - (C) 心脏电复律
   - (D) 免疫治疗
   - (E) 透析

2. 下列哪种药物是不作用于 β_1 受体的正性肌力药?
   - (A) 异丙肾上腺素
   - (B) 胰高血糖素
   - (C) 多巴酚丁胺
   - (D) 多巴胺
   - (E) 去甲肾上腺素

3. 1 例伴有严重的心力衰竭的术后患者,为了改善心输出量,开始注射米力农。该患者下列哪项不良反应最有可能限制米力农的使用?
   - (A) 肺动脉高压
   - (B) 血小板减少
   - (C) 低血压
   - (D) 外周血管收缩
   - (E) 支气管收缩

4. 快速心房颤动患者需要医疗干预,下列哪一种抗心律失常药可以用来维持正常的窦性节律?
   - (A) 胺碘酮
   - (B) 地高辛
   - (C) 维拉帕米
   - (D) 腺苷
   - (E) 美托洛尔

5. 长期稳定型心绞痛、窦性心动过缓患者需要治疗心绞痛症状。最初推荐下列哪种治疗方法?
   - (A) 美托洛尔
   - (B) 地尔硫䓬
   - (C) 维拉帕米
   - (D) 拉贝洛尔
   - (E) 氨氯地平

6. 在临床剂量下,下列哪一种血管扩张剂主要作用于静脉容量血管?
   - (A) 硝普钠
   - (B) 奈西立肽
   - (C) 硝酸甘油
   - (D) 维拉帕米
   - (E) 肼苯哒嗪

7. 一例患者使用血管紧张素转换酶抑制剂治疗高血压,不幸的是,这例患者发生了血管性水肿而停止了用药。血管紧张素转化酶抑制剂的哪种作用可能引起血管性水肿?
   - (A) 肾素释放减少
   - (B) 抑制 AT_1 受体
   - (C) 激活 AT_2 受体
   - (D) 血管紧张素 II 增多
   - (E) 缓激肽水平上升

8. 一位努力工作的麻醉科住院医师很少能在手术室中放松下来,在几个月的时间里,他出现了电解质紊乱。其心电图显示 PR 间期延长,QRS 间期延长及 T 波高尖。下列哪种电解质异常?
   - (A) Ca^{2+}
   - (B) K^+
   - (C) Mg^{2+}
   - (D) $PO4^{2-}$
   - (E) Na^+

9. 脓毒症患者泵注去甲肾上腺素以维持平均动脉压在 65 mmHg 以上。根据脓毒血症治疗指南,加入以下哪种血管升压药可能有助于提高平均动脉压并减少去甲肾上腺素用量?
   - (A) 肾上腺素
   - (B) 多巴胺
   - (C) 多巴酚丁胺
   - (D) 血管升压素
   - (E) 去氧肾上腺素

10. 下列哪项关于 β_2 激动剂的陈述是正确的?
    - (A) 吸入沙丁胺醇会导致 $50\%\sim60\%$ 的药物沉积在肺部
    - (B) 与短效的 β_2 激动剂(SABAs)相比,长效 β_2 激动剂(LABAs)脂溶性更高
    - (C) β_2 激动剂与肺泡膜受体结合导致 cAMP 降低
    - (D) β_2 激动剂口服无效
    - (E) 不良反应包括高钾血症

11. 下列关于雾化吸入异丙托溴铵的陈述哪项是正确的?
    - (A) 异丙托溴铵治疗哮喘的疗效略高于 COPD
    - (B) 异丙托溴铵只能以雾化形式使用
    - (C) 异丙托溴铵对黏膜纤毛清除率无影响
    - (D) 根据其药理学特点,异丙托溴铵不能与 β_2 激动剂同时使用
    - (E) 吸入后 $2\sim3$ h 作用最大

说明:对于下面每一个编号的短语或语句,选择一个与其最密切相关的字母标题。每个字母标题可能被选择 1 次、多次或不被选择。
   - (A) 沙丁胺醇
   - (B) 抗组胺剂
   - (C) 抗 IgE 受体疗法
   - (D) 皮质类固醇
   - (E) 色甘酸
   - (F) 右美沙芬
   - (G) 硫酸镁
   - (H) 甲基黄嘌呤
   - (I) 白三烯拮抗剂
   - (J) 磷酸二酯酶抑制剂

12. 不良反应包括骨质疏松和白内障。

13. 一种阻断花生四烯酸途径的二线抗炎药。

14. 一种可注射的药物,用于治疗严重的哮喘,减少皮质类固醇的需求。

答案与解析：心血管和呼吸药理学

1. 心房颤动伴左心室功能不全的患者使用地高辛治疗。不幸的是，患者误读了处方，服用的剂量远远超过推荐剂量，结果导致急性地高辛中毒。下列哪种治疗方法可以逆转地高辛的作用？

   (A) 氯化钾

   (B) 利多卡因

   (C) 心脏电复律

   (D) 免疫治疗

   (E) 透析

   地高辛是一种抑制心肌细胞 $Na^+ - K^+ - ATP$ 酶的强心苷类药物，通过增加细胞内的钙离子产生正性肌力作用。

   急性过量可能出现：呕吐、高钾血症和心律失常（窦性心动过缓、II/III度房室传导阻滞、心脏停搏、室性心动过速或心室纤颤）。

   急性地高辛中毒的治疗包括：

   （1）**用地高辛特异性抗体进行免疫治疗可逆转地高辛的作用。** 这些抗体结合地高辛后形成无活性复合物随尿液排泄。

   （2）高钾血症应用葡萄糖酸钙，+/−碳酸氢钠，+/−聚苯乙烯磺酸钠来治疗。

   （3）心动过缓可用阿托品或心脏起搏器治疗（注意：这些患者应用起搏或心脏电复律治疗心律失常可能诱发更加严重的心律失常）。

   （4）利多卡因可治疗室性心动过速。

   （5）透析并不能有效地去除地高辛。

   地高辛的慢性中毒可能出现：精神状态改变，缓慢性或快速性心律失常，以及由于利尿剂使用所致的电解质异常（低钾血症和低镁血症）。

参考文献：Brunton LL，Chabner BA，Knollman BC. *Goodman & Gilman's the Pharmacological Basis of Therapeutics*. 12th ed. New York，NY：McGraw Hill；2011.
Benowitz NL. Chapter 61. Digoxin and Other Cardiac Glycosides. In：Olson KR. eds. *Poisoning & Drug Overdose*，6e. New York，NY：McGraw-Hill；2012.

2. 下列哪种药物是不作用于 β_1 受体的正性肌力药？

   (A) 异丙肾上腺素

   (B) 胰高血糖素

   (C) 多巴酚丁胺

   (D) 多巴胺

   (E) 去甲肾上腺素

   胰高血糖素通过 G 蛋白偶联受体（GPCR）起作用，不作用于 β_1 受体，引起心脏的正性变时和变力效应，已被用于治疗 β 阻断剂过量的患者。

   异丙肾上腺素、多巴酚丁胺、多巴胺和去甲肾上腺素的正性肌力作用都是由于激活 β_1 受体。β_1 受体是引起腺苷酸环化酶激活的 GPCRs，增加了细胞内 cAMP 和蛋白激酶 A 的水平，并激活 L 型 Ca^{2+} 通道。

参考文献：Brunton LL，Chabner BA，Knollman BC. *Goodma & Gilman's the Pharmacological Basis of Therapeutics*. 12th ed. New York，NY：McGraw Hill；2011.

3. 一例伴有严重心力衰竭的术后患者，为了改善心排血量，开始注射米力农。该患者下列哪项不良反应最有可能限制米力农的使用？

（A）肺动脉高压

（B）血小板减少

(C) 低血压

（D）外周血管收缩

（E）支气管痉挛

米力农是一种磷酸二酯酶Ⅲ的抑制剂，起着血管扩张作用（正性肌力且减少前后负荷）。磷酸二酯酶Ⅲ抑制剂维持平滑肌和心肌细胞内cAMP的水平、增加收缩力、改善心肌舒张作用并扩张动静脉血管。米力农可用于心力衰竭患者，因为它可以改善心脏输出。**然而，它在心力衰竭患者中的应用可能受到限制，因为它的动静脉血管扩张效应和由此导致的低血压。**磷酸二酯酶抑制剂（PDE）可以降低肺和全身血管阻力。（西地那非是一种 PDE－5 抑制剂，且肺动脉特异性更高，用于治疗肺动脉高压）。其他相对少见的米力农治疗的并发症可能包括血小板减少和支气管痉挛（或过敏反应）。

参考文献： Brunton LL，Chabner BA，Knollman BC. *Goodman & Gilman's the Pharmacological Basis of Therapeutics*. 12th ed. New York，NY：McGraw Hill；2011.

4. 快速心房颤动患者需要医疗干预，下列哪一种抗心律失常药可以用来维持正常的窦性节律？

(A) 胺碘酮

（B）地高辛

（C）维拉帕米

（D）腺苷

（E）美托洛尔

心房颤动治疗的选择包括使用房室结阻断剂控制心室率，或使用Ⅰ/Ⅲ类抗心律失常药维持窦性心律。**胺碘酮主要是Ⅲ类抗心律失常药物。**房室结阻断剂包括腺苷、钙通道阻滞剂、β受体阻滞剂和地高辛（增加迷走神经张力）。

抗心律失常药物可通过多种途径分类，包括电生理特性、心律失常机制或遗传学。传统的 Vaughan Williams 分类是基于药物的电生理特性：

（1）Ⅰ 类-阻滞 Na$^+$ 通道

（2）Ⅱ 类-阻滞 β 受体

（3）Ⅲ 类-延长动作电位时程（通常阻滞 K$^+$ 通道）

（4）Ⅳ 类-阻滞 Ca^{2+} 通道

参考文献： Brunton LL，Chabner BA，Knollman BC. *Goodman & Gilman's the Pharmacological Basis of Therapeutics*. 12th ed. New York，NY：McGraw Hill；2011.

5. 长期稳定型心绞痛、窦性心动过缓患者需要治疗心绞痛症状。最初推荐下列哪种治疗方法？

（A）美托洛尔

（B）地尔硫䓬

（C）维拉帕米

（D）拉贝洛尔

(E) 氨氯地平

对心绞痛、窦性心动过缓的患者，可以用二氢吡啶类钙离子通道阻滞剂（DHP CCB）如氨氯地平。其他 DHP CCBs 的药物包括硝苯地平、非洛地平和尼卡地平。作为同一类药物，DHP CCBs 对冠状动脉血管的选择性更强，较少对心脏产生影响如抑制窦房结自律性或房室传导。

CCBs 抑制电压敏感性 Ca^{2+} 通道（L 型），从而阻止细胞外 Ca^{2+} 进入平滑肌和心肌细胞。有多种不同的 CCBs 可用：

（1）苯基烷胺：维拉帕米

（2）苯硫䓬类：地尔硫䓬

（3）二氢吡啶类：硝苯地平、氨氯地平、非洛地平、尼卡地平、尼莫地平

一般来说，DHPs 引起冠状动脉扩张，对心脏收缩力、窦房结自律性或房室结传导的影响很小或无。相比维拉帕米或地尔硫䓬，DHPs 能更有效地扩张血管。DHPs 引起直接的动脉扩张和反射性交感神经张力增加（减轻对心脏收缩力、窦房结自律性或房室结传导的任何直接影响）。

维拉帕米或地尔硫䓬抑制窦房结自律性和

房室结传导,还能显著性抑制心脏收缩并引起冠状动脉血管扩张。

参考文献：Brunton LL，Chabner BA，Knollman BC. *Goodman & Gilman's the Pharmacological Basis of Therapeutics*. 12th ed. New York，NY：McGraw Hill；2011.

6. 在临床剂量下,下列哪种血管扩张剂主要作用于静脉容量血管?

（A） 硝普钠

（B） 奈西立肽

(C) 硝酸甘油

（D） 维拉帕米

（E） 肼苯哒嗪

硝酸酯类,通过产生一氧化氮导致平滑肌松弛和血管扩张。**尽管确切的机制尚不清楚,但是它是作用于静脉容量血管的血管扩张剂。**大剂量的酸酸甘油也可以直接降低动脉血管阻力和减轻后负荷,但是反射性交感神经激活可以减轻它的作用效果。

其他血管扩张剂包括:

（1）硝普钠——一种可以直接诱发一氧化氮生成的物质,引起动静脉扩张。其首先代谢成氰化物,然后被代谢成硫化物经肾排出。一氧化氮介导的血红蛋白氧化也可以导致高铁血红蛋白血症。

（2）肼苯哒嗪——通过一未知机制引起后负荷明显减少的直接血管扩张剂。使用途径包括口服和静脉注射。静脉注射肼苯哒嗪达到最好效果的速度比较慢。

（3）奈西立肽——重组脑钠肽（BNP）的一种形式。一种钠肽受体激动剂,引起水、钠排泄和血管舒张。用于治疗心力衰竭,奈西立肽可以降低全身血管和肺血管阻力、降低平均血压和肺楔压。

（4）维拉帕米——一种苯烷胺类钙通道阻滞剂。它抑制窦房结的自主性和房室结的传导性,也显著抑制心脏收缩性导致冠状动脉血管扩张。

其他类型的血管扩张剂包括:

（1）血管紧张素转换酶抑制剂

（2）血管紧张素Ⅱ受体拮抗剂

（3）磷酸二酯酶抑制剂

（4）α受体拮抗剂

（5）β受体激动剂

这些药物用于治疗各种疾病,包括高血压、心力衰竭、心绞痛和周围血管疾病。在围手术期,血管扩张剂的使用是为了优化稳定患者的心脏功能或者为了方便手术的需求而降低血压。

参考文献：Brunton LL，Chabner BA，Knollman BC. *Goodman & Gilman's the Pharmacological Basis of Therapeutics*. 12th ed. New York，NY：McGraw Hill；2011.
Katzung BG，Master SB，AJ. *Basic and Clinical Pharmacology*. 12th ed. (LANGE Basic series). New York，NY：McGraw Hill；2012.

7. 1 例患者使用血管紧张素转换酶抑制剂治疗高血压,不幸的是,这例患者发生了血管性水肿而停止了用药。血管紧张素转化酶抑制剂的哪种作用可能引起血管性水肿?

（A） 肾素释放减少

（B） 抑制 AT1 受体

（C） 激活 AT2 受体

（D） 血管紧张素Ⅱ增多

(E) 缓激肽水平上升

ACEI 可以引起缓激肽水平的增加,这被认为是 ACEI 引起血管性水肿可能的机制。

ACEI 作用于肾素-血管紧张素系统。肾素由肾脏球旁器的颗粒细胞分泌,通过剪切血管紧张素原产生血管紧张素Ⅰ。血管紧张素Ⅰ能进一步被血管紧张素转化酶剪切成血管紧张素Ⅱ。血管紧张素Ⅱ作用于 AT1 受体和 AT2 受体。AT1 受体激活可引起血管平滑肌收缩从而引起血压的升高。

ACE 是一种非特异性的酶,也被称作激肽酶Ⅱ,它抑制了缓激肽的进一步失活。缓激肽可以视为一种血管扩张剂,同时也会引起各种促炎反应,如组织损伤和过敏反应。

ACEI 的作用包括:

(1) 降低血管紧张素 Ⅱ 水平

(2) 升高缓激肽水平

(3) 增加肾素释放(通过干扰血管紧张素 Ⅱ 反馈抑制)

ACEI 不与 AT1 或 AT2 受体直接相互作用。相比之下,ARBs 是 AT1 受体的竞争性抑制剂。

参考文献：Brunton LL, Chabner BA, Knollman BC. *Goodman & Gilman's the Pharmacological Basis of Therapeutics*. 12th ed. New York, NY: McGraw Hill; 2011.

8. 某位努力工作的麻醉科住院医师很少能在手术室中放松下来,在几个月的时间里,他出现了电解质紊乱。其心电图显示 PR 间期延长,QRS 间期延长及 T 波高尖。下列哪种电解质异常?

(A) Ca^{2+}

(B) K^+

(C) Mg^{2+}

(D) PO_4^{2-}

(E) Na^+

摄取的水分和营养不足可能导致各种代谢紊乱:

肾功能衰竭可能导致高钾血症。**高钾血症与心电图的改变有关,包括 PR 间期延长、QRS 间期延长、T 波高尖、传导阻滞、心室纤颤和心脏停搏。**

低钾血症可能由于钾摄入量不足引起。它引起相关心电图的改变,包括 PR 间期延长、T 波倒置、ST 段压低、U 波突出、QT 间期延长、异位搏动增加、室上性和室性心律失常。

低钙血症可能由于维生素 D 缺乏引起。低钙血症与神经肌肉兴奋性(手足抽搐)和心血管异常有关,包括低血压、心力衰竭和心电图改变:心动过缓、QT 间期延长和 T 波倒置。

低镁血症可能由于镁摄入不足引起。低镁血症与低钾血症、低钙血症和低钠血症有关。低镁血症相关的心电图变化与低钾血症相同,包括 QT 间期延长,QRS 间期延长,U 波突出。

高钠血症可能是由于水缺乏引起,通常表现为口渴和神经症状,如嗜睡、虚弱、震颤、反射亢进、昏迷和癫痫发作。

低磷血症可能由于磷的摄入不足引起。严重的低磷酸盐血症可能出现神经症状,如虚弱、颤抖、癫痫发作和昏迷。其他影响包括肌肉无力、心肌病和呼吸衰竭。

参考文献：Hall JB, Schmidt GA, Kress JP. *Principles of Critical Care*. 4th ed. New York, NY: McGraw Hill; 2015.

9. 脓毒症患者泵注去甲肾上腺素以维持平均动脉压在 65 mmHg 以上。根据治疗脓毒血症指南,加入以下哪种血管升压药可能有助于提高平均动脉压并减少去甲肾上腺素用量?

(A) 肾上腺素

(B) 多巴胺

(C) 多巴酚丁胺

(D) 血管升压素

(E) 去氧肾上腺素

对于脓毒性休克患者,输注去甲肾上腺素时加入血管升压素有助于维持 MAP,并减少去甲肾上腺素的输注量。

血管升压素是一种肽类激素,涉及水的储存和血容量及血压的调节。它是作用于 V1 受体的 1 种强大的血管收缩剂,低血容量或低血压期间机体释放血管升压素。然而,脓毒性休克的患者(1 种血管扩张性休克),抗利尿激素相对缺乏,脓毒症治疗指南对脓毒性休克患者作出了如下血管升压药物的推荐:

(1) 血管升压素是首选的血管升压药

(2) 肾上腺素可加入或替代去甲肾上腺素维持 MAP 65 mmHg

(3) 血管升压素(最高可达 0.03 U/min)可加入去甲肾上腺素中提高 MAP 或减少去甲肾

上腺素的输注(VASST 试验将去甲肾上腺素与去甲肾上腺素加血管升压素进行对比,发现结果没有差别)。

除了选定的患者外,不推荐多巴胺和苯肾上腺素作为一线治疗(例如,多巴胺可被考虑用于相对心动过缓和心律失常风险低的患者;对于去甲肾上腺素导致的严重心律失常,或心排血量升高和血压低的患者,可考虑使用去氧肾上腺素)。脓毒性休克和低心排血量的患者,多巴酚丁胺可以作为首选。

参考文献: Dellinger RP, Levy MM, Rhodes A, et al. Surviving sepsis campaign: international for management of severe sepsis and septic shock: 2012. *Crit Care Med*. 2013; 41(2): 580 - 637.

Brunton LL, Chabner BA, Knollman BC. *Goodman & Gilman's the Pharmacological Basis of Therapeutics*. 12th ed. New York, NY: McGraw Hill; 2011.

10. 下列哪项关于 β_2 激动剂的陈述是正确的?

(A) 吸入沙丁胺醇导致 $50\%\sim60\%$ 的药物沉积在肺部

(B) 与短效的 β_2 激动剂(SABAs)相比,长效 β_2 激动剂(LABAs)脂溶性更高

(C) β_2 激动剂与肺泡膜受体结合导致 cAMP 降低

(D) β_2 激动剂口服无效

(E) 不良反应包括高钾血症

β_2 激动剂因其起效迅速,和在常规处方剂量下相对少的不良反应,是一种首选的支气管扩张剂。其可以通过静脉和口服等多种途径给药,但吸入途径通常更佳。雾化器提供一种最佳的使吸入药物传递到呼吸道的方式;定量吸入器通常会在口腔和咽喉失去大部分剂量,只有 $10\%\sim20\%$ 到达气道。β_2 激动剂的药理学已被很好地描述,包括通过刺激 G 蛋白激活腺苷酸环化酶,导致 cAMP 增加,这会降低细胞内钙离子的浓度,从而松弛支气管平滑肌。

β_2 激动剂的不良反应包括刺激骨骼肌 β_2 受体引起肌肉震颤,刺激心房 β_2 受体引起心悸,胰腺分泌胰岛素升高促使钾离子进入骨骼肌引起低钾血症(记住:β_2 激动剂特异性治疗高钾血症)。由于 β_2 激动剂有时会导致肺通气不良的区域血管扩张而引起动脉氧分压的小幅度降低从而逆转低氧性肺血管收缩。

LABAs 脂溶性更强,因此作用时间较长。LABAs 通常与类似的长效皮质类固醇合用,因为二者之间具有协同作用(例如氟替卡松/沙美特罗)。

参考文献: Brunton LL, Chabner BA, Knollman BC. *Goodman & Gilman's the Pharmacological Basis of Therapeutics*. 12th ed. New York, NY: McGraw Hill; 2011.

11. 下列关于雾化吸入异丙托溴铵的陈述哪项是正确的?

(A) 异丙托溴铵治疗哮喘的疗效略高于 COPD

(B) 异丙托溴铵只能以雾化形式使用

(C) 异丙托溴铵对黏膜纤毛清除率无影响

(D) 由于其药理学,异丙托溴铵不能与 β_2 激动剂同时使用

(E) 吸入后 $2\sim3$ h 作用最大

异丙托溴铵是一种毒蕈碱样胆碱能拮抗剂,其阻断支气管平滑肌和上皮的受体,从而减少迷走神经或副交感神经张力增加引起的支气管收缩作用。异丙托溴铵通常不是哮喘的一线治疗方法,因为它起效时间较慢(最长 $30\sim60$ min,持续 $6\sim8$ h),而且与 β_2 激动剂相比,它在治疗支气管痉挛方面的疗效较差。然而,对于 COPD,它的作用效果可能等同于或甚至优于 β_2 激动剂,因为迷走神经张力常常是这种疾病唯一可改变的因素。异丙托溴铵对正常呼吸道影响较小。

异丙托溴铵可以通过雾化器或计量吸入器进行给药,同时给予 β_2 激动剂(如可必特),让二者结合使用。异丙托溴铵不良反应很小,几乎没有全身作用。值得注意的是,尽管胆碱能活性的提高会增加黏液的产生,但异丙托溴铵

拮抗肺部胆碱能受体对减少黏液的产生没有明显的影响。

参考文献：Brunton LL，Chabner BA，Knollman BC. *Goodman & Gilman's the Pharmacological Basis of Therapeutics*. 12th ed. New York，NY：McGraw Hill；2011.

说明：对于下面每一个编号的短语或语句,选择一个与其最密切相关的字母标题。每个字母标题可能被选择一次,多次或不被选择。

（A）沙丁胺醇

（B）抗组胺剂

（C）抗 IgE 受体疗法

（D）皮质类固醇

（E）色甘酸

（F）右美沙芬

（G）硫酸镁

（H）甲基黄嘌呤

（I）白三烯拮抗剂

（J）磷酸二酯酶抑制剂

12. 不良反应包括骨质疏松和白内障。

(D) 皮质类固醇

类固醇是治疗中重度哮喘的主要药物,对于患有轻度哮喘的患者,他们每周吸入 2 次以上 β_2 激动剂。相比之下,该药用于 COPD 的好处远没有想象的好,没有明显的短期抗炎症效果,但也不影响疾病的进展。类固醇确实可以减少严重疾病中 COPD 急性加重的次数。皮质类固醇常与吸入型 β_2 激动剂或吸入型抗胆碱能药物联合使用,以提供额外或协同作用。目前有多种作用机制被提出(图 18-1),但主要的价值在于减少支气管组织的炎症产生。使用皮质类固醇的一个限制因素是有很多严重不良反

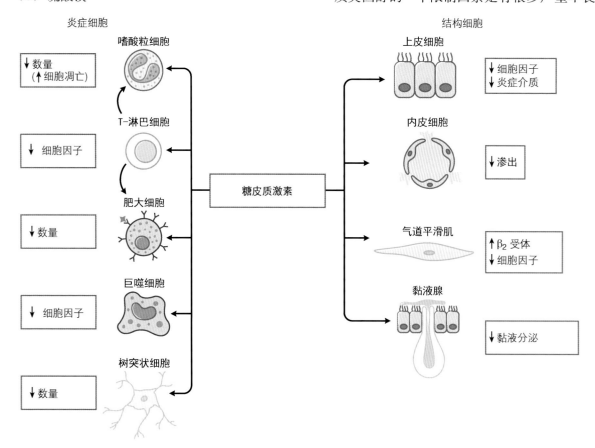

图 18-1 糖皮质激素对气道炎症反应及细胞的影响

（经 Brunton LL，Chabner BA，Knollman BC 授权转载自 Goodman & Gilman's the Pharmacological Basis of Therapeutics. 12th ed. New York，NY：McGraw Hill；2011.）

应,尤其是高剂量和(或)长时间服用。这些不良反应包括肾上腺皮质功能不全、易擦伤、骨质疏松、高血压、消化性溃疡、葡萄糖不耐受/糖尿病、白内障、精神病,并增加对感染的易感性。

参考文献：Brunton LL，Chabner BA，Knollman BC. *Goodman & Gilman's the Pharmacological Basis of Therapeutics*. 12th ed. New York，NY：McGraw Hill；2011.

13. 一种阻断花生四烯酸途径的二线抗炎药。

(I) 白三烯拮抗剂

白三烯是一种主要存在于肥大细胞和嗜碱性粒细胞中的炎症介质。最初将膜磷脂转化为花生四烯酸,然后被 5-羟色胺氧化酶氧化为几种白三烯亚型。这些作用同时通过细胞信号维持炎症反应,直接引起支气管收缩。

口服抗白三烯类药物(如孟鲁司特、扎鲁司特),能抑制因多种刺激因素如冷空气、过敏原、运动、阿司匹林(对阿司匹林敏感的个体)引起的支气管收缩。

白三烯拮抗剂已经被证明可以减少哮喘所需的 β_2 激动剂用药量,但不及单独使用吸入皮质类固醇或 β_2 激动剂有效。因此,应考虑作为二线治疗药。

参考文献：Brunton LL，Chabner BA，Knollman BC. *Goodman & Gilman's the Pharmacological Basis of Therapeutics*. 12th ed. New York，NY：McGraw Hill；2011.

14. 一种可注射的药物,用于治疗严重的哮喘,减少皮质类固醇的需求。

(C) 抗 IgE 受体疗法

奥马珠单抗是一种单克隆抗体,直接拮抗肥大细胞上的 IgE 受体。通过阻断这些受体,从而阻止过敏原的激活和炎症介质的释放。对严重哮喘很有效,每月皮下注射这些抗体 1～2 次,可以减少全身和吸入类固醇的数量以及急性哮喘发作的次数。费用原因,该治疗通常作为那些对 β_2 激动剂最大剂量和皮质类固醇方案控制不佳的患者的保留方法。

参考文献：Brunton LL，Chabner BA，Knollman BC. *Goodman & Gilman's the Pharmacological Basis of Therapeutics*. 12th ed. New York，NY：McGraw Hill；2011.

（刘云青　陈祥明译　郁丽娜校）

第 19 章

血液与肾脏药理

说明：问题 1～3 的答案由以下带有短语或句子的字母标题组成。选择与题干描述最相符的短语或句子,将相应标题中的字母填写在答题纸上。每个字母标题及相应内容可被选择一次、多次或不被选择。

- (A) 阿司匹林
- (B) 阿昔单抗
- (C) 氯吡格雷
- (D) 达比加群
- (E) 依诺肝素
- (F) 磺达肝素
- (G) 水蛭素
- (H) 利伐沙班
- (I) 华法林
- (J) 普通肝素

1. 口服类直接凝血酶抑制剂。

2. 通过与糖蛋白 Ⅱb/Ⅲa 受体结合抑制血小板聚集的静脉药物。

3. Ⅹa 因子直接抑制剂口服药。

4. 与普通肝素相比,低分子肝素具有以下优点,下列哪项除外:
   - (A) 皮下注射给药具有更高的生物利用度。
   - (B) 抗凝反应与体质量高度相关。
   - (C) 肝素诱发血小板减少的可能性显著降低。
   - (D) 作用时间较短,更易滴定。
   - (E) 可安全用于门诊患者。

5. 关于华法林和其他药物之间的相互作用,下列哪项最准确?
   - (A) 巴比妥盐的使用会降低华法林的需求剂量。
   - (B) 使用甲硝唑会使华法林的血药浓度显著增加。
   - (C) 非选择性的 NSAIDs 在华法林使用期间禁用。
   - (D) 胺碘酮与华法林同时使用是安全的。
   - (E) 苯妥英钠的使用导致华法林的需求剂量降低。

6. 下列哪一项关于抗凝药物作用的监测描述不准确?
   - (A) 氯吡格雷的作用可以用 PT/INR 量化。
   - (B) 大多数情况下服用华法林的患者 INR 应保持在 2～3。
   - (C) 接受肝素注射的患者应监测部分凝血酶时间。
   - (D) 在妊娠患者中使用依诺肝素时推荐监测抗Ⅹa 因子水平。
   - (E) 没有可靠的手段监测直接凝血酶抑制剂达比加群的疗效。

7. 患者在病房接受了 5 d 的皮下肝素注射，在进行结肠切除术的胸段硬膜外置管前，应先进行下列哪项检查？
   - （A）凝血酶原时间（PT）
   - （B）部分凝血活酶时间（PTT）
   - （C）国际标准化率（INR）
   - （D）纤维蛋白原水平
   - （E）全血计数

8. 以下哪项最能描述氯吡格雷的主要毒性？
   - （A）肾功能衰竭
   - （B）血小板减少性紫癜（TTP）
   - （C）中性粒细胞减少症
   - （D）出血
   - （E）皮疹

9. 下列关于急性等容血液稀释（ANH）的说法哪项不准确？
   - （A）预计失血量＞2 个单位时有使用 ANH 的指征。
   - （B）收集的血液最多可在室温下储存 4 h，之后需放入冰箱。
   - （C）一些耶和华见证人可接受 ANH 的血液。
   - （D）由于血液黏滞度降低，导致组织灌注增加。
   - （E）ANH 的有效性并未证实。

10. 下列哪项最不可能是围手术期血液保护相关的并发症？
   - （A）空气栓塞
   - （B）感染
   - （C）过敏
   - （D）脂肪栓塞
   - （E）弥散性血管内凝血

11. 以下关于促红细胞生成素治疗术前贫血的说法中哪项最不准确？
   - （A）促红细胞生成素作用于肾脏小叶细胞。
   - （B）通常的给药计划是术前每周 3 次，手术当日使用第 4 剂。
   - （C）为了使疗效最大化，需要补充铁剂。
   - （D）促红细胞生成素减少了重大的骨科和心脏患者在围手术期的异体血输注。
   - （E）促红细胞生成素与深静脉血栓风险增加有关。

12. 以下关于移植物抗宿主的免疫抑制疗法的说法中哪项最不准确？
   - （A）皮质类固醇的毒性包括无菌性血管坏死、高血压和骨质疏松。
   - （B）氨甲蝶呤的毒性包括肝毒性和肾损伤。
   - （C）环孢素的毒性包括肾损伤和胆红素水平升高。
   - （D）抗胸腺细胞球蛋白的毒性包括心肌病和肺损伤。
   - （E）羟氯喹的毒性包括视觉障碍。

13. 在肾脏中，氢氯噻嗪和其他噻嗪类利尿剂作为抑制剂作用于哪个部位？
   - （A）$Na^+ - K^+ - 2Cl^-$ 同向转运
   - （B）$Na^+ - Cl^-$ 同向转运
   - （C）肾上皮细胞 Na^+ 通道
   - （D）盐皮质激素受体
   - （E）非特异性阳离子通道

14. 下列哪种利尿剂是保钾利尿剂？
   - （A）氨苯蝶啶
   - （B）氢氯噻嗪
   - （C）呋塞米
   - （D）甘露醇
   - （E）乙酰唑胺

15. 长期使用呋塞米会造成肾脏的哪种物质分泌减少?

 (A) 钠

 (B) 氯

 (C) 碳酸氢盐

 (D) 钾

 (E) 尿酸

16. 快速利尿后,患者感觉到耳鸣和听力障碍,下列哪种利尿剂最有可能引起耳毒性?

 (A) 阿米洛利

 (B) 乙酰唑胺

 (C) 氢氯噻嗪

 (D) 呋塞米

 (E) 甘露醇

17. 一例有围手术期急性肾损伤(AKI)风险的患者接受了小剂量的多巴胺注射[1~3 mcg/(kg·min)]。理论上,使用多巴胺对肾保护的潜在益处是什么?

 (A) D1 受体介导的平均血压和心率增加

 (B) D2 受体介导的尿钠排泄

 (C) D1 受体介导的利尿

 (D) D1 受体介导的远曲小管内 $Na^+ - H^+$ 交换激活

 (E) D2 受体介导的肾脏血管扩张

答案与解析：血液与肾脏药理

说明：问题 1～3 的答案由以下带有标号短语或句子的字母标题组成。选择与题干描述最相符的短语或句子，将相应标题中的字母填写在答题纸上。每个字母标题及相应内容可被选择一次、多次或不被选择。

    （A）阿司匹林

    （B）阿昔单抗

    （C）氯吡格雷

    （D）达比加群

    （E）依诺肝素

    （F）磺达肝素

    （G）水蛭素

    （H）利伐沙班

    （I）华法林

    （J）普通肝素

1. 口服类直接凝血酶抑制剂。

(D) 达比加群

    凝血级联反应由血管壁损伤开始，组织因子(TF)进入血液循环(图 19-1)。Ⅶa 因子和 TF 结合形成复合物激活 X 因子。这可直接或间接通过因子Ⅸ激活发生。Ⅹa 因子催化凝血酶原转化为凝血酶，凝血酶又将可溶性的纤维蛋白原转化为不溶性的纤维蛋白链。最后，这些蛋白链通过ⅩⅢ因子交叉连接形成血块。

    由于纤维蛋白生成的最后共同通路有凝血酶的参与，丝氨酸蛋白酶成了抗凝药物的作用靶点。这些凝血酶包括静脉用的凝血酶抑制剂，例如重组水蛭素(从药用水蛭的唾液腺中提取)、双胍、阿加托班以及口服的凝血酶抑制剂

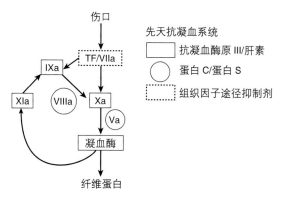

图 19-1 凝血模型。

Ⅶ因子与组织因子(TF)结合成活化复合物(Ⅶa-TF)以催化Ⅸ因子活化为Ⅸa因子，活化的Ⅺa 也催化此反应。组织因子途径抑制物(TFPI)抑制Ⅶa-TF 复合物的催化作用。纤维蛋白原经过一系列级联反应最终转换为纤维蛋白(功能性血凝块的重要组成成分)。作为两种重要的抗凝药物，肝素和华法林作用方式不同。肝素直接作用于血液，激活抗凝血因子，尤其是抗凝血酶，使凝血酶失活。华法林在肝脏内抑制Ⅶa 和 Ⅴa的合成。蛋白 C 和蛋白 S 通过失活Ⅷa 和 Ⅴa 而发挥抗凝作用。

来自：Katzung BG, Masters SB, Trevor AJ. Basicand Clinical Pharmacology. 12th ed. （LANGE Basic series）New York, NY：McGraw；2012.

达比加群（商品名为泰毕全）。与肝素不同的是，肝素只能灭活游离凝血酶，而这些药物可以灭活与纤维蛋白结合的凝血酶。达比加群主要用于预防心房颤动患者卒中，及预防全关节置换手术的患者发生静脉血栓栓塞。

虽然达比加群的半衰期相对较短（健康患者 12～17 h），但没有可靠的方法来监测药物效果（例如 PT、INR）。此外，药效的逆转也是一个问题，直到最近才发现逆转药物。在 2015 年底，FDA 批准了一种单克隆抗体（idarucizumab），它被证实可在数分钟内逆转其抗凝作用。虽然效果确切，但高昂的价格可能限制了它的广泛应用。

参考文献：Katzung BG，Masters SB，Trevor AJ. *Basic and Clinical Pharmacology*. 12th ed. （LANGE Basic series）. New York, NY：McGraw Hill；2012.

2. 通过与糖蛋白 Ⅱb/Ⅲa 受体结合抑制血小板聚集的静脉药物。

（B）阿昔单抗

阿昔单抗是一种静脉注射的糖蛋白 Ⅱb/Ⅲa 受体拮抗剂，主要用于冠状动脉介入治疗，如血管成形术和（或）支架植入。起效迅速，在开始输注的 10 min 内可使血小板聚集减少到基线水平的 20% 以下。血浆消除半衰期约为 30 min，而血小板功能恢复正常的时间通常是 24～48 h。与此相反，停止输注其他 2 种 GPⅡb/Ⅲa 抑制剂替罗非班和依替巴肽后，血小板功能恢复更快（4～8 h）。静脉使用的抗血小板药物与口服抗血小板药物的区别就是前者起效和消退更快。

GPⅡb/Ⅲa 受体主要是纤维蛋白原受体，其次也是体外连接蛋白、血管性血友病因子和纤维连接蛋白受体。每个纤维蛋白原分子可以连接 2 个 GPⅡb/Ⅲa 受体，从而使血小板交互相连。在每个血小板表面有接近 50 000～80 000 个 GPⅡb/Ⅲa 受体。

参考文献：Katzung BG，Masters SB，Trevor AJ. *Basic and Clinical Pharmacology*. 12th ed. （LANGE Basic series）. New York, NY：McGraw Hill；2012.

3. Ⅹa 因子直接抑制剂口服药。

（H）利伐他班

Ⅹ 因子转化为 Ⅹa 因子是内源性和外源性凝血共同通路中的第一步。2 种常用的直接抑制剂是磺达肝素和利伐他班。一般来说，这 2 种药物起效都很迅速，可以在 2～4 h 内达到抗凝作用的高峰，并且具有稳定的药代动力学，因此药效可预测。磺达肝素是一种合成的肝素五糖，需要经皮下注射给药，因此在需要长期使用的门诊患者中应用受限。

利伐他班是一种口服的抗 Ⅹa 因子药物，用于心房颤动和全关节置换术后血栓栓塞的预防治疗。它同时抑制了游离 Ⅹa 因子和凝血酶前复合体中与 Ⅴa 因子结合的 Ⅹa 因子。它的作用通常可以持续 8～12 h，但 Ⅹa 因子的活性可能要到给药后 24 h 才能恢复。目前尚无药物能够逆转这一作用。因此，当患者发生大出血时，情况会变得棘手。

参考文献：Katzung BG，Masters SB，Trevor AJ. *Basic and Clinical Pharmacology*. 12th ed. （LANGE Basic series）. New York, NY：McGraw Hill；2012.

4. 与普通肝素相比，低分子肝素具有以下优点，下列哪项除外：

（A）皮下注射给药具有更高的生物利用度。

（B）抗凝反应与体质量高度相关。

（C）肝素诱发血小板减少的可能性显著降低。

（D）作用时间较短，更易滴定。

（E）可安全用于门诊患者。

肝素通过与循环中的抗凝血酶结合并诱导其构象变化使活性位点与凝血因子蛋白酶（凝血酶、Ⅸa 因子和 Ⅹa 因子）结合发挥作用。通常来说，抗凝血酶对这些蛋白酶的抑制是一个缓慢的过程；肝素可以使这一过程加速 1 000

倍。低分子肝素（LMWHs）已被证实在多种情况下与普通肝素（UFH）同样有效，例如预防和治疗静脉血栓栓塞。普通肝素包含了不同大小的肝素分子，从 5 000 到 30 000 Da 不等。据估计，UFH 中只有 1/3 的分子能够产生抗凝作用。然而，UFH 对 3 种凝血因子都有作用。而 LMWHs 只能抑制 Xa 因子，对凝血酶的影响有限。

与 UFH 相比，LMWH 的潜在优势包括：

（1）皮下注射给药时，比 UFH 的生物利用度更高

（2）抗凝效果与体质量相关，可以固定剂量给药

（3）因为与巨噬细胞和内皮细胞结合更少，作用时间延长，可以每 12～24 h 给药

（4）由于药代动力学稳定且可预测（而且抗 Xa 因子活性与临床出血相关性低），无须通过实验室检查监测

（5）不良反应更少，例如肝素诱导的血小板减少症和破骨细胞介导的骨质疏松

（6）在家中使用更加简便安全

LMWH 的一个缺点是鱼精蛋白的中和作用不完全。鱼精蛋白对于中和抗凝血酶活性相对有效，但是对于逆转抗 Xa 因子活性效果不佳。而且没有其他药物可以用于逆转 LMWH。

参考文献：Katzung BG，Masters SB，Trevor AJ. *Basic and Clinical Pharmacology*. 12th ed.（LANGE Basic series）. New York，NY：McGraw Hill；2012.

降低。

巴比妥盐是细胞色素 P450 诱导剂。因此，它会增加华法林的代谢并降低 PT/INR。

在使用巴比妥盐后常常需要加大 30%～60% 的剂量来维持足够的抗凝效果。

相类似的是，苯妥英钠诱导大量的 CYP 同工酶，导致代谢率增快和剂量需求增加。然而，这种效应最开始可以被华法林效应的暂时增加而掩盖，这可能是由于苯妥英钠从蛋白结合位点取代华法林。最终，表现出的还是酶诱导效应。

甲硝唑是 CYP2C9 的抑制剂，而 CYP2C9 是华法林代谢的主要酶。使用甲硝唑会导致外消旋华法林 S 异构体的半衰期和药效显著增加（R 异构的药代动力学和药效动力学没有改变）。这会使凝血酶原时间增加 10 倍，许多文献报道了与此相关的严重出血。胺碘酮可以抑制华法林代谢的一种或多种酶，同时使用可引起起效延迟（1 周或更久），即使胺碘酮停药后效应仍可能持续数周。

多数研究表明 NSAIDs 对华法林的疗效几乎没有影响，只是有零星报道凝血酶原时间稍有延长或少量出血的病例。虽然不是禁忌，在使用华法林期间，对血小板功能有影响的药物还是应当谨慎使用。

参考文献：Katzung BG，Masters SB，Trevor AJ. *Basic and Clinical Pharmacology*. 12th ed.（LANGE Basic series）. New York，NY：McGraw Hill；2012.

5. 关于华法林和其他药物之间的相互作用，下列哪项最准确？

（A）巴比妥盐的使用会降低华法林的需求剂量。

（B）使用甲硝唑会使华法林的血药浓度显著增加。

（C）非选择性的 NSAIDs 在华法林使用期间禁用。

（D）胺碘酮与华法林同时使用是安全的。

（E）苯妥英钠的使用导致华法林的需求剂量

6. 下列哪一项关于抗凝药物作用的监测描述最不准确？

（A）氯吡格雷的作用可以用 PT/INR 量化。

（B）大多数情况下服用华法林的患者 INR 应保持在 2～3。

（C）接受肝素注射的患者应监测部分凝血酶时间。

（D）在妊娠患者中使用依诺肝素时推荐监测抗 Xa 因子水平。

（E）没有可靠的手段监测直接凝血酶抑制剂达比加群的疗效。

氯吡格雷、普拉格雷和替氯吡啶通过与血小板表面的 P2Y12 受体结合减少血小板聚集，从而抑制 ADP 诱导的对 GPⅡb/Ⅲa 的刺激。标准的凝血测定（PT/PTT/INR）结果不受这些药物的影响，有许多实验室和床旁检测可以测定血小板聚集程度或者 P2Y12 受体抑制程度（例如 VerifyNow P2Y12 检测和多平台分析仪）。虽然这些检测主要用于临床试验，但也越来越多地用于日常临床决策。

在华法林治疗期间，INR 应增加 2～3 倍，除非有特别说明（例如球笼型或蝶型机械瓣应维持在 2.5～3.5）。将 INR 增加到 3.5～4 以上并不能给治疗带来更多的益处，反而会增加出血的风险。

注射普通肝素应该进行定期监测，并使用部分促凝血酶原激酶时间（PTT）进行药效的滴定。相反，低分子肝素（LWMH）的药代动力学和药效动力学是可预测的，因此通常不需要监测。例外的情况主要包括肥胖患者、孕妇以及肾功能受损的患者，主要是由于药代动力学发生改变。怀孕妇女与非怀孕妇女相比分布容积和肾脏对 LMWH 的清除均增加，使得抗Ⅹa 因子活性的峰值降低。同时，注射后抗Ⅹa 因子活性的峰值出现延迟（例如：4 h vs 2 h）。

而直接凝血酶抑制剂无法监测活性。

参考文献：Katzung BG, Masters SB, Trevor AJ. *Basic and Clinical Pharmacology*. 12th ed. （LANGE Basic series）. New York, NY：McGraw Hill；2012.

7. 患者在病房接受了 5 d 的皮下肝素注射，在进行结肠切除术的胸段硬膜外置管前，应先进行下列哪项检查？
   （A）凝血酶原时间（PT）
   （B）部分凝血活酶时间（PTT）
   （C）国际标准化率（INR）
   （D）纤维蛋白原水平

（E）全血计数

肝素诱导性血小板减少症（heparin-induced thrombocytopenia，HIT）在接受肝素治疗 4 d 或更长时间的患者中发生率为 15%～40%。Ⅰ型 HIT 血小板计数的下降更缓和且可逆。Ⅱ型 HIT 更严重，是由免疫系统参与血小板的破坏，主要是通过形成肝素-血小板因子 4 复合物抗体。通常会造成血小板数量下降＞50%。最常见是在接受普通肝素（与低分子肝素相比）治疗的女性手术患者中。Ⅱ型 HIT 还与静脉或动脉血栓形成有关，可能是由于活化的血小板释放促凝物所致。任何接受肝素治疗超过 3 d 的患者在进行椎管内有创操作之前都应该接受血小板计数的检查（如 CBC）来排除 HIT。

参考文献：Katzung BG, Masters SB, Trevor AJ. *Basic and Clinical Pharmacology*. 12th ed. （LANGE Basic series）. New York, NY：McGraw Hill；2012.

8. 以下哪项最能描述氯吡格雷的主要毒性？
   （A）肾功能衰竭
   （B）血小板减少性紫癜（TTP）
   （C）中性粒细胞减少症
   （D）出血
   （E）皮疹

出血是氯吡格雷最常见和最严重的不良反应。5% 患者出现轻微出血，严重出血的发生率为 4%。胃肠道出血的发生率为 2%。在活动性病理性出血（非手术）及颅内出血的患者中禁用氯吡格雷。服用氯吡格雷的患者出血的危险因素包括年龄超过 74 岁，近期出血史或手术史，体质量＜60 kg 和持续使用影响凝血或血小板功能的药物（例如肝素、华法林）。

据报道，TTP 病例有些是致命的，但极为罕见。皮疹不常见（发生率 4%），通常是自限性且较轻微。中性粒细胞减少症也非常罕见，在较老的噻吩吡啶类药物替氯吡啶中常见，发生率为 1%。

氯吡格雷的抗血小板作用可持续 7～10 d。术前停药需要权衡风险与获益,特别是使用氯吡格雷是为了预防经皮支架植入后的冠状动脉血栓形成。在这些病例中,需要联合麻醉科、心内科和手术科室进行多学科讨论。美国局部麻醉和疼痛医学协会关于局部麻醉和抗栓治疗的指南中建议,进行椎管内操作需要延迟到停用氯吡格雷后 7 d。然而有报道称可以使用床旁检测(例如 VerifyNow P2Y12 检测)来评估 P2Y12 受体的抑制程度以对进行椎管内麻醉的急诊病例中提供帮助。

参考文献:Katzung BG, Masters SB, Trevor AJ. *Basic and Clinical Pharmacology*. 12th ed. (LANGE Basic series). New York, NY: McGraw Hill; 2012.

9. 下列哪项关于急性等容血液稀释(ANH)的说法不准确?

(A) 预计失血量＞2 个单位时有使用 ANH 的指征。

(B) 收集的血液最多可在室温下储存 4 h,之后需放入冰箱。

(C) 一些耶和华见证人可接受 ANH 的血液。

(D) 由于血液黏滞度降低,组织灌注增加。

(E) ANH 的有效性并未证实。

ANH 的原理是在手术开始前从患者体内取出新鲜的全血,同时用晶体或胶体维持血容量,使手术过程中丢失的血液的血红蛋白浓度降低。一旦发生大出血,就可以将患者的血液输注以提高血红蛋白浓度。

ANH 通常用于年轻、健康、初始血红蛋白浓度较高(＞120 g/L)且预计失血量在 2 个单位或以上(900～10 00 mL)的患者。如果血液能封闭储存,一些耶和华见证人也会接受 ANH。ANH 的禁忌证包括有心脏疾病的患者(因为他们可能无法忍受由此引起的贫血)、肾功能受损的患者(因为输注的大量液体需要经肾脏过滤)、基础血红蛋白水平低于 120 g/L 或者是其他技术问题例如没有合适的血管通路。

允许采集的血量取决于患者初始血容量、操作的种类以及手术的预计失血量。许多麻醉医师将目标设定为在手术开始前将血红蛋白水平降低至 80～90 g/L。我们可以使用一个简单的公式来计算达到目标血红蛋白浓度需要的采血量:

$$V = EBV \times (Hb_{init} - Hb_{desired}) \div Hb_{average}$$

其中 EBV 代表预计的血容量,Hb_{init} 是初始血红蛋白浓度,$Hb_{desired}$ 是预期达到的血红蛋白浓度,$Hb_{average}$ 是前两者的平均值。通过将标准的血液采集管连接至大静脉或外周动脉采集血液并使用含有抗凝剂的标准储血袋作为容器。这些血袋之后会贴上标签、编号并称重。根据 AABB(前身为美国血库协会)的规定,采集的血液在室温条件下可保存 8 h;如果预计在 8 h 内不会使用,可在 1～6℃下保存 24 h。血液回输时的顺序应该与采集时相反,这样我们采集的红细胞、血小板和凝血因子浓度最高的第一袋血在最后输注。

当动脉血氧含量降低时,血流动力学发生代偿性变化。血黏度降低使全身血管阻力下降,同时通过增加外周静脉血流以增加回心血量。前负荷的增加和后负荷的降低共同使每搏量和心排血量增加。

据称,ANH 的一个优点是减少了接触异体血的风险。虽然这种技术在理论上具有吸引力,但是没有证据支持其有效性。2004 年,一项 Meta 分析报道这种效果也非常有限,并且只能轻微降低出血和异体血需求。

参考文献:Longnecker DE, Brown DL, Newman MF, Zapol WM. *Anesthesiology*. 2nd ed. New York, NY: McGraw Hill; 2012.

10. 下列哪项最不可能是围手术期血液保护相关的并发症?

(A) 空气栓塞

(B) 感染

(C) 过敏

（D）脂肪栓塞

（E）弥散性血管内凝血

术中血液回收（IBS）是将流失的血液收集、抗凝、离心、清洗，然后再在生理盐水中重新悬浮，从而提供红细胞压积在 50%～70% 的自体细胞。IBS 能够将同种异体输血的需求降低 40% 并且具有良好的安全性。它广泛用于各类外科手术，禁忌证极少，其中包括外科使用胶原止血剂、倍他丁、过氧化氢，以及血液感染，此时如果 IBS 设备出现故障很可能危及医护人员。

还有另外 3 种列为禁忌的情况（恶性肿瘤、菌血症、产科），但它们都还有争议，应当根据具体情况决定。在恶性肿瘤手术中，对血源性癌细胞种植的担忧在很大程度上已经证明是没有根据的，已有证据表明在泌尿外科手术中不增加复发风险。类似地，没有证据表明使用 IBS 时羊水栓塞的发生率增高。在这 2 种情况中，都建议使用白细胞滤器来过滤掉细胞组织和碎片。对于感染/污染组织手术使用 IBS 同样存在争议，但目前来看似乎是安全的，前提是已对该区域进行彻底的冲洗并且预防性使用抗生素。

并发症包括：

（1）空气栓塞（通过管路内的空气探测器预防）

（2）脂肪栓塞（通过清洗和使用微聚合过滤器输注进行预防）

（3）感染（通过预防性使用抗生素和避免吸入严重污染部位预防）

（4）凝血病（通过清洗回收的血液预防）

（5）"回收血液综合征"是指输注洗涤的红细胞后出现的 DIC 和（或）肺毛细血管通透性增加（ARDS）或周围水肿。这可能由回收过程中血小板（DIC）和白细胞（毛细血管渗出）激活引起（可通过使用柠檬酸替代肝素作为抗凝剂预防）。

过敏并不是典型的 IBS 并发症，但在同种异体血的输注中更常见。

参考文献：Kuppurao L，Wee M. Perioperative Cell Salvage. *Contin Educ Anaesth Crit Care Pain*. 2010;10(4)：104 - 108.

11. 以下关于促红细胞生成素治疗术前贫血的说法中哪项最不准确？

（A）促红细胞生成素作用于肾脏小叶细胞。

（B）通常的给药计划是术前每周 3 次，手术当日使用第 4 剂。

（C）为了使疗效最大化，需要补充铁剂。

（D）促红细胞生成素减少了重大的骨科和心脏患者在围手术期的异体血输注。

（E）促红细胞生成素与深静脉血栓风险增加有关。

促红细胞生成素（EPO）是一种糖蛋白生长因子，由肾周围细胞在缺氧时产生。它是促红细胞生成的主要因子，作用于骨髓，促进红细胞生成。重组人 EPO 用于慢性肾功能衰竭，贫血和自体血采集患者的术前准备。EPO 也用于那些由于宗教原因不接受输血的贫血患者。

使用含 EPO 的铁剂（口服或肠外）可使红细胞的增益最大化。一项系统回顾和多项随机对照的临床研究均显示，与安慰剂和术前自体血相比，EPO 可显著降低围手术期的异体血输注。但是，使用气动加压装置的脊柱外科手术患者如果接受 EPO 治疗，比接受安慰剂的患者更容易出现深静脉血栓。2007 年，FDA 要求促红细胞生成素等刺激红细胞生成的药物必须特别提出深静脉血栓风险的警告，并且鼓励在接受此类药物的外科患者中使用预防血栓措施。

参考文献：Kumar A. Perioperative management of anemia：limits of blood transfusion and alternatives to it. *Cleve Clin J Med*. 2009；76(Suppl 4)：S112 - S118.

12. 以下关于移植物抗宿主的免疫抑制疗法的说法中哪项最不准确？

（A）皮质类固醇的毒性包括无菌性血管坏死、高血压和骨质疏松。

（B）氨甲蝶呤的毒性包括肝毒性和肾损伤。

（C）环孢素的毒性包括肾损伤和胆红素水平升高。

（D）抗胸腺细胞球蛋白的毒性包括心肌病和肺损伤。

（E）羟氯喹的毒性包括视觉障碍。

移植物抗宿主病（GVHD）指的是来自供体血液或骨髓中的 T 细胞在接触宿主（外来）抗原后被激活。通常情况下，宿主免疫功能不全，但免疫能力强的宿主也会发生 GVHD。移植物开始产生并分泌多种炎性细胞因子。这导致宿主的组织损伤，特别是肝脏、皮肤、黏膜和胃肠道系统。输血后的 GVHD 死亡率大于 90％，大部分是由于骨髓再生障碍造成。由于淋巴细胞滤器并不能 100％ 减少白细胞，因此在高危患者中需要对血液进行辐射处理。

免疫抑制和抗排斥药物的作用靶点常常是细胞介导的免疫复合物（例如 T 淋巴细胞）。有几种药物可用于移植物抗宿主病的预防和治疗，总结在表 19-1 中。

参考文献：Longnecker DE，Brown DL，Newman MF，Zapol WM. *Anesthesiology*. 2nd ed. New York，NY：McGraw Hill；2012.

表 19-1　GVHD 常用药物

免疫抑制剂	作用机制	严重毒性反应
糖皮质激素	不明；可能抑制促炎细胞因子	感染，高血糖，库欣综合征 精神症状，肌病，缺血性坏死，骨质疏松症
甲氨蝶呤	抗代谢药；抑制二氢叶酸还原酶导致嘌呤和胸苷酸合成受损	肝毒性，肺损伤，骨髓抑制，肾小管损伤
环孢菌素和他克莫司	中断 T 细胞信号转导	肾损伤，高胆红素血症
雷帕霉素	中断 T 细胞信号转导	肝功能指标升高，腹泻
麦考酚酯	阻断嘌呤合成	中性粒细胞减少症
抗胸腺细胞球蛋白	白细胞的免疫破坏	血清病
羟化氯喹	干扰抗原递呈	视觉障碍（调节困难，视物模糊，畏光，视网膜病变）

13. 在肾脏中，氢氯噻嗪和其他噻嗪类利尿剂作为抑制剂作用于哪个部位？

（A）$Na^+-K^+-2Cl^-$ 同向转运

（B）Na^+-Cl^- 同向转运

（C）肾上皮细胞 Na^+ 通道

（D）盐皮质激素受体

（E）非特异性阳离子通道

氢氯噻嗪和其他噻嗪类利尿剂是 Na^+-Cl^- 同向转运的抑制剂。主要作用部位在远曲小管（DCT）。可以增加钠、氯、钾的排泄。值得注意的是噻嗪类利尿剂的作用相对较弱，因为钠的重吸收主要（约 90％）发生在 DCT 的近端。其他种类的利尿剂包括：

（1）碳酸酐酶抑制剂（如乙酰唑胺）——主要作用于近曲小管。它可以阻止 HCO_3^- 的重吸收，碱化并使尿液增加碳酸氢盐、磷酸盐、钾和钠的肾脏排泄。

（2）渗透性利尿剂（如甘露醇）的作用是增加肾小管的液体通透性。主要作用部位是在髓袢。其作用机制是增加水的摄取和髓质部分的张力（通过增加肾血流）。这会引起大部分电解质的排泄增加。

（3）$Na^+-K^+-2Cl^-$ 同向转运抑制剂（例如袢利尿剂呋塞米）可以抑制髓袢升支上的 $Na^+-K^+-2Cl^-$ 同向转运体。通过尿液排泄的水和电解质增加，尤其是钠、氯和镁。

（4）肾皮质细胞 Na^+ 通道抑制剂（例如保钾利尿剂氨苯蝶啶和阿米洛利）作用

于远曲小管和集合管增加钠的排泄。阻滞钠通道还会引起膜的超极化并减少其他阳离子的排泄,例如 K^+、H^+、Ca^{2+}、Mg^{2+}。

（5）盐皮质激素受体拮抗剂(例如保钾利尿剂螺内酯)作用于远曲小管和集合管的盐皮质受体,结果与氨苯蝶啶和阿米洛利类似,尿钠排泄增加而膜超极化减少其他阳离子如 K^+、H^+、Ca^{2+}、Mg^{2+} 的排泄。

（6）非特异性阳离子通道抑制剂(如奈西利肽等钠尿肽)作用于髓质内的集合管减少钠的再吸收。

参考文献：Brunton LL，Chabner BA，Knollman BC. *Goodman & Gilman's the Pharmacological Basic of Therapeutics*. 12th ed. New York，NY：McGraw Hill；2011.

14. 下列哪种利尿剂是保钾利尿剂?

(A)　氨苯蝶啶

（B）氢氯噻嗪

（C）呋塞米

（D）甘露醇

（E）乙酰唑胺

　　氨苯蝶啶是一种保钾利尿剂。氨苯蝶啶和阿米洛利都是抑制肾皮质钠通道的利尿剂。这些药物的作用部位都是在远曲小管和集合管管腔膜的钠通道。通常来说,皮质钠通道是钠的再吸收通道,由主细胞外侧基底膜的 Na - K - ATP 酶形成压力梯度。氨苯蝶啶阻断了钠通道会降低电化学梯度造成钾离子(和其他阳离子)排泄减少。盐皮质激素受体拮抗剂(如螺内酯)是另一类保钾利尿剂。一般来说,盐皮质激素如醛固酮可以通过一系列的细胞内作用增加钠的重吸收,并且与氨苯蝶啶类似,可以改变细胞内的电化学梯度从而减少钾离子(和其他阳离子)排泄。

参考文献：Brunton LL，Chabner BA，Knollman BC. *Goodman & Gilman's the Pharmacological*

Basic of Therapeutics. 12th ed. New York，NY：McGraw Hill；2011.

15. 长期使用呋塞米会造成肾脏的哪项物质分泌减少?

（A）钠

（B）氯

（C）碳酸氢盐

（D）钾

(E)　尿酸

　　一般来说,袢利尿剂如呋塞米可以增加尿液中 Na^+、Cl^-、Ca^{2+}、Mg^{2+}、H^+ 的排泄。这是由于抑制了髓袢升支的 $Na^+ - K^+ - 2Cl^-$ 同向转运体。值得注意的是,袢利尿剂同样有其他作用。呋塞米还可以抑制碳酸酐酶,导致尿液中 HCO_3^- 和磷酸的排泄增加。短期注射袢利尿剂会增加尿酸排泄,而长期使用袢利尿剂会减少尿酸排泄。尿酸排泄的减少可能是由于近曲小管对尿酸处理的改变。

参考文献：Brunton LL，Chabner BA，Knollman BC. *Goodman & Gilman's the Pharmacological Basic of Therapeutics*. 12th ed. New York，NY：McGraw Hill；2011.

16. 快速利尿后,患者感觉到耳鸣和听力障碍,下列哪种利尿剂最有可能引起耳毒性?

（A）阿米洛利

（B）乙酰唑胺

（C）氢氯噻嗪

(D)　呋塞米

（E）甘露醇

　　呋塞米等袢利尿剂容易引起耳毒性(耳鸣、眩晕、听力障碍,甚至耳聋),特别是在快速静脉注射后。袢利尿剂的其他不良反应包括高尿酸血症和痛风、高血糖、血浆胆固醇、甘油三酯和低密度脂蛋白水平增高以及骨髓抑制。阿米洛利(和其他保钾利尿剂)可引起显著高血钾。

　　其他不良反应包括恶心、呕吐和头痛。碳酸酐酶抑制剂(如乙酰唑胺)是磺胺类衍生物,可能与骨髓抑制和过敏反应有关。其他不良反应包括磷酸钙盐沉淀导致的输尿管绞痛和集中代谢性或呼吸性酸中毒。噻嗪类利尿剂极少引起神经系统症状,如头痛、感觉异常或眩晕。它们可能引起胃肠道症状,如恶心、胃出血、胆囊炎和胰腺炎。渗透性利尿剂如甘露醇,可以增加细胞外间隙的体积。在心脏功能不全的患者中,可能会导致肺水肿。甘露醇的其他不良反应包括恶心、呕吐和头痛。

参考文献：Brunton LL, Chabner BA, Knollman BC. *Goodman & Gilman's the Pharmacological Basic of Therapeutics*. 12th ed. New York, NY: McGraw Hill; 2011.

17. 一例有围术期急性肾损伤(AKI)风险的患者接受了小剂量的多巴胺注射[1~3 mcg/(kg·min)],理论上,使用多巴胺对肾保护的潜在益处是什么?

　(A) D1 受体介导的平均血压和心率增加

　(B) D2 受体介导的尿钠排泄

　(C) D1 受体介导的利尿

　(D) D1 受体介导的远曲小管内 $Na^+ - H^+$ 交换激活

　(E) D2 受体介导的肾脏血管扩张

　　小剂量的多巴胺[1~3 mcg/(kg·min)]可以作用于 D1 受体使尿量增加。理论上来说,小剂量的多巴胺可以非特异性作用于多巴胺受体,而更大剂量时,多巴胺则主要表现为对 α 和 β 肾上腺素能受体的作用。在肾脏中多巴胺能的作用主要是由 D1 受体介导,引起肾血管扩张。肾血管扩张使得肾脏血流和肾小球滤过率增加。D1 受体激活也会增加近曲小管和髓袢升支上皮细胞的 cAMP 水平。这会抑制 $Na^+ - H^+$ 交换和 $Na - K - ATP$ 酶引起钠尿和利尿。虽然多巴胺能增加肾血流和尿量,但它在治疗和预防急性肾损伤(AKI)方面的有效性未得到证实。一般来说,多巴胺浓度逐渐增加时,通过 α 和 β 肾上腺素能受体的作用可引起心率和平均血压增加,而全身血管阻力会先降低(以 β 肾上腺素能受体的激活为主)后升高(以 α 肾上腺素能受体的激活为主)。正是由于多巴胺药代动力学的复杂性(当心排血量增加时,多巴胺的代谢发生改变),我们难以预测一定浓度的多巴胺对血流动力学或肾脏的影响,这也就使得一定的输注速率下不同个体的血浆浓度差异很大,也就是说,对某例患者来说低剂量的多巴胺并不一定适用于其他患者。

参考文献：Brunton LL, Chabner BA, Knollman BC. *Goodman & Gilman's the Pharmacological Basic of Therapeutics*. 12th ed. New York, NY: McGraw Hill; 2011.
Johnson KB. *Clinical Pharmacology for Anesthesiology*. 1st ed. New York, NY: McGraw Hill; 2015.
Hussain T, Lokhandwala MF. Renal dopamine receptor function in hypertension. *Hypertension*. 1998;32: 187 - 197.
MacGregor DA, Smith TE, Prielipp RC, et al. Pharmacokinetics of dopamine in healthy male subjects. *Anesthesiology*. 2000; 92 (2): 338 - 346.

(夏苏云　王屹译　郁丽娜校)

第三部分
生理学、设备、监测和运算

第 20 章

生 理 学

1. 下面哪一种表述最接近于 $1.0 \text{ kPa}(10 \text{ cmH}_2\text{O})$？

(A) 1.47 psi

(B) 97 mbar

(C) 7.4 mmHg

(D) 0.1 kPa

(E) 0.5 atm

2. 下列哪种方式可以更好的防止麻醉机与储存瓶的错误连接？

(A) 直径安全指示系统

(B) 轴针安全指示系统

(C) 对每种气体都有特定大小的轭

(D) 气瓶上的运输管理部门的标志

(E) 彩色编码的气瓶

3. 假如你在医院一个偏僻的地方使用氧气瓶 5 L/min 进行镇静操作，压强读数为 500 psi，这个储气罐大约可以持续使用多久？

(A) 33 min

(B) 66 min

(C) 99 min

(D) 120 min

(E) 150 min

4. 含氧化亚氮的储气罐的压强计读数为 745 psi。请问在储气罐里有多少氧化亚氮？

(A) 330 L

(B) 660 L

(C) 1 590 L

(D) 2 000 L

(E) 根据这个信息无法确定

5. 下列哪种最能描述氧气瓶调节器在麻醉机中的用途？

(A) 阀门逆时针旋转时允许气体流出

(B) 防止氧化亚氮污染

(C) 将 2 200 psi 的上游压强转换为 45 psi 的下游压强

(D) 可以防止输出低氧含量气体

(E) 提供氧气驱动风箱

6. 在长时间的手术中，动脉压力传感器从它的底座上掉下来，比原来的位置低 30 cm。这对显示器上显示的血压值有什么影响？

(A) 动脉血压会被低估大约 30 mmHg。

(B) 动脉血压将被高估约 30 mmHg。

(C) 动脉血压会被低估大约 20 mmHg。

(D) 动脉血压将被高估约 20 mmHg。

(E) 由于传感器被大气压校正，所以不会产生影响。

7. 一例有气管肿瘤的患者在重症监护病房中使用了氧气和氦气（heliox）的混合物。这种气体混合物的哪个特性改善了大气道内的流动？
   - （A）温度
   - （B）密度
   - （C）黏度
   - （D）动能
   - （E）相容性

8. 一例患者因车祸引起的失血性休克被送往手术室。在考虑如何最好地使患者复苏时，下列哪种单一的物理特性将最能满足最大速度的输液和输血？
   - （A）静脉导管的长度
   - （B）静脉导管的直径
   - （C）液体的密度
   - （D）液体的黏滞度
   - （E）输液袋与静脉间的压力差

9. 下列哪种增加了湍流的可能性，而并非层流？
   - （A）低速度
   - （B）小口径导管
   - （C）增加液体密度
   - （D）减少液体黏滞性
   - （E）增加液体温度

10. 在设计可变孔口流量计中使用的气体专用锥形玻璃管时，为了保证流量精确测量，必须考虑以下哪些因素？
    - （A）气体的密度
    - （B）气体的黏度
    - （C）气体的密度和黏度
    - （D）不包括气体的密度和黏度
    - （E）气体的溶解度

11. 在手腕的桡侧面上放置一个超声转换器定位桡动脉。彩色多普勒功能被激活，但在灰度屏幕上看不到颜色。下面哪项是最可能的解释？
    - （A）超声转换器没有正确定位于患者身上。
    - （B）患者血压不足。
    - （C）超声波束与动脉夹角为 $90°$。
    - （D）多普勒增益设置错误。
    - （E）在桡动脉没有多普勒频移。

12. 以下所有的因素都影响着气体在膜外扩散的速率，除了：
    - （A）分子的大小
    - （B）分压梯度
    - （C）气体的溶解系数
    - （D）气体的黏度
    - （E）膜的厚度

13. 关于气体溶解度，下列哪个说法是正确的？
    - （A）在恒定温度下，溶解在液体中的气体量与气体的分压成反比。
    - （B）气体的溶解度随温度的降低而增加。
    - （C）随着大气压的减低，气体的溶解度增加。
    - （D）气体的溶解度在整个肺泡-毛细管界面的扩散速率中是可以忽略的因素。
    - （E）挥发性药物在橄榄油中的溶解度与其最小肺泡有效浓度成正比。

14. 下列哪种吸入气体的血气分配系数最低？
    - （A）地氟烷
    - （B）氟烷
    - （C）异氟烷
    - （D）氧化亚氮
    - （E）七氟烷

15. 水蒸气 100% 饱和的气体加热 5℃，下列哪项关于湿度的描述是正确的?
    （A）气体的相对湿度增加了
    （B）气体的相对湿度减少了
    （C）气体的绝对湿度增加了
    （D）气体的绝对湿度减少了
    （E）呼吸回路中的水冷凝

16. 下列哪项描述是临界温度最佳定义?
    （A）物质的沸点减去熔点
    （B）蛋白质变性的温度
    （C）在这个温度之上，没有任何压力可以将气体转化为液体
    （D）心肌自发电活动停止的温度
    （E）如果不应用丹曲林，恶性高热的 95% 致死温度

17. 下列哪项描述是临界温度最佳定义?
    （A）物质开始融化时的压强
    （B）物质开始沸腾时的压强
    （C）物质在 100% 相对湿度下凝结时的压强
    （D）气体在临界温度下液化所需的压强
    （E）使固体在室温下升华所需要的压强

18. 带有已知气体体积的注射器在与压力传感器连接时被压缩到其体积的一半。压强从 20 mmHg 上升到 40 mmHg（图 20 - 4）。这是以下哪条定律的一个例子?

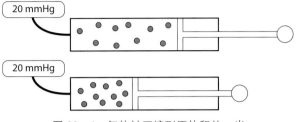

图 20 - 4　气体被压缩到原体积的一半

    （A）Henry 定律
    （B）Dalton 定律
    （C）Boyle 定律
    （D）Avogadro 定律
    （E）Pascal 定律

19. 假设你在丹佛做麻醉（大气压：630 mmHg）。新鲜混合气体是 50% 的空气和 50% 的氧气。输送给患者的氧气的部分压强是多少（假设为干燥气体没有水汽压）?
    （A）100 mmHg
    （B）130 mmHg
    （C）315 mmHg
    （D）380 mmHg
    （E）根据题干信息无法计算

20. 在圣地亚哥的一个重症监护病房（海平面），1 例患者正在机械通气。FiO_2 是 30%，最近的动脉血气显示：pH 7.31，$PaCO_2$ 50 mmHg，PaO_2 133 mmHg，HCO_3^- 19 mmol/L。以下哪个答案最能代表患者的肺泡-动脉（A - a）气压梯度?
    （A）5 mmHg
    （B）8 mmHg
    （C）12 mmHg
    （D）18 mmHg
    （E）24 mmHg

21. 在恒定的温度下,溶解在液体中气体的量与液体接触的气体分压成正比这种说法最好被称为:

 (A) Pascal 定律

 (B) Henry 定律

 (C) Boyle 定律

 (D) Dalton 定律

 (E) Avogadro 定律

22. 麻醉药的肺泡浓度上升到吸入浓度的速率主要取决于哪一对因素?

 (A) 心排血量和血液溶解性

 (B) 血液溶解性和吸入浓度

 (C) 心排血量和吸入浓度

 (D) 分钟通气量和吸入浓度

 (E) 心排血量和分钟通气量

23. 下列因素中哪种可以增加肺泡中麻醉剂的摄取量? 这里 $P_A - P_V$ 是肺泡和静脉的分压差。

 (A) 增加溶解度;增加心排血量;增加 $P_A - P_V$

 (B) 增加溶解度;减少心排血量;减少 $P_A - P_V$

 (C) 减少溶解度;减少心排血量;增加 $P_A - P_V$

 (D) 减少溶解度;减少心排血量;减少 $P_A - P_V$

 (E) 减少溶解度;增加心排血量;增加 $P_A - P_V$

24. 假设一例患者在全身麻醉下行拇外翻手术。吸入新鲜气体流量为 2 L/min 的 2% 七氟烷 60 min 后,以下哪项表述不同部位七氟烷的分压从最高到最低排序最准确?

 (A) 脑>肌肉>脂肪>循环

 (B) 脑>循环>肌肉>脂肪

 (C) 循环>脑>肌肉>脂肪

 (D) 循环>肌肉>脑>脂肪

 (E) 循环>肌肉>脂肪>脑

25. 吸入麻醉药的浓度增加了 5 倍。由此产生的肺泡浓度增加了 6 倍以上。这是以下哪种例子?

 (A) 浓度效应

 (B) 第二气体效应

 (C) 溶解度效应

 (D) 通气效应

 (E) 血气分配效应

26. 当氧化亚氮作为载体气体时,挥发性物质的肺泡浓度增加被称为:

 (A) 浓度效应

 (B) 补充效应

 (C) 第二气体效应

 (D) 毛细管吸收效应

 (E) 通气效应

27. 创伤患者存在微量(75 mL)未被检测到的气胸。在静脉注射麻醉后,她在 50∶50 氧气∶一氧化二氮中维持地氟烷麻醉。30 min 后(稳定状态),气胸的体积将是:

 (A) 25 mL

 (B) 50 mL

 (C) 75 mL

 (D) 150 mL

 (E) 225 mL

答案与解析：生理学

1. 下面哪种表述最接近于 1.0 kPa(10 cmH₂O)?

(A) 1.47 psi

(B) 97 mbar

(C) 7.4 mmHg

(D) 0.1 kPa

(E) 0.5 atm

　　压强是力与它所作用的面积的比值。压强的国际单位是帕斯卡(Pa)，它等于 1 N/m²，其他传统的非国际单位通常被使用，特别是在美国。例如，在麻醉实践中，磅每平方英寸(psi)用于描述汽缸和管道压强。压强通常被描述为移动一段柱状液体的能力；例如，毫米汞柱(mmHg)用于身体系统内的压强(例如动脉血压、颅内压、组织间室压)。千帕(kPa)的使用通常局限于测量气道压强。然而，中心静脉压的报告中使用 kPa 仍然是比较常见的做法，也是学员们经常感到困惑的地方。电子压力传感器在中心静脉压的监测中几乎是通用的，这些值用 mmHg 来表示。毫巴和大气压单位在临床医学中并不常用。表 20-1 显示了转换表。

表 20-1　国际单位(kPa)和其他常用的压强测量单位之间的近似转换

kPa	cmH₂O	mmHg	mbar	psi	atm
1	10	7.4	9.7	0.147	0.01

参考文献：Middleton B, phillips J, Thomas R, Stacey S. Physics in Anesthesia. 1st ed. Banbury, UK: Scion Publishing;2012.

2. 下列哪种方式可以更好的防止麻醉机与储存瓶的错误连接?

(A) 直径安全指示系统

(B) 轴针安全指示系统

(C) 对每种气体都有特定大小的轭

(D) 气瓶上的运输管理部门的标志

(E) 彩色编码的气瓶

　　将错误的气瓶与麻醉机的氧轭连接起来，是一种严重的、但可避免的危险。对气瓶进行颜色编码是防止这种情况的早期策略，尽管它并不能防止人为错误。此外，美国对氧气和空气瓶的颜色编码与国际惯例不同(表 20-2)。由于钢瓶的尺寸是统一的，不管里面的气体是什么，所以轭也必须是一样的。运输部门在每个气瓶的肩上都有永久性的标记，它们显示的是标准温度时的工作压强、制造商和序列号，而不是内部气体的成分。

表 20-2　医用气瓶的颜色编码

气　瓶	美国惯例	国际惯例
氧气	绿色	白色
二氧化碳	灰色	灰色
一氧化氮	蓝色	蓝色
氮气	棕色	棕色
氮气	黑色	黑色
空气	黄色	黑白交替

　　轴针安全指示系统由气瓶阀门装置上的 2 个孔组成，它们位于气体输出端口的下方。每种气体，包括混合气体，如氦气-氧气和氧化亚氮-氧气的气瓶，都有其专门的指针结构。轭上的轴针与阀门上的钻孔对齐，这样的方法使得不同气体的错误连接变得不可能(图 20-1)。

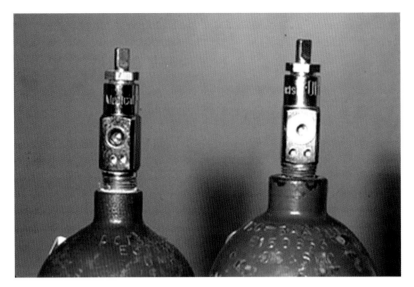

图 20-1　轴针安全指示系统：氧化亚氮气瓶（左）和氧气瓶（右）。注意气罐之间轴针排列的差异（经授权转载自 Longnecker DE, Brown DL, Newman MF, Zapol WM. Anesthesiology. 2nd ed. New York, NY: McGraw Hill; 2012.）

一个例外是轭上的轴针出现损害（偶然的或故意的）；如果没有正确的轴针数目和排列，轭可以接受不同类型的气瓶。

　　直径安全指示系统是一个类似的概念，与管道软管有关。每一种气体软管都有一个特定的接头设计，接头由 2 个不同直径的同心环组成，这些接头能够安全地插入到麻醉机和墙壁上的专用端口中。

参考文献： Dorsch JA, Dorsch SE. Understanding Anesthesia Equipment. 5th ed. Philadelphia, PA: Lippincott Williams & Wilkins; 2008.

3. 假如你在医院一个偏僻的地方使用氧气瓶 5 L/min 进行镇静操作，压强读数为 500 psi，这个储气罐大约可以持续使用多久？

(A) 33 min

(B) 66 min

(C) 99 min

(D) 120 min

(E) 150 min

　　在室温下，一个氧气瓶的容量为 660 L，压强约为 2 000 psi（范围一般为 1 900～2 200 psi）。氧气在一般环境温度下是气体状态存在。氧气的压强与体积会成比例的减少，所以我们可以计算剩下的氧气体积。500 psi 是 2 000 psi 的 25%，所以应该是 0.25×660 L，或者是 165 L，以 5/min 的速度，这将在 33 min 内用完。

参考文献： Dorsch JA, Dorsch SE. Understanding Aensthesia Equipment. 5th ed. Philadelphia, PA: Lippincott Williams & Wilkins; 2008.

4. 含氧化亚氮的储气罐的压强计读数为 745 psi。请问在油箱里有多少氧化亚氮？

(A) 330 L

(B) 660 L

(C) 1 590 L

(D) 2 000 L

(E) 根据这些信息无法判定

　　气体的临界温度是指在此温度之上无论多少压力都不可能将气体转变成液体。例如，氧气的临界温度是 −118℃，这意味着为了获得一罐液态氧，必须冷却到或低于 − 118℃。相比之下，氧化亚氮的临界温度高得多，是 36.5℃。因此在一个满瓶加压的氧化亚氮气瓶里，同时存在液体和蒸气，容量为 1 590 L，压强为 745 psi。只要气瓶里有液体，蒸发部分气体所产生的压强就会保持在 745 psi。只有当液体完全蒸发时，气体的体积才会随着压强的变化而

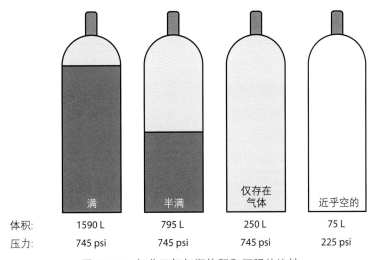

体积：	满	半满	仅存在气体	近乎空的
	1590 L	795 L	250 L	75 L
压力：	745 psi	745 psi	745 psi	225 psi

图 20-2　氧化亚氮气瓶体积和压强的比较

下降。这通常发生在大约剩下 250 L 的气体时（图 20-2）

　　当一些氧化亚氮仍然以液体的形式存在，而又有必要估计剩余的体积，可以对气瓶进行称重，并与气瓶的质量（空的气瓶质量）进行比较，可以粗略地估计液体氧化亚氮的质量。已知 1 mol 的氧化亚氮（也就是 44 g）在标准温度和压力下有 22.4 L 的体积，可以应用阿伏加德罗定律来计算。例如：

　　假设实际质量和皮重之间的差值是 1.65 kg，或 1 650 g

　　　　1 650 g/44 g/mol＝37.5 mol

　　　　37.5 mol×22.4 L/mol＝840 L

　　罐中剩下的氧化亚氮量为 840 L

参考文献：Dorsch JA, Dorsch SE. Understanding Anethesia Equipment. 5th ed. Philadelphia, PA: Lippincott Williams & Wilkins; 2008.

5. 下列哪种最能描述氧气瓶调节器在麻醉机中的用途？

（A）阀门逆时针旋转时允许气体流出

（B）防止氧化亚氮污染

（C）将 2 200 psi 的上游压强转换为 45 psi 的下游压强

（D）可以防止输出低氧含量气体

（E）提供氧气驱动风箱

　　气瓶气体进入麻醉机后就有调节器将气体的压强从 2 200 psi 调整到 45～47 psi，类似的氧化亚氮调节器可以调节压强 745 psi 到 45 psi。这个调节的压强比管道压强（50 psi）稍微小一点，较高的管道压强使调节器关闭，避免气瓶打开时不小心耗尽气瓶内气体。

参考文献：Butterworth JF IV, Mackey DC, Wasnick JD. Morgan & Mikhail's Clinical Anesthesiology. 5th ed. New York, NY: McGraw Hill; 2013.

6. 在长时间的手术中，动脉压力传感器从它的底座上掉下来，比原来的位置低 30 cm。这对显示器上显示的血压值有什么影响？

（A）动脉血压会被低估大约 30 mmHg。

（B）动脉血压将被高估约 30 mmHg。

（C）动脉血压会被低估大约 20 mmHg。

（D）动脉血压将被高估约 20 mmHg。

（E）由于传感器被大气压校正，所以不会产生影响。

　　有创血管内监测线通过连续的生理盐水柱与压力传感器相连，压力传感器将机械能转化为电能。现代的传感器有一有柔性隔膜，并且有电流作用在隔膜上。当压力作用于隔膜时，它会拉伸，从而导致电阻发生变化。转变后的电流输出由监视器识别，以图形方式显示压力波形。这是一个应变仪的例子。

传感器测量的压力与要检测的原始压力有关的。因此，在使用前有必要对大气压（"房间空气"）进行定标或校零。由于传感器和患者之间的液体柱受到重力的影响，所以相对高度的任何变化都会影响到测量值的解释。例如，床降低而同时传感器仍旧在输液杆上位置不变会导致更少的压力传送到隔膜，血压会被低估；同样的，不小心把传感器掉至低于患者的水平将使换能器暴露于更长的一段垂直的液体柱压，血压就被高估了。在本病例中，30 cm 的水柱大约相当于 20 mmHg（10 cmH$_2$O＝7.4 mmHg）。

这个特点可以用在某些特定监护过程中。例如，在大多数病例的监测是在心脏水平进行，但在许多神经外科手术中，了解 Willis 环的动脉压是有用的，这样才能保证脑灌注。在这些情况下，换能器的高度被调整到颅底的高度。

参考文献：Middleton B，Phillips J，Thomas R，Stacey S. Physcis in Anesthesia. 1st ed. Banbury，UK：Scion Publishing；2012.

7. 一例有气管肿瘤的患者在重症监护病房中使用了氧气和氦气（heliox）的混合物。这种气体混合物的哪个特性改善了大气道内的流动？

（A）温度

（B）密度

（C）黏度

（D）动能

（E）相容性

在上气道阻塞的患者中，气流是湍流的，并取决于气体的密度。因此，对于给定的压力梯度（即当患者吸气时），密度较低的气体会在阻塞处产生较高的流速。Heliox 是氦气和氧气的混合物（通常是 79% 的氦气和 21% 的氧气）。将空气中的氮气替换为密度小的氦气，heliox 的流速要高得多，这样可以达到减少呼吸做功的目的。这种效应对于小气道梗为主的疾病，如慢性阻塞性肺疾病或哮喘，是几乎没有好处

的，因为气流很可能是层流的。

参考文献：Middleton B，Phillips J，Thomas R，Stacey S. Physcis in Anesthesia. 1st ed. Banbury，UK：Scion Publishing；2012.

8. 一例患者因车祸引起的失血性休克被送往手术室。在考虑如何最好地使患者复苏时，下列哪种单一的物理特性将最能满足最大速度的输液和输血？

（A）静脉导管的长度

（B）静脉导管的直径

（C）液体的密度

（D）液体的黏滞度

（E）静脉输液袋与静脉间的压力差

静脉输液套管因为它们的直径相对较小可以假定为层流。层流流动中的流量不依赖于密度（正如湍流一样），而是由管的长度和直径、输液头端的压力和溶液的黏度决定，如 Hagan - Poiseuille 等式所示：

$$流量(Q)＝(\pi\Delta Pr^4)/(8\eta l)$$

$\Delta P＝$压力差，$\eta＝$黏滞度，$l＝$管的长度，$r＝$管的半径。

注意，输液头端压力加倍或管道长度减半会使流量加倍；相比之下，半径增加 1 倍，其速率就会高出 16 倍。正是由于这个原因，在复苏过程中，相比较长小口径的中心静脉导管宁可选择短且大口径的静脉套管。

参考文献：Middleron B，Phillips J，Thomas R，Stacey S. Physics in Anesthesia. Ist ed. Banbury，UK：Scion Publishing；2012.

9. 下列哪一种增加了湍流的可能性，而非层流？

（A）低速度

（B）窄直径的导管

（C）增加液体密度

（D）减少液体黏滞性

（E）增加液体温度

管中液体流动可以是层流的，也可以是湍流的。层流是一种有序的模式，在这种模式下，

所有的分子都以层的方式沿着直线（或"层流"）在管内向前运动。层流流动速度在中心是最快的，在外围是最慢的（图 20‐3）。湍流的特征是无组织的运动和管内存在涡流。这些涡流干扰了分子的向前运动，增加了实现给定流量所需的能量。在层流中，流量与压力梯度成正比；在湍流中，流速与压力梯度的平方根成正比。换句话说，当流体从层流变为湍流时，使用加压袋挤压液体通过静脉套管所需要的压力加倍。

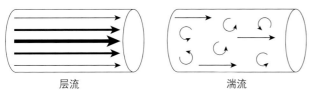

图 20‐3　导管内层流和湍流

许多因素影响着流动变成湍流的可能性：

（1）速度的增加

（2）管径的增加

（3）液体密度增加（增加温度降低液体密度流体）

（4）黏度下降

这些因素可以用雷诺数来表示：

$$雷诺数 = v\rho d / \eta$$

其中 v ＝速度，ρ ＝密度，d ＝直径，η ＝黏度。

一般而言，当雷诺数＜2 000 时，存在层流。当雷诺数为＞4 000 时，存在湍流。雷诺数在 2 000～4 000 可能有过渡流（层流和湍流的混合物）。

参考文献：Middleton B，Phillips J，Thomas R，Stacey S. Pysics in Anesthesia. Ist ed. Banbury, UK：Scion Publishing；2012.

10. 在设计可变孔口流量计中使用的气体专用锥形玻璃管时，为了保证流量精确测量，必须考虑以下哪些因素？

（A）气体的密度

（B）气体的黏度

（C）气体的密度和黏度

（D）不包括气体的密度和黏度

（E）气体的溶解度

可变孔口流量计由锥形玻璃管和指示球、梭芯或浮子组成，它通过 2 种力的平衡悬浮在管内：重力和可由操作者调整的气流的上升力。在管的底部，管径小，只需要少量的气体即可推动指示球向上，气体在其周围流动。这种流动是层流的。当转动控制旋钮让更多的气流进入管道，指示球就会上升到越来越宽的管道里，直到到达某一个点，使得增加的气流速度和管道直径产生了湍流。因此，密度（在湍流中）和黏度（湍流和层流）都对指示球浮起高度起作用，锥形管的生产必须特别考虑这些参数。

参考文献：Middleton B，Phillips J. Thomas R，Stacey S. Pysics in Anesthesia. Ist ed. Banbury, UK：Scion Publishing；2012.

11. 在手腕的桡侧面上放置一个超声转换器定位桡动脉。彩色多普勒功能被激活，但在灰度屏幕上看不到颜色。下面哪项是最可能的解释？

（A）超声转换器没有正确定位于患者身上。

（B）患者血压不足。

（C）超声波束与动脉夹角为 90°。

（D）多普勒增益设置错误。

（E）在桡动脉没有多普勒频移。

多普勒效应是指波从运动表面反射回来时频率的明显变化。这是每天都能听到的，当一辆救护车向你驶来的时候，它发出的警报声越来越大，而救护车驶过后，声音似乎降低了。当然，声音在现实中并没有改变。

在超声物理学中，从运动目标（如血细胞）反射的声波会经历多普勒频移或频率变化。

这可以通过现代超声机器用多种方式以图形来表示。对临床医学最有用的一种是彩色多普勒，不同的速度将显示为红色或蓝色的阴影。向转化器移动的目标会有一个正向的多普勒偏移，通常表现为红色的阴影；那些移动的目标会显示为蓝色("BART：blue away，red towards")。蓝色或红色的阴影越浅，速度越高。

当试图使用彩色多普勒的时候，一个常见的错误是将换能器与血管呈 90°放置。这导致血细胞既不朝向也不背向超声波移动，而是与换能器表面平行移动。使换能器向任意方向倾斜（近端或远端）通常能纠正这一问题。

参考文献：Middleton B，Phillips J．Thomas R，Stacey S．Pysics in Anesthesia．Ist ed．Banbury，UK：Scion Publishing；2012．

12. 以下所有的因素都影响着气体通过膜扩散的速率，除了：

（A）分子的大小

（B）分压梯度

（C）气体的溶解系数

（D）气体的黏度

（E）膜的厚度

扩散是分子（主要是气体和液体）的随机热运动，它导致分子从高浓度区域净转移到低浓度区域。气体扩散有 3 个主要决定因素：

（1）气体的物理化学特性（分子量，溶解度）

（2）分压梯度

（3）膜特征（面积、厚度）

它们之间的相互作用如 Fick 扩散定律所述：

$$V_{gas} = \frac{A \times D \times (P1 - P2)}{T}$$

其中 V_{gas}＝单位时间内通过组织屏障扩散的气体量（mL/min）。

A＝障碍物的表面积。

D＝特定气体的扩散系数

（$P_1 - P_2$）＝跨气体屏障的压力差

T＝屏障的厚度

人体最重要的扩散屏障是肺泡-毛细血管界面，它的表面积在成人约为 70 m^2。这可能会有所变化，如运动时更多的毛细血管参与作用，而低血压和过度的呼气末正压通气时，参与的毛细血管较少。除非发生肺水肿纤维化等疾病，否则这个屏障的厚度可以忽略不计（0.2～0.5 mm）。

D，或者说扩散常数，与溶解度成正比，与分子量的平方根成反比：

$$D \propto \frac{溶解度}{\sqrt{分子量}}$$

换句话说，气体越重，扩散的时间越长，因为越轻的分子速度越快，碰撞越频繁。在屏障组织中，气体的可溶性越高，扩散速度就越快。例如二氧化碳，它在水中的溶解度是氧气的 24 倍，因此通过肺泡毛细血管膜扩散的速度比氧气快 20 倍。由于这个原因，当膜扩散损伤发生时，患者更容易出现氧合问题，而不是高碳酸血症。

参考文献：Levitzky MG．Pulmonary Physiology．8th ed．New York，NY：McGraw Hill；2013．

13. 关于气体溶解度，下列哪个说法是正确的？

（A）在恒定温度下，溶解在液体中的气体量与气体的分压成反比。

（B）气体的溶解度随温度的降低而增加。

（C）随着大气压的减低，气体的溶解度增加。

（D）气体的溶解度在整个肺泡-毛细管界面的扩散速率中是可以忽略的因素。

（E）挥发性药物在橄榄油中的溶解度与其最小肺泡有效浓度成正比。

亨利定律指出，在一个恒定的温度下，指定的气体在指定的类型和体积的液体中溶解的量，直接与该气体与液体平衡的分压成正比（而不是反比）。在平衡状态下，存在于气态和溶解状态的分子数相同，它们都具有相同的动能。

当温度下降时，气体的溶解度会增加，相反地，在较高的温度下，气体更活跃，并且有更多的能量从液体中逸出。这就是为什么打开一罐室温的碳酸饮料会比一罐非常冷的碳酸饮料产生更多的二氧化碳气泡的原因：气体的溶解度降低了。同样的原因，快速升温血库中拿来的冷血，由于各种气体溶解度的降低经常会导致血中有气泡；基于这个原因，液体加热器始终有一个"气泡收集器"。

如果系统被减压,溶解度降低,气体又会从溶液中出来。最引人注目的例子是深度潜水者,当血液和组织中形成氮气泡时,他们会得减压病。

溶解度是影响肺泡-毛细管膜扩散速率的一个非常重要的因素,它与菲克定律中的扩散常数成正比。

油:气分配系数与效力成正比,与 MAC 成反比。

参考文献:Middleton B, Phillips J. Thomas R, Stacey S. Pysics in Anesthesia. Ist ed. Banbury, UK:Scion Publishing;2012.

14. 下列哪种吸入气体的血气分配系数最低?

(A) 地氟烷

(B) 氟烷

(C) 异氟烷

(D) 氧化亚氮

(E) 七氟烷

分配系数是指在稳定状态下两相中气体的相对浓度(当分压处于平衡状态时)(表 20-3)。例如,地氟烷的血气分配气系数为 0.42。在稳定状态下,血中的地氟烷是肺泡内的 0.42 倍。请记住,它们的分压是相同的,尽管这两相麻醉剂的量是不同的。血液与可溶性气体,如氟烷的亲和力比相对不溶性气体,如地氟烷或氧化亚氮大得多,血气分配系数为 2.4,平衡状态下两相分压平衡时溶解的氟烷是地氟烷的 5 倍以上。

表 20-3　37℃吸入麻醉药的分配系数[a]

麻醉气体	血/气	脑/血	肌/血	脂肪/血
氧化亚氮	0.47	1.1	1.2	2.3
氟烷	2.4	2.9	3.5	60
异氟烷	1.4	2.6	4.0	45
地氟烷	0.42	1.3	2.0	27
七氟烷	0.65	1.7	3.1	48

[a] 这些数据来源于多项研究的平均数据,用于比较的目的,不作为精确数据。

来源于:Butterworth JF IV, Mackey DC, Wasnick JD. Morgan & Mikhail's Clinical Anesthesiology. 5th ed. New York, NY:McGraw Hill;2013.

血气溶解度系数低的麻醉药比高系数的药物起效更快。这是一个很难理解的概念。溶解度越高,被血液吸收和溶解的就越多(被血液俘获)。最初,由于与血液有亲和力,从肺泡转移到血液的药物体积可能更大,但这是以较低的药物分压为代价的,进而出现药物的压力梯度下降。麻醉结束时,可溶性差的药物迅速离开血液,在通气充足的情况下,形成压力梯度,有利于药物从血液中快速释放出来。用一个日常的例子来说明:想象有 2 杯碳酸饮料,其中一杯是冰凉的,另一杯是室温的。与热饮料相比,冷饮料的溶解度更大,气泡从溶液中释放出来变清饮料所需的时间要长得多。把血液想象成苏打水(如果你能忍受这令人不快的画面),把液体上方的气体想象成大脑或肺泡。不溶性气体与组织/肺泡的平衡速度更快,因为它们更容易被释放出来。

15. 水蒸气 100%饱和的气体加热 5℃,下列哪项关于湿度的描述是正确的?

(A) 气体的相对湿度增加了

(B) 气体的相对湿度减少了

(C) 气体的绝对湿度增加了

(D) 气体的绝对湿度减少了

(E) 呼吸回路中的水冷凝

湿度是指气体中水蒸气的含量。绝对湿度是指在一定体积的气体中水蒸气的质量。相比之下,相对湿度是饱和百分数,即在特定温度下的水蒸气含量,以水蒸气总容量的百分比表示。

如果饱和的气体(100%相对湿度)被加热,它保有更多水蒸气的能力就会增加,而相对湿度会随着气体的膨胀开始下降。因为水分子的绝对数量保持不变,所以绝对湿度不会增加或减少。相反,被冷却的饱和气体和水蒸气变得过饱和,水开始在呼吸回路的表面凝结。

水蒸气压是描述混合气体中水蒸气的分压的术语。在正常体温时这个压力是 47 mmHg。该数值在应用肺泡气体方程时很有帮助:

$$P_AO_2 = FiO_2(P_{atm} - 47\ mmHg) \times PaCO_2/0.8$$

参考文献: Dorsch JA, Dorsch SE. Undestanding Anesthesia Equipment. 5th ed. Philadelphia, PA: Lippincott Williams & Wilkins; 2008.

16. 下列哪项描述是临界温度最佳定义?

(A) 物质的沸点减去熔点

(B) 蛋白质变性的温度

(C) 在这个温度之上,没有任何压力可以将气体转化为液体

(D) 心肌自发电活动停止的温度

(E) 如果不应用丹曲林,恶性高热的 95% 致死温度

在一个特定的温度下,足够的压力可以使气体转化为液态。一般来说,温度越高,物质中的动能就越大,它作为气体存在的可能性也就越大。每种物质都有一个临界温度(见表 2-4)。氧气的临界温度是 $-118℃$,这意味着在室温下,储气瓶内的氧气是气态的。相比之下,氧化亚氮的临界温度要高得多,为 $36.5℃$,因此在氧化亚氮气罐内有一些是液态,有一些是气态。

表 20-4 37℃ 血气分配系数

麻醉气体	血气分配系数
七氟烷	0.45
氧化亚氮	0.47
七氟烷	0.65
异氟醚	1.4
氟烷	2.5
乙醚	12

参考文献: Dorsch JA, Dorsch SE. Undestanding Anesthesia Equipment. 5th ed. Philadelphia, PA: Lippincott Williams & Wilkins; 2008.

17. 下列哪项描述是临界温度最佳定义?

(A) 物质开始融化时的压强

(B) 物质开始沸腾时的压强

(C) 物质在 100% 相对湿度下凝结时的压强

(D) 气体在临界温度下液化所需的压强

(E) 使固体在室温下升华所需要的压强

即使在它的临界温度(在此温度之上没有任何压力能使气体液化),气体通常也需要很大的压强才能转化成液体。例如,氧的临界温度是 $-118℃$。氧气的临界压强是 49.7 atm。真空绝缘蒸发器是储存液氧的专用容器。它的设计像保温瓶,有 2 层,中间有一个接近真空的地方,保持在 $-170℃$,远低于临界温度。这种设计,只需要将容器加压到大约 10.5 atm 便足够了。

参考文献: Middleton B, Phillips J, Thomas R, Stacey S. Physics in Amesthesia. Ist ed. Banbury, UK: Scion Publishing; 2012.

18. 带有已知气体体积的注射器与压力传感器连接,被压缩到其体积的一半,压强从 20 mmHg 上升到 40 mmHg(图 20-4)。这是以下哪条定律的一个例子?

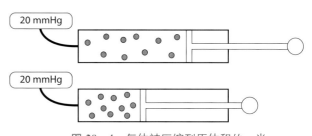

图 20-4 气体被压缩到原体积的一半

(A) Henry 定律

(B) Dalton 定律

(C) Boyle 定律

(D) Avogadro 定律

(E) Pascal 定律

Boyle 定律指出,在恒定温度下,密闭容器中理想气体的体积与其压力成反比。数学上,这表示为:

$$P1 \times V1 = P2 \times V2$$

P=压力,V=体积

Boyle 定律的一个例子是计算氧气瓶的氧气体积。众所周知,这些气体在 1 atm(14.7 psi)下可以产生 660 L 的氧气,当氧气瓶充满气体

时,其压力大约为 2 000 psi。数据代入公式,我们可以得到:

$$P1 \times V1 = P2 \times V2$$
$$14.7 \text{ psi} \times 660 \text{ L} = 2 000 \text{ psi} \times \_L$$
$$V2 = 4.8 \text{ L}$$

这个值被称为气瓶的"水容量"[例如,就像你只是简单地用不可压缩液体(如水)填充气瓶]。

参考文献: Middleton B, Phillips J, Thomas R, Stacey S. Physics in Amesthesia. Ist ed. Banbury, UK: Scion Publishing; 2012.

19. 假设你在丹佛做麻醉(大气压 630 mmHg)。新鲜混合气体是 50% 的空气和 50% 的氧气。输送给患者的氧气的部分压强大约是多少(假设为干燥气体没有水汽压)?

（A） 100 mmHg

（B） 130 mmHg

（C） 315 mmHg

（D） 380 mmHg

（E） 根据题干信息无法计算

　　道尔顿分压定律指出,混合气体的总压是所有成分分压的总和($P_{total} = P_a + P_b + P_c + \cdots$)。知道总压是一个大气压(丹佛低于典型的海平面压力 760 mmHg),可以通过计算首先评估氧气浓度($50\% + 0.21 \times 50\% = 60.5\%$)。630 mmHg $\times 60.5\% = 381$ mmHg。

参考文献: Middleton B, Phillips J, Thomas R, Stacey S. Physics in Amesthesia. Ist ed. Banbury, UK: Scion Publishing; 2012.

20. 在圣地亚哥的一个重症监护病房(海平面),一例患者正在机械通气。FiO_2 是 30%,最近的动脉血气显示:pH 7.31,$PaCO_2$ 50 mmHg,PaO_2 133 mmHg,HCO_3^- 19 mmol/L。以下哪个答案最能代表患者的肺泡-动脉（A－a）气压梯度?

（A） 5 mmHg

（B） 8 mmHg

（C） 12 mmHg

（D） 18 mmHg

（E） 24 mmHg

　　这很容易用肺泡气体方程来解:

$$P_{A}O_2 = FiO_2(P_{atm} - P_{H_2O}) - PaCO_2/0.8$$
$$P_{atm} = 大气压(海平面为 760 \text{ mmHg})$$
$$P_{H_2O} = 水蒸气压(37℃ 为 47 \text{ mmHg})$$

代入公式,我们得到:

$$P_{A}O_2 = 0.3 \times (760 - 47) \times (50/0.8)$$
$$P_{A}O_2 = 151.4 \text{ mmHg}$$

从 $P_{A}O_2$ 减去测量的 PaO_2,我们得到:

151.4 mmHg $-$ 133 mmHg $=$ 18.4 mmHg

参考文献: Middleton B, Phillips J, Thomas R, Stacey S. Physics in Amesthesia. Ist ed. Banbury, UK: Scion Publishing; 2012.

21. 在恒定的温度下,溶解在液体中气体量与气体和液体接触处的分压成正比。这种说法最好被称为:

（A） Pascal 定律

（B） Henry 定律

（C） Boyle 定律

（D） Dalton 定律

（E） Avogadro 定律

　　Henry 定律指出,在恒定的温度下,溶解在液体中的气体量与气体与液体接触处的分压成正比。对于各种气体、液体和温度的给定组合,有一个独特的溶解度系数或常数。在较高的温度下,气体在液体中不容易溶解(给予一个恒定的压力)。

　　挥发性麻醉剂的作用与血液中药物的分压成正比。换句话说,分压越大,麻醉效果越好。根据 Henry 定律,溶解在血液中的麻醉药物的分压与肺泡中麻醉气体的分压成正比。相反,Dalton 定律指出,肺泡内的麻醉气体的分压与其他存在的气体无关。因此,改变麻醉气体压的唯一因素是气压本身和每单位体积内输送到肺泡的药物剂量(即药物浓度)。

参考文献: Middleton B, Phillips J, Thomas R, Stacey

S. Physics in Amesthesia. Ist ed. Banbury, UK: Scion Publishing; 2012.

22. 麻醉药的肺泡浓度上升到吸入浓度的速率主要取决于哪对因素？

(A) 心排血量和血液溶解性

(B) 血液溶解性和吸入浓度

(C) 心排血量和吸入浓度

(D) 分钟通气量和吸入浓度

(E) 心排血量和分钟通气量

肺泡浓度与吸入浓度的上升速率（FA/FI）

主要由 2 个因素决定：吸入浓度（呼吸系统吸入的浓度）和分钟通气量。因此，挥发罐上表盘浓度的增加和过度通气都将更快地使 FA 与 FI 达到平衡（图 20-5）。

与此同时，麻醉剂也被肺血管吸收，这对 FA 的增加是起反作用的。决定药物吸收的 3 个因素是溶解度、心排血量，以及在肺泡中麻醉剂和混合静脉血的分压差。因此，这些因素确实在决定 FA/FI 方面发挥了作用，但远远低于吸入浓度和分钟通气量发挥的效果。

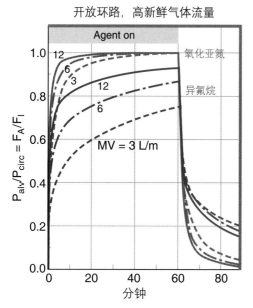
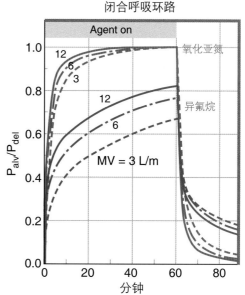

图 20-5 分钟通气量对肺泡内麻醉药物浓度的影响。A. P_{alv} 的升高以传统的方式显示，其趋向于吸入浓度，只有在非常高的新鲜气体流量（FGFs）和无重复吸入时才能保持恒定。增加分钟通气量（MV）加快 P_{alv} 的升高，停止输入时加快清除速度。B. P_{alv} 趋向于吸入的麻醉药物浓度。该图很好地反映了典型的诱导过程中重复吸入时 P_{alv} 的升高过程（FGF=6 L/min）。（经授权转载至 Longnecker DE, Brown DL, Newman MF, Zapol WM. 授权转载自《Anesthesiology》，第 2 版，纽约，McGraw Hill；2012）

23. 下列因素中哪种可以增加肺泡中麻醉剂的摄取量？这里 $P_A - P_V$ 是肺泡和静脉的分压差。

(A) 增加溶解度；增加心排血量；增加 $P_A - P_V$

(B) 增加溶解度；减少心排血量；减少 $P_A - P_V$

(C) 减少溶解度；减少心排血量；增加 $P_A - P_V$

(D) 减少溶解度；减少心排血量；减少 $P_A - P_V$

(E) 减少溶解度；增加心排血量；增加 $P_A - P_V$

药物摄取取决于 3 个因素：溶解度、心排血量和肺泡静脉分压差（$P_A - P_V$）。

溶解度（也称为分配系数）是指一种麻醉剂

在平衡状态下两相中的其中一种的相对亲和力。例如，地氟烷的血气分配系数为 0.45。这意味着当地氟烷的分压在肺泡毛细血管膜上相等时，血中地氟烷分子数为肺泡中的 0.45 倍（即在肺泡中每存在 100 个气体分子，血液中就有 45 个）。常用麻醉药的血气分配系数见表 20-4。较大的血气分配系数意味着吸收增加（气体更易溶解），从而降低 FA/FI 比值。

增加肺血流量（心排血量）会使麻醉剂吸收更多，并降低 FA/FI 比值。另一方面，心排血量的减少使毛细血管和肺泡之间需要更多的时间达到平衡；在这种情况下，降低浓度梯度可以减少摄取。这种效应对容易溶解的物质更为明显。

同样，如果血液回流到肺部的麻醉分子浓度较低，浓度梯度就会升高，从而增加吸收。相反，混合静脉血液中麻醉剂饱和导致从肺泡到血液的浓度梯度较低，摄取相对较少。

参考文献：Longnecker DE，Brown DL，Newman MF，Zapol WM. Anesthesiology. 2nd ed. New York，NY：McGraw Hill；2012.

24. 假设 1 例患者在全身麻醉下行拇外翻手术。吸入新鲜气体流量为 2 L/min 的 2% 七氟烷 60 min 后，以下哪项表述不同部位七氟烷的分压从最高到最低排序最准确？

（A） 脑＞肌肉＞脂肪＞循环

（B） 脑＞循环＞肌肉＞脂肪

（C） 循环＞脑＞肌肉＞脂肪

（D） 循环＞肌肉＞脑＞脂肪

（E） 循环＞肌肉＞脂肪＞脑

肺毛细血管血液与肺泡迅速平衡分压，这样血液进入肺静脉和左心房应该接近肺泡的分压（P_{alv}）。麻醉药物被不同的组织摄取大部分上取决于组织的血流量比例、其解剖体积、组织-血液分配系数。例如，血管丰富的组织主要由心脏、大脑、脊髓、肝脏、肾脏和内分泌腺组成，约占体重的 10%，却接受约 70% 的心排血量。因此，这些组织会迅速与 P_{alv} 平衡（图 20-6）。

另一方面，肌肉约占体重的 50%，但仅占心排血量的 20%（休息时）。所以该组织的麻醉药物分压上升得较慢，2～4 h 达到平衡。随着肌群的分布平衡，脂肪成为唯一有效的麻醉药物储存库。脂肪约占体重的 20%，接受不到 10% 的心脏血液。大多数挥发性物质很容易蓄积在脂肪中，脂肪分配系数通常在 25～50，而肌肉为 1～3。因此，在典型的临床实践中很难达到稳定的分压，而七氟烷的平衡半衰期大约为 30 h。最后是血管缺乏的一组，包括骨骼、肌腱、韧带、

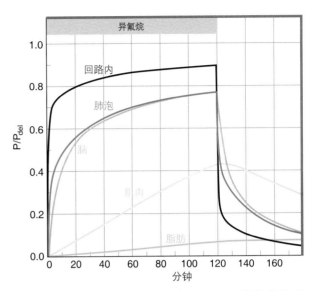

图 20-6　不同组织麻醉药物摄取。以新鲜气体流量（FGF）=6 L/min，V=5 L/min，Q=5 L/min 诱导为例，上图显示不同组织异氟烷分压。值得注意的是七氟烷在高血流灌注组织中的分压非常接近肺泡内，除非 P_{alv} 变化剧烈。另外，需要注意的是在停止输注异氟烷时脂肪组织中异氟烷分压仍会继续上升，只要 P_{alv} 高于 P_{fat}。V，分钟通气量；Q，心输出量。（经 Longnecker DE，Brown DL，Newman MF，Zapol WM. 授权转载自《Anesthesiology》，第 2 版，纽约：McGraw Hill；2012）

软骨，由于灌注最少，对麻醉剂的吸收几乎可以忽略不计。

应该清楚的是，如果吸入浓度在麻醉开始后没有下降，那么环路中的分压总是比其他任何组织都要高。当然，当浓度下降或关闭时，这种情况就会发生变化，环路吸气端压力接近或等于零。

参考文献：Longnecker DE，Brown DL，Newman MF，Zapol WM. Anesthesiology. 2nd ed. New York，NY：McGraw Hill；2012.

25. 吸入麻醉药的浓度增加了 5 倍。由此产生的肺泡浓度增加了 6 倍以上。这是以下哪种例子？

（A） 浓度效应

（B） 第二气体效应

（C） 溶解度效应

（D） 通气效应

（E） 血气分配效应

浓度效应描述了吸入浓度的增加不仅会增加气体的肺泡浓度，还会增加气体浓度的上升

速度。它由 2 个组成部分：被定义为集中效应和增加的流入效应。

假设吸入麻醉药物浓度为 10%（即 10% 为麻醉剂，其余 90% 为其他气体如空气），如果 50% 的麻醉气体被肺毛细血管血液吸收，就会在肺泡中留下原来体积的一半，也就是 5%，麻醉剂的肺泡浓度等于 5 除以气体部分的总数（5 + 90），或者 5/95＝5.3%。

如果同样的气体以 50% 的吸入浓度（或者是前一个例子中浓度的 5 倍）给药，情况就不同了。当 50% 的肺泡麻醉体积被血液吸收时，75 个肺泡中就剩下 25%，占 33%。肺泡浓度的增加并不令人惊讶。然而，计算这 2 个例子之间的比率可以发现，虽然吸入浓度有 5 倍的差异（10% *vs* 50%），肺泡浓度差异为 6.2 倍（33%/5.3%＝6.2）。这种现象是集中效应。

另一个影响浓度效应的因素是增加的流入效应。使用上面的第 1 个例子，吸收气体的 5% 必须被替换，以避免肺泡的塌陷。当原 10% 混合物的 5% 进入肺泡时，肺泡浓度变为 5.5%（5 + 0.5/90 + 4.5）。相比之下，在第 2 个例子中，用 50% 的混合气体替换麻醉气体的 25%

导致肺泡浓度为 37.5%（25 + 12.5/50 + 12.5）。当吸入浓度增加了 5 倍时，这相当于增加流入的肺泡浓度（37.5/5.5）是单纯的浓缩效果的 6.8 倍。

参考文献：Butterworth JF IV，Mackey DC，Wasnick JD. Morgan ＆ Mikhails Clinical Anesthesiology. 5th ed. New York，NY：McGraw Hill：2013.

26. 当氧化亚氮作为载体气体时，挥发性物质的肺泡浓度增加被称为：
（A）浓度效应
（B）补充效应
（C）第二气体效应
（D）毛细管吸收效应
（E）通气效应

第二气体效应是当肺毛细血管吸收氧化亚氮时观察到的现象，其增加"第二种"气体的肺泡浓度。第 2 种气体几乎都是挥发性的吸入麻醉剂。第二气体效应的解释见图 20-7。

参考文献：Butterworth JF IV，Mackey DC，Wasnick JD. Morgan ＆ Mikhails Clinical Anesthesiology. 5th ed. New York，NY：McGraw Hill：2013.

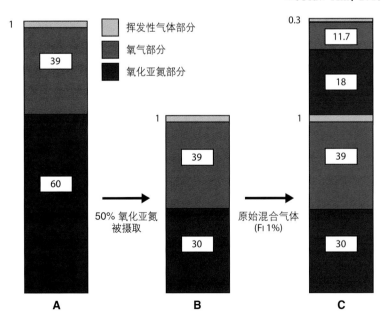

图 20-7 第二气体效应。(A) 第一次呼吸，包含 60% N_2O，39% O_2 和 1% 挥发性气体。如果 50% 的氧化亚氮被血液吸收（忽略挥发性药物的吸收），导致肺泡内挥发性药物的浓度变为 1/70，或 1.4%（B）。随后一次的呼吸（C），30 分原始气体汇入肺泡，导致另外的 30 分中 1% 的挥发性药物汇入，即 0.3%。因此，第 2 次呼吸结束时的总浓度为 1.3%。

27. 创伤患者存在微量(75 mL)未被检测到的气胸。在静脉注射麻醉后,她在 50∶50 氧气∶氧化亚氮中维持地氟烷麻醉。30 min 后(稳定状态),气胸的体积将是:

(A) 25 mL

(B) 50 mL

(C) 75 mL

(D) 150 mL

(E) 225 mL

　　氧化亚氮在血液中的可溶性大约是氮的 35 倍。由于空腔内(如静脉栓塞、气胸或中耳)大多含有氮,血液中的任何氧化亚氮都很快平衡,而氮则或多或少被滞留。因此,空腔的体积将按氧化亚氮分压的比例增加。如果空间高度兼容,那么只有体积发生变化;但是,如果它是一个不兼容的空间,并且几乎没有空间进行容量变化(例如中耳),体积不变而压力将增加。

　　图 20 - 8 说明了氧化亚氮的体积膨胀原理。如果我们假设气泡有很高的顺应性,并且可以很容易地膨胀,那么气泡的总压力就会与大气压一致。吸入稳态的氧化亚氮的体积可以被计算:新的体积＝原始体积×(1÷氮分压)

　　氧化亚氮的分压为 0.5 atm,其余氮气的分压为 0.5 atm,气泡膨胀到原来体积的 2 倍(每种气体的体积相等)。当氧化亚氮的分压为 0.67 atm 时,氮气的分压为 0.33 atm,气泡的大小将是原来的 3 倍。如果使用 75% 的氧化亚氮,气泡的大小将是原来的 4 倍。

　　在许多情况下这可能是一个重要的临床问题,包括静脉或动脉空气栓塞、气胸、肠梗阻、颅腔积气、肺大泡或囊肿、眼内气体泡和鼓膜移植。

参考文献: Longnecker DE, Brown DL, Newman MF, Zapol WM. Anesthesiology. 2nd ed. New York, NY: McGraw Hill; 2012.

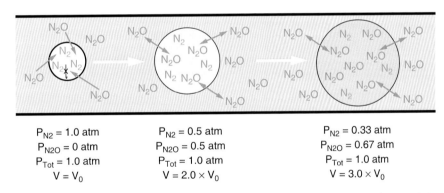

图 20 - 8　由氧化亚氮导致的静脉空气栓子扩张。氧化亚氮(N_2O)进入气泡的速度高于氮气离开的速度(因为血液携氮能力较低),导致气泡膨胀。气泡持续膨胀直至气泡内氧化亚氮分压与周围血液中的分压持平。所以,50% 的 N_2O(P_{N_2O} = 0.5 atm)时空气栓子体积增加 1 倍,67%的氧化亚氮(P_{N_2O} = 0.67 atm)时体积增加至 3 倍。小的静脉空气栓子扩张可以导致肺毛细血管栓塞,影响血流和气体交换(经 Longnecker DE, Brown DL, Newman MF, Zapol WM. 授权转载自《Anesthesiology》,第 2 版,纽约,McGraw Hill; 2012)

（王文娜　李雪译　严敏校）

第 21 章

麻醉机和呼吸机

1. 你计划为一例呼吸窘迫患者插 1 根内径为 7.0 mm 的标准气管导管。预计机械通气时间较长,为减少导管相关的通气阻力,最有效的方法是:
   (A) 导管切掉 4 cm 以减少导管长度
   (B) 使用内径为 8.0 mm 的气管导管代替 7.0 mm
   (C) 使用硅油喷剂润滑导管内面
   (D) 插管前用一壶热水温热导管
   (E) 调整导管位置使气囊刚好在声带下方

2. 呼出气的重复吸入会发生在:
   (A) 二氧化碳吸收剂 50％饱和
   (B) 二氧化碳吸收剂 97％饱和
   (C) 新鲜气流低于分钟通气量
   (D) 吸呼比为 1∶3
   (E) 内源性 PEEP 超过 1.0 kPa(10 cmH_2O)

3. 以下哪个因素最可能导致给予的和吸入的麻醉药的浓度不一致?
   (A) 钠石灰或钡石灰
   (B) 使用低浓度的七氟烷
   (C) 吸入新鲜气流中使用氧化亚氮
   (D) 空气稀释
   (E) 高碳酸血症

4. 以下关于加温和湿润交换器(HMEs)用于湿化气道气体的叙述哪项是正确的?
   (A) 成人 HMEs 增加了低于 10 mL 的无效腔。
   (B) 低潮气量会降低湿化气体的有效性。
   (C) HMEs 降低了重症患者呼吸机相关肺炎的发病率。
   (D) 使用 HMEs 可能会发生威胁生命的气道梗阻。
   (E) HMEs 增加了 15％～20％的气流阻力。

5. 不同物质的比热列于表 21-1,若选用最不易受温度变化影响的材料制作监护设备,哪种材料最合适?

表 21-1　选用材料的比热

材　　料	比热[kJ/(g · ℃)]
铜	0.09
铝	0.214
玻璃	0.16
钢	0.107
铅	0.03

(A) 铜
(B) 铝
(C) 玻璃
(D) 钢
(E) 铅

6. 如图 21 - 1 所示的直角弯头连接器，A 端和 B 端的外径分别是多少？

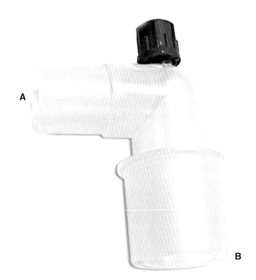

图 21 - 1　直角弯头连接器

(A) A=11 mm；B=15 mm

(B) A=11 mm；B=22 mm

(C) A=11 mm；B=25 mm

(D) A=15 mm；B=22 mm

(E) A=19 mm；B=30 mm

7. 以下哪项是所有气管导管都需要满足的标准？

(A) 导管外径用 mm 标记

(B) 曲度的半径为 5～8 cm

(C) 横切面为圆形或椭圆形

(D) 24°～30°的锥形斜角

(E) 导管尖端的侧孔面积<80%的横截面积

8. 在闭合系统中，2 L 的橡胶贮气囊含 8 L 的空气，最可能的压力峰值为：

(A) 1.0 kPa(10 cmH$_2$O)

(B) 2.0 kPa(20 cmH$_2$O)

(C) 4.9 kPa(50 cmH$_2$O)

(D) 6.9 kPa(70 cmH$_2$O)

(E) 在充足 8 L 空气之前，贮气囊已爆炸

9. 以下哪项是 ProSeal 喉罩区别于经典喉罩的特点？

(A) 套囊内压较高

(B) 气道密封压力较低

(C) 有预成型的曲线

(D) 内含牙垫

(E) 能够使用正压通气

10. 4 号经典喉罩或 Unique 喉罩能通过的最大型号的气管导管为：

(A) 5.5 mm 内径

(B) 6.0 mm 内径

(C) 6.5 mm 内径

(D) 7.0 mm 内径

(E) 7.5 mm 内径

11. 你在放射介入治疗房间用一种老式的麻醉机实施麻醉，麻醉机装的悬吊式风箱。这种风箱的潜在危险是：

(A) 停电时风箱无法充气

(B) 系统漏气时风箱无法充气

(C) 即使环路未连接，呼气时风箱仍有可能充满

(D) 风箱无法传输高流量

(E) 风箱由便宜的材料制成

12. 在纽约(海平面)，如果肺泡气中七氟烷的分压为 13 mmHg,那么七氟烷的浓度是多少？

(A) 0.5%

(B) 1.1%

(C) 1.7%

(D) 2%

(E) 2.3%

13. 以下哪项不是现代挥发器的特点？

(A) 药物特异性

(B) 温度补偿

(C) 多种旁路

(D) 置于环路内

(E) 气体从上方流过的设计

14. 以下哪项不是美国材料试验学会针对挥发器的制造和功能制订的安全标准?
    - (A) 所有的挥发器控制阀必须由逆时针方向打开
    - (B) 必须显示最大和最小充盈水平及实际可用容量
    - (C) 使正常的操作时挥发器不能溢出
    - (D) 应有完备的系统避免气体从一个挥发器的气化室进入另一个挥发器的气化室
    - (E) 在倾斜时不影响输出

15. 以下哪项条件下,呼吸环路的间断反馈压最可能导致传输给患者的挥发性麻醉药浓度升高?
    - (A) 挥发器下游的单向阀
    - (B) 自主呼吸
    - (C) 运载气体低流量
    - (D) 气化室挥发性麻醉药平面高
    - (E) 短的和(或)宽口径的气化室输入管

16. 许多现代挥发器中的双金属条是用来预防挥发性麻醉药通过以下哪种机制的错误传输?
    - (A) 温度补偿
    - (B) 过度充盈保护
    - (C) 防止加入错误的挥发性麻醉药物
    - (D) 确保仅有一个挥发器的表盘能在"开"的位置
    - (E) 防止倾斜时挥发性麻醉药进入旁路腔

17. 若在七氟烷挥发器中误加入了异氟烷,以下哪项最可能是正确的?
    - (A) 输出气比表盘上看到的更高
    - (B) 挥发性麻醉药浓度不变
    - (C) 输出气比表盘上看到的更低
    - (D) 气体应按照七氟烷来对待
    - (E) 通过闻气体的味道可以分辨

18. 以下哪项是 Ohmeda Tec 6 挥发器设计的特点?
    - (A) 多条旁路
    - (B) 气流从液体上方流过
    - (C) 环路内
    - (D) 气/汽混合
    - (E) 非药物特异性(可用多种药物)

19. 一例患者在新墨西哥的陶斯(大气压力为 594 mmHg)接受麻醉,七氟烷挥发器表盘设置为 2%(1 MAC)。考虑到海拔对挥发器和患者的影响,以下哪项是正确的?
    - (A) 表盘浓度应增加 50%
    - (B) 表盘浓度应增加 25%
    - (C) 表盘浓度应维持原样
    - (D) 表盘浓度应降低 33%
    - (E) 表盘浓度应降低 25%

20. 以下哪项正确地排列了呼吸环路系统中的组成部分?
    - (A) 贮气囊位于呼气活瓣和二氧化碳吸收剂之间
    - (B) 单向活瓣位于 Y 型接头内,以尽可能接近患者
    - (C) 新鲜气入口位于吸气活瓣和患者之间
    - (D) 可调限压阀位于二氧化碳吸收剂下游
    - (E) 贮气囊位于可调限压阀对面以减少废气

21. 以下哪项不是呼吸环路系统使用低流量麻醉的优点?
    - (A) 减少开支
    - (B) 减少温室气体消耗臭氧层的气体,防止大气污染
    - (C) 减少手术室污染
    - (D) 改善热度、湿度的保存
    - (E) 改进传输的气体和呼出的气体浓度之间的关系

22. 一例自主呼吸的患者使用 Mapleson A 呼吸系统，为了最小化重吸收呼出二氧化碳，需要的最小新鲜气流是哪项？
   （A）75％的分钟通气量
   （B）分钟通气量
   （C）2 倍分钟通气量
   （D）3 倍分钟通气量
   （E）无法预计

23. 你的合作住院医师建议为重症监护室的 1 例患者采用 T-组合复苏器通气，你想采取以下哪种试验？
   （A）Mapleson B
   （B）Mapleson C
   （C）Mapleson E
   （D）Mapleson F
   （E）Mapleson G

24. 以下哪项是自动充气复苏袋的特点？
   （A）需要供给加压气体来工作
   （B）22 mm（男）/15 mm（女）连接头用于气道装置（喉罩、面罩等）
   （C）氧气入口双向阀
   （D）阀门阻止空气进入复苏袋
   （E）只能提供大约 50％的 FiO_2

25. 碱石灰是以下哪项的混合物？
   （A）$Ca(OH)_2$ 和 NaOH
   （B）$CaCO_3$ 和 NaOH
   （C）NaOH 和 KOH
   （D）Na_2CO_3 和 KOH
   （E）Na_2CO_3 和 NaOH

26. 二氧化碳吸收剂中隔板的作用是：
   （A）避免吸收剂粉尘在排气管中结块
   （B）捕捉吸收剂表面凝结的水滴
   （C）引导气流到达吸收剂中央
   （D）使热量在吸收剂中分布均匀
   （E）避免吸收剂颗粒表面指示染料的蒸发

27. 以下哪种器械能够提供恒定的 FiO_2，不受患者吸气峰流量的影响？
   （A）鼻导管
   （B）普通面罩
   （C）部分重复吸入面罩
   （D）文丘里面罩
   （E）人工复苏器（自充气袋阀面罩）

28. 下述哪项关于废气清除系统的描述是正确的？
   （A）清除管的标准合适尺寸是 22 mm
   （B）闭合清除系统不需要负压活瓣
   （C）开放清除系统可以是主动的或被动的
   （D）闭合清除系统需要贮气腔/袋
   （E）若清除贮气囊持续塌陷，应增加吸入量

29. Datex-Ohmeda 机器的 Link-25 系统用于
   （A）电子化连接气流数据到监护仪
   （B）避免 1 个以上的蒸汽机同时打开
   （C）倘若低氧气流量，用于阻断氧化亚氮管道流
   （D）采用流量控制阀调控氧化亚氮氧气百分比
   （E）激活大流量氧气

30. 倘若发生空气流量计管破裂，以下哪项流量计管最可能避免低氧混合物（从左到右）？
   （A）氧气，空气，氧化亚氮
   （B）氧气，氧化亚氮，空气
   （C）氧化亚氮，氧气，空气
   （D）空气，氧气，氧化亚氮
   （E）空气，氧化亚氮，氧气

31. 以下哪项不是麻醉工作站的人体工程学特征？
   （A）不同制造商的工作站尺寸和布置标准化
   （B）轮子保护器避免挤压线路
   （C）患者的吸引器、呼吸管路设置在工作站的右手边
   （D）吸引器罐高度低于手术台
   （E）插座和排气管设在工作站上面或旁边

32. 下图中 A 列波形代表哪种类型的呼吸？
　　（A）压力控制通气
　　（B）容量控制通气
　　（C）流量控制通气
　　（D）高频震荡通气
　　（E）肺间冲击通气

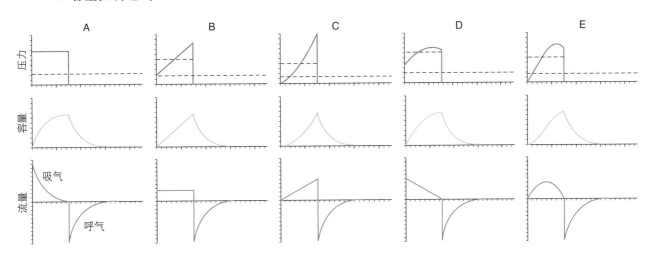

说明：以下每个选项包含字母标题和短语或陈述，第 33～37 题中选择一项与题干最相关的选项，每个选项可选一次或多次或不选。
　　（A）辅助控制
　　（B）压力控制
　　（C）容量控制
　　（D）周期性叹息
　　（E）高频通气
　　（F）间歇指令通气
　　（G）同步间歇指令通气
　　（H）压力支持
　　（I）双相气道正压通气

33. 不管是由患者启动的还是呼吸机启动的，哪种通气模式吸气相输入相同的潮气量？

34. 哪种通气模式允许患者在呼吸循环的间隙没有支持地自主呼吸，设定的呼吸循环与呼吸时间无关？

35. 哪种通气模式为患者提供部分通气支持，保留呼吸驱动，通过在用力吸气时增加气道压力使之高于呼气压？

36. 哪种通气模式是一种气道压力释放通气模式？

37. 哪种通气模式是流量控制并以时间为周期？

38. 在呼吸期的变量中，当达到预设的压力、容量、流量或时间时，吸气期结束，终止吸气期的预设变量是：
　　（A）触发变量
　　（B）目标变量
　　（C）周期变量
　　（D）基线变量
　　（E）限制变量

39. 以下哪项会引起吸气峰压增加而平台压不变？
　　（A）潮气量增加
　　（B）肺水肿
　　（C）腹水
　　（D）气管内插管
　　（E）支气管痉挛

40. 以下哪种情况会改变静息的压力-容量曲线？
　　（A）肺栓塞
　　（B）黏液堵塞
　　（C）支气管痉挛
　　（D）气管袖状疝
　　（E）张力性气胸

41. 一例急性肺损伤的插管机械通气患者,下图显示了吸气和呼气的压力-容量曲线。为了维持肺泡复张并最小化肺泡过度扩张的风险,应在哪点设置 PEEP?

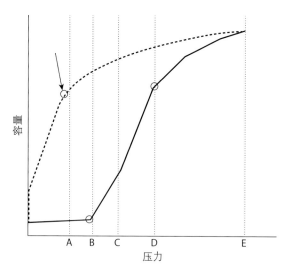

(A) A
(B) B
(C) C
(D) D
(E) E

42. 在非插管患者中,下列哪种方法能最好地发现术后呼吸暂停?
(A) 脉搏氧饱和度
(B) 口鼻气流系统
(C) 经胸心电阻抗系统
(D) 呼吸感应描记法
(E) 光学体积描记法

答案与解析：麻醉机和呼吸机

1. 你计划为一例呼吸窘迫患者插一根内径为 7.0 mm 的标准气管导管。预计机械通气时间较长，为减少导管相关的通气阻力，最有效的方法是：

(A) 导管切掉 4 cm 以减少导管长度

(B) 使用内径为 8.0 mm 的气管导管代替 7.0 mm

(C) 使用硅油喷剂润滑导管内

(D) 插管前用一壶热水温热导管

(E) 调整导管位置使气囊刚好在声带下方

假设气管导管内的气流是层流（存在打扣、分泌物、含直角转角的预成型导管或高气体流量时并非层流），通气阻力与导管长度、气体黏度成正比，与导管半径的 4 次方成反比，切断导管有时被用来减少气流阻力，或用来预防环路牵拉致的暴露在外的导管打结。然而，大多数气管导管约长 30 cm，长度减少 4 cm 仅降低了约 15% 的阻力，相反，增加导管内径 0.5 mm（从 3.5 mm 到 4.0 mm），阻力就减少了 40% 以上。

大号导管也会改善机械通气过程中肺的清洁，一方面通过大号导管，分泌物的吸引更为容易，另一方面撤机时呼吸的恢复更加完善。有人提出麻醉中使用 6.0～7.0 mm 的导管合适，而在重症监护室需要长期机械通气的患者使用 7.5～8.5 mm 的导管更合适（若鼻插管减小 0.5～1.0 mm）。

使用硅油喷剂润滑、加温或改变导管在气管内的位置并不能有效减少气流阻力。

参考文献： Tobin MJ. Principles and practice of mechanical ventilation, 3rd ed. New York, NY：McGraw Hill；2013.

2. 呼出气的重复吸入会发生在：

(A) 二氧化碳吸收剂 50% 饱和

(B) 二氧化碳吸收剂 97% 饱和

(C) 新鲜气流低于分钟通气量

(D) 吸呼比为 1：3

(E) 内源性 PEEP 超过 1.0 kPa（10 cmH$_2$O）

重复吸入定义为吸入已呼出的气体，把重复吸入仅仅局限在二氧化碳是不对的，因为可以发生不吸入二氧化碳的重复吸入。重复吸入的量取决于新鲜气流量，机械性无效腔以及通气系统的类型。新鲜气流量越大，重复吸入越少，依赖于通气系统的类型（Mapleson A、B、C 等环路）。总之，如果新鲜气流量低于分钟通气量，呼出气一定会被重复吸入（假定没有空气稀释）。

参考文献： Dorsch JA，Dorsch SE. Understanding anesthesia equipment，5th ed. Philadelphia，PA：Lippincott Williams & Wilkins；2008.

3. 以下哪个因素最可能导致给予的和吸入的麻醉药的浓度不一致？

(A) 钠石灰或钡石灰

(B) 使用低浓度的七氟烷

(C) 吸入新鲜气流中使用氧化亚氮

(D) 空气稀释

(E) 高碳酸血症

多种原因会导致吸入气体的成分与麻醉机上设定的不一致，重复吸入是个主要的原因。重复吸入的百分比越高，吸入的气体与输入通气系统的气体越不一致。在自主呼吸时若提供的新鲜气流低于潮气量,就可能发生空气稀释。在这种情况下,如果吸气支与大气相通或有漏气现象,吸气时即会吸入周围的空气。稀释会形成一个正反馈环,麻醉药物浓度稀释导致麻醉较浅,从而分钟通气量增加,进而空气稀释更甚。另一方面,如果存在漏气,正压通气时气体会被排出通气系统,气体的漏出受漏气处的位置和大小以及通气系统和患者顺应性的影响。麻醉药物也可以被呼吸环路的组成成分吸收和释放。长时间麻醉后,呼吸环路会成为挥发性麻醉药的蓄积池,挥发罐关闭一段时间后环路中仍然存在相应的气体。

参考文献:Dorsch JA, Dorsch SE. Understanding anesthesia equipment, 5th ed. Philadelphia, PA: Lippincott Williams & Wilkins; 2008.

4. 以下关于加温和湿润交换器(HMEs)用于湿化气道气体的叙述哪项是正确的?

(A) 成人 HMEs 增加了低于 10 mL 的无效腔。

(B) 低潮气量会降低湿化气体的有效性。

(C) HMEs 降低了重症患者呼吸机相关肺炎的发病率。

(D) 使用 HMEs 可能会发生威胁生命的气道梗阻。

(E) HMEs 增加了 $15\% \sim 20\%$ 的气流阻力。

医疗气体通过麻醉机(或重症监护室的机械通气)时并不湿化,以防止校准器和瓣膜的腐蚀或冷凝,气管导管和声门上气道装置的放置使常规发挥加湿、加温作用的口/鼻呼吸道不能发挥作用,因此气管支气管黏膜不得不承担这些功能。这种可预计的不良后果,随着时间的延长,黏膜干燥、冷却,分泌物增厚,表面活性物质的活性受损,黏膜纤毛的功能减弱,容易发生支气管收缩,随着时间的延长,会发生栓塞、肺不张、气道压升高,进而发生肺炎。

为避免长时间机械通气的患者发生这一病变,气道气体的湿化是头等大事,对于某些患者需要积极地采用加温湿化器对呼吸环路的气体进行加温和湿化(如低体温、严重的支气管胸膜瘘、严重的呼吸性酸中毒),这些加温湿化器连接在环路的吸气支,让新鲜气流通过热水发挥作用,达到接近生理的绝对湿度 4.3 kPa/L($44 \, mgH_2O/L$)。然而,大多数手术室或重症监护室的机械通气患者使用 HMEs 即可达到好的预后。HMEs 有塑料的外壳,内含保湿化学材料处理过的泡沫或纸张。呼气时饱和气体穿过 HMEs 被轻微冷却,在 HMEs 的患者侧冷凝,吸气时新鲜气体从另一侧进入,带走一些冷凝的水并被加温。这些简单的装置不贵、容易使用、可靠,并且与加温湿化器相比不需要水和电源。HMEs 较加温湿化器的主要缺点是绝对湿度有限,仅能达到正常绝对湿度的 $60\% \sim 80\%$[$25 \sim 35 \, mg/(H_2O \cdot L)$],但无证据表明这样的湿度会影响预后。

不同型号的 HMEs 增加无效腔的量不同,对于成年人为 $30 \sim 100 \, mL$,特殊的用于新生儿和儿童的 HMEs 仅增加 $2 \sim 3 \, mL$ 的无效腔。但仍需要小幅增加潮气量来维持 $PaCO_2$ 和 pH。在自主呼吸的患者,气道阻力仅小幅增加,这样的患者可考虑给予小量的持续正压通气 $0.5 \sim 1.0 \, kPa$($5 \sim 10 \, cmH_2O$)。气流通过 HME 越快,它的加温保湿作用越不显著,高新鲜气流、大潮气量比低新鲜气流量、小潮气量效果差。

尚无证据表明 HMEs 能够降低重症患者呼吸机相关肺炎的发病率。一些 HMEs 含杀菌物质,且大多数是有效的微生物过滤器,然而呼吸机相关肺炎的发病机制主要与胃内容物反流有关,而不是呼吸环路的污染。

HMEs 可被血、分泌物、痰、雾化支气管扩张剂堵塞,引起缺氧和气道压力增加。此外曾有报道 HMEs 内纸张移位导致气道梗阻,HMEs 的放置和移除均要排除增加气道压风险的故障。

趣闻:HMEs 也被称为"瑞典鼻"——一个

有趣的名字，下次当你觉得无聊时，可以从"瑞典鼻"出发，查阅一下麻醉技术相关的历史名字知识。

参考文献： Tobin MJ. Principles and Practice of Mechanical Ventilation，3rd ed. New York，NY：McGraw Hill；2013.

5. 不同物质的比热列于表 21-1，若选用最不易受温度变化影响的材料制作监护设备，哪种材料最合适？

表 21-1　选用材料的比热

材　　料	比热[kJ/(g · ℃)]
铜	0.09
铝	0.214
玻璃	0.16
钢	0.107
铅	0.03

(A) 铜

(B) 铝

(C) 玻璃

(D) 钢

(E) 铅

　　比热定义为 1 g 的某种物质温度升高 1℃所需要的热量，比热高的材料要升高温度需要更多的热量，比热高的物质较比热低的物质温度变化更慢、温度更稳定。本题中，铝的比热最高，对温度的波动反应最慢。在实际设备制造中比如挥发罐，还需要考虑其他因素，如导电性、强度等。

参考文献： Dorsch JA，Dorsch SE. Understanding Anesthesia Equipment，5th ed. Philadelphia：Lippincott Williams & Wilkins；2008.

6. 如图 21-1 所示的直角弯头连接器，A 端和 B 端的外径分别是多少？

(A) A＝11 mm；B＝15 mm

(B) A＝11 mm；B＝22 mm

(C) A＝11 mm；B＝25 mm

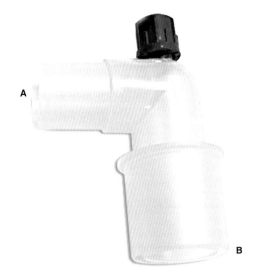

图 21-1　直角弯头连接器

(D) A＝15 mm；B＝22 mm

(E) A＝19 mm；B＝30 mm

　　美国材料试验学会为通气系统制定了标准，以减少连接口脱落并提高安全性，并对直径和适用的男女性别加以描述。成人通气系统的直径为 15 mm 或 22 mm，软管和连接器的接头微微呈锥形，这样按压和轻旋即可使两者连接紧密。

　　从机器外部到患者，吸收器的呼气端和吸气端都是 22 mm（男），与环路的呼吸管道 22 mm（女）相适应，有些机器有 22 mm（男）/15 mm（女）的吸入/呼出端，从而可以连接儿科的 15 mm（男）软管。在环路的另一头，Y 型接头有 2 个 22 mm（男）连接器以及 1 个 15 mm（女）/22 mm（男）连接器可与面罩或气管导管直接相连，面罩常含 22 mm（女）连接器，气管导管常含 15 mm（男）连接器。

　　弯头连接器类似于 Y 型接头。在图 21-1，近端（A）为 15 mm（男）接头，远端有 2 个同心圆，可连接面罩或气管导管。组成 15 mm（女）和 22 mm（男）的同心装置，可连接面罩或气管导管。

参考文献： Dorsch JA，Dorsch SE. Understanding Anesthesia Equipment，5th ed. Philadelphia：Lippincott Williams & Wilkins；2008.

7. 以下哪项是所有气管导管都需要满足的标准?

（A）导管外径用 mm 标记

（B）曲度的半径为 5～8 cm

（C）横切面为圆形或椭圆形

（D）24°～30°的锥形斜角

(E) 导管尖端的侧孔面积<80%的横截面积

美国材料试验学会规定气管导管的设计需遵循以下几条:

· 曲度半径为 12～16 cm(想象导管延伸成为一个完整的圆,这个圆的半径为 12～16 cm)。

· 横切面为圆形,椭圆形容易打结。

· 锥形斜角为(38±8)°,锥形开口朝左。

· 侧孔位于锥形斜面的反面,当主要的开口因为一些原因堵塞时,侧孔可用于气体交换,侧孔面积不能太大(<80%的横截面积)以避免纤支镜通过等。

· 导管应含有以下标记:口、鼻或口/鼻,导管内径(mm),6 号及更小导管的外径,从患者端开始的深度标记,患者端的一个不透射线的标记或沿着导管的不透射线标记,制造商的名字或商标,F-29 或 Z-29 或 IT 记号,提示导管已经过毒性检验。

参考文献: Dorsch JA, Dorsch SE. Understanding Anesthesia Equipment, 5th ed. Philadelphia: Lippincott Williams & Wilkins; 2008.

8. 在闭合系统中,2 L 的橡胶贮气囊含 8 L 的空气,最可能的压力峰值为:

（A）1.0 kPa(10 cmH₂O)

（B）2.0 kPa(20 cmH₂O)

(C) 4.9 kPa(50 cmH₂O)

（D）6.9 kPa(70 cmH₂O)

（E）在充足 8 L 空气之前,贮气囊已爆炸

贮气囊发挥了很多重要的功能。首先在呼气相,贮气囊可贮存气体,从而吸气相气体能够被利用,这样呼出气可重复吸入,最低程度的浪费并且避免了空气稀释。贮气囊还是麻醉医师为患者手动通气的工具,是患者呼吸的监护,气

囊容量的极小变化也可被触觉感知,从而有"麻醉医师的手是训练有素的"这种说法。

由于贮气囊常由橡胶或氯丁橡胶制成,顺应性强,可以避免使患者承受过高的气道压力,超过贮气囊本身的容量后随着气体容量的增加,气囊内(通气系统内)压力也随之升高,可达 4.9～5.9 kPa(50～60 cmH₂O),超过这个点压力达到平稳,事实上随着气体容量的持续增加,压力会轻微降低。美国材料试验学会规定对于 2 L 及更大容量的贮气囊,气体量达 4 倍于贮气囊自身容量时,压力应为 3.4～5.9 kPa(35～60 cmH₂O)。使用全新的贮气囊时压力会超过 5.9 kPa(60 cmH₂O),使用前进行过度充气或拉伸可改善其顺应性使压力峰值在可接受的范围内。

参考文献: Dorsch JA, Dorsch SE. Understanding Anesthesia Equipment, 5th ed. Philadelphia: Lippincott Williams & Wilkins; 2008.

9. 以下哪项是 ProSeal 喉罩区别于经典喉罩的特点?

（A）套囊内压较高

（B）气道密封压力较低

（C）有预成型的曲线

(D) 内含牙垫

（E）能够使用正压通气

喉罩是声门外装置,含一个大口径管和连接其上的椭圆形可充气套囊,环绕密封着喉。与气管导管相比,喉罩易于放置,置入时引起的交感刺激较小,减少气道耐受的麻醉药量,咳嗽、喉痛、低氧血症发生率较低。自 1981 年喉罩发明以来,产生了几种不同的亚型:

(1)经典喉罩:最初的、可重复使用的喉罩,导管加套囊。

(2)ProSeal 喉罩:经典喉罩的第 2 代,含更软、更大的椭圆形套囊以及一个后部的套囊以改善密封性,使囊内压较低而气道密封压较高。另外,在 ProSeal 喉罩的尖端有个引流管

对着食管上端,胃内容物反流时可沿此管流出,或可通过这条通路插入<18 的 French 胃管进行减压。在直接喉镜的引导下,把气管导引器通过这个引流管置入食管,可帮助将 ProSeal 喉罩放置在合适的位置。ProSealo 喉罩是可活动的并且内有钢丝固定,一个单独的金属导引器可临时塑形喉罩柄的曲线,使喉罩易置入 ProSeal 喉罩内置"牙垫",使通气管路不被堵塞。

(3) Fastrach 喉罩(又称为可插管喉罩):罩体类似,柄较硬的,呈弧形,带一个弯折的手柄以利于插管。Fastrach 喉罩含有一个可穿过喉罩通气管路的钢丝导管。在罩体和通气管路之间有一个可提起会厌的板,轻轻地推动气管导管通过会厌提升板,可帮助气管导管顺利进入气道,然后移除 Fastrach 喉罩,气管导管则留在气道里。

(4) Flexible 喉罩:这是一种简单的钢丝喉罩,它的柄较细,适用于头颈部手术。

(5) Unique 喉罩:类似于经典喉罩,但是是一次性的。

(6) Supreme 喉罩:含 Proseal 喉罩和 Fastrach 喉罩特点的一次性使用喉罩,喉罩柄有预成型的曲线,有引流管,有牙垫以及改善设计的套囊较经典喉罩密封性更优。所有的喉罩都可用于正压通气,过去一些临床医师担心胃胀气而有所顾虑,然而,已证实经典喉罩和 Unique 喉罩口咽部的漏气压力约为 2.0 kPa (20 cmH$_2$O),ProSeal 喉罩和 Supreme 喉罩口咽部的漏气压力为 2.5～2.9 kPa(25～30 cmH$_2$O)。

参考文献: Hung O, Murphy MF. Management of the Difficult and Failed Airway, 2nd ed. New York, NY: McGraw Hill; 2012.

10. 4 号经典喉罩或 Unique 喉罩能通过的最大型号的气管导管为:
(A) 5.5 mm 内径
(B) 6.0 mm 内径
(C) 6.5 mm 内径
(D) 7.0 mm 内径
(E) 7.5 mm 内径

遇到紧急气道时,置入喉镜或插管无法实施,喉罩可通气但不理想,此时把标准气管导管穿过经典喉罩或 Unique 喉罩就显得尤为有用。6.0 号导管可通过 3 号或 4 号喉罩,7.0 号导管可通过 5 号喉罩,良好的润滑对操作是否成功很关键。对于插管型喉罩(Fastrach 喉罩),特制的气管导管可在非直视下到达会厌,与之不同,标准气管导管穿过喉罩置入气管时需要纤支镜引导。

参考文献:LMA International. 2016 年 7 月 10 日从 http://www.lmaco.com 获取。

11. 你在放射介入治疗房间用一种老式的麻醉机实施麻醉,麻醉机装的悬吊式风箱。这种风箱的潜在危险是:
(A) 停电时风箱无法充气
(B) 系统漏气时风箱无法充气
(C) 即使环路未连接,呼气时风箱仍有可能充满
(D) 风箱无法传输高流量
(E) 风箱由便宜的材料制成

麻醉呼吸机机基于呼气相的不同反应有 2 种风箱设计:上升式/立式风箱呼气相充气上升,下降式/悬吊式风箱呼气相充气下降(图 21-2)。无论何种风箱,吸气相都是驱动气体挤压风箱,呼气相患者肺和胸壁的回缩提供的压力使风箱被动充气。悬吊式风箱的危险在于即便有漏气或环路未连接,风箱仍然会由于重力而下降。这种情况下,风箱看起来可能是正常工作的然而并没有为患者输送气体。现代麻醉机多采用上升式风箱。

参考文献: Longnecker DE, Brown DL, Newman MF, et al. Anesthesiology, 2nd ed. New York, NY: McGraw Hill; 2012.

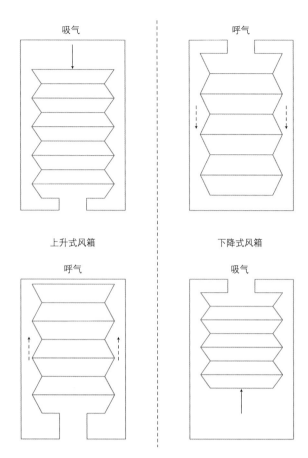

图 21 - 2 麻醉风箱的图示。左图：上升式风箱；右图：下降式风箱。实线箭头代表吸气时的运动方向，虚线箭头代表呼气时的运动方向。Exp，呼气；Insp，吸气。
（摘自 Tobin MJ. Principles and Practice of Mechanical Ventilation，3rd ed. New York，NY：McGraw Hill；2013.）

12. 在纽约（海平面），如果肺泡气中七氟烷的分压为 13 mmHg，那么七氟烷的浓度是多少？

（A）0.5%

（B）1.1%

（C）1.7%

（D）2%

（E）2.3%

蒸气压是指在给定的温度下，密闭系统中气体分子对容器壁的压力。在密闭容器中，只要有液体存在，蒸气压就是一样的。蒸气压随温度增加（更多的分子由液态转变为气态）而增加，直到到达沸点。在沸点，分子不仅仅从液体表面气化，也会从液体内部气化，形成泡泡上升到顶部。

在密闭系统中的混合气体，每种气体都会根据自身的容量百分比发挥一定的分压（道尔顿定律）。气体可平衡到它们相应的分压，因此在稳定的状态，某种气体的肺泡分压等于血内分压等于脑内分压。临床实践中习惯上常使用容量百分比或浓度（每 100 单位的总的气体中某种气体的单位数）来表达。但很重要的一点，气体的摄取和麻醉深度与分压（而不是浓度）直接相关，此外，给定的分压代表在不同的大气条件下同样的麻醉强度，这完全不同于浓度。分压和浓度之间的关系是：

$$容量百分比＝分压/总压力$$

在上例中，公式可表达为

$$容量百分比＝13\ mmHg/760\ mmHg$$
$$（海平面的大气压力）$$

$$容量百分比＝1.7\%。$$

参考文献： Dorsch JA，Dorsch SE. Understanding Anesthesia Equipment，5th ed. Philadelphia：Lippincott Williams & Wilkins；2008.

13. 以下哪项不是现代挥发器的特点？

（A）药物特异性

（B）温度补偿

（C）多种旁路

（D）置于环路内

（E）气体从上方流过的设计

现代麻醉挥发器是药物特异性的，意味着仅能校准一种药物。如果为挥发器添加了非特定的麻醉剂，那么就会发生剂量不足或超量，取决于特异性的结合。因此，目前有全球通用的安全措施，如键控瓶、适配器及颜色标识。

运载气体流过挥发药物的液体表面，而不是像老式的铜制挥发器那样以气泡的形式穿过挥发液体。此外，典型的现代挥发器都有多条旁路，意味着打开控制阀门，新鲜气流被分为旁路气体和运载气体，旁路气体不进入气化室而运载气体进入气化室并携带挥发气体（图 21 - 3）。

A

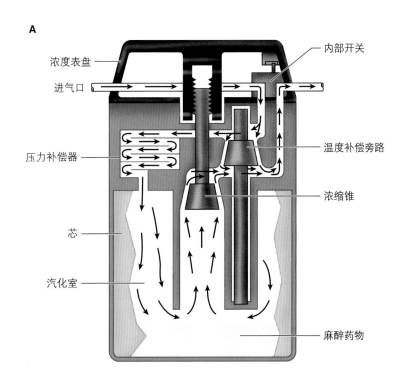

B

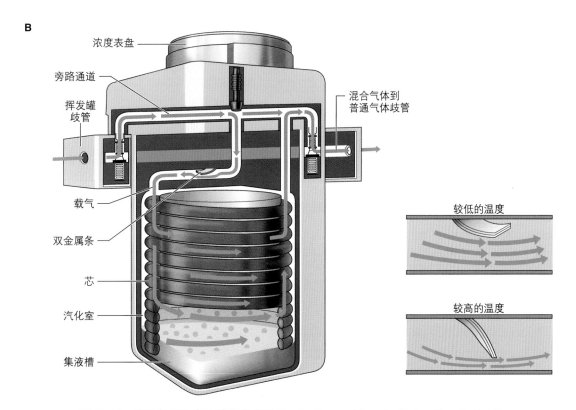

图 21‑3　药物特异性多旁路挥发器图示。A：Drager 19. n。B：Datex-Ohmeda Tec 7
（摘自 Butterworth JF IV，Mackey DC，Wasnick JD. Morgan Mikbail's Clinical Anesthesiology，5th ed. New York，NY：McGraw Hill；2013.）

现代挥发器可温度补偿,在较宽的温度范围内提供连续的气体输出。

一种很老的已不再使用的挥发器(如Boyle瓶)是直接插入环路系统的,主要由于它们的流量依赖于麻醉药物的输出,导致问题重重。

参考文献:Butterworth JF IV,Mackey DC,Wasnick JD. Morgan & Mikhail's Clinical Anesthesiology,5th ed. New York,NY:McGraw Hill;2013.

14. 以下哪项不是美国材料试验学会针对挥发器的制造和功能制订的安全标准?

(A) 所有的挥发器控制阀必须由逆时针方向打开

(B) 必须显示最大和最小充盈水平及实际可用容量

(C) 使正常的操作时挥发器不能溢出

(D) 应有完备的系统避免气体从一个挥发器的气化室进入另一个挥发器的气化室

(E) 在倾斜不影响输出

美国材料试验学会并没有强制要求挥发器发挥功能要不受它的位置的影响(例如倾斜)。但是该学会在随附文件中阐述了周围环境和压力、倾斜、背压、输入气流量以及混合气体的组成这些因素的变化对挥发器发挥作用的影响。若挥发器倾斜或倒立,挥发性药物可能进入出口或旁路,会导致首次使用时药物浓度过高。除了维修,挥发器应始终保持直立,如果一个挥发器和垂直位有 30°～45°的倾斜,建议高流量、高浓度冲刷,但个体模式不同,最好根据操作者手册来得到精确的指导。有 2 种可倾斜的挥发器:Drager 挥发器 2000 和 Ohmeda Aladin 盒式挥发器,前者表盘上标记"T"表示可运输,后者本质上是个便携式的水罐,可向任意方向倾斜。

其他的所有选项(A 到 D)均是美国材料试验学会提到的标准,现代挥发器从与顶上填充相比,边上填充可防止过满问题的发生,联锁系统可避免多个挥发器同时打开,联锁系统由位于挥发器后面的闩和钉组成,当一个挥发器的控制阀门被打开,其他的控制阀门同时会被锁上。

参考文献:Dorsch JA,Dorsch SE. Understanding Anesthesia Equipment,5th ed. Philadelphia:Lippincott Williams & Wilkins;2008.

15. 以下哪项条件下,呼吸环路的间断反馈压最可能导致传输给患者的挥发性麻醉药浓度升高?

(A) 挥发器下游的单向阀

(B) 自主呼吸

(C) 运载气体低流量

(D) 气化室挥发性麻醉药平面高

(E) 短的和(或)宽口径的气化室输入管

辅助或控制通气中产生的吸气相正压可反馈到挥发器并导致输入排气管的挥发性麻醉药浓度升高,这与泵效应(图 21 - 4)有关。控制或辅助通气、低运载气流量、低汽化室挥发性药物容量、压力波动大且频繁、表盘设置低时,泵效应更加显著。对老式挥发器的修正可减少这个效应,措施包括减少气化室的尺寸(或增加旁路尺寸)增加输入管长度(通过制成长螺旋型,见图 21-3)。后面这个改进增加了输入管无效腔,因此即使气化室压力增加,输入管仍有足够的气量来降低饱和气通过备选的线路到达旁路腔的可能性。挥发器排气管的单向阀也提供了一些保护,但会受到泵效应的影响。

参考文献:Dorsch JA,Dorsch SE. Understanding Anesthesia Equipment,5th ed. Philadelphia:Lippincott Williams & Wilkins;2008.

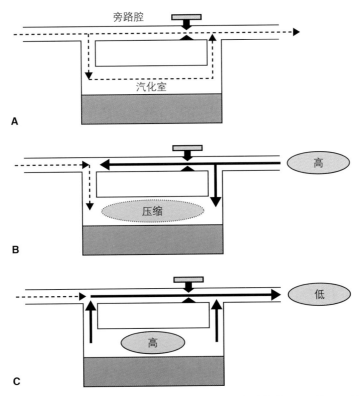

图 21 - 4 浓度标定挥发器的泵效应。呼气时气体的正常途径如图 A 所示。吸气时(B),高压使气体进入旁路和汽化室,汽化室叫旁路容量大,所以更多的气体进入汽化室,同时,上游的新鲜气流持续进入挥发器,由于旁路腔压力增加(且容量较小)大量的新鲜气流进入汽化室,导致汽化室气体饱和、浓缩。当呼气或环路解压释放下游压力时(C),汽化室的加压饱和气体从输入管、排出管溢出,导致新鲜气出口的浓度高于表盘上设定的浓度。

16. 许多现代挥发器中的双金属条是用来预防挥发性麻醉药通过以下哪种机制的错误传输?

    (A) 温度补偿

    (B) 过度充盈保护

    (C) 防止加入错误的挥发性麻醉药物

    (D) 确保仅有一个挥发器的表盘能在"开"的位置

    (E) 防止倾斜时挥发性麻醉药进入旁路腔

    由于液体汽化,能量以热量的形式丢失。汽化室内的液体冷却,导致蒸气压力降低,汽化室内挥发性气体分子量减少。许多蒸发器含有 2 片焊接在一起的金属条,温度变化时会不同程度地扩张,从而调节进入旁路腔的运载气体量。例如,蒸发器冷却时,双金属条限制进入旁路腔的气体量,使更多的气体进入汽化室补偿饱和气体压力的降低。温度补偿的其他方法包括使用电加热器维持恒温以及数字化的温度补偿。

参考文献: Dorsch JA, Dorsch SE. Understanding Anesthesia Equipment, 5th ed. Philadelphia: Lippincott Williams & Wilkins; 2008.

17. 若在七氟烷挥发器中误加入了异氟烷,以下哪项最可能是正确的?

    (A) 输出气比表盘上看到的更高

    (B) 挥发性麻醉药浓度不变

    (C) 输出气比表盘上看到的更低

    (D) 气体应按照七氟烷来对待

    (E) 通过闻气体的味道可以分辨

    现代挥发器有药物特异性的,加错药物的临床结果取决于蒸气压及药物的麻醉强度。例如,七氟烷的蒸气压是 160 mmHg(20℃时),异氟烷的蒸气压是 240 mmHg(20℃时),因此,汽化室中异氟烷会比七氟烷多 33%,此外,异氟烷(MAC 为 1.2)较七氟烷(MAC 为 2.0)麻醉强度更强。相反,在异氟烷挥发器中若加入七氟烷会导致剂量不足。挥发器药物特异,并含特定颜色标记的带钥匙的充液孔以避免误装。

参考文献: Butterworth JF IV, Mackey DC, Wasnick JD. Morgan & Mikhail's Clinical Anesthesiology, 5th ed. New York, NY: McGraw Hill: 2013.

18. 以下哪项是 Ohmeda Tec 6 挥发器设计的特点?

(A) 多条旁路

(B) 气流从液体上方流过

(C) 环路内

(D) 气/汽混合

(E) 非药物特异性(可用多种药物)

Tec 6 挥发器仅可使用地氟烷,海平面地氟烷的沸点是 23.5℃,因此室温下有可能间断地沸腾,在传统的多旁路蒸发器中使用,药物会过量传输,同时,沸腾需要从周围环境中吸热,使周围结构降温,药物冷却,饱和蒸气压降低,导致药物的传输减少。

为解决这些问题,Tec 6 挥发器使用地氟烷贮液器加热到沸点以上(39℃),创造约 2 个大气压的“压力锅”。挥发器把这个浓度的地氟烷气体直接注入新鲜气流,而不是让部分新鲜气流通过贮液器,注入新鲜气流的地氟烷的百分比决定于表盘浓度和新鲜气流量,是电子化控制的。

参考文献: Butterworth JF IV, Mackey DC, Wasnick JD. Morgan & Mikhail's Clinical Anesthesiology, 5th ed. New York, NY: McGraw Hill: 2013.

19. 一例患者在新墨西哥的陶斯(大气压力为 594 mmHg)接受麻醉,七氟烷挥发器表盘设置为 2%(1 MAC)。考虑到海拔对挥发器和患者的影响,以下哪项是正确的?

(A) 表盘浓度应增加 50%

(B) 表盘浓度应增加 25%

(C) 表盘浓度应维持原样

(D) 表盘浓度应降低 33%

(E) 表盘浓度应降低 25%

挥发性麻醉药的效果只取决于它在组织中的分压,回忆一下:

$$容量百分比=分压/总压力$$

因此,若在海平面表盘设置七氟烷浓度为 2%,那么七氟烷的分压即为:

$$P_{分压}=2\%\times760\ mmHg=15.2\ mmHg$$

同样要记得饱和蒸气压不受环境压力的影响,因此挥发器的输出不受影响。在陶斯,输出浓度设置为 2% 应该这样计算:

$$输出浓度=容量百分比_{表盘}\times(海平面压力/所在海拔的压力)$$

$$输出浓度=2\times(760/594)=2.56\%$$

因此,在陶斯该患者肺泡气中挥发性麻醉药物的浓度约高于海平面 25%,然而分压是完全相同的,因为肺泡气中的压力不再是 760 mmHg,而是 594 mmHg,在陶斯 2.56% 的七氟烷分压即是 15.2 mmHg(2.56%×594)。综上,海拔对多旁路挥发器的临床影响微不足道。这不同于 Tec 6 挥发器,无论海拔如何内部都加压到 2 个大气压,那么在海平面 6% 浓度的地氟烷提供 45.6 mmHg 的分压(大约为 1 MAC 的效果),在陶斯这个分压为 6%×594,即 35.6 mmHg。因此在陶斯若用 Tec 6 挥发器为患者实施麻醉就需要增加表盘浓度。操作者手册中对根据纬度对相应的浓度设置调整方法有说明。

参考文献: Boumphrey S, Marshal N. Understanding vaporizers: continuing education in anaesthesia. Critical Care & Pain 2011; 11: 199 - 203.
Butterworth JF IV, Mackey DC, Wasnick JD. Morgan & Mikhail's Clinical Anesthesiology, 5th ed. New York, NY: McGraw Hill: 2013.

20. 以下哪项准确地排列了呼吸环路系统中的组成部分?

(A) 贮气囊位于呼气活瓣和二氧化碳吸收剂之间

(B) 单向活瓣位于 Y 型接头内,以尽可能接近患者

(C) 新鲜气入口位于吸气活瓣和患者之间

(D) 可调限压阀位于二氧化碳吸收剂下游

(E) 贮气囊位于可调限压阀对面以减少废气

环路系统包括连接 2 个单向活瓣(吸气活瓣和呼气活瓣)的软管,新鲜气流入口,贮气囊,可调限压阀以及二氧化碳吸收剂。这些原件按几种方案来排列,可相对安全,如图 21-5 所示的安排更为合理。

新鲜气入口应置于吸收剂和吸气活瓣之间,远离吸气活瓣会使新鲜气易被挤入呼气支(未通过患者)并在呼气时浪费,新鲜气入口不应在呼气活瓣和吸收剂之间因为会导致挥发性麻醉药被吸收性晶体吸收和释放,在管路中的存在时间延长。

单向活瓣应与患者越近越好,避免活瓣漏气时气体反流入吸气支。活瓣不应放在 Y 型接头内,因为若把 Y 型接头方向错误地接到呼吸管路上会导致新鲜气流无法供给患者。

把可调限压阀置于呼气活瓣和吸收剂之间使得新鲜气的排出最小化并保证了二氧化碳吸收剂的活性。

贮气囊最好放在呼气支使呼气阻力低——当呼出气快速流出时,气囊可"捕捉"呼出气容量。此外,辅助呼吸时挤压气囊会通过可调限压阀排出过多的呼出气体而不通过吸收剂,避免不必要的浪费。

参考文献: Butterworth JF IV, Mackey DC, Wasnick JD. *Morgan & Mikhail's Clinical Anesthesiology*, 5th ed. New York, NY: McGraw Hill; 2013.

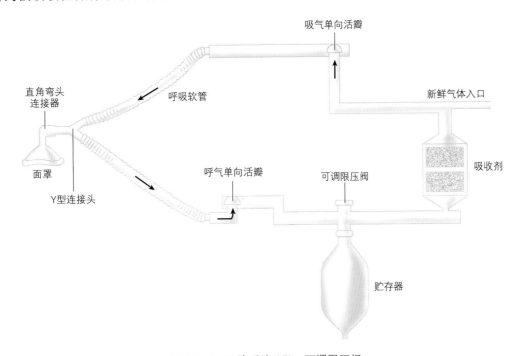

图 21-5 环路系统 APL,可调限压阀
(摘自 Butterworth JF IV, Mackey DC, Wasnick JD. Morgan Mikbail's Clinical Anesthesiology, 5th ed. New York, NY: McGraw Hill; 2013.)

21. 以下哪项不是呼吸环路系统使用低流量麻醉的优点?

(A) 减少开支

(B) 减少温室气体消耗臭氧层的气体,防止大气污染

(C) 减少手术室污染

（D）改善热度、湿度的保存

（E）改进传输的气体和呼出的气体浓度之间的关系

低流量麻醉是通过向环路内输入低流量的新鲜气体，以改善经济性、有效性、温度/湿度的保存。目前没有全球公认的低流量麻醉的具体定义，有人定义为小于 1 L/min，另有人坚持小于 500 mL/min。不管怎样，它与"闭路麻醉"的概念不同，在闭路麻醉中，唯一进入闭路的新鲜气体就是同等量的患者摄入的氧气（例如，200 mL/min）。这很有趣，但实际上这样的模式从未在实验室以外的地方实施过，因为低流量的氧气的危害远远超过了使用现代的仪器实施闭路麻醉带来的好处。

与高流量相比（2～4 L/min），低流量麻醉有很多优点。由于更少的混合气体通过可调限压阀排出系统，减少了挥发性麻醉药的用量进而减少开支。相较异氟烷，这点与七氟烷、地氟烷更相关。同样的道理，由于更少的氧化亚氮和挥发性麻醉药物排入大气，减少了环境污染。氟碳挥发物、氧化亚氮攻击地球臭氧层，氧化亚氮还是一种温室气体。有了现代的废气清理系统，低流量麻醉对手术室的污染减少了，但泄露或面罩吻合不良仍会导致手术室工作人员暴露在麻醉气体中。

低流量麻醉可以减少环路中温湿气体的消耗，保存了温度、湿度，这点仅在未使用湿-热交换器时才会显现出来。

低流量的主要劣势为时间常数长，换句话说，为了改变脑内麻醉药物浓度，组织浓度要达到挥发器设置的浓度需要较长的时间。此外，现代挥发器的设计主要是用于高新鲜气流量，新鲜气流量越小，流量计、挥发器表盘的设置和肺泡气之间的差异就越大。显然，如果呼气末浓度需要快速调整与手术刺激的改变相称，可短时间给予高流量以使系统快速达到平衡，然后再回到低流量状态。

参考文献： Dorsch JA，Dorsch SE. Understanding Anesthesia Equipment，5th ed. Philadelphia：Lippincott Williams & Wilkins；2008.

22. 一例自主呼吸的患者使用 Mapleson A 呼吸系统，为了最小化呼出二氧化碳的重吸收，需要的最小新鲜气流是哪项？

（A）75% 的分钟通气量

（B）分钟通气量

（C）2 倍分钟通气量

（D）3 倍分钟通气量

（E）无法预计

Mapleson A？是的，我们继续看一下 Mapleson 相关内容，这里是 Mapleson 的精华部分，看过之后你可以回答任何（合理的）问题。

Mapleson 呼吸系统（有时会成为环路）是多种半开放系统的集合，由许多与环路相似的组件（管子、新鲜气入口、贮气囊、可调限压阀）组成，但是他们均不含单向活瓣和二氧化碳吸收剂。因为吸入气和呼出气没有明显分开，会发生重复吸入，主要可以通过提高新鲜气流量在呼气暂停时冲洗导管来改善。如果你有机会使用 Mapleson 环路：（A）你要知道你可以通过增加气流量来克服潜在的重复吸入；（B）一定要使用 $EtCO_2$ 监测来了解重复吸入二氧化碳的程度，是最安全的方法；（C）请告诉我们你是怎样时光倒流数十年找到 Mapleson 环路的，Delorean 时光机吗？

有 6 种类型，从 A 到 F（表 21-2），有的还有别名（例如，A=Magill 附件，D=Bain 回路）。成分的排列决定了它的效能，定义为最小化或防止重复吸入所需的气流量。你需要知道的是：自主呼吸时，Mapleson A 是最有效的，需要的新鲜气流量等于分钟通气量。看表 21-2 中的图，想象在呼气相发生了什么：呼出的气体从患者体内排出，遇到管道中向着患者而来的新鲜气体，结果是肺泡气通过可调限压阀排出，而大多数新鲜气体用于下次呼吸。相反，在

表 21-2　Mapleson 环路的分类及特点

Mapleson 分类	其他名字	图示	需要的新鲜气流量		备注
			自主	控制	
A	Magill 接合体	可调节限压阀　面罩　呼吸管道　贮气囊　新鲜空气	等于分钟通气量[≈80 mL/(kg·min)]	非常高,很难预计	控制通气时的不佳选择,封闭的 Magill 系统是改善了共效能。同轴的 Mapleson A 无效呼吸系统)含有废气清除。
B		新鲜空气　可调节限压阀	2 倍分钟通气量	2~2.5 倍分钟通气量	
C	Waters 的往复	可调节限压阀　新鲜空气	2 倍分钟通气量	2~2.5 倍分钟通气量	
D	Bain 回路	可调节限压阀　新鲜空气	2~3 倍分钟通气量	1~2 倍分钟通气量	Bain 同轴修正：新鲜气管路在呼吸管路内部。
E	Ayre 的 T-组合复苏器	新鲜空气	2~3 倍分钟通气量	3 倍分钟通气量(吸呼比为 1:2)	呼气管路应提供大于潮气量的容量来避免重复吸入。清除困难。
F	Jackson-Rees 的修正	新鲜空气　可调节限压阀	2~3 倍分钟通气量	2 倍分钟通气量	是有呼吸皮囊连接到呼吸管路末端,允许控制通气和清除的 Mapleson E

FGI: 新鲜气入口；APL: 可调限压阀。摘自 Butterworth JF IV, Mackey DC, Wasnick JD. Morgan Mikhail's Clinical Anesthesiology. 5th ed. New York, NY: McGraw Hill; 2013.

控制通气时,呼气相和呼气暂停时导管内压力很低,因此肺泡气并不能从可调限压阀排出,而是沿着导管到达贮气囊;在下次呼吸开始时,大部分的吸气量来自之前呼出的肺泡气。在这样的情况下就需要高的、不可预测的流量。因此,Mapleson A 在自主呼吸时最有效,在控制呼吸时最无效。

由于交换了新鲜气入口和可调限压阀,Mapleson D 是相反的情况。呼气时,肺泡气在可调限压阀排出前,沿着管子部分充盈呼吸皮囊,管子中的肺泡气必须在呼吸暂停时排出。自主呼吸时,正弦呼吸模式导致呼气暂停很短,而控制呼吸时暂停时间较长,可以排出肺泡气,提高有效性。控制呼吸时,新鲜气流量需要为1~2倍的分钟通气量,自主呼吸时,新鲜气流量需要为2~3倍的分钟通气量。

自主呼吸 Mapleson 的有效性:A>D>C>B[记法:"All(A)Dogs(D)can(C)Breathe(B)",狗是自主呼吸的生物,对吗?]

控制呼吸 Mapleson 有效性:D>B>C>A[记法:"David(D)Bolused(B)Cis(C)-Atracurium(A)",一旦 Dave 给予了那个肌松药,你不得不做控制通气了……]

参考文献: Butterworth JF IV, Mackey DC, Wasnick JD. Morgan & Mikhail's Clinical Anesthesiology, 5th ed. New York, NY: McGraw Hill; 2013.

23. 你的合作住院医师建议为重症监护室的一例患者采用 T-组合复苏器通气,你想采取以下哪种

试验?

(A) Mapleson B

(B) Mapleson C

(C) Mapleson E

(D) Mapleson F

(E) Mapleson G

Mapleson E 也是一种 T 型通气系统,T 连接器一边是新鲜气入口,另一边是一段波纹状的管子作为贮液器。目前 Mapleson E 用于麻醉并不多,因为清除困难,但对于插了管有自主呼吸的患者(例如在麻醉后监护室和重症监护室),它有效地提供富含 FiO_2 的气体,也可以作为插管患者尝试脱管时的通气方法。FiO_2 取决于新鲜气流,而低流量往往伴随着二氧化碳的重复吸入,大于3~5倍分钟通气量的气流可最小化二氧化碳的重复吸入。

参考文献: Dorsch JA, Dorsch SE. Understanding Anesthesia Equipment, 5th ed. Philadelphia: Lippincott Williams & Wilkins; 2008.

24. 以下哪项是自动充气复苏袋的特点?

(A) 需要供给加压气体来工作

(B) 22 mm(男)/15 mm(女)连接头用于气道装置(喉罩、面罩等)

(C) 氧气入口双向阀

(D) 阀门阻止空气进入复苏袋

(E) 只能提供大约 50% 的 FiO_2

复苏袋是种小巧轻便的通气装置,而且因为自发充气袋维持它的形状,故不需要加压气体来运作(图 21-6)。复苏袋的常规特点包括:

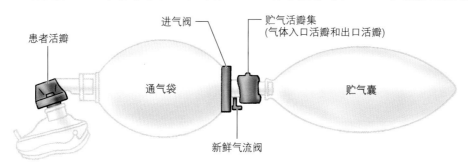

图 21-6　Laerdal 复苏器

(摘自 Laerdal 医疗公司)。

- 一个 22 mm/15 mm 的患者连接头连接气管导管、面罩以及喉罩。

- 一个双向的非重复吸入活瓣,挤压复苏袋时活瓣打开气体被挤入患者,呼出气通过活瓣上的出口排到周围环境。吸气时空气不通过这个活瓣,呼出气也不会再进入复苏袋。

- 由硅树脂或苯乙烯热塑性聚合物制成的自发充气复苏袋,挤压后会快速反跳。成年人的尺寸约 1 500 mL,儿童和婴儿有更小的尺寸（500～650 mL、220～240 mL）。

- 高流量(10～15 L/min)氧气通过氧气入口充盈复苏袋。

- 一个贮气囊可减少通气袋再扩张时空气的进入。

- 单向进气阀允许气体从贮气囊进入复苏袋使其再扩张,如果贮气囊空了或不管什么原因导致氧气不能输送,通过这个活瓣室内空气可进入,保证通气袋能正常充气。

一些模型的其他特点包括颈部的侧门可实施呼气末二氧化碳监测,PEEP 活瓣以及压力或流量限制活瓣避免气道压过高及气压伤。在面罩通气佳、给予高流量(>10 L/min)的氧气时,可达到 $FiO_2>90\%$。

参考文献：Hung O，Murphy MF. Management of the Difficult and Failed Airway，2nd ed. New York，NY：McGraw Hill；2012.

25. 碱石灰是以下哪项的混合物?

(A) Ca(OH)$_2$ 和 NaOH
(B) CaCO$_3$ 和 NaOH
(C) NaOH 和 KOH
(D) Na$_2$CO$_3$ 和 KOH
(E) Na$_2$CO$_3$ 和 NaOH

碱石灰是二氧化碳吸收剂中最常用的吸收剂材料,每 100 g 吸收剂能够吸收达 23 L 的 CO$_2$。它呈不同大小的颗粒状,当放在吸收剂罐中时,颗粒之间的间隙("空隙空间")约 45%,气流和吸收剂可以很好地发生反应。碱石灰约 80% 为 Ca(OH)$_2$,余下的为 NaOH、水和少量的 KOH。CO$_2$ 清除过程发生的反应如下:

$$CO_2 + H_2O \rightarrow H_2CO_3$$
$$H_2CO_3 + 2NaOH \rightarrow NaCO_3 + 2H_2O + 热量$$
$$NaCO_3 + Ca(OH)_2 \rightarrow CaCO_3 + 2NaOH$$

碱石灰含有一种指示性的染料,随着化学反应的发生氢离子积聚、pH 降低,这时染料由白色变为紫色,当 50%～70% 的吸收剂变色时应更换碱石灰。

碱石灰的潜在危害之一是降解七氟烷产生复合物 A,降解地氟烷产生一氧化碳,一种称为 Amsorb 的新的吸收剂由 Ca(OH)$_2$ 和 CaCl$_2$ 组成,不会对挥发性麻醉药产生有临床意义的降解。

你可能看到过钡石灰,但现在已经不再使用了,有报道钡石灰干燥时会发生自燃、爆炸、吸收剂罐融化,也有报道温度会高达 400℃,钡石灰中高含量的 KOH 被认为是发生这些现象的原因。

参考文献：Butterworth JF IV，Mackey DC，Wasnick JD. Morgan & Mikhail's Clinical Anesthesiology，5th ed. New York，NY：McGraw Hill；2013.

26. 二氧化碳吸收剂中隔板的作用是:
(A) 避免吸收剂粉尘在排气管中结块
(B) 捕捉吸收剂表面凝结的水滴
(C) 引导气流到达吸收剂中央
(D) 使热量在吸收剂中分布均匀
(E) 避免吸收剂颗粒表面指示染料的蒸发

进入吸收剂罐的气体会沿着管周围向下流动,即"墙壁效应",如果不做任何处理,容器内外周的颗粒会较中央的颗粒更快地消耗掉,而我们看到的是表面的吸收剂,这样会导致吸收剂的频繁更换。隔板是置于容器内的环形孔,能够引导气流进入中央,保证气流的均匀分布。

参考文献：Dorsch JA, Dorsch SE. Understanding Anesthesia Equipment, 5th ed. Philadelphia: Lippincott Williams & Wilkins; 2008.

27. 以下哪种器械能够提供恒定的 FiO_2，不受患者吸气峰流量的影响？

(A) 鼻导管

(B) 普通面罩

(C) 部分重复吸入面罩

(D) 文丘里面罩

(E) 人工复苏器（自充气袋阀面罩）

文丘里面罩含有特制的塑料枪管，插在氧气管和面罩之间，根据伯努利原理，每个颜色标记的枪管的边孔通过使一定量的空气进入来保证达到精确的 FiO_2，文丘里面罩不依赖于患者的呼吸类型可提供固定浓度的氧气，包括24％、28％、31％、35％、40％和60％（图 21 - 7）。每个枪管上都印了合适的氧流量。

参考文献：Hagberg CA. Benumof's Airway Management, 2nd ed. Philadephia, PA: Elsevier; 2007.

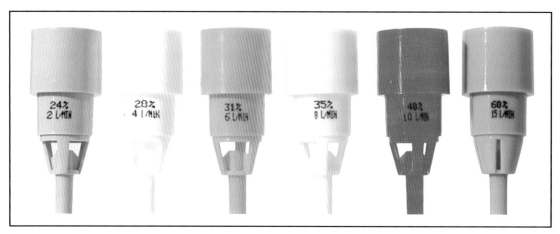

图 21 - 7　标记有 FiO_2 和氧气流的文丘里面罩枪管

28. 下述哪项关于废气清除系统的描述是正确的？

(A) 清除管的标准合适尺寸是 22 mm

(B) 闭合清除系统不需要负压活瓣

(C) 开放清除系统可以是主动的或被动的

(F) 闭合清除系统需要贮气腔/袋

(D) 若清除贮气囊持续塌陷，应增加吸入量

废气清除系统将过量的气体排出手术室以减少工作区域的污染，减少工作人员暴露在有潜在危害的麻醉药物中，不同的系统在设计上或多或少有区别，但它们都包括：① 气体排出呼吸环路的阀门；② 输送气体到清除系统的管路；③ 调节系统内压力的装置；④ 把气体排到外面大气的废气管。废气管可连接吸引器（主动系统）或仅是被动排到外界（被动系统），清除系统中的管路管径（30 mm）常与呼吸管路的管径（成年人 22 mm，儿童 15 mm）不同，这可以避免管道连接错误。

清除系统包含 1 个开放或闭合的贮存器，可以是容器、袋子或简单的管子的一段。开放系统向大气开放，无活瓣（图 21 - 8），气体在呼吸循环中脉冲式地被动排入贮存器，开放系统中向贮存器开口的废气管常是主动的，避免贮存器充盈，避免废气泄漏在手术室，贮存器的开放保证了不会有正压或负压施加给患者。

闭合清除系统通过活瓣与大气相通（图 21 - 9），闭合系统常含有正压安全阀，在 0.5～1.0 kPa（5～10 cmH_2O）时激活，当清除系统下游受阻时，这样的设置可避免压力蓄积。只有当清除系统激活时才需要负压活瓣，以避免吸引的压力传送到呼吸环路，效力是在 -0.05 kPa（-0.5 cmH_2O）。闭合系统不需要贮存器，但如果有贮存器，应启动清除系统，它

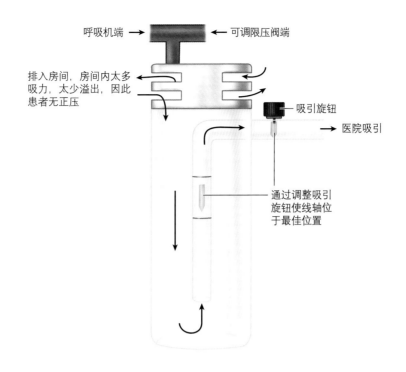

图 21 - 8　开放的清除系统

APL，可调限压阀

（摘自 Rose G，McLarney JT. Anesthesia equipment simplified，1st ed. New York，NY：McGraw Hill；2014.）

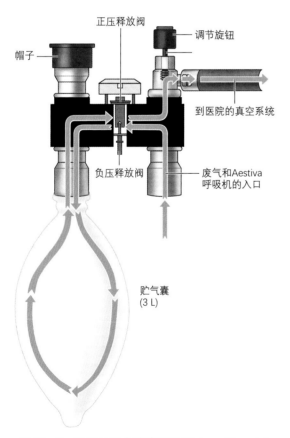

图 21 - 9　激活的闭合清除系统（Datex - Ohmeda）

们常常是可充气的袋子，看起来像呼吸环路的通气袋（为鉴别，颜色不同），可通过一个小活瓣来调节吸引流量使袋子部分充盈。若清除贮气囊持续塌陷，吸力太大了应降低吸引流量；若贮气囊膨胀，流量应增加。

参考文献：Dorsch JA，Dorsch SE. Understanding Anesthesia Equipment，5th ed. Philadelphia：Lippincott Williams & Wilkins；2008.

29. Datex - Ohmeda 机器的 Link - 25 系统用于

（A）电子化连接气流数据到监护仪

（B）避免 1 个以上的蒸汽机同时打开

（C）倘若低氧气流量，用于阻断氧化亚氮管道流

（D）采用流量控制阀调控氧化亚氮氧气百分比

（E）激活大流量氧气

　　所有的麻醉机都有机械的或电动的方法来定量氧化亚氮氧气的配比，以保证不会传输低

氧含量的气体混合物。Datex – Ohmeda 机器中,Link – 25 系统是机械连接了氧气和氧化亚氮流量计旋钮的链轮系统,氧气流量链轮有 29 个齿,氧化亚氮链轮有 14 个齿。若操作者试着增加氧化亚氮流量导致氧气:氧化亚氮小于 25%,那齿轮会机械化地旋转氧气流量阀来维持这个比例;类似的,若氧化亚氮不变氧气旋钮被调小,链轮将降低氧化亚氮的流量来维持这个比例。

参考文献: Dorsch JA, Dorsch SE. Understanding Anesthesia Equipment, 5th ed. Philadelphia: Lippincott Williams & Wilkins; 2008.

30. 倘若发生空气流量计管破裂,以下哪项流量计管最可能避免低氧混合物(从左到右)?
   (A) 氧气,空气,氧化亚氮
   (B) 氧气,氧化亚氮,空气

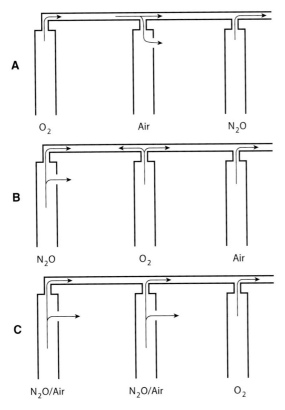

   (C) 氧化亚氮,氧气,空气
   (D) 空气,氧气,氧化亚氮
   (E) 空气,氧化亚氮,氧气

　　运载气体流过流量计经传输到右边到达蒸发器,如果氧气不放在最右边的位置,一旦有任何管路的破裂,都可能产生低氧混合物(图 21 – 10)。

参考文献: Dorsch JA, Dorsch SE. Understanding Anesthesia Equipment, 5th ed. Philadelphia: Lippincott Williams & Wilkins; 2008.

31. 以下哪项不是麻醉工作站的人体工程学特征?
   (A) 不同制造商的工作站尺寸和布置标准化
   (B) 轮子保护器避免挤压线路
   (C) 患者的吸引器、呼吸管路设置在工作站的右手边
   (D) 吸引器罐高度低于手术台
   (E) 插座和排气管设在工作站上面或旁边

　　人体工程学研究人们在工作环境中的效率,在手术室等非常复杂的环境,若工程学安排不恰当,会导致头晕、受伤、生产力下降以及医疗错误。麻醉工作站有很多的特征来有效减少压力、头晕和错误的发生。

　　不同制造商设计的机器在多种组成成分的尺寸和布置方面广泛一致。患者的吸引器、呼吸管路、监护按照传统均位于机器的左边,如此一来,放置机器的最好位置就是手术台头侧右边,这样线和管路就不需要穿过很长的距离。吸引器罐应低于手术台高度以减少静水压力的影响。电、气、通信线路不应穿过工作人员需要行走的区域,以减少跳闸的危险,最理想的位置是在工作站的上方。轮子保护器避免麻醉机在线上来回活动或卡住。

　　坐或站在麻醉工作站的"麻醉医师"应不需要费力就能够探及流量计、挥发器、吸引器、监护仪、患者的电子记录以及其他重要的控制阀。温度、光线应调整到满足患者和手术室工作人员的需要。噪声会分神而且会掩盖各种机器的

图 21 – 10　3 种气体的机器流量计的顺序。A 和 B 代表不安全的顺序,因压力差别,氧气会流入破裂的管子。C 图中,氧气不可能反流进入破裂的管子,因为它是多支管中最后的气体,且向远方流出没有阻力。注意氧气管路的任意位置破裂会导致低氧血症。

报警声音。

参考文献： Leob R，Berguer R. Ergonomics and workflow. In：Block FE，Helfman S，Eds. American Society of Anesthesiologists Operating Room Design Manual. 从 https：//www. asahq. org/resources/resources-from-asa-committees/operating-room-design-manual 获取。

32. 下图中 A 列波形代表哪种类型的呼吸？

（A）压力控制通气

（B） 容量控制通气

（C） 流量控制通气

（D） 高频震荡通气

（E） 肺间冲击通气

A 组的方形压力波提示压力是独立变量（例如压力控制通气），"呼吸系统运动方程"描述了吸气和呼气相压力、流量、容量的关系：

$$P_{TR}＝P_E＋P_R$$

$P_{TR}＝$经呼吸压力（＝呼吸机和呼吸肌产生的压力）；$P_E＝$弹性回缩压（＝弹性×容量）；$P_R＝$阻力压力（＝阻力×流量），公式成为：

$$P_{通气}＋P_{肌肉}＝（弹性×容量）＋（阻力×流量）$$

这个公式表明，一次只有一个变量（压力，容量，或流量）能控制呼吸，这个"控制变量"成为分类通气模式的依据。注意，因容量和流量可逆转互相的作用，因此经典的通气模式分为容量控制（容量和流量都控制）和压力控制模式。这种分类也有例外：肺间冲击通气和高频震荡通气不控制容量、压力和流量，而是控制时间（只控制流量脉冲的时间）。

参考文献： Tobin MJ. Principles and Practice of Mechanical Ventilation，3rd. New York，NY：McGraw Hill；2013.
Miller RD. Miller's Anesthesia，8th ed. Philadelphia，PA：Elsevier；2015.

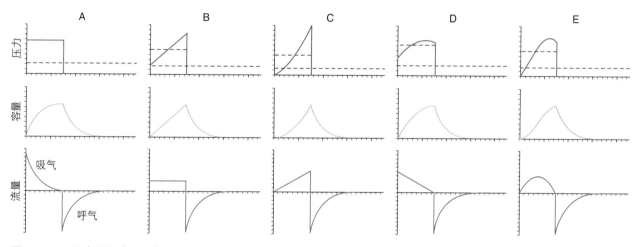

图 21‐11　这个图阐述了目标和周期的区别。A，吸气以压力为目标，以时间为周期。B 吸气以流量而不是容量为目标，容量为周期。C，吸气以容量和流量为目标，以时间为周期。

（摘自 Tobin MJ：Principles and practice of mechanical ventilation，3rd Ed. New York，NY：McGraw Hill；2013. ）

说明：以下每个选项包含字母标题和短语或陈述，第 33～37 题中选择一项与题干最相关的选项，每个选项可选一次或多次或不选。

（A） 辅助控制

（B） 压力控制

（C） 容量控制

（D） 周期性叹息

（E） 高频通气

（F） 间歇指令通气

（G） 同步间歇指令通气

（H） 压力支持

（I） 双相气道正压通气

33. 不管是由患者启动的还是呼吸机启动的，哪种通气模式吸气相输入相同的潮气量？

(A) 辅助控制

呼吸机能控制压力或容量，使用 3 种不同的呼吸模式：连续自主通气，间歇指令通气，或连续指令通气。这意味着有 5 种类型的通气方式：

1）容量控制，连续指令通气

2）容量控制，间歇指令通气

3）压力控制，连续指令通气

4）压力控制，间歇指令通气

5）压力控制，连续自主通气

辅助控制通气中，患者和呼吸机都可以诱发呼吸，一旦诱发，呼吸机会输送预设的潮气量。辅助控制是容量控制、间歇指令通气的一种。辅助控制通气中，诱发变量可以是压力的改变、流量的改变或时间的改变，目标变量是容量或流量，周期变量是容量或时间。吸气波常是矩形，一些呼吸机也会使用其他波形。

参考文献：Tobin MJ. Principles and Practice of Mechanical Ventilation，3rd ed. New York，NY：McGraw Hill；2013.

34. 哪种通气模式允许患者在呼吸循环的间隙没有支持地自主呼吸的支持，设定的呼吸循环与呼吸时间无关？

(F) 间歇指令通气

间歇指令通气提供了预先设定的指令呼吸，允许患者在指令呼吸之间自主呼吸。当间歇指令通气与患者的呼吸同步化时，通气模式称为同步间歇指令通气。

间歇指令通气可以是容量控制（以流量为目标，以容量为周期）的，也可以是压力控制（以压力为目标，以时间为周期）的。

参考文献：Tobin MJ. Principles and Practice of Mechanical Ventilation，3rd ed. New York，NY：McGraw Hill；2013.

35. 哪种通气模式为患者提供部分通气支持，保留呼吸驱动，通过在用力吸气时增加气道压力使

之高于呼气压？

(H) 压力支持

压力支持通气在患者启动吸气时提供预先设定的压力支持，压力支持通气由患者启动（压力诱发或流量诱发），压力为目标，流量为周期。

参考文献：Tobin MJ. Principles and Practice of Mechanical Ventilation，3rd ed. New York，NY：McGraw Hill；2013.

36. 哪种通气模式是一种气道压力释放通气模式？

(I) 双相气道正压通气

双相气道正压通气和双水平正压通气是气道压力释放通气的同义词，因标志的原因，不同的呼吸机品牌可为这种呼吸模式有不同的名字。气道压力释放通气这种模式可帮助急性肺损伤的患者，它有 2 种压力水平，以时间为周期，在循环的任意时期允许自主呼吸，要注意的是气道压的控制，大部分时间均在较高的设置压力，少量时间在较低设置压力，通过这样的方式可以很好地动员肺部功能，从而改善氧合。如果没有自主通气，气道压力释放通气是一种反比、压力控制的通气模式（压力为目标，时间为周期）（反比意味着吸气时间长于呼气时间）。

参考文献：Tobin MJ. Principles and Practice of Mechanical Ventilation，3rd ed. New York，NY：McGraw Hill；2013.

37. 哪种通气模式是流量控制并以时间为周期？

(B) 容量控制

容量控制限定流量，以时间或容量为周期；压力控制限定压力，以压力为目标，时间为周期的通气；压力支持是以压力为目标，流量为周期的通气。注意，因容量和流量互为反函数，容量控制通气既控制了容量也控制了流量。

参考文献：Tobin MJ. Principles and Practice of Mechanical Ventilation，3rd ed. New York，NY：McGraw Hill；2013.

38. 在呼吸期的变量中，当达到预设的压力、容量、流量或时间时，吸气期结束，终止吸气期的预设

变量是：

（A）触发变量

（B）目标变量

（C）周期变量

（D）基线变量

（E）限制变量

呼吸机可以通过多种不同的变量（称为"相变量"）作用于呼吸周期的不同时期调节呼吸：

- 触发变量等于启动，或"触发"吸气，预先设定的压力、容量、流量或时间可以是触发变量（例如，压力触发通气中，压力的下降可触发通气）。

- 目标变量为预先设置的上限，或"目标"，可为需要达到并在吸气时维持的流量、容量或压力。注意，时间不能是目标变量（不能"维持"）。

- 周期变量为预先设定的结束吸气的压力、容量、流量或时间（例如，以容量为周期的通气会传输流量直到达到预设的容量）。

- 基线变量在呼气时被控制，现代通气模式的基线变量均为压力。

注意，限制变量常与目标变量混淆，限制变量没有命名标准，只有在通气警报限定时有提到。

参考文献： Tobin MJ. Principles and Practice of Mechanical Ventilation, 3rd ed. New York, NY：McGraw Hill；2013.

39. 以下哪项会引起吸气峰压增加而平台压不变？

（A）潮气量增加

（B）肺水肿

（C）腹水

（D）支气管内插管

（E）支气管痉挛

吸气流量增加或气道阻力增加（支气管痉挛、分泌物、异物吸入、气道受压）时，吸气峰压增加而平台压不变。

吸气峰压和平台压都增加的情况发生在潮气量增加或肺顺应性降低（肺水肿、腹水、支气

管插管）时。

参考文献： Butterworth JF IV, Mackey DC, Wasnick JD. Morgan & Mikhail's Clinical Anesthesiology, 5th ed. New York, NY：McGraw Hill；2013：77 - 79.

40. 以下哪个条件会改变静息的压力-容量曲线？

（A）肺栓子

（B）黏液堵塞

（C）支气管痉挛

（D）气管袖状疝

（E）张力性气胸

张力性气胸（或肺不张、肺炎、肺水肿）会降低肺顺应性，改变静息和动态压力-容量曲线，动态指有气流时的测量结果，而静息指没有气流时的测量结果。

黏液堵塞、支气管痉挛以及气管袖状疝能够增加气道阻力，进而影响动态压力-容量曲线，而不影响静息压力-容量曲线。

41. 一例急性肺损伤的插管机械通气患者，图 21 - 12 显示了吸气和呼气的压力-容量曲线。为了维持肺泡复张并最小化肺泡过度扩张的风险，应在哪点设置 PEEP？

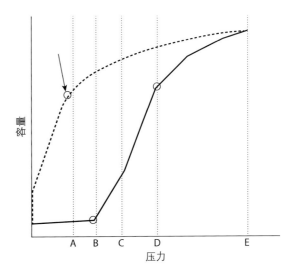

图 21 - 12 肺的压力容量关系，扩张支（实线）和塌陷支（虚线）。

（A）A

(B) B

(C) C

(D) D

(E) E

　　A 点在拐点的略上方,拐点代表呼气时复张的肺泡开始关闭的"临界闭合压"。B 点,较低的转折点,是由于吸气时肺泡的复张形成的,对应的压力称为"开放压力"。D 点,上方的拐点,是吸气时肺泡开始过度扩张的点。由于吸气时肺泡顺应性改变,压力容量曲线的吸气支和呼气支有滞后现象,复张时较低的压力可以观察到较高的容量。证据表明最佳的 PEEP 应设在拐点 A 略上方。

参考文献: Miller RD. Miller's Anesthesia, 8th ed. Philadelphia, PA: Elsevier; 2015.

42. 在非插管患者,下列哪种方法能最好地发现术后呼吸暂停?

(A) 脉搏氧饱和度

(B) 口鼻气流系统

(C) 经胸心电阻抗系统

(D) 呼吸感应描记法

(E) 光学体积描记术

　　脉搏氧饱和度(和呼气末二氧化碳监测)能够快速发现气体交换的改变,据报道脉搏氧饱和度优于其他方法,如气流监测或呼吸运动监测。呼吸运动可以通过心电图系统或呼吸诱导体积描记法测量的经胸阻抗的度化来监测。光学体积描记法测量呼吸时静脉血流的改变。任何一个监测呼吸暂停的呼吸运动监测系统都是有局限性的,因为当患者出现气道梗阻时也可以有良好的呼吸动力。

参考文献: Miller RD. Miller's Anesthesia, 8th ed. Philadelphia, PA: Elsevier; 2015.

（孙凯　姚媛媛译　严敏校）

第 22 章

监测方法、仪器和报警

1. 外科手术操作时使用大剂量非去极化肌松药，严格避免患者体动。哪一种电神经刺激是监测神经肌肉阻滞程度的最佳方法？
   - (A) 双短强直刺激
   - (B) 4 个成串刺激
   - (C) 单次刺激
   - (D) 强直刺激
   - (E) 强直刺激后单刺激肌颤搐计数

2. 周围神经的诱发反应可以通过多种方法记录。哪种方法记录周围神经刺激引起的复合动作电位？
   - (A) 肌动图(MMG)
   - (B) 肌电图(EMG)
   - (C) 加速度监测仪(AMG)
   - (D) 压电神经肌肉监测仪(P_2EMG)
   - (E) 肌音描记法(PMG)

3. 根据 EMG 或者 MMG 的 TOF 评估，神经肌肉恢复的 TOF 比至少是：
   - (A) 0.5
   - (B) 0.6
   - (C) 0.7
   - (D) 0.8
   - (E) 0.9

4. 气管插管的 ICU 患者需要呼吸机支持。下列哪项是患者成功脱机和拔管的指征？
   - (A) 呼吸频率-潮气量比率 120
   - (B) PaO_2 50
   - (C) 每分钟通气量 14 L
   - (D) 最大吸气压力-2.9 kPa(-30 cmH_2O)
   - (E) 肺活量 5 mL/kg

5. 呼吸计或者肺量计用来测量麻醉呼吸回路中呼出潮气量。Wright 呼吸计包含以下设计：
   - (A) 呼气支中的小块旋转叶片
   - (B) 恒温加热后的铂丝
   - (C) 内径变化导致压力下降
   - (D) Y 型连接处的 Pitot 导管
   - (E) 发射超声波束的压电晶体

6. 哪种肺活量测试指标最能反映大气道功能？
   - (A) 用力肺活量(FVC)
   - (B) 第 1 秒用力呼出气量(FEV_1)
   - (C) 呼气流量峰值(PEF)
   - (D) 用力呼气流量 25%～75%
   - (E) DLCO

7. 图 22-1 显示二氧化碳描记图。哪个标记点最能反映肺泡内二氧化碳分压？

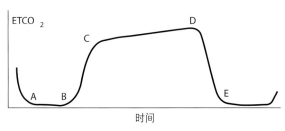

图 22-1 二氧化碳波形图。

    (A) A

    (B) B

    (C) C

    (D) D

    (E) E

8. 下列哪种方法是利用氧气在外层轨道上有未配对电子的结构来测量吸入氧气浓度？

    (A) 顺磁氧分析仪

    (B) 电分析法

    (C) 极谱氧分析仪

    (D) 红外吸收光谱法

    (E) 质谱分析法

9. 与呼出氮气增加的相关因素有：

    (A) 电路断开

    (B) 汽化器故障

    (C) 通气不足

    (D) 气道内气囊漏气

    (E) 气道阻塞

10. 对于大多数外科患者来说，围术期热量丢失的最主要原因是：

    (A) 辐射

    (B) 传导

    (C) 对流

    (D) 蒸发

11. 以下哪个部位最能反映核心温度？

    (A) 口腔

    (B) 腋窝

    (C) 直肠

    (D) 鼓膜

    (E) 膀胱

12. 为了精确测量温度的增加，以下哪种装置依靠使用半导体来测量电阻的减少？

    (A) 电阻温度计

    (B) 热敏电阻

    (C) 热电偶

    (D) 红外鼓膜温度计

    (E) 水银温度计

13. 哪种监测无创血氧饱和度（SO_2）的方法能精确测量高铁血红蛋白浓度？

    (A) 联合血氧饱和度

    (B) 脉搏联合血氧饱和度

    (C) 脉搏血氧饱和度

    (D) 经皮血氧饱和度

    (E) 反射脉搏血氧饱和度

14. 一氧化碳氧血红蛋白（COHb）对测量 SpO_2 的影响是什么？

    (A) SpO_2 未受显著影响。

    (B) SpO_2 浓度在相当大范围内仍为 85%。

    (C) SpO_2 暂时减少。

    (D) SpO_2 明显减少。

    (E) SpO_2 假性升高。

15. 手术室中使用的无创血压监测设备采用下列哪种方法来计算收缩压？

    (A) Korotkoff 音（第一时相）

    (B) 重搏切迹的测定

    (C) 振动最快下降速率

    (D) 振动最快上升速率

    (E) 多普勒声波测量

16. 麻醉诱导前,一名医学生对患者进行心脏听诊,发现:呼气-正常 S_1,A_2P_2 勉强分开,吸气-正常 S_1,A_2P_2 间隔增加。这表明下面哪种情况?

    (A) 正常表现

    (B) 房中隔缺损

    (C) 右束支传导阻滞

    (D) 主动脉狭窄

    (E) 肺动脉高压

17. 从一例体温 35℃ 患者采取血样进行血气分析。当样本加温至 37℃ 时将会发生哪些变化?

    (A) pH 增加

    (B) 气体溶解度增加

    (C) 血红蛋白对氧气的亲和力增加

    (D) 血红蛋白对二氧化碳亲和力增加

    (E) PO_2 增加

18. 血气分析使用 Stow - Severinghaus 电极来测量:

    (A) pH

    (B) PO_2

    (C) PCO_2

    (D) 钠离子

    (E) 钾离子

19. 进行血气分析前,动脉血样本保留了 30 min。下列动脉血气值可能会发生哪些改变?

    (A) PCO_2 增加

    (B) PCO_2 不变

    (C) PO_2 增加

    (D) 如果样本中有气泡 PO_2 下降

    (E) pH 增加

20. 在手术室内,监测 CO_2、N_2O、挥发性麻醉气体浓度的最常用的方法是:

    (A) Raman 散射分析法

    (B) 质谱分析法

    (C) 红外吸收光谱法

    (D) 顺磁分析法

    (E) 极谱分析法

21. 为了测量呼出气体中麻醉药物的浓度,质谱分析法依赖于:

    (A) 透射光强度

    (B) 电流产生总量

    (C) 共振频率变化

    (D) 电离样本运动

    (E) 发射光子量

22. 为了测量动脉有创血压,系统固有频率应通过以下哪种方法优化?

    (A) 增加压力管长度

    (B) 限制活塞数量

    (C) 增加气泡数量

    (D) 减少压力管硬度

    (E) 在右心房水平归零

23. 阻尼系数增高,血压会发生什么改变?

    (A) 舒张压虚降

    (B) 收缩压虚降

    (C) 收缩压虚增

    (D) 平均动脉压虚降

    (E) 平均动脉压虚增

24. Korotkoff 听诊可间接反映动脉血压。哪一阶段对应收缩压?

    (A) Ⅰ相

    (B) Ⅱ相

    (C) Ⅲ相

    (D) Ⅳ相

    (E) Ⅴ相

25. 大部分无创血压监测使用以下哪种方法测量血压?

    (A) 多普勒

    (B) 动脉血管壁运动

    (C) 光-示波测量法

    (D) 示波测量法

    (E) Riva - Rocci 袖带式血压测量法

26. 自体输血时,下列哪种方法用于分离红细胞?
    (A) 大口径、双腔、低压吸力
    (B) 柠檬酸抗凝剂
    (C) 40～150 μm 过滤器
    (D) 离心机
    (E) 光密度过滤器

27. 大量输注红细胞时(＞100 mL/min),下列哪种方法用于血液加温?
    (A) 逆流金属加温
    (B) 空气对流加温
    (C) 磁感应
    (D) 对流箱预热
    (E) 干热保温板

28. 手术室内,下列哪种方法最能维持正常体温?
    (A) 提高室温至 21℃
    (B) 棉被保暖
    (C) 太空毯
    (D) 循环水床垫
    (E) 压力毯

29. 在美国,氧气钢瓶什么颜色?
    (A) 黄色
    (B) 蓝色
    (C) 绿色
    (D) 黑色
    (E) 黑白相间

30. 哪种方法将管道医用供气连接到麻醉机上?
    (A) 快速耦合器
    (B) 接口指数安全系统
    (C) 直径指数安全系统
    (D) 轭进口组装
    (E) 管道止回阀

31. 在手术过程中,线路隔离监视器开始报警,显示泄漏电流超过 5 mA。这项用于生命支持的设备出现故障,接下来该怎么做?
    (A) 继续手术,将故障设备连接到接地故障断路器
    (B) 继续手术,不要连接任何额外电子设备
    (C) 继续手术,切勿使用电手术装置
    (D) 停止手术,患者面临强休克风险
    (E) 停止手术,患者面临微休克风险

32. 为了防止低氧混合气的输入,哪种方法最不安全?
    (A) 低氧压力报警
    (B) 汽化器联锁装置
    (C) 氧冲装置
    (D) 氧气浓度监测
    (E) 氧/氧化亚氮比例控制

33. 当手术室内使用一氧化氮和卤化剂时 NIOSH 建议的废气浓度限值是多少?
    (A) 一氧化氮时间加权平均值为 25 ppm,卤化剂 0.5 ppm
    (B) 一氧化氮时间加权平均值为 25 ppm,卤化剂 2 ppm
    (C) 一氧化氮时间加权平均值为 50 ppm,卤化剂 0.5 ppm
    (D) 一氧化氮时间加权平均值为 50 ppm,卤化剂 2 ppm
    (E) 一氧化氮时间加权平均值为 2 ppm,卤化剂 0.5 ppm

答案与解析：监测方法、仪器与报警

1. 外科手术操作时使用大剂量非去极化肌松药，严格避免患者体动。哪种电神经刺激是监测神经肌肉阻滞程度的最佳方法？
   - (A) 双短强直刺激
   - (B) 4个成串刺激
   - (C) 单次刺激
   - (D) 强直刺激
   - **(E) 强直刺激后单刺激肌颤搐计数**

   当使用大剂量的非去极化神经肌肉阻滞剂时，可以使用强直刺激后单刺激肌颤搐计数(PTC)来评估神经肌肉阻滞程度，而对单次刺激或4个成串刺激(TOF)没反应。PTC使用强直刺激(50 Hz，5 s)，然后3 s后，在1 Hz时，单次刺激。

   双短强直刺激是两短脉冲刺激，50 Hz，750 ms。它与TOF刺激相关。

   TOF使用4个超大刺激，2 Hz，0.5 s。每次刺激引起衰退。第4个刺激引起的反应除以第1个刺激引起的反应，可以计算TOF比值。

   单次刺激在固定频率上应用超大刺激。有时用于诱导期间。

   强直刺激是一种快速传递刺激(50 Hz，5 s)，导致肌肉持续收缩。

   参考文献：Miller RD. *Miller's Anesthesia*，8th ed. Philadelphia，PA：Elsevier；2015.

2. 周围神经的诱发反应可以通过多种方法记录。哪种方法记录周围神经刺激引起的复合动作电位？
   - (A) 肌动图(MMG)
   - **(B) 肌电图(EMG)**
   - (C) 加速度监测仪(AMG)
   - (D) 压电神经肌肉监测仪(P，EMG)
   - (E) 肌音描记法(PMG)

   EMG记录刺激周围神经产生的复合动作电位。

   MMG记录力位移传感器引起的肌肉收缩。它通常需要仔细定位所要研究的肌肉。

   AMG测量尺神经刺激后拇指肌肉运动速度。

   PzEMG记录尺神经刺激后，压电片上所产生的电压。

   PMG记录肌肉收缩过程中，骨骼肌收缩时产生的低频声音。

   参考文献：Miller RD. *Miller's Anesthesia*，8th ed. Philadelphia，PA：Elsevier；2015.

3. 根据EMG或者MMG的TOF评估，神经肌肉恢复的TOF比至少是：
   - (A) 0.5
   - (B) 0.6
   - (C) 0.7
   - (D) 0.8
   - **(E) 0.9**

   用EMG或MMG评估神经肌肉功能的充分恢复，需要TOF比值为≥0.9。当TOF≤0.4时，患者通常无法抬起手臂或头部。当TOF为0.6时，肺活量降低，但很多患者能抬头3 s。当TOF为0.8时，肺活量正常，但很多患者仍有复视。

   参考文献：Miller RD. *Miller's Anesthesia*，8th ed. Philadelphia，PA：Elsevier；2015.

4. 气管插管的 ICU 患者需要呼吸机支持。下列哪项是患者成功脱机和拔管的指征？

(A) 呼吸频率-潮气量比率 120

(B) PaO_2 50

(C) 每分钟通气量 14 L

(D) 最大吸气压力－30 cmH_2O

(E) 肺活量 5 mL/kg

最大吸气压力＞－2.9 kPa（－30 cmH_2O）预示可以成功脱机。浅快呼吸并不预示成功拔管。频率-潮气量比值＜100 是成功脱机的阈值。缺氧患者不考虑尝试脱机（PaO_2＜55～60）。肺活量高于 10～15 mL/kg 预示能成功脱机。

参考文献： Tobin MJ. *Principles and practice of mechanical ventilation*，3rd ed. New York，NY：McGraw Hill；2013.

5. 呼吸计或者肺量计用来测量麻醉呼吸回路中呼出潮气量。Wright 呼吸计包含以下设计：

(A) 呼气支中的小块旋转叶片

(B) 恒温加热后的铂丝

(C) 内径变化导致压力下降

(D) Y 型连接处的 Pitot 导管

(E) 发射超声波束的压电晶体

Wright 在呼气支中使用小块旋转叶片。热线风速仪使用一种铂丝，加热到恒定温度。可变孔流量计使用内径变化来使压力下降。一种固定孔流量计在 Y 型连接处使用皮托管。超声波流量传感器使用产生超声波的压电晶体。

参考文献： Butterworth JF IV，Mackey DC，Wasnick JD. *Morgan & Mikhail's Clinical Anesthesiology*，5th ed. New York，NY：McGraw HIll；2013.

6. 哪种肺活量测试指标最能反映大气道功能？

(A) 用力肺活量（FVC）

(B) 第 1 秒用力呼出气量（FEV_1）

(C) 呼气流量峰值（PEF）

(D) 用力呼气流量 25％～75％

(E) DLCO

PEF 是用力呼气时的最大流速，反应大气道功能。FVC 是最大吸气后用力呼气的最大气量。FEV1 是第 1 秒用力呼出气量。FEF25％～75％是 FVC25％和 FVC75％之间的平均用力呼气量。FEF25％～75％的下降预示小气道疾病。DLCO 是一氧化碳扩散能力，反应气体弥散功能。

参考文献： Levitzky MG. *Pulmonary Physiology*，8th ed. New York，NY：McGraw Hill；2013.

7. 图 22－1 显示二氧化碳描记图。哪个标记点最能反映肺泡内二氧化碳分压？

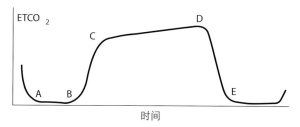

图 22－1 二氧化碳波形图。A：基线：吸气基线，呼气开始部分为气道内无效腔气，基本不含二氧化碳。B：呼气上升支，为肺泡气和无效腔气混合气体。C：肺泡气。D：呼气末二氧化碳值。E：吸气部分曲线显示快速减少的二氧化碳浓度。

(A) A

(B) B

(C) C

(D) D

(E) E

D 点最能反映呼气末二氧化碳分压。A－B 是呼气Ⅰ相，反映解剖性无效腔。B－C 是呼气Ⅱ相，反映无效腔和肺泡内混合气体。C－D 是呼气Ⅲ相，反映肺泡内气体。D－E 是吸气相。

参考文献： Butterworth JF IV，Mackey DC，Wasnick JD. *Morgan & Mikhail's Clinical Anesthesiology*，5th ed. New York，NY：McGraw Hill；2013.

8. 下列哪种方法是利用氧气在外层轨道上有未配

对电子的结构来测量吸入氧气浓度?

(A) 顺磁氧分析仪

(B) 电分析法

(C) 极谱氧分析仪

(D) 红外吸收光谱法

(E) 质谱分析法

　　氧气是顺磁的,意味着它在外层轨道上有未配对的电子。顺磁氧分析仪是利用这个原理,将氧的行为与氧浓度联系起来。当氧气通过细胞膜扩散并且在阳极处减少时,电流细胞分析测量电流。极谱分析测量了极谱电极光阳极和阴极之间的电流,极谱电极需要在两个电极上施加一个小电压。红外吸收光谱法用于分析麻醉气体,这依赖于通过气体的红外线吸收。氧不吸收红外光,需要其他监测方法。质谱分析法产生了基于质量和电荷磁分离的离子碎片。

参考文献:Butterworth JF IV,Mackey DC,Wasnick JD. *Morgan & Mikhail's Clinical Anesthesiology*,5th ed. New York,NY:McGraw Hill;2013.

9. 与呼出氮气增加的相关因素有:

(A) 电路断开

(B) 汽化器故障

(C) 通气不足

(D) 气道内气囊漏气

(E) 气道阻塞

　　气体分析可以检测到许多关键事件:N_2 增加或者 CO_2 减少可以检测到气道内气囊漏气。电路断开是通过 CO_2、O_2 或者麻醉气体突然下降来检测。汽化器故障是由麻醉药物的变化检测到。CO_2 变化可以检测通气不足和气道阻塞。

参考文献:Barash PG. *Clinical Anesthesia*,7th ed. Philadelphia,PA:Lippincott Williams & Wilkins;2013.

10. 对于大多数外科患者来说,手术中热量丢失的最主要原因是:

(A) 辐射

(B) 传导

(C) 对流

(D) 蒸发

　　辐射传热意味着较高温度的物体会辐射热量,较低温度的物体会吸收热量。大多数外科手术中,辐射是热损失的最重要原因。传导传热发生两相接触且有温度差的物体表面,这通常导致热损失最小。对流换热发生时,气流将热量从患者转移到周围环境,这通常是大多数外科手术患者热损失的第二重要原因。从流汗或者外科伤口中蒸发的热量,对早产儿手术的影响很大,但对成人却没什么影响。

参考文献:Miller RD. *Miller's Anesthesia*,8th ed. Philadelphia,PA:Elsevier;2015.

11. 以下哪个部位最能反映核心温度?

(A) 口腔

(B) 腋窝

(C) 直肠

(D) 鼓膜

(E) 膀胱

　　核心温度可以用鼓膜、肺动脉、远端食管或者鼻咽温度来测量。核心温度可以用口腔、腋窝、直肠、膀胱温度来估计(注意膀胱温度对尿量流速敏感)。

参考文献:Miller RD. *Miller's Anesthesia*,8th ed. Philadelphia,PA:Elsevier;2015.

12. 为了精确测量温度的增加,以下哪种装置依靠使用半导体来测量电阻的减少?

(A) 电阻温度计

(B) 热敏电阻

(C) 热电偶

(D) 红外鼓膜温度计

(E) 水银温度计

　　电阻温度计、热敏电阻、热电偶是指测量温

度的一些技术。热敏电阻是一种半导体,加热时电阻会降低。它们可以非常小,通常用于麻醉中(肺动脉导管和食管测温探针)。

电阻温度计是基于金属电阻随温度升高而升高的原理来设计的。

热电偶是由 2 种不同的金属制成的装置。温度的变化会导致电压或电流的变化。

红外线鼓膜温度计通过热电堆(多个热电偶)来测量鼓膜的红外线辐射。

水银温度计是根据水银因温度的升高而膨胀的特点而设计的。

参考文献: Miller RD. *Miller's Anesthesia*, 8th ed. Philadelphia, PA: Elsevier; 2015.
Sullivan G, Campbell E. Heat and temperature: continuing education in anaesthesia. *Crit Care Pain* 2008; 8(3): 104-107.

13. 哪种监测无创血氧饱和度(SO_2)的方法能精确测量高铁血红蛋白浓度?

(A) 联合血氧饱和度

(B) 脉搏联合血氧饱和度

(C) 脉搏血氧饱和度

(D) 经皮血氧饱和度

(E) 反射脉搏血氧饱和度

脉搏血氧仪是一种非侵入性的方法使用光的多个波长来检测氧饱和度和其他血红蛋白种类,包括高铁血红蛋白和一氧化碳血红蛋白。

联合血氧仪可以精确测量高铁血红蛋白浓度,但是侵入性的,因为需要采血。

脉搏血氧测量是无创的,分析动脉搏动来测量 SpO_2。2 种发光二极管用来区别氧合和脱氧的血液。脉搏联合血氧仪不能准确测量高铁血红蛋白浓度。高铁血红蛋白浓度高时,SpO_2 接近 85%。

经皮脉氧仪和脉搏血氧仪原理相同,但不能区分动脉血和静脉血。不能测量高铁血红蛋白。

反射脉搏血氧仪通过额头的探针测量反射

光和 SpO_2,不能测量高铁血红蛋白。

参考文献: Barash PG. *Clinical Anesthesia*, 7th ed. Philadelphia, PA: Lippincott Williams & Willkins; 2013.

14. 一氧化碳氧血红蛋白(COHb)对测量 SpO_2 的影响是什么?

(A) SpO_2 未受显著影响。

(B) SpO_2 浓度在相当大范围内仍为 85%。

(C) SpO_2 暂时减少。

(D) SpO_2 明显减少。

(E) SpO_2 假性升高。

传统的双波长脉搏血氧仪不能分辨出一氧化碳血红蛋白和氧合血红蛋白。因此,SpO_2 可能虚高。当高铁血红蛋白浓度在一个广泛范围内时,SpO_2 保持在 85%。

当染料如靛胭脂被使用时,SpO_2 会短暂下降。

参考文献: Butterworth JF IV, Mackey DC, Wasnick JD. *Morgan & Mikhail's Clinical Anesthesiology*, 5th ed. New York, NY: McGraw Hill; 2013.

15. 手术室中使用的无创血压监测设备采用下列哪种方法来计算收缩压?

(A) Korotkoff 音(柯氏音第一时相)

(B) 重搏切迹的测定

(C) 振动最快下降速率

(D) 振动最快上升速率

(E) 多普勒声波测量

血压可以通过多种无创技术来评估。

触诊:袖带在收缩压之上膨胀,然后放气,触诊脉搏出现时可以确定收缩压。

多普勒:袖带在收缩压之上膨胀,然后放气,收缩压通过多普勒血流探头监测来确定。

听诊:袖带在收缩压之上膨胀,然后放气,收缩压通过听到第 1 个 Korotkoff 音来确定(Korotkoff 音消失和舒张压相关)。

振荡测量:袖带充气于收缩压之上,然后

以逐步或连续方式放气。收缩压与振荡增加的最大速度相关（舒张压和振荡的最大衰减率相关）。

手术室中，无创血压监测依赖于振荡测量法。有创血压监测中可以注意到重搏切迹。这与主动脉瓣的关闭相对应，在动脉波形下降部分引起短暂的上行。

参考文献： Ward M，Langton JA. Blood pressure measurement：continuing education in anaesthesia. *Criti Care Pain* 2007；7(4)：122-126.

16. 麻醉诱导前，一名医学生对患者进行心脏听诊，发现：呼气-正常 S_1，A_2P_2 勉强分开，吸气-正常 S_1，A_2P_2 间隔增加。这表明下面哪种情况？

(A) 正常表现

(B) 房中隔缺损

(C) 右束支传导阻滞

(D) 主动脉狭窄

(E) 肺动脉高压

S_1，第1心音，表示二尖瓣和三尖瓣关闭。S2，第2心音，主动脉瓣（A2）和肺动脉瓣（P2）关闭。在正常患者中，A_2P_2 间隔可能发生生理性分裂。当 A_2P_2 间隔随着吸气增加，呼气时减少。

右束支传导阻滞引起广泛的 A_2P_2 间隔增加，由于肺动脉瓣关闭延迟（这也发生在严重二尖瓣反流，因为主动脉瓣提前关闭）。肺动脉高压导致狭窄、固定的 A_2P_2 间隔，心房缺损导致广泛、固定的 A_2P_2 间隔（固定也就是说呼吸循环期间没有变化）。主动脉狭窄（或其他延迟主动脉瓣关闭的条件，如左束支阻滞、肥厚性阻塞性心肌病、心肌缺血）的结果是相反的。反向分裂意味着 P2 是最初的声音，然后是 A2，并且间隔随呼气而增大了。

参考文献： Kasper D，Fauci A，Hauser S，et al. *Harrison's Principles of Internal Medicine*，19th ed. New York，NY：McGraw Hill；2015.

17. 从一例体温35℃患者采取血样进行血气分析。当样本加温至37℃时将会发生哪些变化？

(A) pH 增加

(B) 气体溶解度增加

(C) 血红蛋白对氧气的亲和力增加

(D) 血红蛋白对二氧化碳亲和力增加

(E) PO_2 增加

37℃时测得 PO_2 和 PCO_2 高于 35℃。加热血液样本会减低 pH，气体溶解度、血红蛋白对氧气和二氧化碳亲和力。现代血气分析仪能随温度校正 PH、PO_2、PCO_2 的数值。

参考文献： Miller RD. *Miller's Anesthesia*，8th ed. Philadelphia，PA：Elsevier；2015.

18. 血气分析使用 Stow-Severinghaus 电极来测量：

(A) pH

(B) PO_2

(C) PCO_2

(D) 钠离子

(E) 钾离子

Stow-Severinghaus 电极测量 PCO_2。Clark 电极测量 PO_2。pH 敏感电极测量 pH。其他特殊电极测量钠离子和钾离子。

参考文献： Miller RD. *Miller's Anesthesia*，8th ed. Philadelphia，PA：Elsevier；2015. Langton JA，Hutton A. Respiratory gas analysis：continuing education in anaesthesia. *Crit Care Pain* 2009；9(1)：19-23.

19. 进行血气分析前，动脉血样本保留了 30 min。下列动脉血气值可能会发生哪些改变？

(A) PCO_2 增加

(B) PCO_2 不变

(C) PO_2 增加

(D) 样本中如果有气泡 PO_2 下降

(E) pH 增加

储存时间超过 20 min 引起 PCO_2 增加、PO_2 下降、pH 下降。气泡导致 PO_2 错误地增加，PCO_2 和 pH 基本无影响。

参考文献：Miller RD. *Miller's Anesthesia*，8th ed. Philadelphia，PA：Elsevier；2015.

20. 在手术室内，监测二氧化碳、氧化亚氮、挥发性麻醉气体浓度的最常用的方法是：

(A) Raman 散射分析法

(B) 质谱分析法

(C) 红外吸收光谱法

(D) 顺磁分析法

(E) 极谱分析法

红外吸收光谱仪是麻醉期间最常见的气体分析仪，它依赖于红外吸收光谱的差异，可以测量 CO_2、N_2O 和挥发性气体的浓度。

拉曼散射分析法和质谱法在手术室中不常用。它们都可以测量二氧化碳、氧化亚氮和挥发性气体的浓度。然而，出于成本的考虑，红外吸收光谱法取代了拉曼散射分析法和质谱法。质谱法制造了基于质量和电荷磁分离的离子碎片。拉曼散射分析法用光束来探测出与气体浓度成比例的发射光子。

顺磁分析仪通过氧在磁场中的行为特点来测量氧浓度。

极谱分析仪测量了极谱电极阴极和阳极之间的电流。可以用来测定氧浓度。

参考文献：Butterworth JF IV，Mackey DC，Wasnick JD. *Morgan & Mikhail's Clinical Anesthesiology*，5th ed. New York，NY：McGraw Hill；2013.
Langton JA，Hutton A. Respiraory gas analysis：continuing education in anaesthesia. *Crit Care Pain* 2009；9(1)：19 - 23.

21. 为了测量呼出气体中麻醉药物的浓度，质谱分析法依赖于：

(A) 透射光强度

(B) 电流产生总量

(C) 共振频率变化

(D) 电离样本运动

(E) 发射光子量

质谱仪将气体样品通过近似真空的方式移动，然后样本进入第二个房间进行离子化。离子通过磁场加速，并根据质量电荷比分开。红外吸收光谱法分析了一种基于透射光强度来分析气体样品。极谱电极利用产生的电流来测定氧浓度。压电式吸收利用 2 个电极之间安装的石英晶体。随着挥发性麻醉药被吸收，共振频率发生改变。拉曼散射分析法采用激光束和分离出的光子进行测定，这些光子和气体浓度成正比。

参考文献：Miller RD. *Miller's Anesthesia*，8th ed. Philadelphia，PA：Elsevier；2015.
Langton JA，Hutton A. Respiraory gas analysis：continuing education in anaesthesia. *Crit Care Pain* 2009；9(1)：19 - 23.

22. 为了测量有创动脉血压，系统固有频率应通过以下哪种方法优化？

(A) 增加压力管长度

(B) 限制活塞数量

(C) 增加气泡数量

(D) 减少压力管硬度

(E) 在右心房水平归零

固有频率描述了测量系统产生共振的可能性。一个最佳或者高保真的动脉血压监测系统应该有：有限数量活塞短硬压力管，没有气泡（气泡会降低系统固有频率）。在仰卧的患者中，动脉线通常放在右心水平。这不影响系统固有频率。

参考文献：Miller RD. *Miller's Anesthesia*，8th ed. Philadelphia，PA：Elsevier；2015.

23. 阻尼系数增高，血压会如何改变？

(A) 舒张压虚降

(B) 收缩压虚降

(C) 收缩压虚增

(D) 平均动脉压虚降

(E) 平均动脉压虚增

阻尼系数描述了流体在测量系统中阻尼运

动的趋势。增加的阻尼系数会低估收缩压。过度阻尼系数会导致脉压变窄和舒张压升高(平均压相对不变)。

参考文献：Longnecker DE，Brown DL，Newman MF，et al. *Anesthesiology*，2nd ed. New York，NY：McGraw Hill；2012.

24. Korotkoff 听诊可间接反映动脉血压。哪一阶段对应收缩压？

    (A) Ⅰ相

    (B) Ⅱ相

    (C) Ⅲ相

    (D) Ⅳ相

    (E) Ⅴ相

    第 1 阶段，当听到第 1 个 Korotkoff 音，被认为是收缩压。在第 2 和第 3 阶段，声音特征改变。第 4 阶段，声音变得低沉。第 5 阶段，声音消失。

    参考文献：Longnecker DE，Brown DL，Newman MF，et al. *Anesthesiology*，2nd ed. New York，NY：McGraw Hill；2012.

25. 大部分无创血压监测使用以下哪种方法测量血压？

    (A) 多普勒

    (B) 动脉血管壁运动

    (C) 光-示波测量法

    (D) 示波测量法

    (E) Riva‐Rocci 袖带式血压测量法

    大多数无创血压监测用振荡测量来确定血压。平均动脉压对应于峰值振荡点。然后计算收缩压和舒张压。其他无创血压测量方法包括多普勒、动脉血管壁运动、光-示波测量法。Riva‐Rocci 袖带式血压测量法估计收缩压，当触诊桡动脉搏动出现时，就是所测的血压。

    参考文献：Longnecker DE，Brown DL，Newman MF，et al. *Anesthesiology*，2nd ed. New York，NY：McGraw Hill；2012.

26. 自体输血时，下列哪种方法用于分离红细胞？

    (A) 大口径、双腔、低压吸力

    (B) 柠檬酸抗凝剂

    (C) 40～150 μm 过滤器

    (D) 离心机

    (E) 光密度过滤器

    细胞回收机使用离心法分离血浆中的红细胞。红细胞更稠密，从离心机的外围分离出来，停留在中心的血浆被排到废物袋内。大口径、双腔、低压吸引来收集术野的血液。肝素或者柠檬酸用于抗凝，这不利于分离。过滤器(40～150 μm)用于分离碎片和大块血凝块。当收集到的红细胞达到一定密度时，清洗就开始了。

    参考文献：Kuppurao L，Wee M. Perioperative cell salvage：continuing education in anaesthesia. *Crit Care Pain* 2010；10(4)：104‐108.

27. 大量输注红细胞时($>$100 mL/min)，下列哪种方法用于血液加温？

    (A) 逆流金属加温

    (B) 空气对流加温

    (C) 磁感应

    (D) 对流箱预热

    (E) 干热保温板

    两种血液加温法可符合快速输注血液($>$100 mL/min)的要求，这包括逆流水浴(Level 1 H‐1200)和磁感应(FMS 2000)。两者都具有防止空气栓塞的安全特性。逆电流金属变暖，对流空气变暖和干热加热板被用在不同的加热装置中，这些装置和中度输注流速($<$100 mL/min)相兼容。在对流箱内预暖对加热晶体是有利的，但该设备不能用于加热血制品。

    参考文献：Smith CE，Wagner K. Principles of fluid and blood warming in trauma. *Int Trauma Care* 2008；18(1)：71‐79.

28. 手术室内，下列哪种方法最能维持正常体温？

    (A) 提高室温至 21℃

    (B) 棉被保暖

（C）太空毯

（D）循环水床垫

（E）压力毯

温暖的压力氮维持正常体温,因为他们可以减少皮肤的热量损失。室温温度是热损失的重要因素。要保持正常体温,室温通常需要＞23℃。但是对于手术室员工,实在太热了。温暖的或与房间温度差不多的棉毯或者太空毯的作用是在皮肤添加绝缘体。单纯的被动绝缘通常是保持正常体温的一种辅助手段。温水床垫意义不大。因为背部的热量损失不明显。放置在患者身上的温暖的循环水服是有效的。

参考文献： Miller RD. *Miller's Anesthesia*, 8th ed. Philadephia, PA：Elsevier；2015.

29. 在美国,氧气钢瓶什么颜色?

（A）黄色

（B）蓝色

（C）绿色

（D）黑色

（E）黑白相间

医用气瓶是彩色编码的。在美国,氧气＝绿色,空气＝黄色,一氧化二氮＝国际蓝,氮气＝黑色。国际上的医用气瓶编码颜色不同于美国：氧气＝白色,空气＝黑白相间,一氧化二氮＝蓝色,氮气＝黑色。

参考文献： Butterworth JF IV，Mackey DC，Wasnick JD. *Morgan & Mikhail's Clinical Anesthesiology*, 5th ed. New York, NY：McGraw Hill；2013.

30. 哪种方法将医用供气管道连接到麻醉机上?

（A）快速耦合器

（B）接口指数安全系统

（C）直径指数安全系统

（D）轭进口组装

（E）管道止回阀

直径指数安全系统确保了氧气、空气和一氧化二氮的医用气体中心管道供应,并正确附

着于麻醉机上。接口指数安全系统确保气瓶（通常是氧气）正确的接到麻醉机上。钢瓶阀门上的孔,相当于麻醉机轭架上的针。

参考文献： Butterworth JF IV，Mackey DC，Wasnick JD. *Morgan & Mikhail's Clinical Anesthesiology*, 5th ed. New York, NY：McGraw Hill；2013.

31. 在手术过程中,线路隔离监视器开始报警,显示泄漏电流超过 5 mA。这项用于生命支持的设备出现故障,接下来该怎么做?

（A）继续手术,将故障设备连接到接地故障断路器

（B）继续手术,不要连接任何额外电子设备

（C）继续手术,切勿使用电手术装置

（D）停止手术,患者面临强休克风险

（E）停止手术,患者面临微休克风险

线路隔离监视器（LIM）指示何时电力系统不再与地面隔离。电击需要系统中出现瞬间故障。如果 LIM 报警,它可能意味着一个有缺陷的设备被插入到孤立的电力系统中。如果可能,设备应该被识别和移除。如果该设备用于生命支持,应该继续外科手术,但是不能连接其他电力设备,因为电力系统不再是孤立的。地面接地故障断路器（GFCI）能防止电击,但它会中断维持生命的设备的动力输送。

参考文献： Barash PG. *Clinical Anesthesia*, 7th ed. Philadelphia, PA：Lippincott Williams & Wilkins；2013.

32. 为了防止低氧混合气的输入,哪种方法最不安全?

（A）低氧压力报警

（B）汽化器联锁装置

（C）氧冲装置

（D）氧气浓度监测

（E）氧气/二氧化氮比例控制

氧浓度监测仪放于呼吸回路的吸气支或者

呼气支。如果氧气浓度低于临界水平,将会报警。它会检测出麻醉机低压回路中的泄漏。它直接测量氧气浓度,不依赖于测量气体压力。

如果入口气体压力降至某一阈值以下,低氧压力报警装置就会被激活。氧气二氧化氮比的控制装置是一种成比例的系统,当氧气压力下降时,氧化亚氮会减少。如果气体管路不通,且预充气体中含氧量不足,这 2 种方法都会失败。氧气冲洗装置将氧气输送到普通气体出口,并绕过流量计和汽化器。汽化器联锁装置可防止一次输出超过一种的挥发性麻醉剂。

参考文献:Butterworth JF IV, Mackey DC, Wasnick JD. *Morgan & Mikhail's Clinical Anesthesiology*, 5th ed. New York, NY: McGraw Hill; 2013.

33. 当手术室内使用一氧化氮和卤化剂时 NIOSH 建议的废气浓度限值是多少?

（A）一氧化氮时间加权平均值为 25 ppm,卤化剂 0.5 ppm

（B） 一氧化氮时间加权平均值为 25 ppm,卤化剂 2 ppm

（C） 一氧化氮时间加权平均值为 50 ppm,卤化剂 0.5 ppm

（D） 一氧化氮时间加权平均值为 50 ppm,卤化剂 2 ppm

（E） 一氧化氮时间加权平均值为 2 ppm,卤化剂 0.5 ppm

NIOSH 推荐的氧化亚氮和卤化剂的时间加权接触限值分别是 25 ppm 和 0.5 ppm。如果单独使用卤化剂,建议上限是 2 ppm。如果单独使用氧化亚氮,建议上限是 25 ppm。

参考文献:Miller RD. *Miller's Anesthesia*, 8th ed. Philadephia, PA: Elsevier; 2015.

（黄晟　张冯江译　陈祥明校）

第 23 章

电路安全和除颤

1. 术前,患者配戴金属脐(肚脐)环。计划手术部位为左上肢,而且需要使用电刀(ESU)。告知患者有潜在风险但是其拒绝取出脐环。以下选项中,哪个是最合适的选择?
   - (A) 不需要任何改变,因为线路隔离监视器(LIM)会发现潜在的微电击
   - (B) 提起脐环并固定,使之尽可能与皮肤接触的面积最小
   - (C) 将脐环平放贴于腹部固定
   - (D) 将离散电极板(接地板)放置于手术部位对侧
   - (E) 让外科医师使用单极电刀,而不是双极电刀

2. 手术室内配备了线路隔离监控器(LIM)。LIM报警说明了什么?
   - (A) 接地故障断路器(GFCI)被激活。
   - (B) 患者接地。
   - (C) 电源接地。
   - (D) 部分电路设备接地。
   - (E) 手术室地板上有大量静电累积。

3. 全身麻醉下手术的一例患者使用了标准监测,置入中心静脉导管,并使用了单极电刀(ESU)。为了尽可能减少患者受到微电击的风险,下面哪一项是最不重要的?
   - (A) 确保所有电子设备的地线完好无损
   - (B) 中心静脉导管置管前戴好手套
   - (C) 避免同时触碰电子设备和中心静脉导管
   - (D) 勿使神经刺激仪线路与中心静脉导管接触
   - (E) 使用线路隔离监视器(LIM)来保证不接地电源的安全

4. 微电击,或者直达心脏的电流,可以在相对较低的电流强度下造成心室纤颤。对于接触心脏的导管或者电极,建议最大可以释放的电流强度是多少?
   - (A) 1 μA
   - (B) 10 μA
   - (C) 100 μA
   - (D) 10 mA
   - (E) 100 mA

5. 一例患者将进行颈后侧的浅表手术操作。麻醉操作为局部麻醉复合静脉镇静麻醉，5 L/min 面罩吸氧，用葡萄糖酸氯己定进行皮肤消毒。使用电刀（ESU）后，手术铺巾着火。第一步处理措施应该是：

（A）移除着火布巾和材料

（B）用生理盐水灭火

（C）用二氧化碳灭火器灭火

（D）切断氧气供应

（E）启动火警警报

6. 患者发生心跳骤停，并伴有无脉性心室纤颤。单相波形除颤仪快速准备就绪，以便进行单次除颤。根据 2015 年美国心脏协会（AHA）心肺复苏（CPR）指南，应选择的正确能量是？

（A）100 J

（B）150 J

（C）200 J

（D）300 J

（E）360 J

7. 同步电复律对于治疗哪种心律失常最有效果？

（A）交界性心动过速

（B）多源性房性心动过速

（C）心房扑动

（D）多形性室性心动过速

（E）心室纤颤

8. 基于设备种类的不同，体外除颤仪可以通过不同类型的波形传递能量。一般分类为单相波形和双相波形。相比单相波形除颤仪，双相波形除颤仪在以下哪一方面更有优势？

（A）双相波形有更高的除颤阈值。

（B）双相波形需要更多能量来成功除颤。

（C）双相波形允许使用更小尺寸的除颤仪。

（D）双相波形可以增高自主循环恢复的比例。

（E）双相波形提高了心跳骤停患者的存活率。

9. 由于胸廓的电阻影响，除颤仪的能量只有部分能到达心脏。采用以下哪种方法可以增加到达心脏的电流？

（A）使用更小的电极板

（B）在前后部位均放置电极板

（C）给电极板加压

（D）避免在皮肤和电极接触部位使用传导材料

（E）在吸气阶段进行电击

10. 自动体外除颤仪（AED）可以实现以下哪项功能？

（A）对心房颤动进行同步电复律

（B）对有脉性室性心动过速进行电击

（C）如果 AED 对于施救者有电击风险可以提供警示

（D）识别患者是否有自主循环

（E）识别胸廓电阻是否过低

答案与解析：电路安全和除颤

1. 术前，患者配戴金属脐（肚脐）环。计划手术部位为左上肢，而且需要使用电刀（ESU）。告知患者有潜在风险但是其拒绝取出脐环。以下选项中，哪个是最合适的选择？

   （A）不需要任何改变，因为线路隔离监视器（LIM）会发现潜在的微电击

   （B）提起脐环并固定，使之尽可能与皮肤接触的面积最小

   （C）将脐环平放贴于腹部固定

   （D）将离散电极板（接地板）放置于手术部位对侧

   （E）让外科医师使用单极电刀，而不是双极电刀

   电刀（ESU）在手术中使用频率较高，它可以通过一块小的接触电板释放很高的电流。单极电刀通过一个电极释放电流，再由放置在远离手术部位的离散电极板（接地板）收集电流。双极电刀释放和收集电流通过一组电极钳，并不需要离散电极板（接地板）。

   在电刀使用过程中，金属首饰可以集中附近通过的电流，因此可能导致烧灼伤。为了预防相关风险，应该移除患者所有的金属首饰。但是在无法做到的情况下，可以让金属首饰尽可能接触皮肤，在此病例中就是将脐环平放固定于腹部。此外，在使用单极电刀的手术中，放置离散电极（接地板）时应注意不要将金属首饰处于电流传导到接地板的径路上；这个病例中，接地板应该放置在手术部位同侧。线路隔离监视器并不能帮助戴有金属首饰的患者避免潜在灼伤的风险。

参考文献：Miller RD. Miller's Anesthesia, 8th ed. Philadelphia, PA: Elsevier; 2015.

2. 手术室内配备了线路隔离监控器（LIM）。LIM报警说明了什么？

   （A）接地故障断路器（GFCI）被激活。

   （B）患者接地。

   （C）电源接地。

   （D）部分电路设备接地。

   （E）手术室地板上有大量静电累积。

   大部分手术室的电源是不接地的。如果电力系统接地了，线路隔离监视器（LIM）会报警。

   GFCI可以切断电源来防止电击。当检测到电路接地时，接地故障断路器会关闭。

   一直以来，为了减少因静电累积引燃可燃性麻醉药物，手术室的建造都使用了导电地板。

   LIM不能监测GFCI和静电累积。

参考文献：Miller RD. Miller's Anesthesia, 8th ed. Philadelphia, PA: Elsevier; 2015.

3. 全身麻醉下手术的一例患者使用了标准监测，置入中心静脉导管，并使用了单极电刀（ESU）。为了尽可能减少患者受到微电击的风险，下面哪项是最不重要的？

   （A）确保所有电子设备的地线完好无损

   （B）中心静脉导管置管前戴好手套

   （C）避免同时触碰电子设备和中心静脉导管

   （D）勿使神经刺激器线路与中心静脉导管接触

   （E）使用线路隔离监视器（LIM）来保证不接地电源的安全

   线路隔离监视器（LIM）不能防护微电击。

为减少微电击风险,应确保所有电子设备具备完好的地线,中心静脉导管置入前戴上手套,避免同时触碰电子设备和中心静脉导管,并且勿使神经刺激仪线路与中心静脉导管接触。

参考文献: Barash PG. Clinical Anesthesia, 7th ed. Philadelphia, PA: Lippincott Williams & Wilkins; 2013.

4. 微电击,或者直达心脏的电流,可以在相对较低的电流强度下造成心室纤颤。对于接触心脏的导管或者电极,建议最大可以释放的电流强度是多少?

(A) 1 μA

(B) 10 μA

(C) 100 μA

(D) 10 mA

(E) 100 mA

对于接触心脏的电极或者导管,10 μA 是允许释放的最大强度的电流。

100 μA 的微电击可能导致心室纤颤。

对于通过身体的强电击电流:

● 1 mA 是可以感知的阈值

● 10～20 mA 是最大的"摆脱"电流,即人体可以脱离接触的最大电流值

● 100～300 mA 可能导致心室纤颤。

(LIM 在 5 mA 时会报警。)

参考文献: Miller RD. Miller's Anesthesia, 8th ed. Philadelphia, PA: Elsevier; 2015.

5. 一例患者将进行颈后侧的浅表手术操作。麻醉操作为局部麻醉复合静脉镇静麻醉,5 L/min 面罩吸氧,用葡萄糖酸氯己定进行皮肤消毒。使用电刀(ESU)后,手术铺巾着火。第一步处理措施应该是:

(A) 移除着火布巾和材料

(B) 用生理盐水灭火

(C) 用二氧化碳灭火器灭火

(D) 切断氧气供应

(E) 启动火警警报

根据"ASA 手术室火灾预防和管理指南"(2008),患者身体着火时应:

● 切断气体供应;

● 移除着火布巾和材料;

● 用水、生理盐水或者灭火器灭火;

● 评估患者状态,制定护理计划,评估烟雾吸入情况。

参考文献: Barash PG. Clinical Anesthesia, 7th ed. Philadelphia, PA: Lippincott Williams & Wilkins; 2013.

6. 患者发生心跳骤停,并伴有无脉性心室纤颤。单相波形除颤仪快速准备就绪,以便进行单次除颤。根据 2015 年美国心脏协会(AHA)心肺复苏(CPR)指南,应选择的正确能量是?

(A) 100 J

(B) 150 J

(C) 200 J

(D) 300 J

(E) 360 J

目前关于除颤的最佳能量尚无定论,希望能均衡心肌损伤与快速终止心室纤颤之间的利弊。2015 年 AHA 指南对 CPR 建议在单相波形除颤仪第 1 次电击(以及下一次电击)时使用 360 J。双相波形除颤仪应依照制造商的建议选择能量(120～200 J);如果没有建议值,请参考最大值。目前生产的所有除颤仪都使用双相波形。

参考文献: Link MS, Berkow LC, Kudenchuk PJ, et al. Part 7: Adult advanced cardiovascular life support: 2015 American Heart Association Guidelines Update for Cardiopulmonary Resuscitation and Emergency Cardiopulmonary and Emergency Cardiovascular Care. Circulation 2015; 132: S444 - S464.

7. 同步电复律对于治疗哪种心律失常最有效?

(A) 交界性心动过速

(B) 多源性房性心动过速

(C) 心房扑动

（D）多形性室性心动过速

（E）心室纤颤

同步电复律被建议用于治疗传导折返引起的心房扑动和其他心律失常，如心房颤动、房室结折返性心动过速（AVNRT）和有脉性单形性室性心动过速（VT）。心脏电复律对于多源性房性心动过速和交界性心动过速没有治疗效果。多形性 VT 或者无脉性单形性 VT 需要更高能量的非同步电击。如果使用同步电复律治疗心室纤颤，由于无法检测到 QRS 波，电击可能无法实施。

参考文献：White RD，Cudnik MT，Berg MD，et al. Part 6：Electrical therapies：automated external defibrillators，defibrillation，cardioversion，and pacing：2010 American Heart Association guidelines for cardiopulmonary resuscitation and emergency cardiovascular care. Circulation 2010；122：S706 - S719.

8. 基于设备种类的不同，体外除颤仪可以通过不同类型的波形传递能量。一般分类为单相波形和双相波形。相比单相波形除颤仪，双相波形除颤仪在以下哪方面更有优势？

（A）双相波形有更高的除颤阈值。

（B）双相波形需要更多能量来成功除颤。

(C) 双相波形允许使用更小尺寸的除颤仪。

（D）双相波形可以增高自主循环恢复的比例。

（E）双相波形提高了心跳骤停患者的存活率。

双相波形除颤仪比单相波形除颤仪更小更轻便，这促进了自动体外除颤仪（AEDs）在社区内的投放和使用，以便于非医务人员进行 AED 操作。单相波形除颤仪只有单一方向的输出电流，而双相波形除颤仪向一个方向传导电流后，接着会有一个反方向的电流。双相波形除颤仪的除颤阈值低于单相波形除颤仪，因此除颤时需要更少能量。双相波形除颤比单相波形效果更好，因为可以更有效终止房性或室性心律失常。然而，没有临床研究证据表明双相波形提高了心跳骤停后的生存率，或者增高了自主循环恢复的比例。

参考文献：White RD，Cudnik MT，Berg MD，et al. Part 6：Electrical therapies：automated external defibrillators，defibrillation，cardioversion，and pacing：2010 American Heart Assocaition guidelines for cardiopulmonary resuscitation and emergency cardiovascular care. Circulation 2010；122：S706 - S719.

Link MS，Berkow LC，Kudenchuk PJ，et al. Part 7：Adult advanced cardiovascular life support：2015 American Heart Association Guidelines Update for Cardiopulmonary Resuscitation and Emergency Cardiopulmonary and Emergency Cardiovascular Care. Circulation 2015；132：S444 - S464.

9. 由于胸廓的电阻影响，除颤仪的能量只有部分能到达心脏。采用以下哪种方法可以增加到达心脏的电流？

（A）使用更小的电极板

（B）在前后部位均放置电极板

(C) 给电极板加压

（D）避免在皮肤和电极接触部位使用传导材料

（E）在吸气阶段进行电击

电极板增加压力可以减少胸廓电阻，以增加到达心脏的电流。其他方法包括：

（1）使用更大的电极板

（2）使用导电胶垫或电极糊

（3）在呼气阶段进行电击

胸廓电阻不会因为电极位置的改变而发生很大变化（心前区-心尖、心尖-心后区或心前区-心后区）。

参考文献：Delgado H，Toquero J，Mitroi C，Castro V，and Fernandez Lozano I，Principles of external defibrillators，cardiac defibrillation，Dr. Damir Erkapic（Ed.），In Tech，doi：10. 5772/52512. Available from：http：//www. intechopen. com/books/cardiac-defibrillation/principles-of-external-defibrillators.

10. 自动体外除颤仪（AED）可以实现以下哪项功能？

（A）对心房颤动进行同步电复律

（B）对有脉性室性心动过速进行电击

（C） 如果 AED 对于施救者有电击风险可以提供警示

（D） 识别患者是否有自主循环

（E） 识别胸廓电阻是否过低

自动体外除颤仪（AED）可以对有脉性室性心动过速进行电击。AED 分析 ECG 的信号并用于识别和电击室性心动过速（VF）。AED 不能识别患者是否有自主循环，如果患者心率超过机器设定的数值时，AED 可能建议对单形性或多形性室性心动过速进行电击。再次强调，AED 只能用来治疗无呼吸无循环无反应的患者。AED 不能进行同步电击；AED 也不能警示施救者是否有电击风险（如患者在水中）。施救者必须评估现场情况并将患者转移到安全的地点。AED 在胸廓电阻过高时会发出警报，显示"检查电极"的信息。如有必要，可以拨开患者头发或者擦干胸部来增强电极板与皮肤的接触。

参考文献： The American Heart Association in collaboration with the International Liaison Committee on Resuscitation. Guidelines for cardiopulmonary resuscitation and emergency cardiovascular care. Part 4：the automated external defibrillator：key link in the chain of survival. Circulation 2000；102：160 - 176.

（钟寅波　严敏译　陈祥明校）

第 24 章

运　算

1. 下面哪项是对数标度的举例？

　（A）利克特量表

　（B）pH 标度

　（C）视觉模拟量表

　（D）语言评价量表

　（E）摄氏温标

2. 一位住院医师在早上 9 点把一个被金黄色葡萄球菌污染的三明治放在她的包里，并把它放置在室温下直到正午。假设上午 9 点三明治上有 200 个集落形成单位（CFU）/mL 的金黄色葡萄球菌，在室温下细菌每隔 20 min 分裂 1 次，当她正午时间吃一大口三明治时，细菌的数量是多少？

　（A）2^9 CFU/mL

　（B）51 200 CFU/mL

　（C）102 400 CFU/mL

　（D）200^9 CFU/mL

　（E）太恶心了不想回答

3. 图 24-1 描绘了递归事件的高风险或低风险组的累积复发发病率与时间的关系。关于该曲线的描述，下列哪项是正确的？

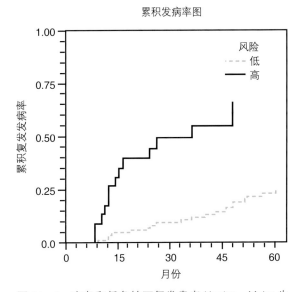

图 24-1　高危和低危结石复发患者 Kaplan-Meier 生存曲线（依据 Borghi L, Schianchi T, Meschi X, et al. Comparison of two diets for the prevention of recurrent stones in idiopathic hypercalciuria. N Engl J Med 2002；346：77-88 的数据绘制）

　（A）两组间的差异可以用 McNemars 检验来计算。

　（B）风险分类系统是有效的。

　（C）风险分类应该在 9 个月前开始。

　（D）在 30 个月时，高危患者的复发率比低危患者高 300%。

　（E）因为有多个平坦延长段，高危曲线是无效的。

4. 对于图 24 - 2 所示的森林图,下列哪项描述是正确的?

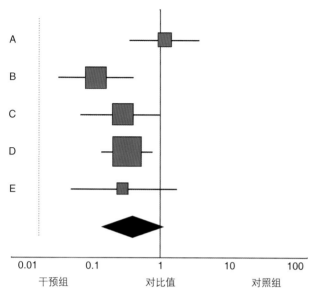

图 24 - 2　总结 5 项研究(标为 A~E)的对比值的森林图

(A) 研究 B 的可信区间最小。
(B) 研究 C 具有统计学意义。
(C) 研究 E 具有统计学意义。
(D) 2 组患者的总人数比较,差异均有统计学意义($P<0.01$)。
(E) 研究 D 的权重最大。

5. 你已经绘制了一组关于髋部骨折患者住院时间的数据。分布曲线是这样的:

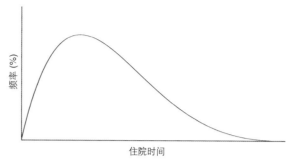

图 24 - 3　住院时间分布曲线

下列计算值中的哪个预计是最低的?
(A) 平均数
(B) 中位数
(C) 众数
(D) 中间值
(E) 极差

6. 一组数据是正态分布的,该数据在平均值的 2 个标准差内的概率是多少?
(A) 68.2%
(B) 72.5%
(C) 87.5%
(D) 95.4%
(E) 99.7%

7. 下列关于可信区间(CI)的说法哪一项不正确?
(A) CI 是由平均值的标准误差导出的。
(B) CI 可以用来评价总体参数估计的精度。
(C) CI 的宽度取决于所需的可信度。
(D) CI 的宽度取决于样本大小。
(E) CI 的宽度取决于样本的平均值。

8. 方差分析(ANOVA)比较的是:
(A) 标准差
(B) 平均数
(C) 均值标准误
(D) 百分比
(E) 方差

9. 一位住院医师正在进行一项关于新型无创心输出量装置效能的研究。若该住院医师拒绝零假设,这是下列哪种错误类型?

   (A) Ⅰ 型

   (B) A 型

   (C) Ⅱ 型

   (D) B 型

   (E) 对此研究可选性的浪费

10. 你在自己科室的期刊俱乐部做了一次 Meta 分析。下列哪项可使 Meta 分析的结论无效?

    (A) 临床异质性

    (B) 统计学异质性

    (C) 数据库偏差

    (D) 对称漏斗图

    (E) 英语语言偏差

11. 独立性卡方检验评估下列哪项?

    (A) 病例的最低数是否超过建议临界值

    (B) 统计总体与样本之间是否有关

    (C) 二个分类变量之间是否有关

    (D) 一次取值与二次取值之间差异是否有统计学意义

    (E) 以上都不对

12. 100 例头痛患者接受一种新的非甾体抗炎药物(NSAID)治疗他们的疼痛。如果有 25 例患者在接受安慰剂治疗、疼痛缓解后仍然存在头痛,那么需要这种非甾体抗炎药缓解头痛的治疗人数(NNT)是:

    (A) 1.3

    (B) 4

    (C) 12.5

    (D) 25

    (E) 100

13. Microsoft Windows 和 Mac OS X 属于?

    (A) 图形程序

    (B) 操作系统

    (C) 档案管理套件

    (D) 数据库程序

    (E) 电子邮件和通信软件

14. 计算机病毒的定义特征是:

    (A) 它在未经用户同意的情况下在执行时自我复制

    (B) 它以某种方式损坏主机/设备

    (C) 它使计算机/设备对其他病毒开放

    (D) 它只攻击基于 Windows 系统的计算机

    (E) 只有当它成功地破坏了一定数量的文件时才会停止

15. 以下哪项最不可能导致硬盘驱动器故障?

    (A) 磁头碰撞

    (B) 高温

    (C) 强磁场

    (D) 正常磨损

    (E) 一种意图在每次交易中分得一分钱的病毒

16. 麻醉学中"大数据"一词指的是:

    (A) 研究收集的数据> 500 项

    (B) 从电子健康记录中收集的大规模的患者数据

    (C) 大型的信誉良好的期刊提供的分析数据

    (D) 来自前瞻性采集数据库的数据

    (E) 数据来自经 ASA 批准的 12 项研究中的一项

答案与解析：运算

1. 下面哪项是对数标度的举例？

   （A）利克特量表

   （B）pH 标度

   （C）视觉模拟量表

   （D）语言评价量表

   （E）摄氏温标

   一个数字的对数是必须增加一个固定基数以产生该数的指数。例如，10 为底 1 000 的对数是 4，因为 10^4 是 10 000；对数刻度在生理学和医学中很常见，药物或放射性的半衰期用对数标度来测量，分贝和 pH 也是如此。它们是在单个页面上以图形方式表示信息的实用方法，否则，由于数据的范围很大，这将难以实现。

   pH 是测定水溶液中氢离子浓度的一种方法，它被定义为浓度的负对数，运算上可以写为：$pH = -\log_{10}[H^+]$

   由于标度是对数的，因此每个单位的变化都会使浓度增加或减少 10 倍。溶液中 pH 为 6 时，氢离子的数量是溶液中 pH 为 7 时的 10 倍。

   视觉模拟、语言评价、利克特量表和摄氏度等级都是线性标度，其中任何整数增加值的强度或变化程度与任何其他类似整数增加值相等。

   参考文献：Barrett KE，Boitano S，Barman SM，et al. *Ganongs Review of Medical Physiology*，24th ed. New York，NY：McGraw Hill；2012.

2. 一位住院医师在早上 9 点把一个被金黄色葡萄球菌污染的三明治放在她的包里，并把它放置在室温下直到正午。假设上午 9 点三明治上有 200 个集落形成单位(CFU)/mL 的金黄色葡萄球菌，在室温下细菌每隔 20 min 分裂一次，当她正午时间吃一大口三明治时，细菌的数量是多少？

   （A）2^9 CFU/mL

   （B）51 200 CFU/mL

   （C）102 400 CFU/mL

   （D）200^9 CFU/mL

   （E）太恶心了不想回答

   这个问题涉及指数增长（本题中为"细菌"的指数增长），一般来说，我们以指数增长来描述生物系统的倍增时间或生命体增长 100% 所需的时间。使用这一方法，可以通过以下方式解决总数问题：

   总数（累计）=（初始数量）
   $[1+（每个周期的增长率）]^N$

   其中 N=周期数

   解决这个问题，我们可以这样计算：

   总数（累计）=（200）$[1+1.0]^9$
   总数（累计）=200×5 120
   =102 400

   参考文献：Brooks GF，Carroll KC，Butel JS，Morse SA，Mietzner TA. *Jawetz，Melnick，& Adelberg's Medical Microbiology*，26th ed. New York，NY：McGraw Hill；2013.

3. 下图(图 24 - 1)描绘了递归事件的高危或低危组的累积复发发病率与时间的关系。关于该曲线的描述，下列哪项是正确的？

   （A）两组间的差异可以用 McNemars 检验来计算。

   （B）风险分类系统是有效的。

累积发病率图

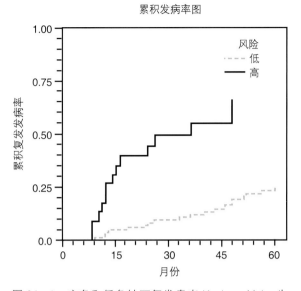

图 24-1　高危和低危结石复发患者 Kaplan-Meier 生存曲线

（数据来源于 Borghi L，Schianchi T，Meschi X，*et al*. Comparison of two diets for the prevention of recurrent stones in idiopathic hypercalciuria. N Engl J Med 2002；346：77-88.）

（C）风险分类应该在 9 个月前开始。

（D）在 30 个月时，高危患者的复发率比低危患者高 300％。

（E）高危曲线是无效的，因为多个延长平坦节段。

在随时间变化的研究中，Kaplan-Meier (KM)曲线是显示不同生存期或复发时间的非常有用的方法。数值的下降或斜率显示了随着时间推移而发生的变化。KM 曲线的一个显著的优点是，它可以在观察到研究目标之前显示样本中的脱落或退出。这通常用小的垂直刻度标记显示。

可以选择一个时间点并比较两条曲线的位置。在本例中，对 30 个月时间点的检查表明，低危组的复发率约为 10％，而将垂直线向上延伸至高危曲线得到的值是 50％。为了计算两条曲线之间的差异，必须应用对数秩检验。

高危组的曲线平坦段仅表明在多个数据收集间隔内未观察到复发，因此在一段时间内斜率为零。

参考文献： Dawson B，Trapp RG. Basic & Clinical Biostatistics，4th ed. New York，NY：McGraw Hill；2004.

4. 对于图 24-2 所示的森林图，下列哪项描述是正确的？

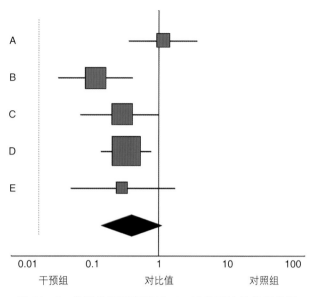

图 24-2　总结 5 项研究(标为 A~E)的对比值的森林图

（A）研究 B 的可信区间最小。

（B）研究 C 具有统计学意义。

（C）研究 E 具有统计学意义。

（D）两组患者的总人数比较，差异均有统计学意义($P < 0.01$)。

（E）研究 D 的权重最大。

森林图（之所以这么叫是因为它看起来像一棵有树枝的树），是一种在元分析或系统综述中以图形方式表示多项研究对总体结果的影响的一种有用的方法。每个组成研究的相对风险比、危害比或比值比由水平拖尾和正方形表示在 Y 轴上，该线的宽度与该研究的 95％可信区间的大小有关。在我们的例子中，研究 D 的可信区间相对窄，而研究 E 的可信区间很宽（即，不如研究 D 那样精确）。如果该线穿过中心的垂直线（即，如果可信度与优势比相关），则该研究不具有统计学意义。研究 A 和 E 的 95％CI 线都穿过中心垂直线，研究 C 触及该线，以上表明这些研究缺乏统计学意义，因为它们的 95％CI 包含数字 1.0。

正方形的大小与研究的权重有关，该权重基

于参与者数量和结果的分布。较大的样本量和较小的 95%*CI* 导致较大的权重和较大的图形。整体结果以菱形表示。与单个研究一样,菱形的宽度与整体 95%*CI* 成比例。由于菱形穿过垂直线,我们可以得出结论,总体而言,将 5 项研究作为一个整体进行比较,两组之间差异无统计学意义。

参考文献: McKean SC, Ross JJ, Dressler DD, et al. Principles and Practice of Hospital Medicine, 1st ed. New York, NY. McGraw Hill; 2012.

5. 你已经绘制了一组关于髋部骨折患者住院时间的数据。分布曲线是这样的:

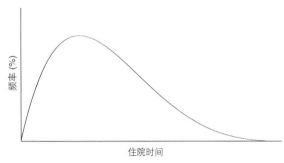

图 24 - 3　住院时间分布曲线

下列计算值中的哪个预计是最低的?

（A）平均数

（B）中位数

（C）众数

（D）中间值

（E）极差

　　平均数、中位数和众数都是衡量数据集中趋势的指标。平均值是一个简单的平均值,它是通过把这些值相加,再除以集合中的数值来计算的。中位数是中间值。如果所有的值都是从最小到最大排列,那么中间的值就是中位数。众数是最常见的值(坦率地说,众数是这 3 项指标中最没有价值的,实际上没有人真正在临床研究中使用众数)。

　　如果这 3 个值相等,没错! 你有一个完美的正态分布,有一个漂亮的钟形曲线。然而,在现实中很少会出现这样的情况,并且更有可能您的

曲线会"偏移",在我们的示例中,曲线呈现正偏斜,这意味着有些数值远离右边的平均值;一条负斜度的曲线将是这一图像的水平的镜像。

　　在我们的例子中,众数是最常见的值,也是峰值的最高点。中位数是向右倾斜的,因为众数右侧比左侧有更多的数值分布。由于远离右侧的极少数异常值,平均值更偏向于曲线右侧。你可以看到这是如何产生误导的,虽然平均住院时间为"x"天,但大多数患者的住院时间较短(图 24 - 4)。

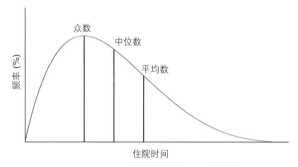

图 24 - 4　医院住院时间的分布曲线

参考文献: Dawson B, Trapp RG. Basic & Clinical Biostatistics, 4th ed. New York, NY: McGraw Hill; 2004.

6. 一组数据是正态分布的,该数据在平均值的 2 个标准差内的概率是多少?

（A）68.2%

（B）72.5%

（C）87.5%

（D）95.4%

（E）99.7%

　　标准差(SD)用于正态分布数据,描述数据在平均值附近变化的程度(即曲线的扩展)。高于和低于平均值的 1 SD 范围(±1 SD)将包括 68.2% 的值。同样的,将这个扩展到 ±2 SD 将包括 95.4% 的数值,±3 SD 将包括 99.7%。

　　SD 如此重要的原因在于,简单的说明平均值对我们了解钟形曲线的帮助很少。如图 24-5 所示,我们看到 2 条曲线具有相同的均值。然而,高而窄的曲线与矮而宽的曲线相比有较小的标准差。一般来说,SD 越小,数值越

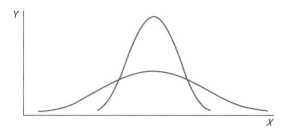

图 24 - 5　均值相同但标准差不同的 2 种正态分布
（文献来源：LaDou J，Harrison RJ. CURRENT diagnosis ＆ treatment：occupational ＆ environmental medicine，5th Ed. New York，NY：McGraw Hill；2014）

接近平均值，平均值越有用。

参考文献：Dawson B，Trapp RG. Basic ＆ Clinical Biostatistic，4th ed. New York，NY：McGraw Hill；2004.

7. 下列关于可信区间（CI）的说法哪项不正确？

（A）CI 是由平均值的标准误差导出的。

（B）CI 可以用来评价总体参数估计的精度。

（C）CI 的宽度取决于所需的可信度。

（D）CI 的宽度取决于样品大小。

（E）CI 的宽度取决于样品的平均值。

可信区间（CI）用于定义一个可能包含真实总体值（即整个群体的平均值，而不仅仅是样本）的均值的范围。例如，如果你研究了首次接受全膝关节置换患者的平均年龄，你可能得到 65 岁这一数值。但是，这只适用于你所研究的样本。如果你在另一种情境下研究样本，结果可能会有所不同，其中原因有很多。CI 给出的范围可能包含真实值（如果我们研究了无限多的患者的年龄）。

CI 通常设定为 95％ 的水平。这意味着从长远来看，你使用的程序将捕获 95％ 的真实参数。如果你想要捕获 99％，你的 CI 会更大，精度更低。CI 的大小与样本大小成反比：样本越大，真实的平均值越接近您的观察均值。狭窄的 CI 意味着高精确度。

使用平均值的标准误差（SEM）计算 CI：

$$95\% \ CI = 平均值 \pm 1.96 \ SEM$$

SEM 是平均精度的标志，如标准偏差一

样，但也考虑到样本大小：

$$SEM = SD / \sqrt{n}$$

CI 不取决于平均值本身。

参考文献：Dawson B，Trapp RG. Basic ＆ Clinical Biostatistics，4th ed. New York，NY：McGraw Hill；2004.

8. 方差分析（ANOVA）比较的是：

（A）标准差

（B）平均数

（C）均值标准误

（D）百分比

（E）方差

方差分析（ANOVA）是用来比较 2 个或 2 个以上样本均值差异的统计方法。它是将 t 检验（用于比较 2 个均值）推广到适用于 3 组或 3 组以上比较的方法，因为将 t 检验应用于 2 组以上比较会增加 I 型错误的可能性。

方差分析根据独立变量的数量可以分成 2 类。第一类单因素方差分析，有一个独立变量（也称为"因子"），有 3 个或更多的条件（例如用于研究 Mallampati 评分因子，可能的条件是 MP I、MP II、MP III 和 MP IV）。第二类两因素方差分析，2 个独立变量（2 个因子），每个独立变量有多个条件，这是方差分析真正变得很酷的地方（我知道，你从未想过会看到它）。例如研究肥胖与 Mallampati 评分的关系：

因素 A：肥胖症（I 型，II 型，III 型）

因素 B：Mallampati 评分（I，II，III，IV）

参考文献：Dawson B，Trapp RG. Basic ＆ Clinical Biostatistics，4th ed. New York，NY：McGraw Hill；2004.

9. 一位住院医师正在进行一项关于新型无创心输出量装置效能的研究。若该住院医师拒绝零假设，这是下列哪种错误类型？

（A）I 型

（B）A 型

（C）II 型

（D）B 型

（E）对此研究可选性的浪费

在统计学中，Ⅰ型错误是错误地拒绝正确的零假设。让我们假设该住院医师假设心输出量监测器在腹腔手术病例中的使用能显著减少晶体的使用量。零假设是它不会导致显著差异。在实验结束时，如果设备实际上并未导致显著差异（真零假设），但该住院医师认为存在差异（否定零假设），则是Ⅰ型错误。Ⅱ型错误是未能拒绝错误的零假设。就像在我们的例子中，如果该住院医师相信没有什么区别，那么事实上他们有区别，将是Ⅱ型错误。

统计测试将Ⅰ型错误的概率表示为 α；将Ⅱ型错误的概率表示为 β。错误率通常是相互的。为了减少Ⅰ型错误的可能性，通常导致Ⅱ型错误发生的可能性增加，我们通常将可信水平或 $1-\alpha$ 设置为 0.05（$95/100$ 次，当没有效果时，我们可以说没有影响），同样，检验效能（$1-\beta$）通常设定为 0.8，但有时设定得更高。

对住院医师来说，只有没有学到任何东西才能说他的研究是浪费。大多数实验的结果都是阴性的。不要气馁。

参考文献： Dawson B，Trapp RG. Basic & Clinical Biostatistics，4th ed. New York，NY：McGraw Hill；2004.

10. 你在自己科室的期刊俱乐部做了一次 Meta 分析。下列哪项可使 Meta 分析的结论无效？

（A）临床异质性

（B）统计学异质性

（C）数据库偏差

（D）对称漏斗图

（E）英语语言偏差

Meta 分析结合了许多独立研究的结果，给出了一个总体效果估计。Meta 分析的主要优点是通过结合多项研究，可以克服单个研究的小样本量，并分析需要更大样本量的目标。它们也有助于为今后的研究提供新的假设，如果操作正确的话，Meta 分析可以是一个显示效果

的非常有效的方法。

有几个陷阱可能困扰 Meta 分析。首先，如果主要试验的结果互相不具有可比性（统计学异质性）或研究对象彼此显著不同（临床异质性），那么这些结论可能会受到质疑。如果发生这些情况中的任何一种，则初级试验的结果不能有效地以数学方式组合在一起。

偏差也可能以多种方式出现。出现偏差是因为阳性结果的研究比阴性结果的研究更可能发表。如果在搜索阶段中遗漏了研究，Meta 分析也会受到搜索偏差的影响。目前大多数 Meta 分析都包括一个搜索词汇列表。如果没有使用明确的标准来筛选过滤最初的一组研究并把优秀的研究剔除，和（或）纳入不相关或不良的研究，则会发生选择偏倚。主要的标准是研究设计、患者群体和结局方面是相似的。有时候研究被排除在外，是因为他们没有以英文出版（英语语言偏差）。

漏斗图用于评估发表偏倚的存在，每个主要研究的样本量都是根据其效应大小绘制的。一个不对称的漏斗图表明存在发表偏倚（图 24 - 6）。

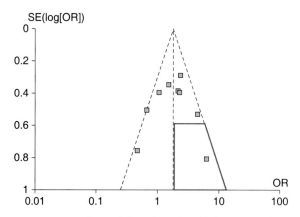

图 24 - 6　漏斗图，单个研究用小方格表示；如果存在发表偏倚，研究将不会均匀分布在倒 V 内。发表偏倚的常见标志为红框内没有研究，而这些红框内的研究应为一些小的阻性研究。（经许可转载自 McKean SC，Ross JJ，Dressler DD，Brotman DJ，Ginsberg JS. Principles and practice of hospital medicine，1st ed，New York，NY：McGraw Hill；2012.）

参考文献： Dawson B，Trapp RG. Basic & Clinical Biostatistics，4th ed. New York，NY：McGraw Hill；2004.

11. 独立性卡方检验评估下列哪项?

(A) 病例的最低数是否超过建议临界值

(B) 统计总体与样本之间是否有关

(C) 两个分类变量之间是否有关

(D) 一次取值与二次取值之间差异是否有统计学意义

(F) 以上都不对

用于判断独立性的卡方(或 X^2)检验是确定来自单个群体的 2 组数据(即定类数据和定序数据)之间是否存在关联。例如,在研究性别(变量 1)和遵守术前指示(变量 2)之间的关系时,可以使用此测试。相比之下,同质性测试适用于来自两个不同群体的单一分类变量(例如,您可以询问住院医师和主治医师相比更喜欢什么样的喉镜片)。请注意,数据必须能够分类到不同的类别中,不能用于连续的数据,如身高(英寸)或血压(毫米汞柱)。

让我们通过一个例子来说明:患者在手术当天早上是否服用新的降压药物对降压效果的影响。使用 X^2 检验分析独立性的数据通常展现在如下列联表表格中:

表 24-1 列联表

	低血压	未发生低血压	总 计
服 药	25	6	31
未服药	8	15	23
总 计	33	21	54

我们的工作是证明零假设(服用药物不会导致低血压)是不成立的。如表所示,和未服药患者相比我们看到更多的服药患者发生低血压,所以这很容易看到这种关联。

然而,我们都知道,这一整体的底线是 P 值。没有 P 值就没有任何意义,这就是测试的全部要点。得到一个 P 值。它是怎么做的呢?知道如何计算 X^2 值是没有意义的,因为它相当复杂。所以你需要知道的是,X^2 值是从列联表产生的,可以用它来计算 P 值。

在我们的示例中,X^2 值为 11.686。对一般麻醉医师来说也不是一个非常有意义的数字。然而,P 值为 0.000 6,这意味着服用药物和发生低血压之间存在非常显著的关系。

参考文献: Dawson B, Trapp RG. Basic & Clinical Biostatistics, 4th ed. New York, NY: McGraw Hill; 2004.

12. 100 例头痛患者接受一种新的非甾体抗炎药物(NSAID)治疗他们的疼痛。如果有 25 例患者在接受安慰剂治疗、疼痛缓解后仍然存在头痛,那么需要这种非甾体抗炎药缓解头痛的治疗人数(NNT)是:

(A) 1.3

(B) 4

(C) 12.59

(D) 25

(E) 100

需治疗人数(NNT)是一种流行病学概念,用于评估干预措施的有效性。

NNT 是指需要接受干预才能使 1 例患者从该干预中获益的患者数量。显然,NNT 越低,干预效果越好。类似的概念是伤害所需的数量(NNH)。NNT 应始终在 NNH 的背景下考虑。完美药物的 NNT 为 1,NNH 为无穷大。NNT 在衡量各种治疗的成本效益的药物经济学中也是很有用的。

首先通过确定绝对风险降低率(ARR)来计算 NNT:

ARR=对照组事件发生率-治疗组事件发生率

ARR=1-0.75

ARR=0.25

NNT 是 ARR 的倒数:

NNT=1/ARR

NNT=1/0.25 NNT=4

参考文献: Dawson B, Trapp RG. Basic & Clinical Biostatistics, 4th ed. New York, NY: McGraw Hill; 2004.

13. Microsoft Windows 和 Mac OS X 属于?

（A）图形程序

（B）操作系统

（C）档案管理套件

（D）数据库程序

（E）电子邮件和通信软件

　　所有微型计算机都需要一个操作系统,它是一组预编程的软件,同时管理多个同时执行的后台任务,这些任务使计算机功能更加完善,并且可以作为计算机硬件和软件应用程序之间的接口。操作系统管理内存访问,为长期存储组织数据,执行程序,提供用户界面以及管理安全性、I／O、设备驱动程序和网络功能。常用操作系统包括 Microsoft Windows、Mac OS X 和 Linux。移动设备也使用操作系统,如 Android 或 iOS、Windows 和 Mac OS X 的移动设备。

　　程序或应用程序是一组软件指令,能够告诉计算机该做什么。程序包括文字处理程序、数据库程序、视频和图像查看器、通信软件(例如 Skype,Facetime)等。计算机化的健康记录系统也是计算机程序。

参考文献：https://en.wikipedia.org/wiki/Operating_system. Accessed July 10,2016.

14. 计算机病毒的定义特征是:

（A）它在未经用户同意的情况下在执行时自我复制

（B）它以某种方式损坏主机/设备

（C）它使计算机/设备对其他病毒开放

（D）它只攻击基于 Windows 系统的计算机

（E）只有当它成功地破坏了一定数量的文件时才会停止

　　计算机病毒是由主机无意中执行的软件程序。启动时,它会开始在一个或多个区域进行自我复制,包括硬盘驱动器、磁盘或其他应用程序中的文件。这是它的决定性特征。病毒可能会在计算机上造成彻底的破坏,清除数据并使操作系统无法使用,或者他们可能隐藏在后台,收集有关用户的个人信息或击键记录,以便将机密信息发送给第三方。尽管绝大多数病毒都是为了感染远程 Windows 平台的计算机而开发的,但有时也会一些攻击其他类型计算机的病毒。每年用于防病毒软件以及恢复和处理受感染计算机所用的时间/资源可达数十亿美元。

参考文献：https://en.wikipedia.org/wiki/Computer_virus. Accessed July 10,2016.

15. 以下哪一项最不可能导致硬盘驱动器故障?

（A）磁头碰撞

（B）高温

（C）强磁场

（D）正常磨损

（E）一种旨在在每次交易中分得一分钱的病毒

　　硬盘驱动器(HDD)故障可能是灾难性的,因为这是所有数据文件存储的位置。当硬盘出现故障时,偶尔可以恢复部分或全部数据,但这取决于故障原因和驱动器的状态。知道这一点非常重要,因为他们有移动的部件,HDD 最终会随着时间的推移而自行磨损。由于通风不良或 CPU 风扇故障,高温通常会导致硬盘故障。将计算机长时间存放在非常热的地方可能会损坏硬盘,但通常需要温度超过 70℃。当硬盘运行时,电脑严重震动可能会导致读/写端撞击存储电磁信息的磁盘。这被称为磁头碰撞,可能会对硬盘造成物理和不可挽回的损害(可怕的"死亡点击")。有时,由于电路故障或旋转盘片的电机故障,HDD 可能无法旋转。

　　由于计算机文件是使用电磁书写的,因此暴露在强电磁场下可能会损坏文件并导致硬盘故障。虽然已经有报道,但病毒是一种非常规的硬盘故障发生方式。这些报告中有许多是不确定的,它可能是正常的磨损或非病毒性的元件损毁,但用户往往认为这种故障是由于感染造成的。

参考文献：https://en.wikipedia.org/wiki/Hard_disk_drive_failure. Accessed July 10,2016.

16. 麻醉学中时"大数据"一词指的是:

（A） 研究收集的数据＞500 项

（B） 从电子健康记录中收集的大规模的患者数据

（C） 大型的信誉良好的期刊提供的分析数据

（D） 来自前瞻性采集数据库的数据

（E） 数据来自经 ASA 批准的 12 项研究中的一项

大数据的概念是指快速收集、管理和分析大量数据的能力,否则这些数据对于传统数据工具来说太庞大、复杂和动态化,无法正确捕获、存储和分析。随着电子健康记录（EHR）的出现,大数据在医疗保健方面取得了快速的进展,因为随着计算机记录保存的标准化,有关患者治疗、干预措施和结果的信息量呈指数级增长。有效利用大数据使分析人员能够识别趋势,并采取措施和创新应对这些趋势,能比使用传统方法更快地对其进行响应。通过使用非常大的数据库,当看到几百或几千例患者时,就会出现一些并不明显的模式。这在麻醉学中尤为重要,因为我们的许多不良后果（死亡、脑死亡、MH、神经损伤等）非常罕见,需要大量的数据来研究。

医疗保健中的数据来源包括 EHR 以及计费和封闭索赔数据库。麻醉科学有一个独特的数据来源,麻醉信息管理系统（术中计算机记录保存）每天都在收集大量的生理、人口统计学、药理学和其他数据;每年有大约 5 000 万例手术病例,大量的数据被收集起来。关于如何最好地收集和使用这些信息有许多尚未解决的问题,特别是在软件和应用程序的标准化方面,即使在专业领域也是如此。

参考文献: Simpao AF, Ahumada LM, Rehman MA. Big data and visual analytics in anaesthesia and health care. Br J Anaesth 2015; 115 (3): 350-356.

（吕秀施　周祥勇译　陈祥明校）

第四部分

临床麻醉主题

第 25 章

患者的评估和术前准备

1. 所有患者均应进行气道评估以发现可能存在的困难插管。对于 1 例男性患者，下列气道评估中的哪一项提示可能存在困难插管？
   - (A) 有胡须
   - (B) 颈围超过 4.1 cm
   - (C) 狭窄的腭部
   - (D) 伸舌时可见悬雍垂
   - (E) 甲颌间距超过 3 指宽

2. 根据 Mallampati 气道分级，评分为 Ⅲ 级的气道在直视下可见：
   - (A) 仅见硬腭
   - (B) 软腭、咽、悬雍垂
   - (C) 软腭、会厌的尖端
   - (D) 软腭、咽、悬雍垂、咽峡弓
   - (E) 软腭、悬雍垂基底部

3. 一例 44 岁 ASA 分级 Ⅰ 级的患者择期行下颌骨截骨术，下列哪项常规术前检查是需要的？
   - (A) PTT/PT
   - (B) 电解质
   - (C) 心电图
   - (D) 胸片
   - (E) 无须检查

4. 下列哪种情形下把 12 导联心电图检查作为术前评估的一部分是合理的？
   - (A) 白内障手术，85 岁老年患者
   - (B) 腹股沟疝开放式修补术，无症状的患者
   - (C) 经机器人前列腺切除术，有充血性心力衰竭病史的患者
   - (D) 股腘动脉旁路术，患者无冠心病危险因素
   - (E) 经腹腔镜半结肠切除术，患者有饮食可控制的糖尿病

5. 一例拟择期行腹股沟疝修补术的患者发生了心肌梗死，后续的检查发现心肌梗死没有进展的迹象，该患者无其他心脏危险因素。根据 ACC/AHA 的推荐，该如何安排这一患者的手术时间？
   - (A) 进行手术
   - (B) 延迟手术 4 周
   - (C) 延迟手术 8 周
   - (D) 延迟手术 3 个月
   - (E) 延迟手术 6 个月

6. 下列哪种因素会增加围术期心脏事件的风险？
   - (A) 吸烟
   - (B) 高血压
   - (C) 高胆固醇血症
   - (D) 冠状动脉疾病家族史
   - (E) 肌酐 >176.8 μmol/L

7. 1患者拟行全膝关节置换术,该患者既往有心肌梗死病史,但最近1年内症状稳定,同时该患者有糖尿病史,平素以胰岛素控制治疗,不能爬楼梯(由于膝关节疼痛),但能毫无困难的推着除草机在院子里活动。下列哪项检查应在患者术前完成?

(A) 运动平板心电图

(B) 多巴酚丁胺负荷超声心动图

(C) 放射性核素灌注成像

(D) 心肺功能测试

(E) 无须检查

8. ASA 分级中,哪一项表示患者是濒临死亡,不手术也无法存活?

(A) 2

(B) 3

(C) 4

(D) 5

(E) 6

9. 患者的 ASA 分级与下列哪项相关?

(A) 取消手术的风险

(B) 手术费用的支出

(C) 术后非计划的再入院

(D) 不良心肺并发症

(E) 手术风险

10. 一患者术前口服可乐定以便于术后疼痛管理。下列哪项是可乐定作为术前用药时可能发生的不良反应?

(A) 心动过速

(B) 遗忘

(C) 呼吸抑制

(D) 增加胃液容量

(E) 低血压

11. 一例有吸入性肺炎风险的患者拟行手术。为减少该风险,给予该患者某种术前用药。该患者在用药片刻后表现出急性肌张力障碍,包括斜颈。该患者最有可能用了下列哪种药物?

(A) 甲氧氯普胺

(B) 柠檬酸钠

(C) 雷尼替丁

(D) 格隆溴铵

(E) 茶苯海明

12. 一例 78 岁老年患者在清醒纤维支气管镜插管前给予抗胆碱药阿托品。除了引起口干外,下列哪项也是阿托品的不良反应?

(A) 意识混乱

(B) 瞳孔缩小

(C) 支气管痉挛

(D) 低体温

(E) 心动过缓

13. STOP‐BANG 是筛查阻塞性睡眠呼吸暂停综合征(OSA)常用的问卷。下列哪项不属于 STOP‐BANG 问卷中的项目?

(A) 打鼾

(B) BMI>30

(C) 高血压

(D) 颈围>41 cm

(E) 年龄>50 岁

14. 一例既往患有 Graves 病的患者在术前门诊评估,下列哪种征象提示甲状腺功能亢进?

(A) 体质量增加

(B) 便秘

(C) 畏寒

(D) 心动过缓

(E) 皮肤温暖

15. 1 例需要急诊手术的患者,其术前检查提示甲状腺功能亢进,对于该甲状腺功能亢进症患者的处理,下列哪项不正确?
    (A) 普萘洛尔
    (B) 胰岛素
    (C) 碘溶液
    (D) 丙硫氧嘧啶
    (E) 氢化可的松

16. 对于严重的高血压,通常建议择期手术应延迟到血压控制在低于多少时进行?
    (A) 180/110 mmHg
    (B) 140/90 mmHg
    (C) 130/80 mmHg
    (D) 160/100 mmHg
    (E) 120/80 mmHg

17. 一患者因盲肠癌拟择期行开腹半结肠切除术。该患者既往有 COPD 病史。下列哪项会增加术后肺部并发症的风险?
    (A) 年龄>60 岁
    (B) 哮喘
    (C) 运动耐量<2 个街区
    (D) 肺功能异常
    (E) 动脉血气异常

18. 一例病态肥胖的患者正在进行术前评估,下列哪种并发症与增加的体质量指数(BMI)无关?
    (A) 代谢综合征
    (B) 2 型糖尿病
    (C) 二尖瓣反流
    (D) 癌症
    (E) 阻塞性睡眠呼吸暂停

19. 一例患有慢性肾病(CKD)需要血液透析的患者正在进行术前评估,下列哪项是 CKD 常见的并发症?
    (A) 高钙血症
    (B) 红细胞增多症
    (C) 继发性甲状旁腺功能减退症
    (D) 低血容量
    (E) 高血压

20. 1 例有青光眼病史的患者正在进行麻醉前评估,下列青光眼治疗用药中哪一项可延长琥珀酰胆碱的作用时间?
    (A) 乙酰唑胺
    (B) 溴莫尼定
    (C) 赛克罗奇
    (D) 二乙氧膦酰硫胆碱
    (E) 比马前列素

21. 1 例有药物滥用史的患者接受术前评估。该患者既往有癫痫发作病史,体格检查发现有显著的认知障碍、震颤和高血压。实验室检查的结果为大细胞性贫血。下列哪一项最可能为该患者的成瘾物质?
    (A) 可卡因
    (B) 酒精
    (C) 大麻
    (D) 摇头丸
    (E) 海洛因

22. 一患者因颅内占位性病变,拟行急诊开颅术,现有症状包括头痛、恶心及癫痫,下述选项除了哪一项外均有助于降低颅内压?
    (A) 地塞米松
    (B) 磷苯妥英
    (C) 适度过度通气(PaCO$_2$ 30~33 mmHg)
    (D) 高渗盐水
    (E) 甘露醇

23. 术前访视时发现患者长期口服泼尼松 25 mg/d 控制哮喘,若该患者拟行择期腹部大手术,术前应怎样调整皮质醇功能?

(A) 晨起给与正常剂量类固醇,没有补充剂量;

(B) 晨起给与正常剂量类固醇,一次性补充氢化可的松 25 mg;

(C) 晨起给与正常剂量类固醇,一次性补充氢化可的松 50 mg;

(D) 晨起给与正常剂量类固醇,24 h 内每 8 h 补充氢化可的松 50~100 mg;

(E) 晨起给与正常剂量类固醇,24 h 内每 8 h 按照 200 mg/70 kg 补充氢化可的松;

24. 1 例 4 岁患儿,术前会诊发现该患儿焦虑明显不能合作,为给该患儿服用术前镇静药,以下哪种方法最为妥当?

(A) 直肠给药

(B) 肌内注射

(C) 舌下含服

(D) 鼻内给药

(E) 口服

25. 老年患者手术麻醉中,哪类药物最不需要调整用药剂量?

(A) 咪达唑仑

(B) 芬太尼

(C) 右美托咪定

(D) 雷尼替丁

(E) 甲氧氯普胺

26. 患者自诉对局部麻醉药过敏,进一步询问病史发现患者曾在牙科门诊注射含有 1∶20 万肾上腺素的 2‰ 利多卡因后出现心律失常,对患者出现这种反应最合理的解释是什么?

(A) 利多卡因类过敏反应

(B) 利多卡因过敏反应

(C) 对局部麻醉药溶液中的氨基苯甲酸(PABA)过敏

(D) 肾上腺素不良反应

(E) 肾上腺素过敏反应

27. 一名各方面均健康的 1 岁婴儿计划行择期手术,该患儿目前婴儿阶段饮食,术前禁食最佳时间为

(A) 2 h

(B) 4 h

(C) 6 h

(D) 8 h

(E) 10 h

28. 以下哪个因素不会增加误吸的风险?

(A) 怀孕

(B) 食管裂孔疝

(C) 没有合并症的肥胖症

(D) 接受急性阿片类药物治疗

(E) GERD(胃食管反流病)

29. 对于 1 例气道解剖正常,不按规定禁食的"饱胃"患者行快速诱导(RSI),下列哪个顺序最为合理?

(A) 给氧去氮;按压环状软骨;丙泊酚诱导,罗库溴铵,气管插管

(B) 给氧去氮;清醒纤支镜检查,气管插管

(C) 给氧去氮;按压环状软骨;丙泊酚诱导,面罩通气,司可林,气管插管

(D) 给氧去氮;丙泊酚诱导,司可林,气管插管

(E) 给氧去氮;七氟烷吸入诱导,司可林,气管插管

30. 术前访视提示患者误吸风险较大,下列哪种术前药在抑制胃酸方面最为有效?

    (A) 甲氧氯普胺

    (B) 雷尼替丁

    (C) 兰索拉唑

    (D) 昂丹司琼

    (E) 格隆溴铵

31. 术前访视提示患者误吸风险较大,下列哪种药物在术前增加食管下段括约肌张力方面最为有效?

    (A) 甲氧氯普胺

    (B) 雷尼替丁

    (C) 兰索拉唑

    (D) 昂丹司琼

    (E) 格隆溴铵

32. 患者拟行关节镜检查术,3 个月前,该患者曾出现心肌梗塞症状,当时的处理包括:行经皮导管冠状动脉血管成形术(PTCA),并植入 1 枚药物洗脱支架(DES);患者目前服用氯吡格雷(Plavix)。根据美国心脏病学会和美国心脏协会(ACC/AHC)的指南,本手术最恰当的处理是下列哪项?

    (A) 正常进行手术,术前 7 d 停用氯吡格雷

    (B) 正常进行手术,术前 10 d 停用氯吡格雷

    (C) 正常进行手术,术前正常使用氯吡格雷

    (D) 推迟手术至支架置入 6 个月后

    (E) 推迟手术至支架置入 12 个月后

33. 2 型糖尿病的患者正在行药物治疗,包括口服降糖药。以下哪种药物应至少在术前 24 h 停用,以降低药物导致的乳酸中毒的风险?

    (A) 格列本脲

    (B) 格列吡嗪

    (C) 格列齐特

    (D) 二甲双胍

    (E) 瑞格列奈

34. 一例口服降压药治疗的高血压患者计划行门诊手术,其降压药物中包括一种 ARB 类药物,患者术晨正常服药,在麻醉诱导后,出现顽固性低血压,以下哪种措施最合理?

    (A) 血管升压素

    (B) 麻黄碱

    (C) 去氧肾上腺素

    (D) 肾上腺素

    (E) 去甲肾上腺素

35. 一患者长期接受抑郁症药物治疗,下面哪种抗抑郁药物可导致与使用阿片类药物有关的罕见但严重的不良反应?

    (A) 阿米替林

    (B) 氟西汀

    (C) 曲唑酮

    (D) 安非他酮

    (E) 苯乙肼

36. 一例有着复杂病史的女性患者,其目前服用多种药物,术前应该停用以下哪种药物?

    (A) 羟考酮

    (B) 雌激素

    (C) 阿托伐他汀

    (D) 硝酸异山梨酯

    (E) 氟西汀

37. 目前关于围手术期使用β受体阻滞剂有不同的观点,根据美国心脏病协会以及美国心脏学会(ACC/AHA)指南,对于心脏病患者行非心脏手术下列哪项使用β受体阻滞剂的建议最为合理?

(A) 血管手术,患者没有心肌缺血的风险

(B) 中危手术,患者存在一项或者多项冠状动脉粥样硬化性心脏病危险因素

(C) 血管手术,患者存在一项或者多项冠状动脉粥样硬化性心脏病危险因素

(D) 中危手术,患者诊断为冠状动脉粥样硬化性心脏病

(E) 低危手术,患者目前正在服用β受体阻滞剂

38. 一例没有已知心脏危险因素的患者,拟行大血管外科手术,下列哪项技术或者药物可降低心脏风险?

(A) 诱导低体温

(B) 阿托伐他汀

(C) 可乐定

(D) 维拉帕米

(E) 血液稀释

39. 一例无药物过敏史的患者,拟行关节成形术。由 MRSA 引起的手术部位感染(SSIs)的发生率小于 5%,为了降低这一清洁手术 SSI 的风险,应使用以下哪种抗生素方案?

(A) 不使用抗生素

(B) 头孢唑林 1 g 静脉注射每 3～4 h

(C) 头孢唑林 2 g 静脉注射每 3～4 h

(D) 万古霉素 1 g 静脉注射

(E) 甲硝唑 500 mg 静脉注射

40. 为了减少手术部位感染(SSIs),抗生素常被提前使用,术前使用抗生素的最佳时间是

(A) 手术开始 30 min 内使用头孢唑林

(B) 手术开始 2 h 内使用头孢唑林

(C) 手术开始 4 h 内使用头孢唑林

(D) 手术开始 1 h 内使用万古霉素

(E) 手术开始 2 h 内使用环丙沙星

41. 下列哪位患者需要使用抗生素预防感染性心内膜炎?

(A) 严重二尖瓣脱垂行洁牙术

(B) 既往感染性心内膜炎病史行食管超声检查

(C) 主动脉瓣置换术后的患者行扁桃体摘除术

(D) 心脏移植手术史行支气管镜检查

(E) 完全修复的先天性心脏病(15 年),计划阴道分娩

答案与解析：患者的评估和术前准备

1. 所有患者均应进行气道评估以发现可能存在的困难插管。对于一例男性患者,下列气道评估中的哪项提示可能存在困难插管?

(A) 有胡须

(B) 颈围超过 41 cm

(C) 狭窄的腭部

(D) 伸舌时可见悬雍垂

(E) 甲颌间距超过 3 指宽

气道评估时狭窄的腭部被认为是提示困难插管的征象之一。其他提示困难插管的征象还包括:

(1) 较长的门齿

(2) 显著的龅牙

(3) 下门齿前伸时不能超过上门齿

(4) 上下门齿间距＜3 cm

(5) Mallampati 评分＞2(伸舌时不能看到悬雍垂)

(6) 高度弯曲的上腭

(7) 甲颌间距＜3 指宽

(8) 粗短的颈部(男性＞43 cm,女性＞41 cm)

(9) 下巴不能触及胸部

参考文献: Miller RD. Miller's Anesthesia, 8th ed. Philadelphia, PA: Elsevier; 2015.
American Society of Anesthesiologists, Practice guidelines for management of the difficult airway: an updated report. Anesthesiology 2013; 118: 1269-1277.

2. 根据 Mallampati 气道分级,评分为Ⅲ级的气道在直视下可见:

(A) 仅见硬腭

(B) 软腭、咽、悬雍垂

(C) 软腭、会厌的尖端

(D) 软腭、咽、悬雍垂、咽峡弓

(E) 软腭、悬雍垂基底部

Mallampati 气道分级是患者坐位时,直视下可见到以下解剖学标志:

Ⅰ级-软腭、咽、悬雍垂、咽峡弓

Ⅱ级-软腭、咽、悬雍垂

Ⅲ级-软腭、悬雍垂基底部

Ⅳ级-仅见硬腭

会厌一般在喉镜暴露下可见到。通常用 Cormack 和 Lehane 分级描述喉镜下所见。

参考文献: Miller RD. Miller's Anesthesia, 8th ed. Philadelphia, PA: Elsevier; 2015.

3. 1 例 44 岁 ASA 分级Ⅰ级的患者择期行下颌骨截骨术,下列哪项常规术前检查是需要的?

(A) PTT/PT

(B) 电解质

(C) 心电图

(D) 胸部 X 线检查

(E) 无须检查

选择恰当的术前检查是一个有争议的话题。只有怀疑存在异常,并且对应的检查结果会影响围手术期的管理时,才应安排这方面的检查。因此,就本题来说,1 例 44 岁不伴随系统性疾病的患者行下颌骨截骨术不需要任何常规术前检查。如果预计手术出血量较多,合理的检查是做个血常规以了解患者血红蛋白的基础水平。

参考文献：Miller RD. Miller's Anesthesia, 8th ed. Philadelphia, PA: Elsevier; 2015.

4. 下列哪种情形下把 12 导联心电图检查作为术前评估的一部分是合理的？

(A) 白内障手术，85 岁老年患者

(B) 腹股沟疝开放式修补术，无症状的患者

(C) 经机器人前列腺切除术，有充血性心力衰竭病史的患者

(D) 股腘动脉旁路术，患者无冠状动脉粥样硬化性心脏病危险因素

(E) 经腹腔镜半结肠切除术，患者有饮食可控制的糖尿病

根据 ACC/AHA 2014 围术期心血管评估指南，推荐对以下患者行静息 12 导联心电图检查（Ⅱa 级推荐）：患有冠状动脉粥样硬化性心脏病、显著的心律失常、周围动脉疾病、脑血管病或其他严重的器质性心脏病的患者，除非上述患者拟行的手术为低风险手术。该指南认为的低风险手术是指患者和手术危险因素导致的严重心血管事件（MACE）的发生率低于 1%。其计算过程通常是采用修订的心脏风险指数进行的，即 6 个风险因素中任何一个（缺血性心脏病史、充血性心力衰竭病史、脑血管病史、胰岛素依赖型糖尿病、肌酐＞2 mg/dL 及胸腔内、腹腔内、腹股沟以上血管的手术）均为 1 分。MACE 的风险与得分相关：0 分＝0.4%，1 分＝0.9%，2 分＝6.6%，3 分及以上＝11%。因此只有患者具有风险指数中的 2 个或 2 个以上的风险因素才会被认为是高危。

除了行低风险手术，无症状且无已知冠状动脉粥样硬化性心脏病的患者推荐行静息心电图检查（Ⅱb 级）。术前的心电图作为基础可以为术后的变化提供参考及预后信息。本题中无症状的患者行股腘动脉旁路手术前，可考虑心电图检查，但慢性心力衰竭的患者行机器人前列腺切除术前需要心电图检查的证据级别更高。无症状的患者行低危手术前接受心电图检查（Ⅲ级）并不能获益。

对于那些有术前心电图检查指征的患者，由于心电图检查中的异常结果与年龄的相关性不强，所以对这些患者并无年龄限制。心电图的效用随着手术风险的增加而增加。

参考文献：Fleisher LA, Fleischmann KE, Auerbach AD, et al. 2014 ACC/AHA guideline on perioperative cardiovascular evaluation and management of patients undergoing noncardiac surgery: a report of the American College of Cardiology/American Heart Association Task Force on practice guidelines. J Am Coll Cardiol 2014; 64: e77-137.

5. 一例拟择期行腹股沟疝修补术的患者发生了心肌梗死，后续的检查发现心肌梗死没有进展的迹象，该患者无其他心脏危险因素。根据 ACC/AHA 的推荐，该如何安排这一患者的手术时间？

(A) 进行手术

(B) 延迟手术 4 周

(C) 延迟手术 8 周

(D) 延迟手术 3 个月

(E) 延迟手术 6 个月

以往的指南采用"处于危险中的心肌"来描述非心脏手术中发生缺血性事件的可能性。近来的数据表明，心肌梗死后如果未采取血管重建的措施，非心脏手术前至少需要延期 60 d 以最大限度的减少风险。值得注意的是，对于近期心肌梗死后需要在 30 d 内手术的患者，冠状动脉搭桥术较冠状动脉支架置入术的效果更好。目前的指南并不推荐仅为了减少围手术期心脏事件而在手术前采取冠状动脉血管重建的措施。

然而，心梗发生后 6 个月内行非心脏手术是围手术期卒中的独立危险因素，其本身可增加 8 倍的死亡风险。基于这些原因，择期手术应当推迟到心肌梗死后 6 个月。

参考文献：Fleisher LA, Fleischmann KE, Auerbach

AD, et al. 2014 ACC/AHA guideline on perioperative cardiovascular evaluation and management of patients undergoing noncardiac surgery: a report of the American College of Cardiology/American Heart Association Task Force on practice guidelines. J Am Coll Cardiol 2014;64: e77 - 137.

6. 下列哪种因素会增加围手术期心脏事件的风险?

　　(A) 吸烟

　　(B) 高血压

　　(C) 高胆固醇血症

　　(D) 冠状动脉疾病家族史

　　(E) 肌酐＞176.8 μmol/L

　　Lee 修订版心脏风险指数(RCRI)包括以下风险因素:

　　(1) 高风险手术(腹腔内、胸腔内、腹股沟以上血管的手术)

　　(2) 缺血性心脏病

　　(3) 充血性心力衰竭

　　(4) 脑血管疾病

　　(5) 糖尿病

　　(6) 肌酐＞176.8 μmol/L

　　以上这些因素会增加围手术期心脏事件的风险。其他因素,如吸烟、高血压、年龄、男性、高胆固醇血症和家族史等并不是 RCRI 的一部分。

参考文献: Fleisher LA, Fleischmann KE, Auerbach AD, et al. 2014 ACC/AHA guideline on perioperative cardiovascular evaluation and management of patients undergoing noncardiac surgery: a report of the American College of Cardiology/American Heart Association Task Force on practice guidelines. J Am Coll Cardiol 2014;64: e77 - 137.

7. 一患者拟行全膝关节置换术,该患者既往有心肌梗死病史,但最近 1 年内症状稳定,同时该患者有糖尿病史,平素以胰岛素控制治疗,不能爬楼梯(由于膝关节疼痛),但能毫无困难的推着除草机在院子里除草。下列哪项检查应在患者术前完成?

　　(A) 运动平板心电图

　　(B) 多巴酚丁胺负荷超声心动图

　　(C) 放射性核素灌注成像

　　(D) 心肺功能测试

　　(E) 无须检查

　　在过去的数年里,最大的变化之一就是我们对患者的评估更加关注功能状态。这一指标可在实验室用正式的运动测试来评估,但更为普遍的方法是用日常生活的活动能力来评估,其用代谢当量(MET 或 METS)表示。一个 MET 是体质量为 70 kg 的男性在静息状态下的基础耗氧量。活动量增加,耗氧量也增加,METS 同样增加。例如,根据杜克活动状态指数,在房屋周围走动时为 1~2 METS,爬一段楼梯或一座小山大约为 5.5 METS。做重体力活为 4~8 METS。像游泳或单打网球等剧烈运动为 7~10 METS。已有研究表明,患者的活动能力不能达到 4 METS 的,将增加围术期心肌缺血和心血管事件的风险。

　　在 2014 年 ACC/AHA 制定的非心脏手术的评估指南中,决定患者是否需要进一步检查是由一系列的得分决定的。在排除掉那些需要急诊手术的和患有急性冠状动脉综合征的患者后,临床医师需要计算严重不良心脏事件(MACE)的风险(见问题 4)。只要风险超过 1%,就必须评估功能状态,比如本例患者由于冠状动脉疾病和胰岛素依赖型糖尿病,得分为 2 分(MACE 风险为 6.6%)。如果患者的功能状态达到 4 METS 或以上,则不需要进行术前心肌缺血风险的检查。只有那些功能状态较低,或者因关节炎等不能评估功能状态的患者,才需要进一步的检查。在院子里推着除草机除草的活动强度为中等,超过 4 METS,因此该患者不需要进一步检查。

参考文献: Fleisher LA, Fleischmann KE, Auerbach AD, et al. 2014 ACC/AHA guideline on perioperative cardiovascular evaluation and management of patients undergoing noncardiac surgery: a report of the American College of Cardiology/American Heart Association Task Force on practice guidelines. J Am Coll Cardiol 2014；64：e77－137.

8. ASA 分级中,哪项表示患者是濒临死亡,不手术也无法存活?

(A) 2

(B) 3

(C) 4

(D) 5

(E) 6

濒临死亡的患者即使不手术也不能存活,其 ASA 分级为 5 级。ASA 分级如下:

1-健康,无并存疾病

2-轻度并存疾病,但对日常活动无明显影响

3-中到重度并存疾病,日常活动受限

4-严重疾病,经常面临生命威胁

5-濒临死亡的患者,无论手术与否,均难以存活

6-脑死亡的器官捐献者

参考文献：Miller RD. Miller's Anesthesia, 8th ed. Philadelphia, PA：Elsevier；2015；ASA website：www. asahq. org.

9. 患者的 ASA 分级与下列哪项相关?

(A) 取消手术的风险

(B) 手术费用的支出

(C) 术后非计划的再入院

(D) 不良心肺并发症

(E) 手术风险

ASA 分级是基于患者的身体状态对风险程度进行分级。这种分级未涉及麻醉技术、手术类型或手术部位等。ASA 分级与死亡率和部分致残率等相关:

(1) 非计划入住 ICU

(2) 不良心肺并发症

(3) 部分手术的住院时间

ASA 分级与手术取消、费用或非计划的再入院等无关。

参考文献：Miller RD. Miller's Anesthesia, 8th ed. Philadelphia, PA：Elsevier；2015.

10. 一患者术前口服可乐定以便于术后疼痛管理。下列哪项是可乐定作为术前用药时可能发生的不良反应?

(A) 心动过速

(B) 遗忘

(C) 呼吸抑制

(D) 增加胃液容量

(E) 低血压

α_2 受体激动剂(可乐定、右美托咪啶)可作为术前用药以达到镇静、减轻喉镜或清醒纤维支气管镜插管引起的血流动力学变化和改善镇痛的目的。α_2 受体激动剂的常见不良反应包括低血压和心动过缓。α_2 受体激动剂在临床上对记忆、呼吸抑制或胃液容量无显著影响。

参考文献：Barash PG. Clinical Anesthesia, 7 th ed. Philadelphia, PA：Lippincott Williams & Wilkins；2013.

11. 1 例有吸入性肺炎风险的患者拟行手术。为减少该风险,给予该患者某种术前用药。该患者在用药片刻后表现出急性肌张力障碍,包括斜颈。该患者最有可能用了下列哪种药物?

(A) 甲氧氯普胺

(B) 柠檬酸钠

(C) 雷尼替丁

(D) 格隆溴铵

(E) 茶苯海明

甲氧氯普胺可引起急性肌张力反应,包括眼球震颤、斜颈(头偏向一侧)、角弓反张(项背强直)、痉挛状态和喉痉挛。处理方法包括苯海拉明或苯托品(抗胆碱能作用)。柠檬酸钠、雷尼替丁、格隆溴铵和茶苯海明不引起肌张力反应。

高危 OSA。

参考文献：Chung F，Yegneswaran B，Liao P，et al. STOP questionnaire：a tool to screen patients for obstructive sleep apnea. Anesthesiology 2008；108：812-821.

14. 一例既往患有 Graves 病的患者在术前门诊评估，下列哪种征象提示甲状腺功能亢进？
    （A）体质量增加
    （B）便秘
    （C）畏寒
    （D）心动过缓
    （E）皮肤温暖
    　　甲状腺功能亢进症的临床表现为：温暖湿润的皮肤、体质量减轻、腹泻、怕热、心动过速、心律失常和心力衰竭。

参考文献：Miller RD. Miller's Anesthesia，8th ed. Philadelphia，PA：Elsevier；2015.

15. 一例需要急诊手术的患者，其术前检查提示甲状腺功能亢进症，对于该甲亢患者的处理，下列哪一项不正确？
    （A）普萘洛尔
    （B）胰岛素
    （C）碘溶液
    （D）丙硫氧嘧啶
    （E）氢化可的松
    　　需要急诊手术的甲状腺功能亢进症患者可予以如下处理：β 受体阻滞剂控制心率，抗甲状腺药物（丙基硫氧嘧啶和甲硫咪唑），碘溶液以减少激素分泌，氢化可的松以预防并存的肾上腺抑制引起的并发症。胰岛素通常不用来处理甲状腺功能亢进症。

参考文献：Butterworth JF IV，Mackey DC，Wasnick JD. Morgan & Mikhail's Clinical Anesthesiology，5th ed. New York，NY：McGraw Hill；2013.

16. 对于严重的高血压，通常建议择期手术应延迟到血压控制在低于多少时进行？

---

12. 1 例 78 岁老年患者在清醒纤维支气管镜插管前给予抗胆碱药阿托品。除了引起口干外，下列哪项也是阿托品的不良反应？
    （A）意识混乱
    （B）瞳孔缩小
    （C）支气管痉挛
    （D）低体温
    （E）心动过缓
    　　抗胆碱药物可能引起意识混乱或谵妄。其他不良反应包括：瞳孔放大、睫状肌麻痹、支气管扩张、体温升高和心动过速。

参考文献：Brunton LL，Chabner BA，Knollman BC. Goodman & Gilman's the Pharmacological Basis of Therapeutics，12th ed. New York，NY：McGraw Hill；2011.

13. STOP-BANG 是筛查阻塞性睡眠呼吸暂停综合征（OSA）常用的问卷。下列哪项不属于 STOP-BANG 问卷中的项目？
    （A）打鼾
    （B）BMI＞30
    （C）高血压
    （D）颈围＞41 cm
    （E）年龄＞50 岁
    　　STOP-BANG 是筛查 OSA 的问卷，对以下问题回答"是/否"：
    　　（1）打鼾
    　　（2）疲劳
    　　（3）被观察到睡眠时呼吸暂停
    　　（4）高血压
    　　（5）BMI＞35
    　　（6）年龄＞50 岁
    　　（7）颈围＞41 cm
    　　（8）男性
    　　对以上问题的回答超过 5 个"是"的患者为

(A) **180/110 mmHg**

(B) 140/90 mmHg

(C) 130/80 mmHg

(D) 160/100 mmHg

(E) 120/80 mmHg

对于严重高血压的患者,择期手术前应抗高血压治疗,且血压低于 180/110 mmHg 方可手术。总体而言,靶器官的损害(缺血性心脏病、心力衰竭、肾功能衰竭、卒中)与高血压的严重程度和持续时间有关。然而,围手术期风险似乎并不与血压低于 180/110 mmHg 显著相关。

参考文献: Miller RD. Miller's Anesthesia, 8th ed. Philadelphia, PA: Elsevier; 2015.

17. 一患者因盲肠癌拟择期行开腹半结肠切除术。该患者既往有 COPD 病史。下列哪项会增加术后肺部并发症的风险?

(A) 年龄>60 岁

(B) 哮喘

(C) **运动耐量<2 个街区**

(D) 肺功能异常

(E) 动脉血气异常

运动耐量低于 2 个街区(或 1 层楼)是术后肺部并发症的风险因素。其他术后肺部并发症的风险因素包括:

(1) COPD

(2) 年龄>70 岁

(3) 吸烟(每年>40 条)

(4) ASA 分级>2

(5) 手术>2 h

(6) 全身麻醉(气管内插管)

(7) BMI>30

(8) 白蛋白<3 g/dL

哮喘并非术后肺部并发症的风险因素,除非其在近期内恶化。肺功能检查和动脉血气分析并不能预测非胸科手术的术后肺部并发症。

参考文献: Miller RD. Miller's Anesthesia, 8th ed. Philadelphia, PA: Elsevier; 2015.

18. 1 例病态肥胖的患者正在进行术前评估,下列哪种并发症与增加的体质量指数(BMI)无关?

(A) 代谢综合征

(B) 2 型糖尿病

(C) **二尖瓣反流**

(D) 癌症

(E) 阻塞性睡眠呼吸暂停

肥胖与代谢综合征(腹部肥胖、高密度脂蛋白减少、高甘油三酯血症、高血压和空腹血糖增高)、2 型糖尿病、癌症和阻塞性睡眠呼吸暂停等相关。心脏瓣膜病通常不是 BMI 增加相关的并发症。二尖瓣反流(及肺动脉高压)与目前已停用的减肥药芬氟拉明和芬特明相关。

参考文献: Butterworth JF IV, Mackey DC, Wasnick JD. Morgan & Mikhail's Clinical Anesthesiology, 5th ed. New York, NY: McGraw Hill; 2013.

19. 1 例患有慢性肾病(CKD)需要血液透析的患者正在进行术前评估,下列哪一项是 CKD 常见的并发症?

(A) 高钙血症

(B) 红细胞增多症

(C) 继发性甲状旁腺功能减退症

(D) 低血容量

(E) **高血压**

高血压是 CKD 常见的并发症。其他并发症包括:

(1) 低钙血症

(2) 高磷血症

(3) 维生素 D 缺乏性骨软化

(4) 贫血

(5) 继发性甲状旁腺功能亢进症

(6) 高血容量

(7) 高血钾

(8) 出血时间异常,凝血病

(9) 代谢性酸中毒

(10) 充血性心力衰竭

(11) 心包炎

（12）疲劳、嗜睡、癫痫

参考文献：Miller RD. Miller's Anesthesia, 8th ed. Philadelphia，PA：Elsevier；2015.

20. 一例有青光眼病史的患者正在进行麻醉前评估，下列青光眼治疗用药中哪项可延长琥珀酰胆碱的作用时间？

（A）乙酰唑胺

（B）溴莫尼定

（C）赛克罗奇

(D) 二乙氧膦酰硫胆碱

（E）比马前列素

二乙氧膦酰硫胆碱是一种胆碱酯酶抑制剂，它能够延长琥珀酰胆碱的作用时间（延长 2～14 min）。乙酰唑胺能抑制碳酸酐酶，并减少房水的产生。溴莫尼定是一种 α_2 受体激动剂。赛克罗奇是一种毒蕈碱受体拮抗剂。比马前列素是一种前列腺素类似物，可以增加房水经巩膜的流出。

参考文献：Brunton LL，Chabner BA，Knollman BC. Goodman & Gilman's the Pharmacological Basis of Therapeutics，12th ed. New York，NY：McGraw Hill；2011.

21. 1 例有药物滥用史的患者接受术前评估。该患者既往有癫痫发作病史，体格检查发现有显著的认知障碍、震颤和高血压。实验室检查的结果为大细胞性贫血。下列哪项最可能为该患者的成瘾物质？

（A）可卡因

(B) 酒精

（C）大麻

（D）摇头丸

（E）海洛因

酒精滥用可产生多种效应，包括：癫痫发作、认知障碍、震颤、高血压和大细胞性贫血。酒精滥用的其他效应包括：心律失常、冠状动脉粥样硬化性心脏病、心肌病、卒中、骨骼肌病、食管反流、慢性胃炎、急性及慢性胰腺炎、酒精

性肝硬化和营养缺乏。

可卡因滥用的显著毒性包括：心律失常、心肌缺血、癫痫和中风。可卡因滥用通常不会导致大细胞性贫血。

大麻的典型戒断症状包括：躁动、易激惹、失眠和恶心。

摇头丸的急性效应包括：幻觉、心动过速、口干和高热。

海洛因滥用的典型戒断症状包括：易激惹、恶心、失眠、瞳孔扩大、出汗、高血压、打哈欠和阴茎勃起。

参考文献：Brunton LL，Chabner BA，Knollman BC. Goodman & Gilman's the Pharmacological Basis of Therapeutics，12th ed. New York，NY：McGraw Hill；2011.
Miller RD. Miller's Anesthesia, 8th ed. Philadelphia，PA：Elsevier；2015.

22. 一患者因颅内占位性病变，拟行急诊开颅术，现有症状包括头痛、恶心及癫痫，下述选项除了哪项外均有助于降低颅内压？

（A）地塞米松

(B) 磷苯妥英

（C）适度过度通气（$PaCO_2$ 30～33 mmHg）

（D）高渗盐水

（E）甘露醇

磷苯妥英用来治疗及预防癫痫发作，不影响颅内压；降低颅内压的措施包括：

（1）地塞米松可降低肿瘤导致的血管源性水肿。

（2）高渗盐水和甘露醇可降低颅内水容量。

（3）适度过度通气（$PaCO_2$ 30～33 mmHg）可迅速降低颅内压，但过度的过度通气则能降低脑血流量，进而出现加重颅脑缺血的可能。

参考文献：Butter worth JF IV，Mackey DC，Wasnick JD. Morgan & Mikhail's Clinical Anesthesiology，5th ed. New York，NY：McGraw Hill；2013.
Mortazavi MM，Romeo AK，Deep A，et al. Hypertonic saline for treating raised

intracranial pressure：literature review with meta-analysis. J Neurosurg 201；116：210 - 221.

23. 术前访视时发现患者长期口服泼尼松 25 mg/d 控制哮喘,若该患者拟行择期腹部大手术,术前应怎样调整皮质醇功能?

　　(A) 晨起给予正常剂量类固醇,没有补充剂量

　　(B) 晨起给予正常剂量类固醇,一次性补充氢化可的松 25 mg

　　(C) 晨起给予正常剂量类固醇,一次性补充氢化可的松 50 mg

　　(D) 晨起给予正常剂量类固醇,24 h 内每 8 h 补充氢化可的松 50～100 mg

　　(E) 晨起给予正常剂量类固醇,24 h 内每 8 h 按照 200 mg/70 kg 补充氢化可的松

　　长期服用皮质类固醇的患者进行大手术应该晨起服用常规剂量类固醇并在 24 小时内每 8 小时补充氢化可的松 50～100 毫克。

　　对于长期服用激素的患者,可能存在不适当的"应激反应",围手术期导致严重的低血压甚至休克。应激剂量类固醇的替代治疗是一个有争议的话题,大多数的麻醉相关教科书都认为氢化可的松的补充是根据手术大小不同而变化的。

　　● 短小手术:一般的维持剂量＋低剂量的补充或者不给予补充剂量。

　　● 中等手术:一般的维持剂量＋24 h 内每 8 h 补充氢化可的松 25～50 mg 或者给予一次正常剂量。

　　● 大型手术:一般的维持剂量＋24 h 内每 8 h 补充氢化可的松 50～100 mg 或者给予一次正常剂量。

参考文献：Garcia JE，Hill GE，Joshi GP. Perioperative stress dose steroids：is it really necessary？ *ASA Newsletter* 2013；77(11)：32 - 35. Miller RD. *Miller's Anesthesia*，8th ed. Philadelphia，PA：Elsevier；2015.

24. 1 例 4 岁患儿,术前会诊发现该患儿焦虑明显不

能合作,为给该患儿服用术前镇静药,以下哪种方法最为妥当?

　　(A) 直肠给药

　　(B) 肌内注射

　　(C) 舌下含服

　　(D) 鼻内给药

　　(E) 口服

　　肌内注射效果确切,不需要患儿的合作但十分疼痛,而口服、舌下、鼻内给药均需患儿一定程度的合作,如若患儿不合作则存在一定风险；直肠给药适合仍需使用尿布的患儿。

参考文献：Miller RD. *Miller's Anesthesia*，8th ed. Philadelphia，PA：Elsevier；2015.

25. 老年患者手术麻醉中,哪类药物最不需要调整用药剂量?

　　(A) 咪达唑仑

　　(B) 芬太尼

　　(C) 右美托咪定

　　(D) 雷尼替丁

　　(E) 甲氧氯普胺

　　对于老年患者,雷尼替丁是最不需要调整剂量的。一般来说,与年轻的成年人相比,对于老年患者由于药代动力学的改变,通常需要减少服药量。由于年龄增长导致的肾功能下降,雷尼替丁重复使用时需要更长的时间间隔(12～24 h),但初始剂量(50 mg 静脉注射)仍然不变。主要是由于大脑敏感性的变化,咪达唑仑和芬太尼在老年人中使用时,需要大幅度降低剂量；在 65 岁以下患者中,右美托咪定可能存在较高的心动过缓和低血压的发生率,可能需要减少剂量。老年患者甲氧氯普胺的不良反应(镇静、意识障碍、类帕金森症状和迟发性运动障碍)发生率更高,因此需要减少剂量。

参考文献：Miller RD. *Miller's Anesthesia*，8th ed. Philadelphia，PA：Elsevier；2015.

26. 患者自诉对局部麻醉药过敏,进一步询问病史

发现患者曾在牙科门诊注射含有 1：20 万肾上腺素的 2% 利多卡因后出现心律失常，对患者出现这种反应最合理的解释是什么？

（A）利多卡因类过敏反应

（B）利多卡因过敏反应

（C）对局部麻醉药溶液中的氨基苯甲酸（PABA）过敏

（D）肾上腺素不良反应

（E）肾上腺素过敏反应

局部麻醉药溶液中的肾上腺素可以导致包括心悸在内的不良反应，患者可能会错误将其与"过敏"反应联系起来。PABA 可能与过敏有关，但它与酯类局部麻醉药一起使用时，真正的过敏或者过敏反应是十分罕见的（1：6 000）。

参考文献：Miller RD. *Miller's Anesthesia*, 8th ed. Philadelphia, PA：Elsevier；2015.

27. 1 名各方面均健康的 1 岁婴儿计划行择期手术，该患儿目前婴儿阶段饮食，术前禁食最佳时间为

（A）2 h

（B）4 h

（C）6 h

（D）8 h

（E）10 h

ASA 儿科指南建议，对于采用配方奶和固体食物喂养的婴幼儿，术前禁食时间为 6 h。对于所有年龄段患儿，进食清饮料，禁食时间为 2 h；对于母乳喂养的婴幼儿，禁食时间为 4 h；非母乳清淡食物为 6 h；煎炸类高脂肪食物为 8 h。

参考文献：American Society of Anesthesiologists. Practice guidelines for preoperative fasting and the use of pharmacologic agents to reduce the risk of pulmonary aspiration：Application to healthy patients undergoing elective procedures. An updated report by the American Society of Anesthesiologists Task Force on Preoperative Fasting. *Anesthesiology* 2011；114：495 – 511.

28. 以下哪个因素不会增加误吸的风险？

（A）怀孕

（B）食管裂孔疝

（C）没有合并症的肥胖症

（D）接受急性阿片类药物治疗

（E）GERD（胃食管反流病）

肥胖是否与误吸风险相关是一个有争议的话题，但主流的麻醉教科书常常不赞同这一观点。肥胖患者罹患食管裂孔疝，GERD 以及 2 型糖尿病的危险性更高；研究发现肥胖者胃排空结论并不统一，延迟排空以及加速排空的相关文献都有发表；大多数文献都认为，无合并症的肥胖患者并不增加误吸的风险。

"饱胃"或者食管括约肌功能不全则可增加误吸的风险，包括：怀孕、糖尿病、急性阿片类药物治疗、GRED、食管裂孔疝、不遵医嘱禁食、正在呕吐/恶心。

参考文献：Butterworth JF IV, Mackey DC, Wasnick JD. *Morgan & Mikhail's Clinical Anesthesiology*, 5th ed. New York, NY：McGraw Hill；2013.

29. 对于一例气道解剖正常，不按规定禁食的"饱胃"患者行快速诱导（RSI），下列哪个顺序最为合理？

（A）给氧去氮；按压环状软骨；丙泊酚诱导，罗库溴铵，气管插管

（B）给氧去氮；清醒纤维支气管镜检查，气管插管

（C）给氧去氮；按压环状软骨；丙泊酚诱导，面罩通气，司可林，气管插管

（D）给氧去氮；丙泊酚诱导，司可林，气管插管

（E）给氧去氮；七氟烷吸入诱导，司可林，气管插管

经典的快速诱导包括：给氧去氮，静脉注射麻醉药物，快速肌肉松弛药，环状软骨按压以及气管插管。环状软骨按压的效果虽然存在争议，但是仍是经典 RSI 的一部分。

参考文献：Miller RD. *Miller's Anesthesia*, 8th ed. Philadelphia, PA：Elsevier；2015.

30. 术前访视提示患者误吸风险较大，下列哪种术前药在抑制胃酸方面最为有效？

(A) 甲氧氯普胺

（B）雷尼替丁

（C）兰索拉唑

（D）昂丹司琼

（E）格隆溴铵

　　H_2 受体拮抗剂（雷尼替丁、西咪替丁）可降低胃酸酸度和胃酸分泌（A1 类证据）；质子泵抑制剂（兰索拉唑、奥美拉唑）也可降低胃酸酸度和胃酸分泌（A2 类证据）；有部分证据表明抗胆碱能药物（格隆溴铵、阿托品）可降低胃酸酸度和胃酸分泌（C2 类证据）；甲氧氯普胺可降低胃酸分泌但是有一些模棱两可的证据表明其可降低胃酸的酸度（C1 类证据）；昂丹司琼可以减少恶心和呕吐，但不改变胃酸的 pH，不能干扰胃蠕动；

　　循证医学证据级别：

　　A_1 类证据：经多重随机对照研究（RCTs）、行 Meta 分析的结果。

　　A_2 类证据：经多重 RCTs，未行 Meta 分析。

　　B 类证据：指导性文章；

　　C_2 类证据：Meta 分析未发现明显差异。

　　C_2 类证据：RCTs 研究结果不一致，或者没有明显差异，未行 Meta 分析。

参考文献： American Society of Anesthesiologists. Practice guidelines for preoperative fasting and the use of pharmacologic agents to reduce the risk of pulmonary aspiration: Application to healthy patients undergoing elective procedures. An updated report by the American Society of Anesthesiologists Task Force on Preoperative Fasting. *Anesthesiology* 2011；114：495 - 511.

31. 术前访视提示患者误吸风险较大，下列哪种药物在术前增加食管下段括约肌张力方面最为有效？

(A) 甲氧氯普胺

（B）雷尼替丁

（C）兰索拉唑

（D）昂丹司琼

（E）格隆溴铵

　　甲氧氯普胺可增加食管下段括约肌张力刺激胃及小肠收缩。雷尼替丁、兰索拉唑和柠檬酸钠对于食管下段括约肌张力没有影响。多种因素可以降低食管下段括约肌张力，包括压迫环状软骨，食管裂孔疝以及药物影响比如抗胆碱能药物（阿托品和格隆溴铵）、阿片类、丙泊酚以及吸入麻醉药。

参考文献： Butterworth JF IV，Mackey DC，Wasnick JD. *Morgan & Mikhail's Clinical Anesthesiology*，5th ed. New York，NY：McGraw Hill；2013.

32. 患者拟行关节镜检查术，3 个月前，该患者曾出现心肌缺血症状，当时的处理包括：行经皮导管冠状动脉血管成形术（PTCA），并植入 1 枚药物洗脱支架（DES）；患者目前服用氯吡格雷（Plavix）。根据美国心脏病学会和美国心脏协会（ACC/AHC）的指南，本手术最恰当的处理是下列哪项？

（A）正常进行手术，术前 7 d 停用氯吡格雷

（B）正常进行手术，术前 10 d 停用氯吡格雷

（C）正常进行手术，术前正常使用氯吡格雷

（D）推迟手术至支架置入 6 个月后

(E) 推迟手术至支架置入 12 个月后

　　根据 ACC/AHC 2014 年指南，在服用氯吡格雷期间，不推荐行择期非心脏手术，对于 DES 氯吡格雷的最短治疗时间为 12 个月，在这段时间内，择期非心脏手术应推迟。对于裸金属支架，氯吡格雷最短治疗时间为 1 个月，行球囊扩张术患者，14 d 内不推荐行择期非心脏手术。

参考文献： Fleisher LA，Fleischmann KE，Auerbach AD，et al. 2014 ACC/AHA guidelines on perioperative cardiovascular evaluation and management of patients undergoing noncardiac surgery：a report of the American College of Cardiology/American Heart Association

Task Force on practice guidelines. *J Am Coll Cardiol* 2014；64：e77 - 137.

33. 2 型糖尿病的患者正在行药物治疗,包括口服降糖药。以下哪种药物应至少在术前 24 h 停用,以降低药物导致的乳酸中毒的风险?

    （A） 格列本脲

    （B） 格列吡嗪

    （C） 格列齐特

    （D） 二甲双胍

    （E） 瑞格列奈

    二甲双胍应至少在术前 24 h 停用以降低药物导致的乳酸中毒的风险。磺脲类药物包括格列本脲、格列吡嗪和格列齐特;瑞格列奈是一种非促胰岛素分泌的药物,这些药物均和乳酸中毒的风险无关。

    参考文献：Miller RD. *Miller's Anesthesia*，8th ed. Philadelphia，PA：Elsevier；2015.

34. 一例口服降压药治疗的高血压患者计划行门诊手术,其降压药物中包括一种 ARB 类药物,患者术晨正常服药,在麻醉诱导后,出现顽固性低血压,以下哪种措施最合理?

    （A） 血管升压素

    （B） 麻黄碱

    （C） 去氧肾上腺素

    （D） 肾上腺素

    （E） 去甲肾上腺素

    血管升压素是因使用 ACEI 或者 ARB 导致的顽固性低血压的首选药物,降血压的药物治疗贯穿于整个围术期,但是对于 ACEI 或者 ARB 的继续使用或者停药存在着争议,因为可能会导致严重的低血压。

    参考文献：Miller RD. *Miller's Anesthesia*，8th ed. Philadelphia，PA：Elsevier；2015.

35. 一患者长期接受抑郁症药物治疗,下面哪种抗抑郁药物可导致与使用阿片类药物有关的罕见但严重的不良反应?

    （A） 阿米替林

    （B） 氟西汀

    （C） 曲唑酮

    （D） 安非他酮

    （E） 苯乙肼

    苯乙肼是一种不可逆的单胺氧化酶抑制剂(MAO)。在围术期,单胺氧化酶抑制剂可能与拟交感神经药物(麻黄碱、酪胺)以及阿片类药物之间存在严重的相互作用,与阿片类之间的作用可以表现为体温升高、癫痫发作和昏迷,一般建议术前 2～3 周停用单胺氧化酶抑制剂。尽管其他种类的抗抑郁药物会对神经递质的再摄取产生影响,但是在整个围手术期都应持续用药,以免出现精神疾病或戒断症状的复发。

    参考文献：Miller RD. *Miller's Anesthesia*，8th ed. Philadelphia，PA：Elsevier；2015. Butterworth JF IV，Mackey DC，Wasnick JD. *Morgan & Mikhail's Clinical Anesthesiology*，5th ed. New York，NY：McGraw Hill；2013.

36. 一例有着复杂病史的女性患者,其目前服用多种药物,术前应该停用以下哪种药物?

    （A） 羟考酮

    （B） 雌激素

    （C） 阿托伐他汀

    （D） 硝酸异山梨酯

    （E） 氟西汀

    术前应停用雌激素,以降低深静脉血栓/肺栓塞 DVT/PE 可能。围手术期大部分药物治疗均应继续,但是某些药物除外,包括:抗凝药物(某些手术需要停用:华法林、氯吡格雷/阿司匹林、NSAIDs、COX - 2 抑制剂)、口服降糖药物、胰岛素、补充剂(维他命、中草药)、磷酸二酯酶 5 抑制剂(西地那非)、局部治疗药物(手术和麻醉可改变药物吸收)和 MAOIs。

    参考文献：Miller RD. *Miller's Anesthesia*，8th ed. Philadelphia，PA：Elsevier；2015.

37. 目前关于围手术期使用 β 受体阻滞剂有不同的

观点,根据美国心脏病协会以及美国心脏学会(ACC/AHA)指南,对于心脏病患者行非心脏手术下列哪项使用β受体阻滞剂的建议最为合理?

(A) 血管手术,患者没有心肌缺血的风险

(B) 中危手术,患者存在一项或者多项冠状动脉粥样硬化性心脏病危险因素

(C) 血管手术,患者存在一项或者多项冠状动脉粥样硬化性心脏病危险因素

(D) 中危手术,患者诊断为冠状动脉粥样硬化性心脏病

(E) 低危手术,患者目前正在服用β受体阻滞剂

对于正在使用β受体阻滞剂的患者,围术期应持续治疗(即使是低危手术),这属于Ⅰ类建议(必须执行)。指南强调对于术后β受体阻滞剂的应用,不管何时开始使用必须结合临床病情(Ⅱa建议)。如低血压、出血或者心律失常都是开始/停止使用β受体阻滞剂的理由,也存在弊大于利的可能性。对于合并3个或者以上心脏风险因素的患者,术前即开始使用β受体阻滞剂是合理的(Ⅱb建议),如果开始使用β受体阻滞剂则需要做好充分的准备,以便评估确切的疗效,不建议手术当天启用β受体阻滞剂(Ⅲ)。

值得注意的是,一些关于围术期β受体阻滞剂的指南已经过时了,早前一些研究发现围术期使用β受体阻滞剂可以降低死亡率,但是近年来的研究结果并非如此。研究发现,围术期β受体阻滞剂的使用升高卒中风险和非心脏并发症的死亡率。其中荷兰研究人员Poldermans的一些研究遭到学术造假的质疑。目前ACC/AHA从2014年已经剔除了Poldermans所有研究。

注意:围术期β受体阻滞剂的管理指南已经被欺诈性的学术论文"玷污";很多研究已经过时,主要的指导方案还在修订中。尽管如此,还是建议目前仍在服用β受体阻滞剂的患者,围术期继续使用β受体阻滞剂。

参考文献: Fleisher LA, Fleischmann KE, Auerbach AD, et al. 2014 ACC/AHA guidelines on perioperative cardiovascular evaluation and management of patients undergoing noncardiac surgery: a report of the American College of Cardiology/American Heart Association Task Force on practice guidelines. *J Am Coll Cardiol* 2014; 64: e77 - 137.

38. 一例没有已知心脏危险因素的患者,拟行大血管外科手术,下列哪项技术或者药物可降低心脏风险?

(A) 诱导低体温

(B) 阿托伐他汀

(C) 可乐定

(D) 维拉帕米

(E) 血液稀释

根据ACC/AHA归于围术期心血管评估和非心脏手术治疗指南,在行血管手术并没有服用药物的患者中采用他汀类治疗是合理的(Ⅱa)。有证据表明他汀类药物可以稳定斑块,降低血管手术后的死亡率。其他预防措施包括α₂受体激动剂、钙离子阻滞剂。然而对于合并有冠心病CAD或者至少一项临床危险因素的患者,使用α₂受体激动剂降压的证据并不确切。地尔硫草有减少缺血的证据和降低死亡率的趋势;对于维拉帕米的大样本研究还在进行中。增加围手术期风险相关的其他因素包括低体温、贫血/红细胞增多症、血管活性药的不当使用、手术时间的延长。

参考文献: Fleisher LA, Fleischmann KE, Auerbach AD, et al. 2014 ACC/AHA guidelines on perioperative cardiovascular evaluation and management of patients undergoing noncardiac surgery: a report of the American College of Cardiology/American Heart Association Task Force on practice guidelines. *J Am Coll Cardiol* 2014; 64: e77 - 137.

39. 一例无药物过敏史的患者,拟行关节成形术。由MRSA引起的手术部位感染(SSIs)的发生率小于5%,为了降低这一清洁手术SSI的风

险,应使用以下哪种抗生素方案?

（A）不使用抗生素

（B）头孢唑林 1 g 静脉注射每 3～4 h

（C）头孢唑林 2 g 静脉注射每 3～4 h

（D）万古霉素 1 g 静脉注射

（E）甲硝唑 500 mg 静脉注射

　　头孢唑林 2 g 每 2—3 h 静脉注射一次,可以用来减少无药物过敏史患者行关节成形术。发生 SSI 的风险大部分 SSIs 是由革兰阳性菌引起(如葡萄球菌),所以需要使用一代头孢菌素。如果一家医院中存在 MRSA SSIs 高发病率(即超过 20％SSIs 由 MRSA 引起)则需要使用万古霉素;如果患者有严重的青霉素过敏,那么万古霉素和克林霉素都是被限制使用的;如果是厌氧菌或者革兰阴性菌感染,则需要使用二代头孢菌素(头孢西丁)、头孢唑林以及甲硝唑。

参考文献: Bartzler DW, Dellinger EP, Olsen KM, et al. Clinical practice guidelines for antimicrobial prophylaxis in surgery. *Am J Health Syst Pharm* 2013;70(3):195 - 283.

40. 为了减少手术部位感染（SSIs）,抗生素常被提前使用,术前使用抗生素的最佳时间是

（A）手术开始 30 min 内使用头孢唑林

（B）手术开始 2 h 内使用头孢唑林

（C）手术开始 4 h 内使用头孢唑林

（D）手术开始 1 h 内使用万古霉素

（E）手术开始 2 h 内使用环丙沙星

　　根据外科临床实践指南,对于环丙沙星和万古霉素的最佳的使用时间是手术开始 2 h 内,头孢唑林需要在手术开始 1 h 内使用。

参考文献: Bartzler DW, Dellinger EP, Olsen KM, et al. Clinical practice guidelines for antimicrobial prophylaxis in surgery. *Am J Health Syst Pharm* 2013;70(3):195 - 283.

41. 下列哪位患者需要使用抗生素预防感染性心内膜炎?

（A）严重二尖瓣脱垂行洁牙术

（B）既往感染性心内膜炎病史行食管超声检查

（C）主动脉瓣置换术后的患者行扁桃体摘除术

（D）心脏移植手术史行支气管镜检查

（E）完全修复的先天性心脏病(15 年),计划阴道分娩

　　计划行扁桃体摘除术的主动脉瓣置换术后的患者需要使用抗生素预防感染性内膜炎

　　需要使用抗生素预防感染性心内膜炎的患者,其心肌条件特征包括:

（1）人工心脏瓣膜

（2）既往患有感染性心内膜炎

（3）先天性心脏病（CHD）

① 还未修复的 CHD,包括分流

② 已经修复,放置过修复材料(6 个月内)

③ 已经修复,但是在修复材料旁有残留缺陷

（4）接受心脏移植者伴有瓣膜疾病

　　若以上患者行下述手术,需要使用抗生素预防感染性心内膜炎:

（1）口腔科手术:包括涉及牙龈、牙周组织以及口腔黏膜的手术。

（2）呼吸道黏膜的切开或者活检,包括扁桃体切除术、腺样体切除或者治疗呼吸道感染的操作。

（3）已有胃肠或消化道感染的胃肠道或消化道手术

（4）涉及感染皮肤或者肌肉骨骼的手术。

参考文献: Miller RD. *Miller's Anesthesia*, 8th ed. Philadelphia, PA: Elsevier; 2015.

（龚明　吴晓庆译　陈祥明校）

第 26 章

全身麻醉、监护下的麻醉管理和镇静

1. Duedel 将吸入麻醉分为典型的 4 个时期,以下哪项只发生于"手术麻醉期"?
   - (A) 意识消失和失忆
   - (B) 呼吸暂停
   - (C) 除呼吸外无运动
   - (D) 肌肉运动增强
   - (E) 高血压和心动过速

2. 术前访视患者时,患者表示担心发生术中知晓,以下哪项最不可能发生术中知晓?
   - (A) 创伤手术
   - (B) 剖宫产术
   - (C) 麻醉中 BIS 值始终维持在 60
   - (D) 麻醉中维持吸入麻醉药浓度>0.5 MAC
   - (E) 以氧化亚氮维持麻醉

3. 七氟烷作为儿科患者常用的诱导药物,以下哪项不良反应最有可能发生?
   - (A) 喉痉挛
   - (B) 屏气
   - (C) 咳嗽
   - (D) 兴奋
   - (E) 支气管痉挛

4. 在麻醉维持中,常选择联合使用异氟烷和芬太尼。当芬太尼的用量维持在镇痛范围时,异氟烷的 MAC 可如何改变?
   - (A) 增加 50%
   - (B) 增加 25%
   - (C) 不改变
   - (D) 减少 25%
   - (E) 减少 50%

5. 丙泊酚作为单独的静脉麻醉药进行手术镇静。以下哪项是丙泊酚镇静的经典初始剂量?
   - (A) 负荷剂量 0.25~1 mg/kg
   - (B) 维持剂量 50~150 $\mu g/(kg \cdot min)$
   - (C) 负荷剂量 1~3 $\mu g/kg$
   - (D) 维持剂量 10~20 $\mu g/(kg \cdot min)$
   - (E) 负荷剂量 0.5~1 $\mu g/kg$

6. 患者行经鼻纤支镜插管,鼻黏膜的麻醉需要阻滞哪根感觉神经?
   - (A) 舌咽神经
   - (B) 迷走神经
   - (C) 舌下神经
   - (D) 面神经
   - (E) 三叉神经

7. 以下哪项描述更符合 Cormack Lehane 2 级？

(A) 完全看见声门

(B) 只能看见会厌

(C) 只能看见软腭

(D) 仅能看见杓状软骨

(E) 看不到声门

8. Mallampati 评分是指术前平视口咽部以判断患者是否有困难气管插管的风险。如果一例患者 Mallampati 评分为 3 级或 4 级，它评估困难气管插管的敏感度是多少？

(A) 10%

(B) 25%

(C) 50%

(D) 75%

(E) 95%

9. 以下哪项不是面罩通气困难的独立预测因素？

(A) 睡眠呼吸窘迫

(B) 年龄＞40 岁

(C) BMI＞30 kg/m^2

(D) 下颌前伸受限

(E) 打鼾

10. 1 例基本情况均正常的患者，术前评估未发现存在插管困难，但第 1 次插管失败，依据 ASA 困难气道管理指南，首先考虑的措施是什么？

(A) 寻求帮助

(B) 恢复自主呼吸

(C) 唤醒患者

(D) 置入喉罩

(E) 建立有创气道

11. 患者术前评估基本正常，但该患者不配合，潜在困难插管的可能。以下选项中，哪项是气道急救的较好方式？

(A) 丙泊酚、罗库溴铵、直接喉镜

(B) 丙泊酚、琥珀酰胆碱、直接喉镜

(C) 清醒下建立有创气道

(D) 清醒光纤引导插管

(E) 吸入诱导，直接喉镜

12. 气管插管时可应用多种药物，除诱导剂和神经肌肉阻滞剂外，应用含瑞芬太尼的诱导药物会导致：

(A) 为直接喉镜创造更好的条件

(B) 降低插管失败率

(C) 降低气道损伤的频率

(D) 减少低血压的发生

(E) 面罩通气更困难

13. 逆行插管技术常包括以下哪项步骤？

(A) 患者仰卧位颈部屈曲

(B) 环状软骨水平置入导丝

(C) 导丝插入头侧方向

(D) 通过吸入空气判断导丝位置

(E) 导丝通过后，逆行置入硬塑料套管

14. 困难插管的患者术前需行清醒气管插管术。但是，清醒插管未成功，而手术又无法取消，可选择以下哪项无创气道管理技术？

(A) 外科气道

(B) 面罩

(C) 经皮气道

(D) 喷射通气

(E) 逆向插管

15. 下列哪些视频喉镜具有用于气管导管通过的内置通道?
    - (A) McGarth
    - (B) GlideScope
    - (C) Airtraq
    - (D) C - Mac
    - (E) DCI(直接耦合器接口)

16. 应用米勒喉镜行气管插管时通常采用"舌下技术",喉镜尖端的最佳放置位置在哪里?
    - (A) 会厌
    - (B) 梨状窝
    - (C) 会厌背侧
    - (D) 食管
    - (E) 咽后壁

17. 经纤维支气管镜插管常用于困难气道,但在某些情况下也会有难度。在下列选项中,哪一项利用纤支镜插管最难成功?
    - (A) 张口度小
    - (B) 气道内出血
    - (C) 上呼吸道肿瘤
    - (D) 面部畸形
    - (E) 颈椎不稳定

18. 下列哪种喉镜的喉镜片尖端可以通过镜柄上的拨杆调整角度?
    - (A) McCoy
    - (B) Macintosh
    - (C) Miller
    - (D) Magill
    - (E) Wisconsin

19. 光棒"透照法"是一种非常有用的气管插管方式。下列哪项属于使用光棒的适应证?
    - (A) 患者颈椎不稳定
    - (B) 患者存在气道感染
    - (C) 患者存在气道损伤
    - (D) 患者存在气管异物
    - (E) 患者存在气道内肿瘤

20. 丙泊酚和罗库溴铵诱导,Macintosh 喉镜片直接喉镜插管,会厌遮住声门,暴露欠佳导致插管失败,准备进行第 2 次尝试,下列哪种选择错误?
    - (A) 经鼻盲插
    - (B) 利用 Macintosh 喉镜片和弹性树胶探条直接喉镜插管
    - (C) 纤维支气管镜引导下插管
    - (D) 放置喉罩
    - (E) 利用 Miller 喉镜片直接喉镜插管

21. 喉罩是一个置入咽喉部、气囊充气后在喉部形成密闭圈并可用于气体交换的装置。喉罩推荐的最大气囊压力是多少?
    - (A) $2.0\ kPa(20\ cmH_2O)$
    - (B) $2.9\ kPa(30\ cmH_2O)$
    - (C) $3.9\ kPa(40\ cmH_2O)$
    - (D) $4.9\ kPa(50\ cmH_2O)$
    - (E) $5.9\ kPa(60\ cmH_2O)$

22. 喉罩放置的基本操作包括以下哪项步骤?
    - (A) 患者仰卧并颈部伸展
    - (B) 置入喉罩前将气囊充气并润滑
    - (C) 示指压住喉罩气囊的尖端向上抵住软腭
    - (D) 持续置入喉罩直至套囊不可见
    - (E) 喉罩气囊充气并观察导管向外移动

23. 放置声门上气道装置,具有胃食管引流管(例如 ProSeal 喉罩),并计划进行正压通气。开始正压通气前,下列哪种方法可确定喉罩位置正确?
    - (A) 放置引流管前将喉罩气囊内的空气抽掉
    - (B) 可见呼气末二氧化碳波形
    - (C) 手动通气时可见胸廓起伏
    - (D) 润滑引流管,正压通气时可随呼吸运动
    - (E) 气囊内压不小于 $1.0\ kPa(10\ cmH_2O)$ 时出现漏气

24. 院前急救医疗服务团队使用联合导管管理患者的气道。以下哪项是联合导管的最佳分类?

    (A) 没有食管密封的翻边式咽部封闭器

    (B) 带有食管密封的翻边式咽部封闭器

    (C) 带有非定向密封的翻边式喉周封闭器

    (D) 带有定向密封的翻边式喉周封闭器

    (E) 无结构的解剖学形状的封闭器

25. 患者出现紧急气道,表现为"插管不能,通气不能"。对于 1 名有经验的麻醉医师,下列哪种方法可以最快插管成功?

    (A) 环甲膜切开

    (B) 气管切开

    (C) 环甲膜穿刺

    (D) 经皮环甲膜切开

    (E) 经皮气管切开

26. 在"不能插管,不能通气"的情况下,患者出现逐渐加重的低氧血症。经皮气道用针(套管)环甲膜切开术可以建立紧急气道。这种气道的有效通气需要以下哪项?

    (A) 高频喷射通气

    (B) 易活动的套管

    (C) 通过上呼吸道确认有呼出气流

    (D) 通过吸入盐水确认气管位置

    (E) 初始充气压力至少为 55 psi(4 kPa)

27. 在多种单肺通气的方法中,下列哪种方法可进行隔离肺支气管镜检查?

    (A) 双腔导管

    (B) 支气管封堵管

    (C) 单腔管

    (D) 气管导管

    (E) 气管导管进入支气管

28. 一患者需使用左侧双腔管(DLT)进行气管插管,该患者是身高 180 cm 的男性,基于性别和身高,哪种型号的 DLT 适合该患者?

    (A) 32 Fr

    (B) 35 Fr

    (C) 37 Fr

    (D) 39 Fr

    (E) 41 Fr

29. 放置左侧双腔管(DLT)时通常使用直接喉镜。当支气管套囊通过声门后将导管逆时针旋转 90°。以下哪种方法有助于确定 DLT 插入左主支气管?

    (A) 仅仅依靠听诊

    (B) 支气管镜检查;可见蓝色套囊在出隆突上 5 mm

    (C) 支气管镜检查;右肺叶开口处可见 2 个开口

    (D) 支气管镜检查;左主支气管内可见 2 个开口

    (E) 支气管镜检查;支气管封堵器在右主支气管内

30. 在准备开胸手术和行左侧单肺通气时,顺利插入左侧双腔管,患者改侧卧位。在定位过程中,发现支气管套囊滑出。以下哪种并发症最有可能发生?

    (A) 支气管导管尖端突入手术区域内

    (B) 术侧肺不能塌陷

    (C) 皮下气肿

    (D) 大规模的气道出血

    (E) 漏气

31. 要实现单肺通气有 2 种途径,分别是插双腔管或封堵管。相对于双腔管,下列哪项是封堵管的优势?

    (A) 插管时间短

    (B) 不需要纤维支气管镜检查

    (C) 术后更容易进行双肺通气

    (D) 易于给术侧肺吸痰

    (E) 更容易更换单肺通气侧

32. 胸科手术结束后给插入左双腔管的患者通气,相对于更换单腔管,下列哪项是保留双腔管进行术后通气的优点?

    (A) 气道阻力小

    (B) 发生气道意外的风险低

    (C) 容易吸痰

    (D) 不易发生气道水肿

    (E) 分泌物堵塞气道风险低

33. 一例需要行开胸手术的患者存在困难插管。虽然成功插入一根单腔管,但是术中需要双腔管进行单肺通气。一种转换导管可以将双肺通气转换为单肺通气。下列哪一项正确地描述了如何使用交换导管?

    (A) 将患者头部摆为后仰状

    (B) 选择一个灵活的没有外部标记的交换导管

    (C) 选择一个至少 100 cm 的交换导管

    (D) 将交换导管从双腔管的管腔中插入

    (E) 交换导管插入深度距嘴唇不超过 24 cm

34. 探条或者气管导管管芯可用于辅助直接喉镜引导气管导管的正确放置,使用探条的相对禁忌证是什么?

    (A) Cormack - Lehane 分级Ⅲ级

    (B) 怀疑颈椎损伤

    (C) 喉部损伤

    (D) 儿童

    (E) 使用可视喉镜

35. 以下哪一种插管导入器(或"管芯")可以给予患者喷射通气?

    (A) Eschmann 插管导入器

    (B) Frova 插管导入器

    (C) 可伸缩探条

    (D) SunMed 插管导入器

    (E) Flex - Guide 插管导入器

36. 规范的气管内插管(ETT)常会用到插管导入器或者探条,但也会出现插管导入器成功放置后气管导管不能进入气管的情况,应尝试以下哪种方法?

    (A) 将气管插管顺时针旋转 $180°$

    (B) 更换一个小号的探条

    (C) 更换一个更加有弹性的气管导管

    (D) 将喉镜片移除

    (E) 更换大一号的气管导管

37. 对一例成年患者使用直接喉镜插管。暴露声门不成功,使用插管导入器或探条盲插。下列哪种方法最能说明探条已成功插入气管内?

    (A) 整根探条能毫无阻力的进入

    (C) 进入过程中能感受到与气管环摩擦产生的咔哒声

    (B) 近端停止距离为 10 cm

    (D) 远端停止距离为 50 cm

    (E) 观察到探条已通过会厌腹侧

38. 选择不带套囊的气管导管为小儿进行麻醉插管。气道压力到达最高点时,合适的气囊漏气压力是多少?

    (A) $1.5 \ kPa(15 \ cmH_2O)$

    (B) $2.5 \ kPa(25 \ cmH_2O)$

    (C) $3.4 \ kPa(35 \ cmH_2O)$

    (D) $4.4 \ kPa(45 \ cmH_2O)$

    (E) $5.4 \ kPa(55 \ cmH_2O)$

39. 相比不带套囊的气管导管，相同号数的有套囊气管导管在幼儿中使用有什么优势？

(A) 更便宜

(B) 内径更大

(C) 更换导管概率更低

(D) 不易造成黏膜损伤

(E) 患者呼吸做功减少

40. 在神经外科手术中，使用纤支镜进行气管插管。以下哪一种气管导管容易出现不可逆的挤压变形？

(A) 标准 PVC 气管导管

(B) 纤维喉镜气管导管

(C) 加强型气管导管

(D) Lanz 阀门气管导管

(E) 经鼻 RAE 气管导管

41. 一名耳鼻喉医师准备不使用激光为患者行声带病损切除术。拟行全身麻醉用以保护气道并进行正压通气。除了选择合适型号的气管导管，下列哪种类型的气管导管是最佳选择？

(A) 标准 PVC 气管导管

(B) 微喉气管导管

(C) 加强型气管导管

(D) Lanz 阀门气管导管

(E) 小儿气管导管

42. 在重症监护病房，危重患者需要插管和正压通气。为了降低误吸和呼吸机相关肺炎（VAP）的风险，人们提出了一系列的气管导管（ETT）修改设计。以下哪个气管导管（ETT）设计或特性可以降低误吸或 VAP 的风险？

(A) 使用高容量低压力（HVLP）套囊，而不是高压力低容量（HPLV）套囊

(B) 使用聚氨酯套囊，而不是聚氯乙烯套囊

(C) 使用筒状套囊而不是锥形套囊

(D) 使用气压阀维持 HVLP 套囊压力在 1.5 kPa(15 cmH$_2$O)

(E) 间歇吸引气管分泌物而不是持续吸引声门下分泌物

43. 气管导管的材质有很多，如乳胶、硅胶、PVC、聚氨酯（PU）等。为了减少气道黏膜损伤，大部分气管导管的气囊都设计成高容量低压力（HVLP），但是也有气管导管的气囊是高压力低容量（HPLV），下列哪种气管导管有这种套囊？

(A) 标准 PVC 气管导管

(B) 硅胶气管导管（为方便插喉罩）

(C) Lanz 阀门气管导管

(D) 锥形气囊 PVC 气管导管

(E) 锥形气囊 PU 气管导管（可清除声门下分泌物）

44. 气道激光手术需要选择可以在激光条件下安全使用的气管导管（ETT）。以下哪种为 FDA 未批准的抗激光导管？

(A) 塑料表面的钢丝导管

(B) 铜箔表面的红色橡胶导管

(C) 铝和聚四氟乙烯涂层包裹的硅胶管

(D) 含铝粉的硅胶管

(E) PVC 包裹的铝箔胶带

45. 有几种方法用来评估气管导管套囊压力。如何保证带有 Lanz 系统的气管导管套囊有足够的压力？
    - （A）使用压力限制阀
    - （B）使用压力表
    - （C）测量最小闭合容量
    - （D）进行最小漏气试验
    - （E）触诊气囊

46. 一例患者被安排行腹腔镜下半结肠切除术。对于全身麻醉，下列哪一项不是 ASA 标准监护？
    - （A）低氧浓度报警
    - （B）导尿管
    - （C）连续心电图监测
    - （D）体温探头
    - （E）呼出气体容量监测

47. 根据非麻醉医师的 ASA 镇静镇痛实践指南，中度或"有意识的"镇静的定义包括下列哪种特点？
    - （A）对语言刺激存在有目的性的反应
    - （B）心血管功能可能减轻
    - （C）可能需要气道干预
    - （D）自主通气可能不足
    - （E）对疼痛刺激无意识

48. 为一台小手术提供镇静，下列哪项技术是最不被接受的？
    - （A）丙泊酚间断给药
    - （B）丙泊酚持续输注
    - （C）丙泊酚靶控输注
    - （D）右美托咪啶持续输注
    - （E）芬太尼和氟哌啶间断给药

49. 根据已结案诉讼案件统计数据，根据监测下的麻醉管理（MAC），以下哪种机制是最可能造成损伤导致诉讼？
    - （A）呼吸事件
    - （B）供氧不足或通气不足
    - （C）心血管事件
    - （D）设备故障
    - （E）烧灼感

50. 根据美国麻醉医师协会对非麻醉医师镇痛镇静的实践指南，下面哪项是正确的？
    - （A）一餐清淡的饭的禁食时间是 4 h
    - （B）特定的人员可以参与监测患者生命体征和协助麻醉医师的工作
    - （C）与咪达唑仑相比，丙泊酚更容易引起不良反应
    - （D）接受中度镇静治疗的患者可以不进入麻醉复苏室而直接出院
    - （E）镇痛镇静相结合治疗的方案提高了患者的满意度同时降低了不良事件的概率

答案与解析：全身麻醉、监护下的麻醉管理和镇静

1. Duedel 将吸入麻醉分为典型的 4 个时期，以下哪项只发生于"手术麻醉期"？

   （A）意识消失和失忆

   （B）呼吸暂停

   （C）除呼吸外无运动

   （D）肌肉运动增强

   （E）高血压和心动过速

   Duedel 关于麻醉的 4 个分期在历史上有很重要的意义，即使现在也被广泛引用：

   1 期（镇痛期）：从麻醉开始至意识消失

   2 期（兴奋期）：出现自主呼吸，交感兴奋（高血压、心动过速），无目的的运动和不规律的呼吸

   3 期（手术麻醉期）：呼吸规律，心率、血压稳定，除呼吸外无运动

   4 期（延髓麻痹期）：麻醉过量，呼吸循环衰竭直至死亡。

   参考文献：Hewer CL. The stages and signs of general anaesthesia. *Br Med J*，1937；2（3996）：274 - 276.
   Urban BW, Bleckwenn M. Concepts and correlations relevant to general anaesthesia. *Br J Anaesth*. 2002；89（1）：3 - 16.

2. 术前访视患者时，患者表示担心发生术中知晓，以下哪项最不可能发生术中知晓？

   （A）创伤手术

   （B）剖宫产术

   （C）麻醉中 BIS 值始终维持在 60

   （D）麻醉中维持吸入麻醉药浓度＞0.5 MAC

   （E）以氧化亚氮维持麻醉

   有证据显示麻醉中维持 BIS 值在 40～60 可以有效地防止术中知晓的发生（或呼吸末吸入麻醉药浓度＞0.7 MAC）。术中知晓可发生于：

   （1）浅麻醉维持：维持错误或中断，麻醉维持中只用氧化亚氮。

   （2）心血管储备功能低下的患者：妊娠，低血容量，心力衰竭（剖宫产、心脏手术、急诊手术、创伤手术）

   （3）对麻醉要求高的患者：对镇静剂耐受（如长期酒精和苯二氮䓬类、阿片类药物使用者）

   参考文献：Miller RD. *Miller's Anesthesia*，8th ed. Philadelphia，PA：Elsevier；2015.

3. 七氟烷作为儿科患者常用的诱导药物，以下哪项不良反应最有可能发生？

   （A）喉痉挛

   （B）屏气

   （C）咳嗽

   （D）兴奋

   （E）支气管痉挛

   以上所列出的并发症中，诱导期兴奋是七氟烷诱导最常见的不良反应（14%）。对于儿科患者，用七氟烷吸入诱导是常用的技术。该技术的其他并发症包括：

   喉痉挛（3%）；

   屏气（5%）

　　咳嗽(6%)

　　支气管痉挛(0.3%)

参考文献：Miller RD. *Miller's Anesthesia*, 8th ed. Philadelphia, PA：Elsevier；2015.

4. 在麻醉维持中，常选择联合使用异氟烷和芬太尼。当芬太尼的用量维持在镇痛范围时，异氟烷的 MAC 可如何改变？

(A) 增加 50%

(B) 增加 25%

(C) 不改变

(D) 减少 25%

(E) 减少 50%

　　如果芬太尼的用量维持在镇痛范围时，异氟烷的 MAC 可减少 50%。MAC 指使 50% 患者对外科刺激无体动反应的肺泡麻醉药浓度。复合麻醉时，同时运用阿片类药物，可使挥发性麻醉药物的 MAC 降低。

参考文献：Miller RD. *Miller's Anesthesia*, 8th ed. Philadelphia, PA：Elsevier；2015.

5. 丙泊酚作为单独的静脉麻醉药进行手术镇静。以下哪项是丙泊酚镇静的经典初始剂量？

(A) 负荷剂量 0.25～1 mg/kg

(B) 维持剂量 50～150 μg/(kg·min)

(C) 负荷剂量 1～3 μg/kg

(D) 维持剂量 10～20 μg/(kg·min)

(E) 负荷剂量 0.5～1 μg/kg

　　用于镇静，丙泊酚的经典负荷剂量是 0.25～1 mg/kg，维持剂量是 10～50 μg/(kg·min)。用于麻醉，丙泊酚的经典负荷剂量是 1～2 mg/kg，维持剂量是 50～150 μg/(kg·min)。用于镇静，芬太尼的负荷剂量是 1～3 μg/kg。用于镇静，氯胺酮的维持剂量是 10～20 μg/(kg·min)。用于镇静，右美托咪啶用于镇静的负荷剂量是 0.5～1 μg/kg(超过 10 min 以上)。

参考文献：Miller RD. *Miller's Anesthesia*, 8th ed. Philadelphia, PA：Elsevier；2015.

6. 患者行经鼻纤维支气管镜插管，鼻黏膜的麻醉需要阻滞哪根感觉神经？

(A) 舌咽神经

(B) 迷走神经

(C) 舌下神经

(D) 面神经

(E) 三叉神经

　　鼻黏膜的麻醉需要阻滞三叉神经(眼支支配鼻腔前部黏膜，下颌支支配鼻腔后部黏膜)。舌咽神经分布于口腔黏膜和舌后 1/3 处。迷走神经的感觉神经分布于会厌以下的气管。舌下神经支配舌的运动。面神经的分支(鼓索)提供舌前 2/3 味觉。

参考文献：Butterworth JF IV, Mackey DC, Wasnick JD. *Morgan & Mikhail's Clinical Anesthesiology*, 5th ed. New York, NY：McGraw Hill；2013.

7. 以下哪项描述更符合 Cormack Lehane 2 级？

(A) 完全看见声门

(B) 只能看见会厌

(C) 只能看见软腭

(D) 仅能看见杓状软骨

(E) 看不到声门

　　Cormack Lehane 2 级包括：可部分看见声门和完全看见杓状软骨。经典的 Cormack Lehane 分级如图 26-1 所示：

　　1 级：可完全看见声门

　　2a 级：可见部分声门

　　2b 级：仅能看见杓状软骨

　　3a 级：仅能看见会厌，看不到声门(会厌软骨能从下咽部后方抬起)

　　3b 级：仅能看见会厌，看不到声门(会厌软骨不能从下咽部后方抬起)

　　4 级：仅能看见软腭，看不见会厌

参考文献：Hung O, Murphy MF. *Management of the Difficult and Failed Airway*, 2nd ed. New York, NY：McGraw Hill；2012.

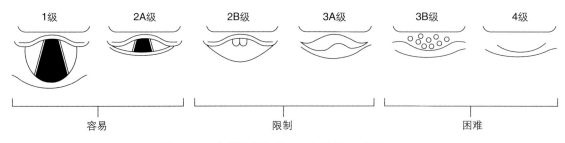

图 26-1　喉镜下改良 Cormack/Lehane 分级

8. Mallampati 评分是指术前平视口咽部以判断患者是否有困难气管插管的风险。如果一例患者 Mallampati 评分为 3 级或 4 级，它评估困难气管插管的敏感度是多少？

(A) 10%

(B) 25%

(C) 50%

(D) 75%

(E) 95%

　　如果一例患者 Mallampati 评级为 3 级或 4 级，该患者困难气管插管的可能性约为 50%（敏感度约 50%）。床旁评估患者困难气管插管风险的办法已有很多种。但目前还没有一种床旁评估办法能有令人满意的敏感度和特异度。

参考文献：Hung O，Murphy MF. *Management of the Difficult and Failed Airway*，2nd ed. New York，NY：McGraw Hill；2012.
Shiga T，Wajima Z，Inoue T，et al. Predicting difficult Intubation in apparently normal patients：a meta-analysis of bedside screening test performance. *Anesthesiology* 2005；103(2)：429 - 437.

9. 以下哪项不是面罩通气困难的独立预测因素？

(A) 睡眠呼吸窘迫

(B) 年龄＞40 岁

(C) BMI＞30 kg/m²

(D) 下颌前伸受限

(E) 打鼾

　　年龄＞57 岁是面罩通气困难的独立预测因素。其他面罩通气困难的独立预测因素包括：

(1) BMI＞30 kg/m²

(2) 有胡子

(3) 打鼾史

(4) 睡眠呼吸窘迫病史

(5) 下颌前伸受限

(6) 颈部肥厚

参考文献：Miller RD. *Miller's Anesthesia*，8th ed. Philadelphia，PA：Elsevier；2015.
Kheterpal S，Han R，Tremper KK，et al. Incidence and predictors of difficult and impossible mask ventilation. *Anesthesiology* 2006；105：885 - 891.

10. 1 例基本情况均正常的患者，术前评估未发现存在插管困难，但第 1 次插管失败，依据 ASA 困难气道管理指南，首先考虑的措施是什么？

(A) 寻求帮助

(B) 恢复自主呼吸

(C) 唤醒患者

(D) 置入喉罩

(E) 建立有创气道

　　依据 ASA 困难气道管理指南，首次插管失败后首选措施为寻求帮助，该指南对于非预计的困难气道首次插管尝试失败后，建议考虑：

(1) 寻求帮助

(2) 恢复患者自主呼吸

(3) 唤醒患者

　　下一步应判断面罩给氧是否足够。依据通气是否充分，患者将分别进入"非紧急"或"紧急"路径。

参考文献：Apfelbaum JL，Hagberg CA，Caplan RA，

et al. Practice guidelines for management of the difficult airway-an updated report by the American Society of Anesthesiologists task force on management of the difficult airway. *Anesthesiology* 2013；118(2)：251 – 270.

11. 患者术前评估基本正常,但该患者不配合,潜在困难插管的可能。以下选项中,哪项是气道急救的较好方式?

（A）丙泊酚、罗库溴铵、直接喉镜

（B）丙泊酚、琥珀酰胆碱、直接喉镜

（C）清醒下建立有创气道

（D）清醒光纤引导插管

(E) 吸入诱导,直接喉镜

当患者不配合,潜在困难插管时,保留自主呼吸的吸入诱导直接喉镜插管(或其他气道管理技术)是较好的方法。依据 ASA 困难气道管理指南,不配合的患者会使气道管理的选择十分有限,尤其是清醒插管技术。当考虑困难插管时,应避免应用抑制自主呼吸的技术。

参考文献：Miller RD. Miller's Anesthesia, 8th ed. Philadelphia，PA：Elsevier；2015.

12. 气管插管时可应用多种药物,除诱导剂和神经肌肉阻滞剂外,应用含瑞芬太尼的诱导药物会导致:

（A）为直接喉镜创造更好的条件

（B）降低插管失败率

（C）降低气道损伤的频率

（D）减少低血压的发生

(E) 面罩通气更困难

应用含瑞芬太尼的诱导药物,会导致面罩通气更困难。与联合应用诱导药物及神经肌肉阻滞剂的技术相比,应用含瑞芬太尼的药物在声门闭合或胸壁强直的发生率会更高。应用瑞芬太尼诱导技术的其他缺点包括:

（1）气管插管条件更差

（2）插管失败概率更高

（3）气道损伤风险更大

（4）低血压风险更大

参考文献：Miller RD. Miller's Anesthesia, 8th ed. Philadelphia，PA：Elsevier；2015.

13. 逆行插管技术常包括以下哪项步骤?

（A）患者仰卧位颈部屈曲

（B）环状软骨水平置入导丝

（C）导丝插入头侧方向

(D) 通过吸入空气判断导丝位置

（E）导丝通过后,逆行置入硬塑料套管

虽然存在各种不同方法,但逆行插管技术主要包括以下步骤:

（1）患者仰卧位颈部伸展

（2）在环甲膜水平置入导丝

（3）导丝直接向后斜向头侧插入,以降低声带损伤的风险

（4）通过是否能吸入空气来确认导丝的位置

（5）置入逆行导丝后,其他的逆行插管设备包括硬塑料套管通过鼻或嘴在逆行导丝的引导下置入

参考文献：Miller RD. Miller's Anesthesia, 8th ed. Philadelphia，PA：Elsevier；2015.

14. 困难插管的患者术前需行清醒气管插管术。但是,清醒插管未成功,而手术又无法取消,可选择以下哪项无创气道管理技术?

（A）外科气道

(B) 面罩

（C）经皮气道

（D）喷射通气

（E）逆向插管

如果清醒插管失败,而手术又无法取消,面罩通气麻醉可作为无创气道管理的办法。根据 ASA 困难气道管理实践指南,如果首选的清醒插管失败后可有 3 种选择,分别是:

（1）取消手术

（2）有创气道——外科或经皮气道、喷射通气或逆向插管

（3）其他选择——面罩、声门上气道、局部

麻醉或局部神经阻滞。

参考文献：Apfelbaum JL，Hagberg CA，Caplan RA，et al. Practice guidelines for management of the difficult airway-an updated report by the American Society of Anesthesiologists task force on management of the difficult airway. *Anesthesiology* 2013;118(2)：251－270.

15. 下列哪些视频喉镜具有用于气管导管通过的内置通道？

(A) McGarth

(B) GlideScope

(C) Airtraq

(D) C－Mac

(E) DCI(直接耦合器接口)

　　Airtraq 视频喉镜具有用于气管导管通过的内置通道。其他具有用于气管导管通过内置通道的视频喉镜包括 Bullard 视频喉镜和 AirWay 视频喉镜。McGrath、GlideScope、C－Mac 和 DCI 视频喉镜不具有可使气管导管通过的内置通道，通常他们需要一个刚硬的导丝来帮助气管插管。

参考文献：Butterworth JF IV，Mackey DC，Wasnick JD. *Morgan & Mikhail's Clinical Anesthesiology*，5th ed. New York，NY：McGraw Hill；2013.

16. 应用米勒喉镜行气管插管时通常采用"舌下技术"，喉镜尖端的最佳放置位置在哪里？

(A) 会厌

(B) 梨状窝

(C) 会厌背侧

(D) 食管

(E) 咽后壁

　　使用米勒喉镜时，喉镜尖端的最佳放置位置在会厌背侧。如果使用"舌下技术"后暴露仍不清楚，那么喉镜尖端很可能在：

(1) 会厌

(2) 梨状窝

(3) 食管

(4) 咽后壁

　　使用直接喉镜时，其尖端的最佳放置位置在会厌。

参考文献：Miller RD. *Miller's Anesthesia*，8th ed. Philadelphia，PA：Elsevier；2015.

17. 经纤维支气管镜插管常用于困难气道,但在某些情况下也会有难度。在下列选项中，哪一项利用纤维支气管镜插管最难成功？

(A) 张口度小

(B) 气道内出血

(C) 上呼吸道肿瘤

(D) 面部畸形

(E) 颈椎不稳定

　　气道内出血时经纤支镜插管很难成功，因为血液会阻挡视野，导致无法辨认解剖结构。纤维支气管镜插管常用于那些潜在的困难气道患者，包括：

(1) 张口度小

(2) 呼吸道梗阻(肿瘤或水肿)

(3) 面部畸形或创伤

(4) 颈部活动受限

参考文献：Miller RD. *Miller's Anesthesia*，8th ed. Philadelphia，PA：Elsevier；2015.

18. 下列哪种喉镜的喉镜片尖端可以通过镜柄上的拨杆调整角度？

(A) McCoy

(B) Macintosh

(C) Miller

(D) Magill

(E) Wisconsin

　　McCoy 喉镜片是弯曲的，并且可以通过调整镜柄上的拨杆来调整尖端角度。Macintosh 喉镜片是弯曲的，而其余几种属于直喉镜片。

参考文献：Butterworth JF IV，Mackey DC，Wasnick JD. *Morgan & Mikhail's Clinical Anesthesiology*，5th ed. New York，NY：McGraw Hill；2013.

Gabbott DA. Laryngoscopy using the McCoy laryngoscope after application of a cervical collar. *Anaesthesia* 1996；51（9）：812 - 814.

19. 光棒"透照法"是一种非常有用的气管插管方式。下列哪项属于使用光棒的适应证？

(A) 患者颈椎不稳定

（B）患者存在气道感染

（C）患者存在气道损伤

（D）患者存在气管异物

（E）患者存在气道内肿瘤

　　使用光棒进行气管插管是一项盲插技术，常常应用于颈椎不稳定的患者。禁忌证包括气管内肿瘤、感染、创伤和异物。

参考文献： Miller RD. *Miller's Anesthesia*，8th ed. Philadelphia，PA：Elsevier；2015.

20. 丙泊酚和罗库溴铵诱导，Macintosh 喉镜片直接喉镜插管，会厌遮住声门，暴露欠佳导致插管失败，准备进行第 2 次尝试，下列哪种选择错误？

(A) 经鼻盲插

（B）利用 Macintosh 喉镜片和弹性树胶探条直接喉镜插管

（C）纤维支气管镜引导下插管

（D）放置喉罩

（E）利用 Miller 喉镜片直接喉镜插管

　　在进行气管插管时，以防首选插管方案失败，一定要有后备计划。二次插管时对于没有自主呼吸的患者不推荐经鼻盲插（通常用于麻醉或清醒状态下有自主呼吸的患者），因为这种方法需要通过辨别呼吸音的变化来引导插管，若没有呼吸，容易造成额外的创伤和插管失败。其他可选择的方法包括：

　　（1）加用探条采用同种喉镜片插管

　　（2）更换另一种喉镜片（Miller）

　　（3）纤支镜引导下插管

　　（4）采用声门上通气装置（喉罩）

参考文献： Miller RD. *Miller's Anesthesia*，8th ed. Philadelphia，PA：Elsevier；2015.

21. 喉罩是一个置入咽喉部、气囊充气后在喉部形成密闭圈并可用于气体交换的装置。喉罩推荐的最大气囊压力是多少？

（A）2.0 kPa(20 cmH$_2$O)

（B）2.9 kPa(30 cmH$_2$O)

（C）3.9 kPa(40 cmH$_2$O)

（D）4.9 kPa(50 cmH$_2$O)

(E) 5.9 kPa(60 cmH$_2$O)

　　喉罩推荐的最大气囊压力为 60 cmH$_2$O，过高的压力会减少咽部黏膜灌注并导致神经损伤。压力计用于测量气囊压力，气囊泄漏压力大于等于 20 cmH$_2$O 是评估喉罩气道位置和功能的有用测试。

参考文献： Miller RD. *Miller's Anesthesia*，8th ed. Philadelphia，PA：Elsevier；2015.

22. 喉罩放置的基本操作包括以下哪项步骤？

（A）患者仰卧并颈部伸展

（B）置入喉罩前将气囊充气并润滑

（C）示指压住喉罩气囊的尖端向上抵住软腭

（D）持续置入喉罩直至套囊不可见

(E) 喉罩气囊充气并观察导管向外移动

　　喉罩放置的基本操作包括喉罩的充气及导管的向外移动，步骤如下：

　　（1）患者处于"嗅探"位（颈部弯曲并且头部伸展）

　　（2）置入前喉罩放气并涂抹润滑剂

　　（3）示指压住喉罩气囊的尖端向上抵住硬腭

　　（3）持续置入喉罩直至感到阻力

　　（4）喉罩气囊充气并观察导管向外移动

参考文献： Miller RD. *Miller's Anesthesia*，8th ed. Philadelphia，PA：Elsevier；2015.

23. 放置声门上气道装置，具有胃食道引流管（例如 ProSeal 喉罩），并计划进行正压通气。开始正压通气前,下列哪种方法可确定喉罩位置正确?

(A)　放置引流管前将喉罩气囊内的空气抽掉

(B)　可见呼气末二氧化碳波形

(C)　手动通气时可见胸廓起伏

(D)　润滑引流管,正压通气时可随呼吸运动

(E)　气囊内压不小于 1.0 kPa(10 cmH₂O)时出现漏气

带有胃食道引流管的声门上气道装置(如 ProSeal 喉罩)的正确放置位置位于食管上括约肌处。食管上括约肌是一个潜在的腔隙,通常是塌陷的。因此,放置引流管时要抽掉气囊内空气才能放入正确位置。(如果气道装置放置不正确,比如放到咽喉部或声门处,那么气囊需要重新充气。)这对于正压通气尤其重要,因为气道错位会导致胃膨胀和误吸。还有一些其他办法来检查声门上气道装置是否对位正确。包括:

(1)　手动通气时观察胸廓起伏情况

(2)　二氧化碳波形图

(3)　气囊泄漏压力>2.0 kPa(20 cmH₂O)

(4)　润滑后的引流管不随正压通气而运动(或者气道压保证至少 20 cmH₂O)

(5)　利用纤维支气管镜检查

需要注意的是,观察患者胸廓起伏、二氧化碳波形以及气囊压力>2.0 kPa(20 cmH₂O)只能帮助确认能否通气,并不能确认气道装置的尖端是否位于食管括约肌上部。

参考文献: Miller RD. *Miller's Anesthesia*, 8th ed. Philadelphia, PA: Elsevier; 2015.

24.　院前急救医疗服务团队使用联合导管管理患者的气道。以下哪项是联合导管的最佳分类?

(A)　没有食管密封的翻边式咽部封闭器

(B)　带有食管密封的翻边式咽部封闭器

(C)　带有非定向密封的翻边式喉周封闭器

(D)　带有定向密封的翻边式喉周封闭器

(E)　无结构的解剖学形状的封闭器

联合导管是带有食管密封的带套囊的咽部

封闭器。这种类型的气道装置的另一个例子包括喉管。声门上气道有许多分类。基本分类包括:

(1)　喉周封闭器

①　非定向性封闭器(例如 LMA)

②　定向性封闭器(例如 ProSeal LMA)

(2)　咽部封闭器

①　没有食管密封(例如 Cobra 或 COPA)

②　有食管密封(Combitube)

(3)　无翻边的预成型封闭器(SLIPA 或 I - gel)

参考文献: Miller RD. *Miller's Anesthesia*, 8th ed. Philadelphia, PA: Elsevier; 2015.
Jolliffe L, Jackson I. Airway management in the outpatient setting: new devices and techniques. *Curr Opin Anaesthesiol* 2008; 21: 719 - 722.

25.　患者出现紧急气道,表现为"插管不能,通气不能"。对于一名有经验的麻醉医师,下列哪种方法可以最快插管成功?

(A)　环甲膜切开

(B)　气管切开

(C)　环甲膜穿刺

(D)　经皮环甲膜切开

(E)　经皮气管切开

对于一名有经验的麻醉医师,环甲膜切开可以最快地插入气管插管(30 s 内)。用 20 号刀片作水平切口,插入一根气管拉钩,利用拉钩向下向外牵拉环状软骨,插入带套囊的气管导管。相对于环甲膜切开,麻醉医师对经皮环甲膜切开更为熟悉(Seldinger 环甲膜切开)。这项技术快速、安全、容易掌握,尤其是对于那些已经掌握经皮动静脉穿刺技术的医师。针头连接带水的针筒进行环甲膜穿刺,通过抽吸针筒观察气泡变化可以判断是否进入气管内,退出针筒,沿针头插入导丝,退出针头,再利用导丝插入一根含有内置扩张器的内径为 5 mm 的气切套管,最后将导丝和扩张器拔出,连接口为

15 mm 标准接口,可连接面罩或呼吸器。

进行气管切开同样需要做皮肤切口,分离带状肌和甲状腺,切开气管前壁,再放入一根带套囊的气管导管,这一系列操作就算是训练有素的外科医师也需要几分钟时间。也可以选择经皮气管切开,用纤支镜引导,通过导丝来进行扩张。环甲膜穿刺主要是利用大号的静脉留置针置入环甲膜,连接喷射通气设备,这种方法可以非常迅速地通气,但不能进一步插入气管插管。注意:气管切开术是切开会厌属于外科操作,气管造口是为了开孔,这两种方法并无优劣之分,经常被交替使用。

参考文献:Miller RD. *Miller's Anesthesia*,8th ed. Philadelphia,PA:Elsevier;2015.

26. 在"不能插管,不能通气"的情况下,患者会出现逐渐加重的低氧血症。经皮气道用针(套管)环甲膜切开术可以建立紧急气道。这种气道的有效通气需要以下哪项?

(A) 高频喷射通气

(B) 易活动的插管

(C) 通过上呼吸道确认有呼出气流

(D) 通过吸入盐水确认气管位置

(E) 初始充气压力至少为 55 psi(4 kPa)

经皮气道用针(套管)环甲膜切开术进行有效通气需确认上呼吸道有呼出气流,同时还需要以下条件:

(1) 通过注射器回抽空气确定气管位置

(2) 坚固的套管

(3) 初始充气压力小于 55 psi(4 kPa)

(4) 低流量喷射通气

如果不能采取适当的通气技术,肺无法萎陷则可能导致气压伤,导管移位则有可能导致皮下气肿。

参考文献:Miller RD. *Miller's Anesthesia*,8th ed. Philadelphia,PA:Elsevier;2015.

27. 在多种单肺通气的方法中,下列哪种方法可进

行隔离肺支气管镜检查?

(A) 双腔导管

(B) 支气管封堵管

(C) 单腔管

(D) 气管导管

(E) 气管导管进入支气管

在多种单肺通气方法中,双腔管可进行隔离肺支气管镜检查,其他非隔离方法不能进行隔离肺的支气管镜检查。

参考文献:Butterworth JF IV,Mackey DC,Wasnick JD. *Morgan & Mikhail's Clinical Anesthesiology*,5th ed. New York,NY:McGraw Hill;2013.

28. 一患者需使用左侧双腔管(DLT)进行气管插管,该患者是身高 180 cm 的男性,基于性别和身高,哪种型号的 DLT 适合该患者?

(A) 32 Fr

(B) 35 Fr

(C) 37 Fr

(D) 39 Fr

(E) 41 Fr

身高大于 170 cm 的男性通常需要 41 Fr DLT。矮一些的男性通常需要 39 Fr DLT,身高大于 170 cm 的女性通常需要 37 Fr DLT,矮一些的女性通常需要 35 Fr DLT。

参考文献:Miller RD. *Miller's Anesthesia*,8th ed. Philadelphia,PA:Elsevier;2015.

29. 放置左侧双腔管(DLT)时通常使用直接喉镜。当支气管套囊通过声门后将导管逆时针旋转 90°。以下哪种方法有助于确定 DLT 插入左主支气管?

(A) 仅仅依靠听诊

(B) 支气管镜检查;可见蓝色套囊在出隆突上 5 mm。

(C) 支气管镜检查;右肺叶开口处可见 2 个开口

(D) 支气管镜检查;左主支气管内可见 2 个开口

（E）支气管镜检查：支气管封堵器在右主支气
管内

为了确认左侧 DLT 的位置，主管内应可见
2 个开口（分别是左上肺和左下肺开口）。仅仅
听诊并不可靠。而支气管镜检查应该暴露以下
视野：

（1）气管内可见蓝色套囊在隆突下 5 mm
（1）右上肺叶可见 3 个开口（顶端、前面、
后面）（注意：只有当支气管树有 3 个
分叉时才可见 3 个开口。DLT 是不包
含支气管封堵器的）

参考文献：Miller RD. *Miller's Anesthesia*，8th ed.
Philadelphia，PA：Elsevier；2015.

30. 在准备开胸手术和行左侧单肺通气时，顺利插
入左侧双腔管（DLT），患者改侧卧位。在定位
过程中，发现支气管套囊滑出。以下哪一种并
发症最有可能发生？
（A）支气管导管尖端突入手术区域内
（B）术侧肺不能塌陷
（C）皮下气肿
（D）大规模的气道出血
（E）漏气

支气管套囊滑出可造成术侧肺塌陷不佳。
插 DLT 最易出现的 2 种并发症是对位不良和
气道损伤。如果放置的双腔管尺寸不合适则可
能造成气道损伤［若尺寸偏小，双腔管容易向远
端移位并损伤支气管和（或）气管末端］。气道
损伤可能发生如下情况：

（1）支气管导管突入手术区域
（2）皮下气肿
（3）气道内大出血
（4）漏气

使用封堵管进行单肺通气时，如果封堵器
放置位置不当，如放在气管内或隆突以上则可
能造成通气不能。

参考文献：Miller RD. *Miller's Anesthesia*，8th ed.
Philadelphia，PA：Elsevier；2015.

31. 要实现单肺通气有 2 种途径，分别是插双腔管
或封堵管。相对于双腔管，下列哪项是封堵管
的优势？
（A）插管时间短
（B）不需要纤维支气管镜检查
（C）术后更容易进行双肺通气
（D）易于给术侧肺吸痰
（E）更容易更换单肺通气侧

相对于双腔管，利用封堵管单肺通气有利
于术后改为双肺通气。双腔管需要将支气管导
管退到主气道，封堵管只需要拔出来即可。但
是封堵管需要放置在一个理想的位置来保证术
中的肺塌陷，其缺点包括：

（1）插管耗时较长
（2）需要使用纤支镜
（3）给患侧肺吸痰较为困难
（4）更换对侧肺为单肺通气较为困难

参考文献：Miller RD. *Miller's Anesthesia*，8th ed.
Philadelphia，PA：Elsevier；2015.

32. 胸科手术结束后给插入左双腔管的患者通气，
相对于更换单腔管，下列哪项是保留双腔管进
行术后通气的优点？
（A）气道阻力小
（B）发生气道意外的风险低
（C）容易吸痰
（D）不易发生气道水肿
（E）分泌物堵塞气道风险低

保留双腔管进行术后通气可以减少发生紧
急气道的风险，而缺点包括：

（1）气道阻力增加（难脱机）
（2）对位不良（低氧血症）
（3）分泌物易堵塞气道
（4）吸痰困难
（5）容易气道水肿或损伤气道
（6）易损伤声带

参考文献：Hung O，Murphy MF. *Management of the
Difficult and Failed Airway*，2nd ed.

New York，NY：McGraw Hill；2012.

33. 一例需要行开胸手术的患者存在困难插管。虽然成功插入一根单腔管，但是术中需要双腔管进行单肺通气。一种转换导管可以将双肺通气转换为单肺通气。下列哪项正确地描述了如何使用交换导管？

（A）将患者头部摆为后仰状

（B）选择一个灵活的没有外部标记的交换导管

（C）选择一个至少 100 cm 长的交换导管

（D）将交换导管从双腔管的管腔中插入

（E）交换导管插入深度距嘴唇不超过 24 cm

交换导管可以将单腔管改造成双腔管，插入深度距离嘴唇不应超过 24 cm（避免气道损伤）。插入交换导管时还需注意：

（1）将患者头后仰，摆放呈"嗅花位"（颈部屈曲）

（2）选择带有外部标记的交换导管（以控制插入深度）

（3）选择至少 83 cm 长的交换导管（用于改造双腔管）

（4）交换导管插入双腔管的管腔

参考文献：Miller RD. *Miller's Anesthesia*，8th ed. Philadelphia，PA：Elsevier；2015.

34. 探条或者气管导管管芯可用于辅助直接喉镜引导气管导管的正确放置，使用探条的相对禁忌证是什么？

（A）Cormack - Lehane 分级Ⅲ级

（B）怀疑颈椎损伤

（C）喉部损伤

（D）儿童

（E）使用可视喉镜

喉部损伤是使用探条的相对禁忌证。如果存在气道损伤，探条可能通过损伤部位插到气道以外。对于 Cormack - Lehane 分级Ⅲ级的患者来说，探条是使用直接喉镜插管的有效辅助工具（对于 Cormack - Lehane 分级Ⅳ级的患

者来说作用不大）。作为气道辅助工具还可用于儿科患者、颈椎可能受伤的患者，以及与可视喉镜联合使用。

参考文献：Miller RD. *Miller's Anesthesia*，8th ed. Philadelphia，PA：Elsevier；2015.

35. 以下哪一种插管导入器（或"管芯"）可以给予患者喷射通气？

（A）Eschmann 插管导入器

（B）Frova 插管导入器

（C）可伸缩探条

（D）SunMed 插管导入器

（E）Flex - Guide 插管导入器

Frova 插管导入器是一种空心管，它有一个弯曲的尖端，既可以帮助插管，又可以帮助患者进行喷射通气。其他可以喷射通气的气管导管包括 Cook 插管导入器和 Sheridan 插管导入器。Eschmann 插管导入器通常被称为可伸缩探条，是一种带有弯曲尖端的直导管，没有中空的区域来允许喷射通气。这种实心的设计也应用于 SunMed 插管导入器和 Flex - Guide 插管导入器，这 2 种设备都有可弯曲的尖端。

参考文献：Hung O，Murphy MF. *Management of the Difficult and Failed Airway*，2nd ed. New York，NY：McGraw Hill；2012.

36. 规范的气管内插管（ETT）常会用到插管导入器或者探条，但也会出现插管器成功放置后气管导管不能进入气管的情况，应尝试以下哪种方法？

（A）将气管插管顺时针旋转 180°

（B）更换一个小号的探条

（C）更换一个更加有弹性的气管导管

（D）将喉镜片移除

（E）更换大一号的气管导管

为了将气管导管顺利通过插管器或探条，可以更换一根更有弹性的气管导管。有时气管导管的尖端会被右侧杓状软骨挡住而不能顺利送入气管。这时可以尝试以下方法：

（1）更换更有弹性的气管导管,取决于制造商,不管是导管本身的柔软度还是将导管尖端的斜面调整向后都可以提高成功率。

（2）逆时针旋转气管导管90°。标准气管导管尖端的斜面向左,也就是说导管尖端更容易被右侧杓状软骨挡住,90°逆时针旋转导管后将斜面朝向后侧从而增加导管进入气管的可能性,如果旋转180°则有可能尖端被左侧杓状软骨挡住。

（3）保持喉镜的放置,以防口咽部组织影响导管置入。

（4）缩小气管导管和插管导入器之间的空隙,可以选择小一号的气管导管或大一号的插管导入器(或纤支镜)。

参考文献: Miller RD. *Miller's Anesthesia*, 8th ed. Philadelphia, PA: Elsevier; 2015.
Asai T, Shingu K. Difficulty in advancing a tracheal tube over a fibreoptic bronchoscope: incidence, causes, and solutions. *Br J Anaesth* 2004;92(6): 870 - 881.

37. 对一例成年患者使用直接喉镜插管。暴露声门不成功,使用插管导入器或探条盲插。下列哪种方法最能说明探条已成功插入气管内?

（A）整根探条能毫无阻力的进入

(C) 进入过程中能感受到与气管环摩擦产生的咔哒声

（B）近端停止距离为 10 cm

（D）远端停止距离为 50 cm

（E）观察到探条已通过会厌腹侧

探条是否进入气管可以通过听到咔哒声或远端的停止距离在 24～40 cm。这个过程是指探条通过气管软骨到达远端支气管。如果整根探条无阻力进入则说明误入了食管。如果视野中只可见垂下的会厌(Ⅲ级)无法暴露声门时,那么将探条沿会厌背侧盲探寻找声门进入气管。

参考文献: Miller RD. *Miller's Anesthesia*, 8th ed. Philadelphia, PA: Elsevier; 2015.
Kidd JF, Dyson A, Lato IP. Successful difficult intubation: use of the gum elastic bougie. Anaesthesia 1998; 43（6）: 437 - 438.

38. 选择不带套囊的气管导管为小儿进行麻醉插管。气道压力到达最高点时,合适的漏气压力是多少?

（A）1.5 kPa(15 cmH_2O)

(B) 2.5 kPa(25 cmH_2O)

（C）3.4 kPa(35 cmH_2O)

（D）4.4 kPa(45 cmH_2O)

（E）5.4 kPa(55 cmH_2O)

对于儿科患者来说,合适尺寸的无套囊气管导管的漏气压力应该为 2.0～2.9 kPa(20～30 cmH_2O),压力过高可能导致气管黏膜损伤,而压力过低则可能不足以进行有效通气和气道保护。

参考文献: Miller RD. *Miller's Anesthesia*, 8th ed. Philadelphia, PA: Elsevier; 2015.

39. 相比不带套囊的气管导管,相同号数的有套囊气管导管在幼儿中使用有什么优势?

（A）更便宜

（B）内径更大

(C) 更换导管概率更低

（D）不易造成黏膜损伤

（E）患者呼吸做功减少

对于儿科患者来说,使用带套囊的气管导管降低了更换导管的概率。如果放置了不带套囊的导管,且泄漏压力不在 2.0～2.9 kPa(20～30 cmH_2O),则需要进行更换。压力过高可能导致气管黏膜损伤和气道疾病,而压力太低则不足以进行有效通气和气道保护。根据儿科流行病学,使用不带套囊的气管导管,需要更换的风险可能高达 30%。带套囊的气管导管价格更高。比起同样型号的带套囊气管导管,由于外径增加,需要选择大一号不带套囊的气管导管来替换。这一理论说明使用带套囊的气管导管时呼吸做功增加。总的来说,黏膜损伤的风险是相同的。

参考文献：Miller RD. *Miller's Anesthesia*，8th ed. Philadelphia，PA：Elsevier；2015.
Khine HH，Corddry DH，Kettrick RG，et al. Comparison of cuffed and uncuffed endotracheal tubes in young children during general anesthesia. *Anesthesiology* 1997；86：627 - 631.

40. 在神经外科手术中，使用纤支镜进行气管插管。以下哪种气管导管容易出现不可逆的挤压变形？

(A) 标准 PVC 气管导管

(B) 纤维喉镜气管导管

(C) 加强型气管导管

(D) Lanz 阀门气管导管

(E) 经鼻 RAE 气管导管

　　尽管在某些情况下，加强型导管可以降低气管导管发生弯折的风险，但也可能会发生不可逆的挤压变形。曾经出现过患者将加强导管咬扁从而造成气道阻塞的情况。而其他气管导管都是由聚氯乙烯等材料制成，行神经外科或耳鼻喉科手术时患者颈部过伸或过屈，则容易被挤压。

参考文献：Miller RD. *Miller's Anesthesia*，8th ed. Philadelphia，PA：Elsevier；2015.

41. 一名耳鼻喉医师准备不使用激光为患者行声带病损切除术。拟行全身麻醉用以保护气道并进行正压通气。除了选择合适型号的气管导管，下列哪种气管导管是最佳选择？

(A) 标准 PVC 气管导管

(B) 微喉气管导管

(C) 加强型气管导管

(D) Lanz 阀门气管导管

(E) 小儿气管导管

　　成年人接受气道相关手术，对于气管导管最好的选择是微喉气管导管，这种气管导管专门为气道手术设计，导管内径较小，可以留出空间让外科医师操作，而且包有足够的长度和大

小适度的套囊，适合成年人使用。如果术中需要使用激光，那么就应该选择抗激光导管。小儿气管导管内径较小，但长度不够，不适用于成人。选项中其他气管导管的外径则可能会阻挡外科医师的视野。

参考文献：Dorsch JA，Dorsch SE. *Understanding Anesthesia Equipment*，5th ed. Philadelphia，PA：Lippincott Williams & Wilkins；2008.

42. 在重症监护病房，危重患者需要插管和正压通气。为了降低误吸和呼吸机相关肺炎（VAP）的风险，人们提出了一系列的气管导管（ETT）修改设计。以下哪个气管导管（ETT）设计或特性可以降低误吸或 VAP 的风险？

(A) 使用高容量低压力（HVLP）套囊，而不是高压力低容量（HPLV）套囊

(B) 使用聚氨酯套囊，而不是聚氯乙烯套囊

(C) 使用筒状套囊而不是锥形套囊

(D) 使用气压阀维持 HVLP 套囊压力在 1.5 kPa（15 cmH$_2$O）

(E) 间歇吸引气管分泌物而不是持续吸引声门下分泌物

　　使用聚氨酯（PU）套囊而不是聚氯乙烯（PVC）套囊可能降低误吸和 VAP 的风险。PU 套囊比 PVC 套囊更薄且可以提供更强的密封性（在一个安全的压力下）。与 HVLP 套囊相比，HPLV 套囊可以提供更好的防误吸保护。然而，由于气管黏膜有缺血性损伤的风险，HPLV 套囊通常不能用于长期通气。经典的 HPLV 套囊只用于短期手术。

　　锥形套囊也比筒状套囊具有更好的密闭性，可以降低误吸和 VAP 的风险。维护足够的套囊压力是减少误吸和 VAP 的一个重要因素。间断的测压或专门的 ETTs（Lanz 阀或电子监控）通常可以用来将套囊内压力维持在 2.5 kPa（25 cmH$_2$O），然而 2.0 kPa（20 cmH$_2$O）通常认为是 HVLP 套囊的安全下限。

　　持续吸引声门下分泌物（CASS）可以降低

误吸的风险,然而间歇的气管吸引实际上可能会增加误吸的风险,因为它会在 ETT 套囊下方产生负压。

参考文献: Dorsch JA, Dorsch SE. *Understanding Anesthesia Equipment*, 5th ed. Philadelphia, PA: Lippincott Williams & Wilkins; 2008. Jaillette E, Martin-loeches I, Artigas A, et al. Optimal care and design of the tracheal cuff in the critically ill patient. *Ann Intensive Care* 2014;4: 7.

43. 气管导管的材质有很多,如乳胶、硅胶、PVC、聚氨酯(PU)等。为了减少气道黏膜损伤,大部分气管导管的气囊都设计成高容量低压力(HVLP),但是也有气管导管的气囊是高压力低容量(HPLV),下列哪种气管导管有这种套囊?

(A) 标准 PVC 气管导管

(B) 硅胶气管导管(为方便插喉罩)

(C) Lanz 阀门气管导管

(D) 锥形气囊 PVC 气管导管

(E) 锥形气囊 PU 气管导管(可清除声门下分泌物)

　　硅胶气管导管的气囊是高压力低容量的。不同于其他大多数气管导管为了保护气管黏膜所设计的高容量低压力套囊,HPLV 套囊有如下优点:

　　(1) 改善插管的视野

　　(2) 降低经鼻插管的难度或方便喉罩置入

参考文献: Dorsch JA, Dorsch SE. *Understanding Anesthesia Equipment*, 5th ed. Philadelphia, PA: Lippincott Williams & Wilkins; 2008.

44. 气道激光手术需要选择在激光条件下安全使用的气管导管(ETT)。以下哪种为 FDA 未批准的抗激光导管?

(A) 塑料表面的钢丝导管

(B) 铜箔表面的红色橡胶导管

(C) 铝和聚四氟乙烯涂层包裹的硅胶管

(D) 含铝粉的硅胶管

(E) PVC 包裹的铝箔胶带

　　FDA 并没有批准使用铝箔(或是其他不燃胶带)包裹的标准 PVC 气管导管在激光手术中使用。如果一名麻醉医师自主设计一种表面不可燃的气管导管专用于激光手术,那么这个产品在受损时需表现出可靠性,经过 FDA 认可的条件包括:

　　(1) 可弯曲且表面覆盖塑料材质的不锈钢导管

　　(2) 铜箔表面的红色橡胶导管

　　(3) 铝和聚四氟乙烯涂层包裹的硅胶管

　　(4) 含铝粉的硅胶管

参考文献: Miller RD. *Miller's Anesthesia*, 8th ed. Philadelphia, PA: Elsevier; 2015.

45. 有几种方法用来评估气管导管套囊压力。如何保证带有 Lanz 系统的气管导管套囊有足够的压力?

(A) 使用压力限制阀

(B) 使用压力表

(C) 测量最小闭合容量

(D) 进行最小漏气试验

(E) 触诊气囊

　　Lanz 气囊系统是一种压力限制阀,可以将套囊压力保持在 $2.5 \sim 2.9$ kPa($25 \sim 30$ cmH_2O)。电子设备也可用来自动保持该压力。压力表可以直接测量套囊内压力,在手术室中不常用,它有 2 个缺点:一个是费用昂贵,一个是需要校准。虽然准确度不高,但在手术室中最常用的测量套囊压力的方法是触诊气囊。最小闭合容量(MOV)需要听诊器在最大吸气压力下听到空气泄漏的停止;**最小漏气试验(MLT)**也需要使用听诊器来听诊在最大吸气压力下何时停止空气泄漏,去除少量空气使其泄漏。

参考文献: Dorsch JA, Dorsch SE. *Understanding Anesthesia Equipment*, 5th ed. Philadelphia, PA: Lippincott Williams & Wilkins; 2008.

46. 一例患者被安排行腹腔镜下半结肠切除术。对于全身麻醉，下列哪一项不是 ASA 标准监护？

(A) 低氧浓度报警

(B) 导尿管

(C) 连续心电图监测

(D) 体温探头

(E) 呼出气体容量监测

全身麻醉 ASA 监测标准包括氧合、通气、循环和体温。导尿管并不属于其中一项。氧合的测量包括氧浓度、低氧浓度报警系统和脉搏血氧饱和度。通气系统包括呼气末二氧化碳、呼气末二氧化碳警报和呼出气体容积。循环监测包括连续心电图、血压和心率（至少每 5 min 评估 1 次），以及持续的外周脉搏监测（脉搏频率监测或血氧监测）。当预期体温会发生"临床上显著的变化"时，就需要测量体温。

参考文献： ASA Standards for Basic Anesthetic Monitoring (Effective July1, 2011). 由 http://www. asahq. org/For-members/Clinical-information/Standards-guidelines-and-statements. aspxf 获取

47. 根据非麻醉医师的 ASA 镇静镇痛实践指南，中度或"有意识的"镇静的定义包括下列哪种特点？

(A) 对语言刺激存在有目的性的反应

(B) 心血管功能可能减弱

(C) 可能需要气道干预

(D) 自主通气可能不足

(E) 对疼痛刺激无意识

非麻醉医师的 ASA 镇静镇痛实践指南定义中度或"有意识的"镇静包含以下几点：

(1) 反应性：对语言和触觉刺激存在有目的性的反应

(2) 气道：无须气道干预

(3) 自主通气：足够

(4) 心血管功能：通常无影响

在深度镇静时存在需要气道干预以及自主通气不足的可能。全身麻醉时，患者对疼痛刺激没有意识，心血管功能可能受损。

参考文献： Gross JB, Bailey PL, Connis RT, et al. Practice guidelines for sedation and analgesia by non-anesthesiologists. *Anesthesiology* 2002；96(4)：1004－1017.

48. 为一台小手术提供镇静，下列哪项技术是最不被接受的？

(A) 丙泊酚间断给药

(B) 丙泊酚持续输注

(C) 丙泊酚靶控输注

(D) 右旋美托咪啶持续输注

(E) 芬太尼和氟哌啶间断给药

对于小的外科手术和介入手术，有多种安全有效的镇静方法。除丙泊酚之外，其他镇静和辅助药物还包括咪达唑仑、阿片类药物（特别是短效药物如芬太尼、阿芬太尼和瑞芬太尼）、右旋美托咪啶和亚催眠剂量的氯胺酮。多模式镇痛[如非甾体类抗炎药和(或)扑热息痛]和止吐预防也是成功麻醉护理监控的重要因素。间断性和持续性输注丙泊酚都十分罕见。后者往往能提供更可预测的血浆浓度，改善心肺稳定性并加快恢复速度。靶控输注利用程序化的算法，根据身高、体重，性别等参数来计算维持药物特定血药浓度所需的输注速率，与丙泊酚人工控制输注相比，此技术效果相当，并没有更优。

芬太尼和氟哌啶有时作为"神经安定镇痛术"的基础用药联合使用，此技术能使患者处于一种淡漠、无痛静止状态，对疼痛不敏感。此技术的缺点包括镇静延长、烦躁不安和运动障碍。因为有了不良反应更少的新药物，此技术基本已被淘汰。

参考文献： Longnecker DE, Brown DL, Newman MF, Zapol WM. *Anesthesiology*, 2nd ed. New York, NY：McGraw Hill；2012.

49. 根据已结案诉讼案件统计数据，根据监测下的麻醉管理（MAC），以下哪种机制是最可能造成损伤导致诉讼？

(A) 呼吸事件

(B) 供氧不足或通气不足

（C） 心血管事件

（D） 设备故障

（E） 烧灼

　　监测下的麻醉管理（MAC）并不像一些人想象中那样简单和安全。在分析已结案诉讼案件的统计数据时，接受 MAC 的患者往往比接受全身麻醉的患者年龄更大，病情更严重。虽然局部麻醉与 MAC 从机制上明显不同，但 MAC 和 GA 有许多共性（表 26 - 1）：呼吸相关事件在案件中的比例（24% 和 22%）与心血管事件（14% 和 17%）发生的比例相似。然而由于缺氧或通气不足引发的案例要多很多（18% 和 2%）。这可能是由于缺乏气道控制和高比例（50%）的头颈部手术，麻醉医师无法快速控制气道。

表 26 - 1　对 ASA 已结案案件在不同麻醉
方法中损伤机制的分析

	MAC (*n*=121)， *n*(%)	GA (*n*=1 519)， *n*(%)	RA (*n*=312)， *n*(%)
呼吸事件	29(24%)	337(22%)	11(4%)
氧供或通气不足	22(18%)	33(2%)	5(2%)
心血管事件	17(14%)	253(17%)	23(7%)
设备故障	25(21%)	199(13%)	8(3%)
烧灼感	20(17%)	10(1%)	1(0%)
局部麻醉相关	2(2%)	7(0%)	168(54%)
浅麻醉/患者体动	13(11%)	42(3%)	7(2%)
药物相关	11(9%)	95(6%)	11(4%)
其他	24(20%)	586(39%)	84(27%)

GA：全身麻醉；MAC：监护下的麻醉管理；RA：局部麻醉。
（转载自 Longnecker DE, Brown DL, Newman MF, Zapol WM: Anesthesiology, 2nd Ed. New York, NY: McGraw Hill; 2012. After Bhananker SM, Posner KL, Cheney FW, et al. Injury and liability associated with monitored anesthesia care: a closed claims analysis. Anesthesiology. 2006;104: 228 - 234.）

参考文献：Longnecker DE, Brown DL, Newman MF, Zapol WM. *Anesthesiology*, 2nd ed. New York, NY: McGraw Hill; 2012.

50. 根据美国麻醉医师协会对非麻醉医师镇痛镇静的实践指南，下面哪项是正确的？

（A） 一餐清淡的饭的禁食时间是 4 h

（B） 特定的人员可以参与监测患者生命体征和协助麻醉医师的工作

（C） 与咪达唑仑相比，丙泊酚更容易引起不良反应

（D） 接受中度镇静治疗的患者可以不进入恢复室直接出院

（E） 镇痛镇静相结合治疗的方案提高了患者的满意度同时降低了不良事件的概率

　　2002 年的 ASA 协会对于非麻醉医师镇痛镇静的实践指南是为了协助非麻醉医师参与患者诊断性或治疗性操作的镇痛镇静治疗方案中。这些操作可以发生于私立诊所、医师办公室、牙科诊所等其他医疗环境中。

　　对于中深度镇静的禁食指南和其他的麻醉类型完全相同。因此一顿清淡的饮食需要 6 h 的禁食时间。

　　在深度镇静治疗过程中，指南中指出非麻醉医师管理监测患者过程中不承担任何责任。对于中度镇静，指南中允许非麻醉医师协助麻醉医师在管理患者过程中进行简单的可以随时被中断的辅助工作。非麻醉医师不可以独自管理患者。

　　虽然制定指南的参与者一致认为丙泊酚和美索比妥都能达到快速诱导，并且产生呼吸抑制的不良反应。但是目前没有数据支持咪达唑仑比丙泊酚有更好的安全优越性。

　　所有接受中深度镇静的患者都应当有适当的人员和监测设备持续监护，直到他们的意识清醒，并且生命体征都在安全稳定的范围内。

　　安全的镇痛镇静方案都是按照个体化的原则制定，而不是使用预先确定的药物组合（例如把芬太尼和咪达唑仑混合在同一注射器中）

参考文献：Gross JB, Bailey PL, Connis RT, et al. Practice guidelines for sedation and analgesia by non-anesthesiologists. *Anesthesiology* 2002; 96(4): 1004 - 1017.

（章丽芳　左晓卓译　陈祥明校）

第 27 章

局 部 麻 醉

1. 咪达唑仑作为局部麻醉的术前用药是因为它：
   - （A）降低幻觉的发生率
   - （B）提高惊厥阈值
   - （C）产生逆行性遗忘作用
   - （D）不与抗胆碱药物相互作用
   - （E）与阿片类药物协同产生呼吸抑制

2. 下列哪组关于成人与小儿脊髓末端终止的脊髓水平描述是正确的？
   - （A）成人 L1，婴儿 S₁
   - （B）成人 L1，婴儿 S3
   - （C）成人 L1，婴儿 L3
   - （D）成人 L3，婴儿 S₁
   - （E）成人 L3，婴儿 S3

3. 硬膜外麻醉用于分娩镇痛，下列监测项目中哪项用于硬膜外麻醉的监测管理？
   - （A）胎心监测
   - （B）分娩力描器
   - （C）体温
   - （D）心电图
   - （E）监测呼吸频率

4. 下列哪项是胸段硬膜外麻醉的最佳适应证？
   - （A）痔疮切除术
   - （B）全膝关节置换术
   - （C）中线切口剖腹手术
   - （D）腋窝淋巴结切除术
   - （E）髋关节镜检查

5. 下列哪项是脊椎麻醉的绝对禁忌证？
   - （A）严重的脊柱侧后凸
   - （B）慢性腰痛
   - （C）主动脉瓣狭窄
   - （D）INR 1.4
   - （E）颅内压增高

6. 3 月龄，6 kg 的小儿采用骶管阻滞进行腹股沟疝手术，下列哪项是最合适的麻醉配方？
   - （A）1 mL 0.25％罗哌卡因复合肾上腺素
   - （B）3 mL 0.25％罗哌卡因复合肾上腺素
   - （C）3 mL 0.5％罗哌卡因复合肾上腺素
   - （D）6 mL 0.25％罗哌卡因复合肾上腺素
   - （E）6 mL 0.5％罗哌卡因复合肾上腺素

7. 下列关于脊椎麻醉的描述正确的是：
   - （A）马尾神经最大的神经根的阻滞效果比稍细的神经根更明显。
   - （B）当实施脊椎麻醉时，局部麻醉药没有被脊髓吸收。
   - （C）B 纤维最先被阻滞，并且阻滞时间最长。
   - （D）5％～10％的局部麻醉药的消除是通过鞘内途径代谢。
   - （E）局部麻醉药主要通过硬脑膜上的血管吸收。

8. 硬膜外腔的局部麻醉药必须穿过硬脑膜到达神经纤维,主要是通过:
   - (A) 静脉转移穿过硬脑膜
   - (B) 在神经根处扩散到硬脑膜
   - (C) 转移穿过蛛网膜
   - (D) 通过椎间孔大量转移
   - (E) 分解成游离基

9. 实施正中入路的腰硬联合麻醉时,一针或多针通过的正确的组织结构顺序是:
   - (A) 棘上韧带,黄韧带,硬脑膜,蛛网膜
   - (B) 棘间韧带,前纵韧带,黄韧带,硬脑膜
   - (C) 棘间韧带,棘上韧带,黄韧带,蛛网膜
   - (D) 棘上韧带,黄韧带,后纵韧带,软脑膜
   - (E) 棘间韧带,黄韧带,硬脑膜,软脑膜

10. 下列哪个因素对局部麻醉药的鞘内扩散和阻滞平面影响最大?
    - (A) 局部麻醉药的比重
    - (B) 身高
    - (C) 年龄
    - (D) 性别
    - (E) 肥胖

11. 一例接受会阴部手术的患者,下列哪组的脊椎麻醉体位和局部麻醉药的比重能达到最佳手术的脊椎麻醉阻滞效果?
    - (A) 坐位采用低比重的布比卡因
    - (B) 侧卧位采用低比重的布比卡因
    - (C) 侧卧位采用等比重的布比卡因
    - (D) 折叠位采用重比重的布比卡因
    - (E) 坐位采用重比重的布比卡因

12. 下列哪一项是局部麻醉药的全身毒性反应中最常见的表现?
    - (A) 躁动
    - (B) 口周麻木
    - (C) 头晕
    - (D) 意识丧失
    - (E) 抽搐

13. 一例准备接受大隐静脉剥脱术的患者,女性,体重为 70 kg,行硬膜外麻醉。在 L4～L5 间隙用生理盐水测试阻力消失后,置入硬膜外导管。通过硬膜外导管给予 15 mL 0.5% 的布比卡因。大约 90 s 后患者自诉头晕。她基础血压是 130/80 mmHg,此时血压是 85/45 mmHg,心室率降到了 52 次/min。几分钟之后,患者开始抽搐。此时最佳的首选用药是:
    - (A) 静脉注射 100 mg 苯妥英钠
    - (B) 静脉注射 100 mcg 肾上腺素
    - (C) 静脉注射 40 U 垂体后叶素
    - (D) 静脉注射 100 mL 20% 的脂肪乳剂
    - (E) 静脉注射 20 mL 丙泊酚

14. 一名健康男性接受膝关节镜检查,置入硬膜外导管后,给予 3 mL 1.5% 的利多卡因复合 15 mcg 肾上腺素,下列哪项不是阳性试验剂量的标准?
    - (A) 心率增加 20 次/min 或者更多
    - (B) 血压增高 15 mmHg 或者更多
    - (C) T 波的波幅增加 25% 或者更多
    - (D) 踝关节不能背屈
    - (E) 1 min 出现超过 3 次的室性早搏

15. 一例患者在一次顺利的脊椎麻醉后报告出现背部疼痛,下列哪项特征最符合短暂性神经系统症状的诊断?
    - (A) 在腰椎神经根分布的区域出现感觉异常或麻木
    - (B) 卧位进行手术
    - (C) 肥胖
    - (D) 0.75% 罗哌卡因作为脊椎麻醉用药
    - (E) 脊椎阻滞后立即出现疼痛

16. 剖宫产术中硬膜外注射吗啡会增加下列哪项的风险：

    （A）1 型单纯疱疹病毒反应

    （B）2 型单纯疱疹病毒反应

    （C）乙型肝炎病毒再活化

    （D）丙型肝炎病毒再活化

    （E）B 组链球菌感染

17. 下列哪项是脊椎麻醉时出现脊髓血肿的危险因素？

    （A）男性

    （B）青年

    （C）脊椎麻醉(与硬膜外麻醉相比)的技术

    （D）椎管狭窄

    （E）糖尿病

18. 根据美国社会区域麻醉学会和疼痛医学证据指南基于局部麻醉的患者接受抗血栓/血小板的治疗，下列哪种情况是脊椎麻醉的禁忌证？

    （A）一例血管外科手术患者在手术 90 min 前静脉注射 5 000 U 肝素，要给该患者进行硬膜外麻醉

    （B）距离最后一次使用依诺肝素预防血栓形成 11 h 后实施脊椎麻醉

    （C）给一例服用华法林且 INR 为 1.4 患者实施腰硬联合麻醉

    （D）给一例每天 2 次皮下注射 5 000 U 肝素的患者进行硬膜外置管

    （E）给 5 d 前停用氯吡格雷的患者实施单次脊椎麻醉

答案与解析：局部麻醉

1. 咪达唑仑作为局部麻醉的术前用药是因为它：

(A) 降低幻觉的发生率

(B) 提高惊厥阈值

(C) 产生逆行性遗忘作用

(D) 不与抗胆碱药物相互作用

(E) 与阿片类药物协同产生呼吸抑制

　　咪达唑仑是局部麻醉前常用的抗焦虑药。除了作用时间短(半衰期2 h)以及提供可滴定的镇静水平。咪达唑仑可产生剂量依赖性顺行性遗忘,有助于消除患者在局部麻醉中的回忆。此外,咪达唑仑的主要优点之一是有效的抗惊厥作用,提高惊厥阈值,增加引起癫痫发作所需局部麻醉药的血浆浓度值。这可能对预防轻度中枢神经系统毒性有价值,但并没有得到严格的评估。在实施局麻操作过程中大部分的麻醉医师会考虑到以上提及的且包括改变惊厥阈值在内的所有原因,针对性使用咪达唑仑。

参考文献: Hadzic A. Hadzic's Peripheral Nerve Blocks and Anatomy for Ultrasound Guided Regional Anesthesia, 2nd ed. New York, NY: McGraw Hill; 2012.

2. 下列哪组关于成人与小儿脊髓末端终止的脊髓水平描述是正确的?

(A) 成人L1,婴儿S_1

(B) 成人L1,婴儿S3

(C) 成人L1,婴儿L3

(D) 成人L3,婴儿S_1

(E) 成人L3,婴儿S3

　　脊髓从枕骨大孔伸出,成人终止于L1水平,婴儿及儿童终止于L3水平(图27-1)。硬膜囊比脊髓多维持几个水平,所以成人终止于S_1水平,儿童终止于S3水平(这些数字很方便记住:L1,L3;S_1,S3)。根据这个解剖知识,建议脊髓针可以安全地放置在L1水平以下,不用担心碰触脊髓的圆锥。

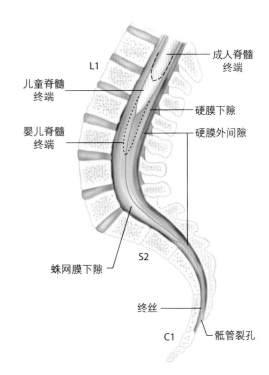

图27-1　腰椎和骶骨矢状位切面。注意脊髓末端终止位置随着生长由L3到L1不断升高,硬膜囊通常终止于S_2
(转自 Butterworth JF IV, Mackey DC, Wasnick JD. *Morgan & Mikhail's Clinical Anesthesiology*, 5th ed. New York, NY: McGraw Hill; 2013.)

　　这种简单的想法存在2个问题。首先,脊髓终止的水平会存在一些个体变异,脊髓圆锥可能延伸至L2水平。更重要的是,麻醉医师通过触诊来确定脊髓终止水平并不可靠。传统的教学中,髂嵴连线(Tuffier线)的中点在L4上通过,或者根据一些资料来源,连线通过 L3/4 椎间隙。研究表明,触诊更有可能导致脊髓水平的误诊,有时多达 2 个脊髓水平。在判断脊髓水平时,往往认为确定的间隙要比实际的低。另外,Tuffier 线在放射学上与 L4 相交,但其实患者的软组织覆盖了髂嵴,通过使用体表标志,Tuffier 线在 30%～50% 的案例中穿过 L2/3 椎间隙,这就解释了为什么我们通常会在 1 个到 2 个间隙之间判断错误。

目前仍然有脊髓针损伤脊髓的报道,这是可预防的并发症。了解体格检查的局限性,并尽可能选择低的间隙,是提高患者安全的第一步。使用超声波技术精确识别脊髓水平已经被证明是简单的、容易达到的和可靠的。

参考文献: Butterworth JF IV, Mackey DC, Wasnick JD. *Morgan & Mikhail's Clinical Anesthesiology*, 5th ed. New York, NY: McGraw Hill; 2013.

3. 硬膜外麻醉用于分娩镇痛,下列监测项目中哪项用于硬膜外麻醉的监测管理?

(A) 胎心监测

(B) 分娩力描记器

(C) 体温

(D) 心电图

(E) 监测呼吸频率

局部麻醉管理的监测项目范围与全身麻醉的大部分监测项目相同。使用脉搏血氧监测仪监测氧合。循环系统通过血压(无创或有创血压)和心电图监测。这 3 个监测项目是尽早诊断局部麻醉并发症的最基本监测,尤其是高平面脊椎麻醉或全脊椎麻醉,以及局部麻醉药的全身毒性。在没有这 3 项监测的情况下不能大剂量(>2～3 mL)给予局部麻醉药。

ASA 建议也应该通气监测,通气可以通过观察患者的呼吸活动,全程与患者交谈以及观察氧气面罩内患者呼出气体的凝结。呼气末二氧化碳监测仪是一项很好的监测,在手术室里进行局部麻醉时呼气末二氧化碳的监测很容易

完成,但它不是强制性的监测项目。阻抗体积描记法,通过心电图导联从阻抗变化推断呼吸频率,这也不是强制性的。当预期或怀疑温度有显著变化时,应监测体温。通常,这种温度变化不会发生在硬膜外麻醉期间,但在随后的手术过程中可能会出现这种情况。

在硬膜外分娩镇痛过程中,胎心监测和分娩力监测(监测子宫张力)是不要求监测的,但如果从实际的角度来看,监测是很有帮助的。

参考文献: Butterworth JF IV, Mackey DC, Wasnick JD. *Morgan & Mikhail's Clinical Anesthesiology*, 5th ed. New York, NY: McGraw Hill; 2013.

4. 下列哪项是胸段硬膜外麻醉的最佳适应证?

(A) 痔疮切除术

(B) 全膝关节置换术

(C) 中线切口剖腹手术

(D) 腋窝淋巴结切除术

(E) 髋关节镜检查

为了使硬膜外镇痛发挥最好的效果,被阻滞的区域必须与手术或疼痛刺激相对应的脊髓水平相匹配。比如,一个中线剖腹手术范围大概在 T7～T12(图 27-2)。最安全最有效的方法(从局部麻醉药使用量的角度来看)就是硬膜外穿刺点在 T7～T12 范围内。局部麻醉药可以从硬膜外导管尖端向头端和尾端扩散,注射 1～2 mL 的药物大约可以覆盖一个脊髓水平。局部麻醉药在胸段硬膜外腔的扩散倾向于优先在胸部中间区域。通过高位胸段硬膜外导管(C7～T2)的药物会更容易向尾端扩散,而通过低位胸段硬膜外导管(T7～L1)的药物会更容易向头端扩散。在胸段中间区域注射局部麻醉药会同等地向 2 个方向扩散。在我们的例子中,我们希望能覆盖 T7～T12 水平,所以我们选择低位胸段硬膜外置管。如果我们希望药物更大程度地向头端扩散,那么穿刺点就应该选择该范围的低端位置(T10～T11),这样便可以最好地覆盖所有的节段。

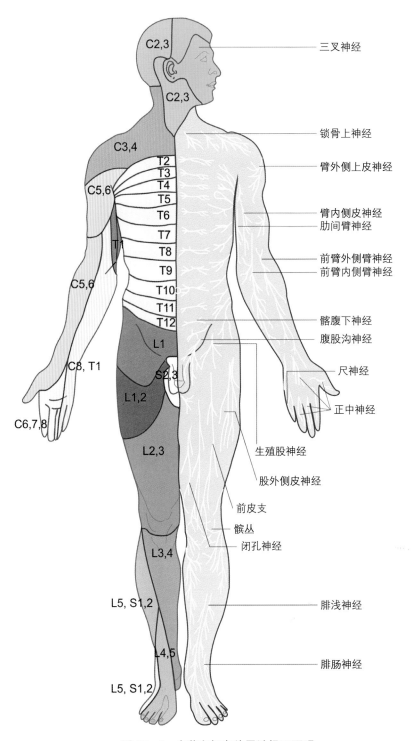

图 27 - 2　皮节和相应外周神经正面观

（转自 Hadzic A. NYSORA *Textbook of Regional Anesthesia and Acute Pain Medicine*，1st ed. New York，NY：Mcgraw Hill；2007.）

一些麻醉医师主张腹部手术采用腰段硬膜外置管,并给予大剂量(>20 mL)的局部麻醉药可以覆盖低位的胸部节段。其原因可能是因为对腰段硬膜外镇痛技术比较熟悉,以及考虑到胸段硬膜外镇痛对脊髓损伤的风险。问题在于虽初始剂量给予后镇痛效果很好(初始剂量经常是给予大剂量的局部麻醉药),但开始持续给药后,大面积阻滞平面逐渐消失,其背景速率通常不足以达到腹部(T6~L1)的节段。这就导致了糟糕的情况:患者双下肢神经完全被阻滞,只能被限制在床上,由于骶骨自主神经被阻滞要留置导尿管,但对患者的腹部切口几乎没有镇痛效果。置入胸段硬膜外导管可以使患者下肢能够活动,大部分患者可以下地行走(因为腰椎神经根没有被广泛阻滞),避免留置导尿管,并能提供高质量的镇痛,且不良反应少。

腋窝淋巴结切除术是要求低位颈椎和较高位胸段阻滞(C5~C8 和 T1~T2)。这可以通过在 T2 水平的臂丛神经阻滞联合胸椎旁神经阻滞来完成。

5. 下列哪项是脊椎麻醉的绝对禁忌证?
   (A) 严重的脊柱侧后凸
   (B) 慢性腰痛
   (C) 主动脉瓣狭窄
   (D) INR 1.4
   (E) 颅内压增高

椎管内麻醉的绝对禁忌证相对较少,包括了患者拒绝以及在脊椎麻醉和硬膜外麻醉过程中不能配合的情况。很多专家认为颅内压增高是绝对禁忌证,由于在硬脑膜和蛛网膜上形成一个孔(无论是故意的还是意外的),如果大量的脑脊液从鞘内外流出,可能导致脑疝。

脊椎麻醉和硬膜外麻醉的相对禁忌证是必须要权衡椎管内麻醉技术的潜在风险与收益(在一些病例中,椎管内麻醉的好处在于避免全身麻醉的气道操作相关风险):在麻醉前或麻醉过程中严重的低血压和(或)低血容量,如果患者没有足够的液体复苏和(或)使用升压药可能很难治疗;穿刺部位局部感染或脓毒症可能会增加神经系统感染的风险;凝血功能改变,无论是内在的还是通过使用抗凝血或抗血小板药物,是另一个相对禁忌证。美国局部麻醉和疼痛医学协会发表一项共识,对考虑给凝血改变的患者实施椎管内麻醉的麻醉医师提供决策支持。例如,对于一例服用华法林的患者,指南推荐脊椎麻醉或硬膜外麻醉或拔除硬膜外置管的安全范围是 INR<1.5。重要的是要认识到这些仅是专家意见的指南方针,他们的使用是为了帮助临床判断。很多麻醉医师常规给 INR>1.4 的患者实施椎管内麻醉,如果是在进行了风险收益分析之后,则认为实施脊椎麻醉和硬膜外麻醉的理由是充分的。比如,一例髋关节骨折患者 INR 为 1.6,合并严重的心肺疾病,估计脊髓血肿的风险远远低于气管插管全身麻醉引起的不良事件,这时我们可以考虑椎管内麻醉。

主动脉瓣狭窄行椎管内麻醉需要斟酌,因为后负荷和前负荷快速减少(以及反射性心动过速),而每搏输出量固定,可能出现威胁生命的低血压。这可以通过使硬膜外麻醉或连续椎管内麻醉技术的逐渐成熟来克服。这些患者还受益于预先给患者有创动脉压监测,并在麻醉时和麻醉后给予液体和升压药治疗。

参考文献: Miller RD. *Miller's Anesthesia*, 8th ed. Philadelphia, PA: Elsevier; 2015.

6. 3 月龄,6 kg 的小儿采用骶管阻滞进行腹股沟疝手术,下列哪项是最合适的麻醉配方?
   (A) 1 mL 0.25% 罗哌卡因复合肾上腺素
   (B) 3 mL 0.25% 罗哌卡因复合肾上腺素
   (C) 3 mL 0.5% 罗哌卡因复合肾上腺素
   (D) 6 mL 0.25% 罗哌卡因复合肾上腺素
   (E) 6 mL 0.5% 罗哌卡因复合肾上腺素

小儿经常使用骶管阻滞联合全身麻醉。单针技术是用静脉导管穿刺针穿过骶骨韧带,这是骶骨裂孔的一个顶盖,由未融合的 S4 和 S5 板层形成。一旦针头穿过,套管就会滑出并进入到尾部间隙,即硬膜外腔的尾端。硬脑膜囊在儿童终止于 S3 水平,所以通常很少有刺穿硬脑膜和进入蛛网膜下隙的危险。但需明确这可能发生,而且必须小心不要把尖针插得过深。

一旦套管到位,确认套管不在血管内,就可以注射局部麻醉药。一种可靠而有效的儿童剂量配方,就是儿童高骶管阻滞局部麻醉药剂量可达 0.5 mL/kg,而高腰段硬膜外麻醉剂量可达 1.0 mL/kg。更大剂量的局部麻醉药可达胸段硬膜外镇痛,但也增加了局部麻醉药中毒的风险,可以考虑选择另一种技术,比如选择高位腰段硬膜外麻醉或低位胸段硬膜外麻醉。

由于小儿骶管阻滞的目的是镇痛而不是麻醉,所以选择低浓度的局部麻醉药,如 0.25% 罗哌卡因。肾上腺素是有效且安全的辅助药,因骶管血供丰富,肾上腺素的使用减少了局部麻醉药的吸收。

参考文献: Butterworth JF IV, Mackey DC, Wasnick JD. *Morgan & Mikhail's Clinical Anesthesiology*, 5th ed. New York, NY: McGraw Hill; 2013.

7. 下列关于脊椎麻醉的描述正确的是:
 (A) 马尾神经最大的神经根的阻滞效果比稍细的神经根更明显。
 (B) 当实施脊椎麻醉时,局部麻醉药没有被脊髓吸收。
 (C) B 纤维最先被阻滞,并且阻滞时间最长。
 (D) 5%~10% 的局部麻醉药的消除是通过鞘内途径代谢。
 (E) 局部麻醉药主要通过硬脑膜上的血管吸收。
 马尾的脊神经根缺乏硬脑膜和蛛网膜的保护,因此它很容易受局部麻醉药的影响。局部麻醉药的摄取依赖于表面积。最小的脊神经根有最大的相对表面积,而且可以更快更广泛地被药物渗透。脊髓也吸收一些局部麻醉药,尤其是因为这些脂溶性药物容易被富有髓鞘的神经吸收。然而,只有脊髓最表面的部分受到影

响,临床意义可能是最小的。

不同的神经纤维类型受局部麻醉药的影响不同。节前交感 B-纤维是最敏感的,其次是 C-纤维(感受冷,节后交感神经)、A-δ 纤维(针刺痛)、A-β 纤维(触觉),最后一个 A-α(运动)纤维。由于局部麻醉药在腰椎鞘内的沉积,形成了从高到低的浓度梯度,很容易想象在运动纤维恢复的地方会达到一个分界点,该点的脊髓节段以上,触摸觉恢复。最后恢复的是交感神经纤维被阻滞的区域有 1~3 个脊髓水平表现为血管扩张和颜色变化。这被称为"差异性神经阻滞"(图 27-3)。检测运动神经的恢

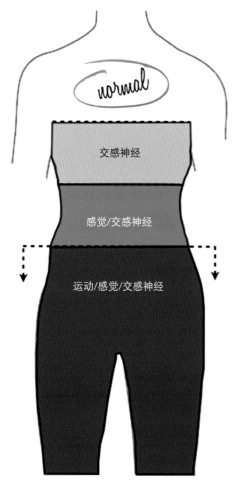

图 27-3 脊椎麻醉中差异性神经阻滞
局部麻醉药浓度在进针部位(腰椎)最密集,患者下肢、骨盆、下腹部将出现运动(M)、感觉(Sen)和交感神经(Sym)阻滞。在腰椎水平上,运动纤维功能会恢复,遗留感觉和交感阻滞区。在这之上是交感神经阻滞区,患者会有针刺感或柔软的触觉,但对寒冷没有反应。在更靠近尖端的几个皮节水平上神经功能正常。

复功能的时间点是很有难度的,因为它通常是在腹部而不是在肢体上。最容易检测到的断点是在感觉和交感神经都被阻滞的区域(没有针刺痛)和只有交感神经阻滞的区域之间(有针刺痛但不能感受冷)。

在脊髓阻滞过程中,局部麻醉药的消除完全由血管吸收完成。蛛网膜下隙没有局部新陈代谢,所有的局部麻醉药都由血管吸收,主要是在脑膜的皮质。一些局部麻醉药也通过硬脑膜扩散到硬膜外腔,被硬膜外腔的血管快速吸收。

参考文献：Cousins MJ，Carr DB，Horlockert TT，Bridenbaugh PO. *Cousins & Bridenbaugh's Neural Blockade in Clinical Anesthesia and Pain Medicine*，4th ed. Philadelphia，PA：Lippincott Williams & Wilkins；2009.

8. 硬膜外腔的局部麻醉药必须穿过硬脑膜到达神经纤维,主要是通过:

(A) 静脉转移穿过硬脑膜

(B) 在神经根处扩散到硬脑膜

(C) 转移穿过蛛网膜

(D) 通过椎间孔大量转移

(E) 分解成游离基

硬脑膜是一种坚韧的无细胞结缔组织,从颅骨延伸至骶管。硬脑膜由胶原蛋白和弹性蛋白组成通过改善其渗透性与基底间隙分开。在不同个体之间和同一个体不同脊髓水平之间,硬脑膜的厚度不同,但通常在中线最厚。

局部麻醉药被认为是离开硬膜外腔,在神经根横向穿过硬脑膜而不是在中线。在这个部位转移的有两个原因。首先,在神经离开椎间孔之前,神经根处的硬脑膜最薄,而对被动扩散的抵抗力比其他部位要小。更重要的是,根部接近硬脑膜,并且围绕它们的 CSF 的体积很小,导致局部麻醉药穿过硬脑膜层时稀释更少。

硬膜外麻醉的优势在于局部麻醉药在神

经根发挥作用:通过阻断特定脊髓水平,可以实现节段性阻滞。例如,整个腹部或胸壁可以用胸段硬膜外阻滞,保留双下肢功能以便走动。

参考文献：Cousins MJ，Carr DB，Horlockert TT，Bridenbaugh PO. *Cousins & Bridenbaugh's Neural Blockade in Clinical Anesthesia and Pain Medicine*，4th ed. Philadelphia，PA：Lippincott Williams & Wilkins；2009.

9. 实施正中入路的腰硬联合麻醉时,一针或多针通过的正确的组织结构顺序是:

(A) 棘上韧带,黄韧带,硬脑膜,蛛网膜

(B) 棘间韧带,前纵韧带,黄韧带,硬脑膜

(C) 棘间韧带,棘上韧带,黄韧带,蛛网膜

(D) 棘上韧带,黄韧带,后纵韧带,软脑膜

(E) 棘间韧带,黄韧带,硬脑膜,软脑膜

从皮肤到蛛网膜下的正确组织结构顺序为(图 27 - 4):

(1) 皮肤

(2) 棘上韧带

(3) 棘间韧带

(4) 黄韧带

(5) 硬膜外间隙

(6) 硬脑膜

(7) 蛛网膜(通常与硬脑膜分隔不明显)

蛛网膜前纵韧带和后纵韧带沿着椎体前部和后部走行,因此针一般无法达到这个深度。软脑膜包绕脊髓和马尾神经的各个神经根,因此穿透软脑膜不是目标,并且会增加神经损伤的风险。

从旁正中入路的话,由椎旁神经肌肉代替棘上韧带和棘间韧带。这种方法遇到的第一个韧带是黄韧带。

参考文献：Butterworth JF IV，Mackey DC，Wasnick JD. *Morgan & Mikhail's Clinical Anesthesiology*，5th ed. New York，NY：McGraw Hill；2013.

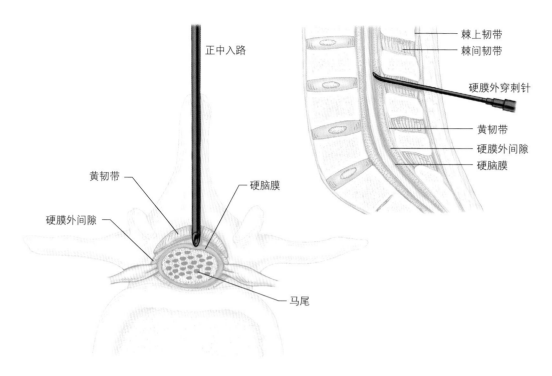

图 27 - 4   腰段硬膜外麻醉，正中入路
（转自 Butterworth JF IV，Mackey DC，Wasnick JD. *Morgan & Mikhail's Clinical Anesthesiology*，5th ed. New York，NY：McGraw Hill；2013.）

10. 下列哪个因素对局部麻醉药的鞘内扩散和阻滞平面影响最大？

(A) 局部麻醉药的比重

（B）身高

（C）年龄

（D）性别

（E）肥胖

　　影响局部麻醉药在鞘内扩散的两个因素是剂量以及比重和位置。更重要的是，剂量应该被认为是以 mg 为单位的质量，而不是体积或浓度，因为可以改变这两者的体积和浓度达到相同的 mg 剂量并获得相同的效果。因此，谈论脊髓给药以下面的方式更有意义："我通常使用 12.5 mg 布比卡因用于我的全膝患者"，或"剖宫产时用布比卡因的 ED95 是 13 mg"等。不要陷入以 mL 为单位的谈话陷阱。

　　比重和位置是其他重要原因。例如，重比重溶液，或者具有比脑脊液更高的重比重的溶液，倾向于往下沉。如果患者位于特伦德伦伯卧位（头低位），阻滞高度将比略头高位高。低比重溶液会产生相反的结果。无论你选择的什么体位，等比重的溶液都会保持在同一个地方。

　　其他增加阻滞平面的因素包括脑脊液体积减少和使用定向针头如 Whitacre 或 Sprotte 针头有目的性地让局部麻醉药向头端扩散。部分研究提到的影响因素包括年龄、体重、身高和溶液的温度，直接从冰箱里取出的溶液往往会变成重比重溶液；接近体温的溶液则往往稍微偏轻比重。

　　某些影响因素已经证明没有作用。包括起泡作用（在注射过程中反复将脑脊液注入注射器中与局部麻醉药混合并增加体积）、性别，并且如上所述，局部麻醉药的体积或浓度剂量以 mg 为单位讨论。

参考文献： Cousins MJ，Carr DB，Horlockert TT，Bridenbaugh PO. *Cousins & Bridenbaugh's Neural Blockade in Clinical Anesthesia and Pain Medicine*，4th ed. Philadelphia，PA：Lippincott Williams & Wilkins；2009.

11. 一例接受会阴部手术的患者,下列哪组的脊椎麻醉体位和局部麻醉药的比重能达到最佳的脊椎麻醉阻滞效果进行手术?
    （A）坐位采用低比重的布比卡因
    （B）侧卧位采用低比重的布比卡因
    （C）侧卧位采用等比重的布比卡因
    （D）折叠位采用重比重的布比卡因
    （E）坐位采用重比重的布比卡因

    局部麻醉药的比重是指与脑脊液相比的比重。大多数使用生理盐水稀释的局部麻醉药是等比重的,并且当注射到蛛网膜下隙不会明显地下沉或漂浮。少量葡萄糖的添加将使这些溶液成为重比重,以便它们在注射后沉入目标区域。相反,将无菌水添加到等比重的溶液中将产生轻比重会在硬膜囊中向上扩散且位置不易控制。

    很显然,任何关于比重的讨论都应该考虑到患者。调整溶液的比重以及在施行脊椎麻醉时和脊椎麻醉结束之后立即调整患者的体位将有助于达到特定的临床效果。例如,痔疮手术只涉及骶神经根,而不是使用大剂量的等比重溶液,产生中等至高位的腰段阻滞,使得作用时间远远超过手术持续时间;相对而言,小剂量(例如 5 mg)重比重布比卡因可以局限在腰段使用,并且指示患者保持坐位 10 min 左右。这可以让溶液下沉到骶骨根部,保持下肢功能并建立所谓的鞍区阻滞。局部麻醉药在脑脊液中保持浸润一段时间,然后在这段时间后移动,并不能达到显著的临床效果。经过 10 min 的浸润时间后,大部分药物通过吸收到神经根中建立阻滞,即使重新定位也不会改变。

    举个例子,在折叠位使用低比重的溶液进行肛门直肠手术,当进行腰段椎管内麻醉时,这些局部麻醉药将漂浮并在骶骨底部产生相似的效果。在采用折叠位时必须小心避免使用重比重溶液,这可能会导致药液向头端扩散引起高位阻滞或全脊椎麻醉。一些人主张单侧椎管内麻醉,通过患者侧卧使用重比重或低比重溶液,

例如髋关节骨折固定手术。这样做的目的是降低双侧交感神经阻滞效果,并将血流动力学障碍患者的低血压发生率降至最低。

    试图用重比重或轻比重溶液达到非常精确的结果的缺点是双重的。首先,临床医师通常(相对)过量使用脊椎麻醉药物以期达到所预期的脊椎麻醉阻滞效果,这消除了任何特定的解剖或持续时间相关的优势。其次,通常没有足够的时间用于坐姿或侧卧位的保持,患者改变体位至仰卧或俯卧位,导致脑脊液中仍未结合的局部麻醉药出现不必要的扩散。

参考文献： Butterworth JF IV, Mackey DC, Wasnick JD. *Morgan & Mikhail's Clinical Anesthesiology*, 5th ed. New York, NY: McGraw Hill; 2013.

12. 下列哪项是局部麻醉药的全身毒性反应中最常见的表现?
    （A）躁动
    （B）口周麻木
    （C）头晕
    （D）意识丧失
    （E）抽搐

    局部麻醉全身毒性反应(LAST)是局部麻醉严重且可能致命的并发症。虽然关于 LAST 的描述是多种多样的,但几十年来,经典教学中一直定义为增加局部麻醉药在血浆的水平会产生以前驱症状开始的一系列症状和体征(头晕、嗜睡、耳鸣、口周麻木、意识错乱、烦躁不安、构音障碍),其次是中枢神经系统兴奋活动的征兆(癫痫发作),随后失去意识。如果药物血浆水平足够高,心血管毒性随之而来,伴有心动过缓或心动过速、低血压、QRS 波增宽、心室异位搏动、ST 段改变以及致命性心律失常如室性心动过速或心室颤动和心脏停搏。

    实际上,有些症状并不像描述那样简单,发生也没有顺序可言。大约 45% 的患者单独出现神经系统症状和体征,另外 45% 的患者一开始就出现神经系统和心血管系统的症状和体征。

其余(约10%)的患者仅出现心血管毒性。在所报道的中枢神经系统毒性的症状和体征中,18%患者有前驱症状,而超过2/3的患者伴有癫痫发作。在心血管毒性体征中,心动过缓(27%)和低血压(18%)最常见。

参考文献: Di Gregorio G, Neal JM, Rosenquist RW, Weinberg GL. Clinical presentation of local anesthetic systemic toxicity: a review of published cases, 1979 to 2009. *Reg Anesth Pain Med* 2010; 35: 181-187.

13. 一例准备接受大隐静脉剥脱术的患者,女性,体质量为70 kg,行硬膜外麻醉。在L4~L5间隙用生理盐水测试阻力消失后,置入硬膜外导管。通过硬膜外导管给予15 mL 0.5%的布比卡因。大约90 s后患者自诉头晕。她基础血压是130/80 mmHg,此时血压是85/45 mmHg,心室率降到了52次/min。几分钟之后,患者开始抽搐。此时最佳的首选用药是:
(A) 静脉注射100 mg苯妥英钠
(B) 静脉注射100 mcg肾上腺素
(C) 静脉注射40 U垂体后叶素
(D) 静脉注射100 mL 20%的脂肪乳剂
(E) 静脉注射20 mL丙泊酚

椎管阻滞后眩晕和低血压的鉴别诊断应该包括高平面或全脊椎麻醉(以及硬膜下阻滞、过敏反应和药物错误),但是癫痫发作将诊断推向局部麻醉药毒性反应。

与急诊治疗中的所有危急情况一样,最开始的治疗应该重点放在A-B-C过程。按照BLS和ACLS流程为患者提供100%氧气和循环支持。抑制癫痫发作可以有效减少二氧化碳的高代谢和产生;高碳酸血症会增加脑血流量并加剧向脑部输送有毒性的局部麻醉药。苯二氮䓬类药物是首选药物,并且作为麻醉医师,我们通常把咪达唑仑放置于方便拿到的地方。小剂量的丙泊酚也被用于抑制癫痫发作,但在低血压的情况下要小心;需注意,20 mL的丙泊酚并不是一个小剂量。

在正在进行复苏的初始步骤时,团队中的一个成员应该准备脂肪乳剂。在布比卡因诱导的心脏停搏的动物模型中,20%的脂肪乳剂溶液优于肾上腺素和血管升压素,以实现自主循环的恢复和改善速率-压力产物。虽然该机制尚未完全清楚,关于这种简单药物如何作为局部麻醉药毒性反应的解毒剂的各种理论:如其作为血浆中的脂质来"吸收"脂溶性的局部麻醉药;在线粒体水平提供呼吸基质;以及最近被认为作为载体来促使局部麻醉药进入骨骼肌细胞而远离神经元和心肌细胞。无论是哪种机制作用,很明显,脂肪乳剂是有效的,并且医院应该将其贮存在任何使用局部麻醉药的地方。有关脂肪乳剂和局部麻醉药毒性反应的更多信息,请参阅www.lilpidrescue.org。

对于体重偏轻的患者,推荐的初始剂量是1.5 mL/kg;对于大多数中等体重的成人,只需静脉注射100 mL。这不需要你在脑海中进行计算,所以只需要记住100 mL作为起始数字。然后可以以0.25 mL/(kg·min)(或约18 mL/min)开始输注。

参考文献: www.lilpidrescue.org

14. 一名健康男性接受膝关节镜检查,置入硬膜外导管后给予3 mL 1.5%的利多卡因复合15 μg肾上腺素,下列哪项不是阳性试验剂量的标准?
(A) 心率增加20次/min或者更多
(B) 血压增高15 mmHg或者更多
(C) T波的波幅增加25%或者更多
(D) 踝关节不能背屈
(E) 1 min出现超过3次的室性早搏

众所周知,通过回抽硬膜外导管可能会产生一些假阴性结果,换句话说,回抽最初可能不会出现血液或脑脊液,但随着时间的推移,继续回抽就发现导管位于血管或蛛网膜下隙。硬膜外麻醉期间试验剂量的目的和方法有2个。首先,给予局部麻醉药(通常是3 mL 1.5%的利多卡因)以排除误入蛛网膜下。总共45 mg的利多卡因足以引起临床上显而易见而十分危险的脊椎阻滞反应。

局部麻醉药加入 15 μg 的肾上腺素可能可靠地警示我们硬膜外导管放置的位置,通过观察到心率增加 20 次/min 或更多,收缩压增加 15 mmHg 或更高,以及 t 波幅度降低 25% 或更多。t 波幅度改变虽然敏感,但从实际的角度来看,具有挑战性,特别是在术前区域或手术室中的壁挂式监视器上进行检测。室性早搏虽然与肾上腺素诱发的心肌过敏有关,但并不是严格的标准。

请注意,不要对肾上腺素的血流动力学反应的敏感性与分娩时的收缩以及老年人对儿茶酚胺的缓慢反应相混淆。

参考文献: Hadzic A. NYSORA *Textbook of Regional Anesthesia and Acute Pain Medicine*, 1st ed. New York, NY: Mcgraw Hill; 2007.

15. 一例患者在一次顺利的脊椎麻醉后出现背部疼痛,下列哪项特征最利于短暂性神经系统症状的诊断?
    (A) 在腰椎神经根分布的区域出现感觉异常或麻木
    (B) 卧位进行手术
    (C) 肥胖
    (D) 0.75% 罗哌卡因作为脊椎麻醉用药
    (E) 脊椎阻滞后立即出现疼痛

    暂时性神经症状(TNS)是接受椎管内麻醉患者描述的特定疼痛综合征的名称。它的特点是有限性的,自我限制的腰背部疼痛和下肢痛,其强度从几乎不明显到中度或重度不等。其病因尚不完全清楚;主要的理论包括在行腰部肌肉组织运动阻滞的患者中体位固定导致的肌肉或韧带拉伸,以及坐骨神经的直接拉伸。这两种伸展理论得到以下事实的支持:在利多卡因进行椎管内麻醉且采取截石位的患者中 TNS 的发生率为 30%~35%,而仰卧位的发生率为 4%~8%。利多卡因是最可能导致 TNS 的药物,而其他局部麻醉药如甲哌卡因和丙胺卡因时很少出现。其他的风险因素包括膝关节镜检查和肥胖。在某些研究中涉及门诊手术状况,但没有其他研究。怀孕的患者没有发现比未怀孕的患者有更大的风险。

关于 TNS 有一点很清楚:它不是由于局部麻醉药对神经的直接毒性。这得到以下支持:
    (1) 症状仅限于疼痛;异常的感觉或运动应考虑腰背部的其他原因,如脊髓血肿或神经根受压。
    (2) 疼痛在脊髓阻滞后不会立即开始(如果涉及神经病变,预计会发生)。相反,它通常在阻滞后 24~48 h 开始,进一步支持肌肉/韧带拉伸理论,有点像锻炼后第 2 天肌肉酸痛,而不是在离开健身房的时候疼痛。
    (3) 局部麻醉药浓度的改变(0.5% 利多卡因代替 5%)或加入血管收缩药不影响 TNS 的发生率。
    (4) 在志愿者研究中,在 TNS 发作期间的电生理测试是正常的。

避免使用利多卡因来做椎管内麻醉用药几乎可以完全预防 TNS 的发生。然而,在那些确定发生 TNS 的情况下,治疗重点为靠安慰(最多只能持续 7~10 d)、NSAIDS 类药物及腰部保温措施。如果出现痉挛,肌肉松弛药可能有效。

参考文献: Pollock J. Transient neurologic symptoms: etiology, risk factors. *Reg Anesth Pain Med* 2002; 27: 581 - 586.

16. 剖宫产术中硬膜外注射吗啡会增加下列哪项的风险?
    (A) 1 型单纯疱疹病毒反应
    (B) 2 型单纯疱疹病毒反应
    (C) 乙型肝炎病毒再活化
    (D) 丙型肝炎病毒再活化
    (E) B 组链球菌感染

口唇疱疹(例如口腔疱疹或"唇疱疹")通常是由 1 型单纯疱疹病毒(HSV)引起。相反,生殖器疱疹通常是由 HSV - 2 引起。虽然 HSV - 1 和 HSV - 2 分别导致"皮带上方"和"皮带下方"感染,但每种病毒均可感染这 2 个区域,尽管这种情况不常见。估计育龄期妇女 HSV - 1 的流行率是 50%～70%。

为什么在怀孕和分娩期间易感染疱疹病毒? 首先,怀孕期间原发性疱疹感染(首次获得病毒的女性)对胎儿造成严重威胁;先天性疱疹与严重的胎儿异常和死胎有关。疱疹液在活动性 HSV - 2 感染期间,通过生殖道或与具有活性口腔 HSV - 1 病变的其他个体接触传播而传染新生儿(通常不常见)。新生儿疱疹可引起皮肤、眼部及口腔疾病、脑炎或播散性感染,死亡率和广泛感染达到 30% 甚至出现黄疸,即时需要进行抗病毒治疗。母亲、家庭成员和护理人员,如果有口腔病变都应积极治疗,并且应限制其与新生儿接触。

那么,为什么这与麻醉有关? 已显示硬膜外或蛛网膜下隙内注射吗啡可以导致剖宫产女性 HSV - 1 病变的再激活。这在 HSV - 1 潜伏期感染的女性中发生多达 40%。静脉注射或口服阿片类药物似乎不会增加风险,发生机制仍不完全清楚,但有一些人提出,阿片类药物诱导的宿主免疫抑制是潜在的机制。这可能导致病毒在其通常处于休眠状态的背根神经节中复制。

尽管蛛网膜下隙和硬膜外腔注射吗啡增加了 HSV - 1 的再激活风险,但几乎没有数据支持这些复发的观点与新生儿感染有关,并且在大多数情况下疼痛缓解超过这种理论风险。请注意,椎管内使用吗啡不会增加生殖器疱疹再激活的速度。

参考文献：Chestnut DH. *Chestnut's Obstetric Anesthesiology*：Principles and Practice, 5th ed. Philadelphia, PA：Elsevier；2014.

17. 下列哪项是脊椎麻醉时出现脊髓血肿的危险因素?

(A) 男性

(B) 青年

(C) 脊椎麻醉(与硬膜外麻醉相比)的技术

(D) 椎管狭窄

(E) 糖尿病

一些患者,麻醉药和药理学因素与增加椎管内麻醉后脊髓血肿风险有关。这些包括:

(1) 女性

(2) 年龄增加

(3) 脊柱狭窄或强直性脊柱炎(由于血肿累积的空间减小,神经结构压力增加)

(4) 肾功能不全(由于低分子肝素的清除率降低)

(5) 创伤性针头/导管的放置

(6) 硬膜外技术(与脊椎麻醉技术相比,它需要更大的针头并且通常留置导管)

(7) 预先存在的凝血障碍(例如 HELLP 综合征)

(8) 围术期低分子肝素(LMWH)管理

(9) 低分子肝素(LMWH)联合抗血小板或抗凝药物

(10) 2 次/天使用低分子肝素(LMWH)(vs. 1 次/天)

参考文献：Horlocker et al. *Regional Anesthesia in the Patient Receiving Antithrombotic or Thrombolytic Therapy*；*American Society of Regional Anesthesia and Pain Medicine Evidence based Guidelines*, 3rd ed. Reg Anesth Pain Med 2010；35：64 - 101.

18. 根据美国社会区域麻醉学会和疼痛医学证据指南基于局部麻醉的患者接受抗血栓/血小板的治疗,下列哪种情况是脊椎麻醉的禁忌证?

(A) 一例血管外科手术患者在手术 90 min 前静脉注射 5 000 U 肝素,要给该患者进行硬膜外麻醉

(B) 距离最后一次使用依诺肝素预防血栓形成

11 h 后实施脊椎麻醉

(C) 给一例服用华法林 INR 为 1.4 患者实施腰硬联合麻醉

(D) 给一例每天 2 次皮下注射 5 000 U 肝素的患者进行硬膜外置管

(E) 给 5 d 前停用氯吡格雷的患者实施单次脊椎麻醉

ASRA 循证医学指南是一个由专家意见针对接受抗血栓/溶栓治疗的患者进行局部麻醉的共识声明,旨在帮助提供临床决策。这些准则的注意事项是这些仅适用于个体用药。作者强调,如果患者使用多种药物,尽管每种药物都在椎管内穿刺出血风险的阈值范围内,但止血效果可能会受到影响。例如,在服用阿斯匹林、普通肝素和大蒜补充剂的患者中,脊髓血肿风险增加的程度并不知道,尽管三者本身都没有问题。总之,临床判断加仔细权衡风险/收益不能被一般化的指导方针所取代。

只要在脊椎麻醉或硬膜外置管过程顺利,可在椎管内麻醉后 1 h 静脉给予普通肝素。如果肝素的剂量为 5 000～10 000 U,可能用于血管手术,建议与外科医师进行讨论并权衡风险/益处,尽管没有数据可以指导临床医师。如果在体外循环下肝素化之前发生血栓,建议手术推迟 24 h。只有在进行正常的 APTT 后,通常在注射或输注后 2～4 h 才能拔出硬膜外导管。取出 1 h 后可重新开始使用肝素。

皮下注射普通肝素(如 5 000 U,2 次/天)不是椎管内麻醉的禁忌证,然而,在给药后 2 h 内理论上出血风险最高,因此考虑时间安排可能会增加安全性。

一般认为 1 次/天给予低分子肝素(LMWH)进行椎管内操作是安全的,但是给予肝素的时间要合理安排。在最后一次给予肝素 10～12 h 后再进行椎管麻醉;后续的剂量不应在脊椎麻醉/硬膜外操作后 2 h 内进行。该方案可以安全地留置硬膜外导管。2 次/天给药或治疗剂量的 LMWH 不能留置硬膜外导管。应推迟到最后一次剂量后 24 h 再放置导管。拔除硬膜外导管后,应在 2 h 后才能再次使用肝素。

根据指南推荐,服用华法林的患者 INR≥1.5 时不能行椎管内麻醉。INR 为 1.5 表示所有 4 种维生素 K 依赖性因子(Ⅱ、Ⅶ、Ⅸ、Ⅹ)的平均活性接近或超过 50%;因为通常认为 40% 的活性水平足以进行足够的止血,所以这个指导方针是合适的。

建议停用氯吡格雷和神经阻滞的间隔时间是 7 d。如果同时要进行脊椎麻醉和硬膜外麻醉,可以检测血小板功能来确定血小板受抑制的程度。

参考文献: Horlocker et al. *Regional Anesthesia in the Patient Receiving Antithrombotic or Thrombolytic Therapy*: *American Society of Regional Anesthesia and Pain Medicine Evidence based Guidelines*, 3rd ed. Reg Anesth Pain Med 2010;35: 64 - 101.

（房丽丽　唐素林译　邬伟东校）

第 28 章

麻 醉 并 发 症

1. 下面哪项是鼻插管最常见的并发症?
   (A) 杓状软骨脱位
   (B) 咽后壁黏膜下层撕裂
   (C) 鼻甲骨撕脱
   (D) 鼻出血
   (E) 食管穿孔

2. 关于全身麻醉后喉咙痛,下列哪项陈述是正确的?
   (A) 气管导管和喉罩的咽喉痛发生率相似。
   (B) 喉罩最常见的损伤是神经麻痹。
   (C) 喉咙痛的发生率与气管导管的尺寸直接成正比。
   (D) 高容低压的气囊可以减少咽喉痛发生率。
   (E) 相比没有套囊的导管,有套囊的导管喉咙痛发生率更高。

3. 关于全身麻醉期间牙齿损伤,下列哪项是正确的?
   (A) 根据报道,发生率大约为 2%。
   (B) 大约 50% 的麻醉相关牙齿损伤出现在喉镜使用期间。
   (C) 上切牙和下切牙受损的频率相等。
   (D) 牙齿情况很差时,护牙器能减少损伤风险。
   (E) 麻醉期间使用口咽通气道能减少损伤风险。

4. 在气道管理期间,下列哪项是最常见的受损结构?
   (A) 牙齿
   (B) 舌头
   (C) 咽部
   (D) 喉部
   (E) 食管

5. 下列哪项技术最可能预防角膜擦伤?
   (A) 凡士林
   (B) 石蜡软膏
   (C) 甲基纤维素软膏
   (D) 眼睑垂直胶带
   (E) 眼睑水平胶带

6. 下列哪项不是脊柱手术后视力丧失的危险因素?
   (A) 女性
   (B) 使用 Wilson 床架
   (C) 麻醉时间长
   (D) 肥胖
   (E) 应用大量晶体液

7. 下列哪种药物与静脉注射后血栓性浅表静脉炎相关？
   - （A）硫喷妥钠
   - （B）右美托咪啶
   - （C）异丙酚
   - （D）氯胺酮
   - （E）依托咪酯

8. 意外动脉内注射下列哪种药物最可能引起组织坏死？
   - （A）硫喷妥钠
   - （B）右美托咪啶
   - （C）异丙酚
   - （D）氯胺酮
   - （E）依托咪酯

9. 一例行冠状动脉搭桥术的患者麻醉诱导平稳。住院医师在颈内静脉置入 8.5 Fr 的引导器，引导器通过颈部皮肤时虽遇到一点困难，但最终完全置入了，且没有通过引导器放置中心静脉导管。几分钟后，主治医师进行经食管超声心动图检查，发现了中等量的心包积液，而患者术前没有心包积液。下列哪项陈述最能解释此心包积液？
   - （A）导丝致右心室穿孔
   - （B）导丝致右心房穿孔
   - （C）导丝致冠状窦穿孔
   - （D）扩皮器致右心室穿孔
   - （E）扩皮器致右心房穿孔

10. 在颈内静脉行中心静脉置管时，下列哪项对于预防颈动脉损伤最有用？
    - （A）回抽血液行血气分析
    - （B）导管接入换能器检测波形和压力
    - （C）超声引导
    - （D）针头接口血液颜色
    - （E）针头接口血液搏动

11. 关于静脉空气栓塞（VAE）的下列哪项陈述是正确的？
    - （A）俯卧位和坐位神经外科病例的 VAE 发病率相似。
    - （B）脑窦是空气栓子的常见来源。
    - （C）VAE 的产生需要手术部位在心脏水平或略低于心脏水平。
    - （D）呼气末二氧化碳浓度下降是 VAE 最敏感的指标。
    - （E）一旦确诊，应加用 PEEP 以防止进一步的空气栓塞。

12. 以下哪项不是与使用肺动脉（Swan‑Ganz）导管相关的肺动脉破裂的危险因素？
    - （A）肺动脉高压
    - （B）发热
    - （C）使用抗凝剂
    - （D）二尖瓣狭窄
    - （E）高龄

13. 以下哪种做法可能无助于预防周围神经阻滞期间的神经内注射？
    - （A）使用小号（与大号相比）针
    - （B）使用斜面（与铅笔尖相比）针
    - （C）使用电神经刺激
    - （D）使用超声引导
    - （E）在注射期间监测注射压力

14. 在俯卧位脊柱手术中，下列哪种手臂位置最可能导致上肢体感诱发电位发生变化？
    - （A）双臂收于身体两侧，前臂旋转
    - （B）双臂收于身体两侧，前臂旋前
    - （C）手臂超出头部以上（"超人式"）
    - （D）手臂横向外展 90°，肘部伸展
    - （E）手臂横向外展 90°，肘部弯曲 90°

15. 关于使用气动肢体止血带进行手术,以下陈述哪项是正确的?
    - (A) 止血带袖带的宽度与阻塞血流所需的充气压力成正比
    - (B) 使用直止血带袖带与波形袖带相同的充气压力以闭塞血流
    - (C) 止血带停机时间,即在再次充气之前短时间释放压力,已被证明可以降低受伤风险
    - (D) 与使用止血带有关的神经损伤的病理生理学主要是对神经纤维的缺血性损伤
    - (E) 设定充气压力时,应直接测量肢体阻断压力

16. 下列哪种麻醉技术与术后周围神经病变最不相关?
    - (A) 硬膜外麻醉
    - (B) 截石位
    - (C) 糖尿病
    - (D) 充气止血带
    - (E) 肾脏疾病

17. 在上气道激光手术期间可能阻止气道火灾发生的安全措施包括以下所有情况除外:
    - (A) 维持 $FiO_2 < 30\%$
    - (B) 使用带双套囊的导管
    - (C) 使用由聚氯乙烯 PVC 构成的导管
    - (D) 使用手术支气管镜
    - (E) 避免氧化亚氮

18. 喉部肉芽肿的激光凝固期间,患者正在通入 40% 的氧气。突然间,外科医师呼喊气管内导管已着火。最合适的第 1 步应该是:
    - (A) 关闭氧气流量计的氧气。
    - (B) 将无菌盐水注入着火野。
    - (C) 立即从患者身上取出燃烧的气管导管。
    - (D) 关闭吸入麻醉药。
    - (E) 从患者身上断开呼吸环路管道,并取出气管导管。

19. 手术室环境的职业暴露最有可能增加女性工作者下列哪个事件的风险?
    - (A) 自然流产
    - (B) 先天性唇裂畸形后代
    - (C) 后代的自闭症
    - (D) 乳腺癌
    - (E) 感音神经性听力损失

20. 麻醉期间核心体温开始下降是由以下哪个因素造成的?
    - (A) 代谢率降低
    - (B) 血流的再分布
    - (C) 向大气辐射热量
    - (D) 皮肤和暴露组织的蒸发
    - (E) 热量传导至手术台

21. 在 4 种基本的热转移机制中,哪 2 种对全身麻醉期间低温的线性阶段起最主要的作用?
    - (A) 传导和辐射
    - (B) 传导和蒸发
    - (C) 对流和辐射
    - (D) 对流和传导
    - (E) 蒸发和辐射

22. 椎管内麻醉与全身麻醉比较,术中低体温的机制描述以下哪项最佳?
    - (A) 再分布在低体温中作用微小。
    - (B) 患者迅速告知有冷的感受。
    - (C) 平台期血管收缩受损。
    - (D) 热对流相对较少。
    - (E) 术中颤抖减少。

23. 以下关于术后轻度低体温与正常体温的心脏效应描述哪项正确?
    - (A) 存在心肌保护效应。
    - (B) 心房颤动的风险增加。
    - (C) 心肌收缩性降低。
    - (D) 心肌缺血风险增加。
    - (E) 心脏效应无差别。

24. 以下关于围术期低体温效应哪项描述不正确?

（A） 伤口感染风险增加

（B） 出血风险和输血需求增加

（C） 血红蛋白对氧的亲和性增加

（D） 支气管炎

（E） 神经肌肉阻断时间延长

25. 以下哪项是低体温初始阶段再分布最小化的最佳策略?

（A） 术前注射血管收缩药物

（B） 术前充气加温 1～2 h

（C） 可能的情况下选择脊椎麻醉

（D） 全身麻醉使用透明塑料包裹患者头部保温

（E） 使用棉毯

26. 以下哪个位置监测核心体温最准确?

（A） 鼓膜

（B） 膀胱

（C） 腋窝

（D） 食管

（E） 直肠

27. 以下关于热射病的描述哪项不正确?

（A） 高龄

（B） 高血压

（C） 多器官系统衰竭

（D） 精神状态改变

（E） 横纹肌溶解

28. 以下关于预防哮喘患者行开放性腹股沟疝修补术术中支气管痉挛的策略描述,哪项无效?

（A） 建议术前停止吸烟 2 个月

（B） 建议使用喉罩(而非气管导管)

（C） 选择阿曲库铵作为神经肌肉阻断剂

（D） 每日口服甲泼尼龙 40 mg,服用 5 d

（E） 氯胺酮作为诱导药物

29. 一例 21 岁患者哮喘发作状态入 ICU。非再吸入面罩吸氧情况下,动脉血气提示：PaO_2 72 mmHg,$PaCO_2$ 46 mmHg。峰流速率为基础值的 35%。以下哪项治疗措施可改善患者状况?

（A） 茶碱

（B） 氦氧混合物

（C） 光谱抗生素

（D） 静脉内镁剂

（E） 白三烯受体拮抗剂治疗

30. 医疗工作者中乳胶过敏的发生率为?

（A） 1%

（B） 4%

（C） 12%

（D） 16%

（E） 20%

31. 以下哪项不是全身麻醉中过敏反应的特征?

（A） 皮疹

（B） 发红

（C） 通气困难

（D） 脉搏消失

（E） 低血压

32. 以下哪项不是过敏反应的早期治疗措施?

（A） 沙丁胺醇

（B） 氢化可的松

（C） 肾上腺素

（D） 补液

（E） 雷尼替丁

33. 以下哪项是导致术中发生过敏反应的最常见的物质?

（A） 抗生素

（B） 丙泊酚

（C） 神经肌肉阻断剂

（D） 乳胶

（E） 局部麻醉药

34. 下列哪种诊断试验应与过敏反应同一天进行？

（A）血清组胺

（B）血清类胰蛋白酶

（C）肥大细胞计数

（D）免疫球蛋白 E 测定

（E）放射变应原吸附试验

通过以下场景回答 35～37 题。

25 岁男性患者，全身麻醉腹腔镜疝修补术后常规苏醒期，该患者既往有轻度哮喘病史并按需吸入沙丁胺醇，近期无哮喘加重或呼吸道感染病史。无其他服药史，运动耐量好，胸部检查无特殊。住院医师为减少气管内插管的风险，在呼气末吸入七氟烷浓度为 1%、患者尚未苏醒的情况下拔除气管导管。患者拔管后很快出现咳嗽并开始用力呼吸，伴随高调吸气音，面罩通气下，潮气量极低。

35. 以上场景最可能的诊断为以下哪项？

（A）过敏反应

（B）支气管痉挛

（C）喉痉挛

（D）气管异物

（E）气胸

36. 该患者 SPO_2 下降至 89%，以下哪种治疗手段可有效终止血氧饱和度下降？

（A）沙丁胺醇喷雾

（B）消旋肾上腺素

（C）静注类固醇激素

（D）针刺胸腔内减压

（E）司可林

37. 10 min 后，住院医师被叫往苏醒室，该患者已经苏醒但仍处于恐慌状态。呼吸频率为 40 次/min，合并心动过速和高血压。面罩吸氧下 SPO_2 为 86%，咳出大量泡沫状分泌物，胸部听诊提示双侧粗湿啰音。以下哪项为最佳诊断？

（A）惊恐发作

（B）过敏反应

（C）支气管痉挛

（D）肺水肿

（E）心肌梗死

38. 以下哪项不是误吸的危险因素？

（A）妊娠

（B）进行性系统性硬化症

（C）癫痫发作后状态

（D）哌替啶

（E）美托洛尔

39. 健康人群胃内清液体的半排空时间？

（A）6 min

（B）12 min

（C）20 min

（D）30 min

（E）45 min

40. 以下关于饱胃的阐述哪项正确？

（A）ASA 指南建议术前 4 h 禁食婴儿配方奶

（B）向右后上方压迫环状软骨可以预防被动性反流

（C）奥美拉唑 20 mg 术前口服显著增加胃内pH

（D）经验性使用糖皮质激素对误吸无用

（E）喉罩较气管内导管误吸的发生率高

41. 以下关于恶性高热的遗传学和病理生理学描述
哪项正确?

（A）恶性高热是常染色体隐性遗传。

（B）恶性高热患者多有家族遗传史。

（C）恶性高热主要的基因突变位点为染色
体 17。

（D）恶性高热的主要诱发因素为不受调控的雷
诺定释放。

（E）恶性高热是一种离子通道病导致钙平衡
紊乱。

答案与解析：麻醉并发症

1. 下面哪项是鼻插管最常见的并发症？

（A）杓状软骨脱位

（B）咽后壁黏膜下层撕裂

（C）鼻甲骨撕脱

（D）鼻出血

（E）食管穿孔

因为导管向后通过，鼻黏膜磨损导致鼻出血，这是经鼻插管最常见的并发症。鼻出血通常发生在鼻中隔前部，并且在使用大号导管、使用暴力，或反复尝试时更容易出现。一些研究表明，使用血管收缩剂可以减少鼻出血发生率。一项研究提示，鼻出血发生率大约为17%，但大部分案例并不严重。根据解剖部位，鼻出血分为前壁源性和后壁源性通常很难界定。

如果置入导管时发现出血，只要插管过程可以迅速完成，也有建议仍然进行插管，因导管有助于压迫出血点。如果急性出血，导管可以轻微后退，并将气囊充气，这样血液就不会污染咽喉。另外，当气囊在出血部位起填充作用时，管腔可以用作鼻导管。如果持续出血，插入杆菌肽涂层的吸收卫生棉条通常可以控制出血。一旦插管完成，应在鼻孔内缓慢注入 10 mL 生理盐水（使用 22 号血管支架）以加速棉球的膨胀。

参考文献： Butterworth JF IV，Mackey DC，Wasnick JD. *Morgan & Mikhail's Clinical Anesthesiology*，5th ed. New York，NY：McGraw Hill；2013.

2. 关于全身麻醉后喉咙痛，下列哪项陈述是正确的？

（A）气管导管和喉罩的咽喉痛发生率相似。

（B）喉罩最常见的损伤是神经麻痹。

（C）喉咙痛的发生率与气管导管的尺寸直接成正比。

（D）高容低压的气囊可以减少咽喉痛发生率。

（E）相比没有套囊的导管，有套囊的导管喉咙痛发生率更高。

喉咙痛是全身麻醉后常见的并发症，术后 24 h 影响超过 10% 的患者。气管导管插管的患者中，高达 50% 自诉喉咙痛，而喉罩可使喉咙痛风险减少到 18%—35%。

对这 2 种器械而言，机械损伤都是造成喉咙痛的主要原因。气管导管的损伤包括去上皮、血肿、水肿、黏膜撕裂以及肉芽肿形成。使用喉罩的主要问题是咽水肿，尽管神经麻痹（喉返神经、舌下神经舌咽神经）、杓状软骨脱位、其他喉软骨及悬雍垂的损伤也有报道。气管导管直径与喉咙痛发生率之间有直接关联。有趣的是，高容低压套囊能降低拔管后哮鸣（由于过高的压力导致黏膜缺血和再灌注水肿所造成的现象）发生率，但更可能引起喉咙痛，这是因为它有更大的接触面积。相比带套囊导管，无套囊导管的喉咙痛风险更高，自主通气期间未湿化的气体流经无保护的气道黏膜可以解释这一现象。

与喉咙痛相关的患者因素包括男性、年轻患者以及妇科手术。

参考文献： Butterworth JF IV，Mackey DC，Wasnick JD. *Morgan & Mikhail's Clinical Anesthesiology*，5th ed. New York，NY：McGraw Hill；2013.

3. 关于全身麻醉期间牙齿损伤，下列哪项是正确的？

（A）根据报道，发生率大约为 2%。

（B）大约 **50%** 的麻醉相关牙齿损伤出现在喉镜使用期间。

（C）上切牙和下切牙受损的频率相等。

（D）牙齿情况很差时，护牙器能减少损伤风险。

（E）麻醉期间使用口咽通气道能减少损伤风险。

行全身麻醉的患者，每 2 000 至 2 500 人中有一人发生牙齿损伤。牙釉质表面裂缝是最常见的损伤，尽管牙齿脱位或撕脱以及损伤人工牙如牙冠及牙饰面也有发生。

使用喉镜的技术差大约应承担 50% 的责任，尤其如果操作者使用上切牙当支点。基于此，上切牙是最常受损的牙齿。其他最常见的原因是咬合，特别是当口咽通气道应用不当，被当作牙垫时。专门设计的牙垫或纱布卷可以降低损失风险。一些患者因素会增高损伤风险，包括既往损伤、牙齿情况差、上切牙突出、牙龈疾病以及人工牙。

如果牙齿已经损伤了，所有的牙碎片都应计算清楚。如果牙齿在口咽没有找到，有时需要胸部 X 线。所有的牙齿损伤均应向患者解释，并建议转诊牙科照护。

参考文献：Butterworth JF IV，Mackey DC，Wasnick JD. *Morgan & Mikhail's Clinical Anesthesiology*，5th ed. New York，NY：McGraw Hill；2013.

4. 在气道管理期间，下列哪项是最常见的受损结构？

（A）牙齿

（B）舌头

（C）咽部

（D）喉部

（E）食管

ASA 已完结索赔注册数据库显示，气道损伤在呼吸系统索赔中占 6%。索赔人通常是行常规（非困难）气道管理的年轻健康女性。根据受损结构来分类，喉部是最常见的（33%），接下来依次是咽部（19%）、食管（18%）、气管（15%）和颞下颌关节（10%）。喉损伤包括溃疡或声带

肉芽形成、喉内肌损伤和软组织感染。大多数咽部、食管和气管损伤都是穿孔和撕脱。一些学者表示气管导管内硬质管芯的应用是病因，并提议不要常规使用。视频喉镜的到来也没有降低气道损伤的发生率，实际上，有多例报道与之相关的软组织撕脱、穿孔，甚至黏膜下导管置入。应用硬质管芯引导导管，并且操作者注意力集中在会厌的视频图像，导致了大部分这些并发症。

气管和食管穿孔死亡率为 15%～20%，死亡归因于随后的纵隔炎和（或）气胸相关并发症。

参考文献：Butterworth JF IV，Mackey DC，Wasnick JD. *Morgan & Mikhail's Clinical Anesthesiology*，5th ed. New York，NY：McGraw Hill；2013.

5. 下列哪项技术最可能预防角膜擦伤？

（A）凡士林

（B）石蜡软膏

（C）甲基纤维素软膏

（D）眼睑垂直胶带

（E）眼睑水平胶带

出现角膜擦伤是因为多种器具直接损伤眼睛，例如喉镜、面罩、手术单或个人物品如名片、听诊器、手表等。术后，患者可能揉眼睛而不经意地损伤角膜，或者患者处于侧卧位时被被套和枕套损伤。然而，直接的创伤和化学损伤只占角膜擦伤的 20%，大多数是因为眼睑没有适当的闭合（兔眼症），导致角膜干燥。自然睡眠期间，小于 5% 的人群出现兔眼症，但是麻醉期间这一比例高达 60%。此外，全身麻醉显著减少泪液的产生和稳定性，导致覆盖于角膜的泪膜快速破坏。

俯卧位增加角膜擦伤风险，即使头转向侧方依然如此。俯卧位时，受影响侧的眼睛比非受影响侧的眼睛角膜擦伤风险更大。头颈手术也是高风险类手术，可能直接损伤或压迫眼球。

眼睑胶带是非常流行的预防全身麻醉期间兔眼症和暴露性角膜病的方法，并且十分有效。水平胶带可以让上下眼睑完全对位，不推荐垂直胶带，因为眼睑仍然可能张开。胶带应在麻

醉诱导后气管插管前立即进行,除外快速顺序诱导的情况,这时建立气道是第一要务。胶带并不是没有风险:如果应用不当,粘贴胶带时角膜可能摩擦,过敏反应也有过报道,睫毛损伤也并非不常见。应用生物封闭敷料,例如Tegaderm 或 OpSite,具有优势,能够完全覆盖上下眼睑,从而预防泪膜蒸发。有证据表明生物封闭敷料在预防角膜擦伤方面优于胶带。

软膏有使用过,包括联合或不联合胶带。然而,文献证据总体表明:与单独胶带相比,角膜擦伤率没有不同。此外,使用石油软膏破坏角膜前泪膜的稳定性,这会加速干燥。石蜡软膏会产生视力模糊、过敏反应和异物感。水性甲基纤维素溶液(如人工泪液)似乎并发症发生率较低。

护目镜也许能对创伤提供保护,但不能预防眼睛干燥。保护性隐形眼镜似乎有效,但不实用,并且置入时可能引起擦伤。

参考文献: Butterworth JF IV, Mackey DC, Wasnick JD. *Morgan & Mikhail's Clinical Anesthesiology*, 5th ed. New York, NY: McGraw Hill; 2013.

6. 下列哪项不是脊柱手术后视力丧失的危险因素?

(A) 女性

(B) 使用 Wilson 床架

(C) 麻醉时间长

(D) 肥胖

(E) 应用大量晶体液

围术期视力丧失是灾难性创伤,归因于 3 种机制:缺血性视神经病变、视网膜中央动脉阻塞或皮质盲。视网膜中央动脉阻塞通常由同侧颈动脉粥样硬化栓子引起。皮质盲通常是因为创伤或者低血压/心脏骤停引起的缺血。

缺血性视神经病变可发生在视神经前部或后部。正如大脑的其他部分,视神经在一定灌注压范围内拥有自身血流调节能力。如果平均动脉压低于自身调节压力的下限,血流随压力下降而下降。缺血性视神经病变的确切机制仍未阐明,大多数专家认为头部静脉压升高致间质水肿是起始促进因素,随后通过直接机械压迫、静脉梗阻或压迫供应视神经的小血管损伤视神经。这虽然罕见,但可见于一些类型的手术,例如脊髓手术、心脏手术以及最近的长时间头低位机器人手术。

根据一项多中心病例对照研究分析,缺血性视神经病变的危险因素包括肥胖、男性、使用 Wilson 框、长时间麻醉、大量失血,以及非血源性容量替代疗法时胶体应用量过小。肥胖增加腹内压并使中心静脉压回流受阻。Wilson 床架使患者的头部低于心脏水平,致头部静脉压升高。出血导致炎症、毛细血管漏出,并且非血源性容量替代疗法,特别是应用晶体时,会导致水肿。眼眶水肿会增加眼内压和静脉压,可能导致眼部筋膜室综合征。贫血也是缺血性视神经病变的危险因素,部分原因是因为窃血现象,即眼动脉以眼部为代价保证大脑的氧供。

与脊柱手术相关的围术期视力丧失,ASA 实用建议概述了一些预防缺血性视神经病变的措施,包括升高头部至与心脏水平相当或更高,保持头部处于正中位,容量替代时胶体和晶体一起使用,对高风险患者采用分期手术。基于预期手术时长及失血量识别围术期视力丧失高风险的患者,应当告知患者这些风险(围术期视力丧失风险低但难以预测)并给予合适的建议。术中,麻醉医师应持续监测全身血压,定时检测血红蛋白水平,并避免直接压迫眼球。只要患者有围术期视力丧失的顾虑,术后应尽早评估患者的视力。如果怀疑围术期视力丧失,应进行眼科急会诊;额外的管理包括优化血红蛋白水平、血流动力学及氧合。

参考文献: Butterworth JF IV, Mackey DC, Wasnick JD. *Morgan & Mikhail's Clinical Anesthesiology*, 5th ed. New York, NY: McGraw Hill; 2013.

7. 下列哪种药物与静脉注射后血栓性浅表静脉炎相关?

(A) 硫喷妥钠

（B）右美托咪啶

（C）异丙酚

（D）氯胺酮

（E）依托咪酯

　　大多数麻醉药物注射时不会引起静脉系统的炎症反应。但是，一些溶解于溶媒如丙二醇或聚丙二醇的药物，会引起血栓性浅表静脉炎。

　　依托咪酯就属这类药物，血栓性浅表静脉炎通常出现在注射后 48～72 h。大多数案例都是自限性的，但也有受损血管里血栓形成的报道。使用快速血流的静脉可能减少发生率。地西泮和劳拉西泮也会引起血栓性浅表静脉炎，分别是因为丙二醇和聚丙二醇。当地西泮配制于脂肪乳，其血栓性浅表静脉炎发生率与咪达唑仑没有差别。罗库溴铵也有引起注射后血栓性浅表静脉炎的报道；同时，在清醒个体中注射会引起疼痛，但支持罗库溴铵会引起栓性浅表静脉炎的证据较弱。同样，异丙酚也会有注射痛，但不会引起栓性浅表静脉炎。

参考文献：Barash PG. *Clinical Anesthesia*, 7th ed. Philadelphia, PA：Lippincott Williams & Wilkins；2013.

8. 意外动脉内注射下列哪种药物最可能引起组织坏死？

（A）硫喷妥钠

（B）右美托咪啶

（C）异丙酚

（D）氯胺酮

（E）依托咪酯

　　意外动脉内注射比较少见，预计发生率为 3 500～50 000 个案例中出现 1 例。在手部及腕部水平，动脉较小并且表浅，容易被误认为静脉，特别是血管病变的患者或全身低血压的患者。动脉内置管的征象包括置管时导管内出现亮红色血液、远端出现波动性血流、肢体远端缺血征象（苍白、出现斑点），以及置管部分疼痛程度比预期的更加剧烈。导管换能器通常能

确诊。

　　动脉内注射硫喷妥钠会导致灾难性后果。通常，注射后立即出现沿血管走行的剧烈疼痛。但是，由于麻醉诱导，这通常不会有表现。可以出现皮肤苍白、变红及发绀。如果患者早期醒来，会出现感觉减退、无力、麻痹及麻木，这都是由于远端结构缺血。严重的案例可以发生明显水肿、血栓，最终坏疽。硫喷妥钠诱发动脉损伤的病理生理学与动脉痉挛、药物直接损伤组织、化学性动脉炎以及释放血栓素引起血管收缩和血栓相关。

　　一旦确认，应立即停止注射。如果是择期手术，应唤醒患者；如果是急诊手术，应选用其他的诱导方式（如换其他静脉通路或诱导维持药物）。治疗围绕 3 种措施：第一，应用肝素预防血栓；第二，考虑肢体交感神经阻滞使血管扩张（如星状神经阻滞或臂丛阻滞）；最后，也有主张应用血管扩张剂（利舍平、苄唑啉）、血栓素抑制剂（阿司匹林、皮质醇），以及大分子量右旋糖酐。

　　尽管异丙酚静脉注射时会引起疼痛，但动脉注射后似乎不会引任何后遗症。

参考文献：Barash PG. *Clinical Anesthesia*, 7th ed. Philadelphia, PA：Lippincott Williams & Wilkins；2013.

9. 一例行冠状动脉搭桥术的患者麻醉诱导平稳。住院医师在颈内静脉置入 8.5 Fr 的引导器，引导器通过颈部皮肤时遇到一点困难，但最终完全置入了，且没有通过引导器放置中心静脉导管。几分钟后，主治医师进行经食管超声心动图检查，发现了中等量的心包积液，而患者术前没有心包积液。下列哪项陈述最能解释此心包积液？

（A）导丝致右心室穿孔

（B）导丝致右心房穿孔

（C）导丝致冠状窦穿孔

（D）扩皮器致右心室穿孔

（E）扩皮器致右心房穿孔

建立中心静脉通路时,心包积液和(或)继发于心腔穿孔的心包填塞是相对罕见但潜在致命性的并发症。根据穿孔的严重性,临床表现可以立即出现,或延迟几天或几周出现。最主要的危险因素是导管尖端位置低于上腔静脉**心包反射**之下。有建议,对所有中心静脉置入(包括 PICC)的患者行胸部 X 线检查,以评估尖端位置近端 SVC 和同侧锁骨静脉可能是最佳位置。其他危险因素包括输注高渗性溶液(引起血管壁破坏)和导管尖端垂直于血管壁或心腔壁,这使导管移位时容易穿孔。经外周置入的中心静脉导管(PICC)在这方面也有额外的顾虑,因为手臂运动能使中心静脉或心脏内的导管移动。

导管的设计会影响该风险,柔软、瓣子式的导管尖端更少引起穿孔。同样,柔软的 J 形尖端导丝也不太可能刺穿血管壁或心腔壁,除非应用特别大的暴力。然而,不幸的是,带有引导器的坚硬扩皮器却常常导致穿孔。因此,必须十分小心,只让扩皮器通过皮肤软组织。使用解剖刀沿静脉向下切开皮肤会有利于扩皮器通过。一旦引导器进入血管,必须轻柔地滑动引导器,并植入恰当的深度。

如果感觉导管尖端是在心包,应进行尖端回抽,并且立即进行心包穿刺或外科修补。

参考文献: Ha Hall JB, Schmidt GA, Kress JP. *Principles of Critical Care*, 4th ed. New York. NY: McGraw Hill; 2015.

10. 在颈内静脉行中心静脉置管时,下列哪项对于预防颈动脉损伤最有用?
   (A) 回抽血液行血气分析
   (B) 导管接入换能器检测波形和压力
   (C) 超声引导
   (D) 针头接口血液颜色
   (E) 针头接口血液搏动

   超声引导中心静脉置管相对于基于解剖标志的技术具有几个优点。比较这 2 种方法的 26

项随机对照试验的回顾揭示了以下益处:

导管置入失败的相对风险降低 82%(CI 68%~90%)

动脉穿刺相对风险降低 75%(CI 58%~85%)

气胸相对风险降低 79%(CI 27%~94%,$P=0.009$)

超声波引导优于波形转换和血气分析,理论优势在于,当用这些后面的技术进行诊断时,已经发生了动脉穿刺。

动脉切开术有潜在的严重并发症。局部血肿和(或)假性动脉瘤可能会扩张并导致其他重要颈部结构受压,如气道。此外,动脉夹层、血栓形成和远端血栓栓塞也有报道。如果置入了大口径导管,则需要及时咨询血管外科医师。有多种治疗方案可供选择,包括经皮切除、手术切除或血管内辅助切除,但这种并发症需要采用团队合作的方法。

参考文献: Carmody KA, Moore CL, Feller-kopman D. *Handbook of Critical Care and Emergency Ultrasound*. New York, NY: Mcgraw Hill; 2011.
Wu et al. *Real-time Two- dimensional Ultrasound Guidance for Central Venous Cannulation*: A Meta-analysis. Anesthesiology 2013;118: 361-375.

11. 关于静脉空气栓塞(VAE)的下列哪项陈述是正确的?
   (A) 俯卧位和坐位神经外科病例的 VAE 发病率相似。
   (B) 脑窦是空气栓子的常见来源。
   (C) VAE 的产生需要手术部位在心脏水平或略低于心脏水平。
   (D) 呼气末二氧化碳浓度下降是 VAE 最敏感的指标。
   (E) 一旦确诊,应加用 PEEP 以防止进一步的空气栓塞。

   在空气与脉管系统直接连接并且存在压力梯度时,可能发生静脉空气栓塞,空气被吸入血管而不是出血。最常见的临床情况是脊柱和头部的神经外科手术,其中手术部位位于心脏水平之上。这种体位建立了负压梯度,特别是当中心静脉压力低时。除此之外,这些部位手术时,硬脑膜(例如头部静脉窦)或骨头促使丰富的静脉部位保持开放。中心静脉置管或移除期间也可发生静脉空气栓塞。

空气栓塞阻碍肺血管系统,增加肺动脉压力并导致右心室压力升高,心排血量和全身压力降低。缺氧和(或)右心室超负荷可导致心肌缺血。空气容积足够大时,可以通过肺循环并引起系统性栓塞。大的气泡也可能被困在右心室流出道中,导致气锁和严重的血流动力学损害。体征和症状范围波动较大,从无表现到心血管系统崩溃。典型的体征是呼吸困难、胸痛、头晕,低血压和搅动的"磨轮"杂音。

用于检测静脉空气栓塞的监测仪包括心电图(窦性心动过速、右心室应变、心肌缺血)、动脉血气分析(低氧血症、高碳酸血症),由于肺无效腔增加引起呼气末二氧化碳减少,胸前多普勒("磨轮"杂音)和血流动力学变化,例如肺动脉压力和中心静脉压增加以及心排血量和全身血压下降。经食管超声心动图比所有这些都敏感得多,尽管它可能不实用甚至不安全,特别是在长时间坐着的情况下。其次是心前区多普勒(图 28-1)。如果患者处于高风险状态,可以在上腔静脉-心房交界下方 2 cm 处放置多孔导管,以便发生静脉空气栓塞时可以尝试抽吸空气。此位置可以用电解质溶液填充 CVP 导管,并将左腿导联连接到心电图集线器(带有心电图适配器的商用套件)。随着导管前进,尖端位置在右心房中心时,导联 Ⅱ 会出现幅度相等的双相 P 波。

静脉空气栓塞的治疗始于预防更多的空气进入。应该通知外科医师,建议用盐水冲洗术野或在开放的表面上使用湿纱布/骨蜡。颈静脉压迫和降低头部水平都会提高静脉压,并阻止进一步的空气进入。下一步是通过回抽右心

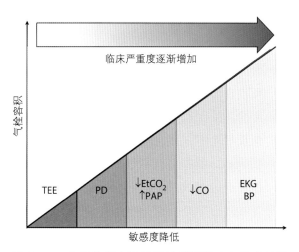

图 28-1　各种监视方法用于检测静脉空气栓塞的灵敏度。BP = 血压,CO = 心排血量,EtCO₂ = 呼气末二氧化碳,PAP = 肺动脉压,PD = 心前区多普勒,TEE = 经食管超声心动图

导管(如果存在),停止给予氧化亚氮,给予 100% 氧气和支持性治疗[例如升压药/正性肌力药和(或)胸部按压]来治疗存在的血管内空气。曾经被提倡使用 PEEP 创造正压梯度,但不再使用,因为它被认为是无效的,并且可能通过卵圆孔未闭促进反常性栓塞。

参考文献: Longnecker DE, Brown DL, Newman MF, Zapol WM. *Anesthesiology*, 2nd ed. New York, NY: McGraw Hill; 2012.

12. 以下哪项不是与使用肺动脉(Swan-Ganz)导管相关的肺动脉破裂的危险因素?

(A) 肺动脉高压

(B) 发热

(C) 使用抗凝剂

(D) 二尖瓣狭窄

(E) 高龄

肺动脉(PA)破裂是与使用 PA 导管相关的罕见但致命并发症。它的死亡率约为 30%,其中许多人立即死于大出血/咯血。那些存活的人通常需要紧急胸廓切开术来控制和手术修复。一些病变是自限性的,并导致假性动脉瘤;这些患者有自发性出血的危险,应该用血管内栓塞进行治疗。

在插入阶段有时会发生 PA 破裂,但更常

见的原因是导管无意中漂移到比预期位置更远侧,此时气囊充气导致 PA 破裂。危险因素包括先前存在的肺动脉高压、高龄和体温过低,所有这些都会导致肺动脉系统僵硬、顺应降低。当核心温度显著低于正常值时,体外循环期间体温过低是一个重要因素。其他因素包括抗凝治疗和二尖瓣疾病(增加肺静脉压力和动脉压力)。对于高危患者,肺动脉舒张压可用于估计楔压(大多数情况下),而不要反复让气囊充气和放气。

参考文献: Longnecker DE, Brown DL, Newman MF, Zapol WM. *Anesthesiology*, 2nd ed. New York, NY: McGraw Hill; 2012.

13. 以下哪种做法可能无助于预防周围神经阻滞期间的神经内注射?

    (A) 使用小号(与大号相比)针

    (B) 使用斜面(与铅笔点相比)针

    (C) 使用电神经刺激

    (D) 使用超声引导

    (E) 在注射期间监测注射压力

    周围神经阻滞的目标是将局部麻醉药沉积在非常靠近神经的地方,而不是神经内部。数十年来已表明,注射到神经束中可导致神经损伤和(或)永久性残疾。周围神经可以被认为是由结缔组织或神经外膜包裹和结合在一起的束状管束。在"束状束"的外表面上,神经外膜变得致密,形成相对坚韧的膜,从而为神经提供保护和结构完整性。

    有几种措施已被用于避免将针头推入神经外膜。超声引导允许临床医师观察针入路,但不破坏覆盖在神经的神经外膜。这是一个很好的监测方法,但它依赖于良好的针-探头协调和图像的正确解释。类似地,已经证明,在电神经刺激期间,在小于 0.2 mA 的电流下存在运动反应与神经内针尖放置相关联。在这种情况下,拔出针头并恢复其位置是明智的。已经表明,如果针头邻近神经外膜,通过针尖开始注射

局部麻醉药所需的力几乎总是很高(>15 psi);监测注射阻力是防止针不慎进入神经的重要安全工具。这是一种非特异性的监测方法——即组织或血块阻塞针管腔或者将针头定位在筋膜或骨头上,可以出现较高的注射压力。但是,如果可以在低压下注射局部麻醉药,那么对于神经损伤来说,针尖就不太可能处于危险的位置。

与锋利的针头相比,低角度(30°)斜针更不易穿透外部神经外膜。但是,如果发生穿刺,尖锐的针头较斜针头造成更少的束状损伤。一般而言,建议使用斜针进行神经阻滞。尽管小针刺中神经时神经损伤范围局限,但与大针所引起的相比,针的大小在防止神经内注射方面较不相关(24 号与 19 号针)。

参考文献: Hadzic A. *NYSORA Textbook of Regional Anesthesia and Acute Pain Medicine*, 1st ed. New York, NY: Mcgraw Hill; 2007.

14. 在俯卧位脊柱手术中,下列哪种手臂位置最可能导致上肢体感诱发电位发生变化?

    (A) 双臂收于身体两侧,前臂旋转

    (B) 双臂收于身体两侧,前臂旋前

    (C) 手臂超出头部以上("超人式")

    (D) 手臂横向外展 90°,肘部伸展

    (E) 手臂向外展 90°,肘部弯曲 90°

    患者麻醉后上肢神经损伤发生在各种不同的体位,包括仰卧位、侧卧位、俯卧位、截石位和沙滩椅位,尽管位置之间的模式和分布可能不同。总体而言,尺神经是最常受伤的部位,其次是臂丛神经,然后是正中神经。已报道麻醉后的其他孤立性神经损伤,包括腋神经、桡神经和肌皮神经。一般认为,由于上肢相对于肩部/颈部的非解剖定位,拉伸损伤是最常见的病因;压缩伤害也很常见。

    几乎所有类型的手臂位置都报道了俯卧位手术过程中上肢神经损伤。已经观察到 SSEP 变化是由患者侧蜷缩的手臂以及不同程度的外展引起的。然而,最高风险位置似乎是手臂伸

直头部以上,这是因为很大程度的非自然牵拉。

参考文献: Butterworth JF IV, Mackey DC, Wasnick JD. *Morgan & Mikhail's Clinical Anesthesiology*, 5th ed. New York, NY: McGraw Hill; 2013.

15. 关于使用气动肢体止血带进行手术,以下陈述哪项是正确的?
    - (A) 止血带袖带的宽度与阻塞血流所需的充气压力成正比
    - (B) 使用直止血带袖带以与波形袖口相同的充气压力闭塞血流
    - (C) 止血带停机时间,即在再次充气之前短时间释放压力,已被证明可以降低受伤风险
    - (D) 与使用止血带有关的神经损伤的病理生理学主要是对神经纤维的缺血性损伤
    - **(E) 设定充气压力时,应直接测量肢体阻断压力**

    止血带相关的神经损伤发生率,上肢约为1/6 000,下肢约为1/3 500。止血带袖带的设计在损伤风险中发挥着作用。袖口越宽,停止血流所需的压力就越小。因此,应该避免使用窄袖口,因为与较宽的袖口相比,窄袖口需要在组织上施加更多的压力来阻断血流。类似地,与等宽的直线(圆柱形)套囊相比,球状外形,套囊能以更低的充气压阻断血流。止血带中断时间,虽然这是具有吸引力的理论,但作为神经或肌肉损伤的预防措施,从来没有证明是有效的。

    与止血带使用有关的神经损伤的病理学常常归因于神经的压迫性局部缺血。然而,很多神经损伤的案例已经显示,神经损伤是由于袖带边缘正下方的髓鞘的损伤所致,导致压迫性神经失用。

    肢体阻断压力是停止血流所需的最低压力。研究表明,与经验值(例如 300 mmHg)相比,使用肢体阻断压力(加上安全边际)显著降低充气压(高达 19%～42%)。在 2009 年,关于使用气动止血带的推荐做法中,围手术期注册护士协会(AORN)建议,将正常成人的止血带压力设定为肢体阻断压力,对于阻断压力小于 130 mmHg 的案例再加上 40 mmHg 的安全容限,对于阻断压力为 131～190 mmHg 的案例再加上 60 mmHg 的安全容限,对于阻断压力大于 190 mmHg 的案例再加上 80 mmHg 的安全容限,以覆盖整个病例过程的收缩压变化。该建议还主张在儿童中增加 50 mmHg。肢体阻断压力可以用各种方法测量。最简单的方法是在止血带内置一个自动体积描记器,它可以测量最开始的 30 s 内的闭塞压力。

参考文献: Hadzic A. *NYSORA Textbook of Regional Anesthesia and Acute Pain Medicine*, 1st ed. New York, NY: Mcgraw Hill; 2007.

16. 下列哪种麻醉技术或疾病与术后周围神经病变最不相关?
    - (A) 硬膜外麻醉
    - (B) 截石位
    - (C) 糖尿病
    - (D) 充气止血带
    - **(E) 肾脏疾病**

    术后神经损伤很少发生,据最大的数据库估计,发生率为 0.02%～0.04%。

    然而,闭源索赔数据库中近 20% 的索赔涉及外周神经系统或脊髓特定部分的损伤。

    对 3 个区域的损伤尺神经、臂丛和腰骶神经根占所有周围神经索偿的一半以上。影响术后神经损伤的因素可分为三类:患者相关因素、麻醉相关因素和手术相关因素(表 28-1)。请注意,与术后损伤有关的患者疾病因素与导致小血管灌注减少的病理生理特征有关,这可能是术后神经损伤的原因之一。麻醉技术的类型似乎并不重要(除监测麻醉护理外,术后神经损伤的发生率较低),因为神经阻滞,椎管内麻醉和全麻的神经损伤发生率似乎大致相似。然而,具体伤害类型的分布可能不同。例如,全身麻醉后,尺神经是最易感的神经;椎管内麻醉显然可能使腰骶神经丛风险更高!

表 28 - 1 周围神经损伤相关因素

患者因素	麻醉因素	手术因素
糖尿病	硬膜外麻醉	神经外科手术
高血压	脊椎麻醉	骨科手术
吸烟	全身麻醉	心脏手术
	外周神经阻滞	普外科手术
		胸骨正中切开手术
		截石位手术>2 h
		俯卧位手术
		充气止血带的应用

参考文献：Butterworth JF IV, Mackey DC, Wasnick JD. *Morgan & Mikhail's Clinical Anesthesiology*, 5th ed. New York, NY: McGraw Hill; 2013.

17. 在上气道激光手术期间可能阻止气道火灾发生的安全措施包括以下所有情况除外：

（A） 维持 $FiO_2 < 30\%$

（B） 使用带双套囊的导管

（C） 使用由聚氯乙烯 PVC 构成的导管

（D） 使用手术支气管镜

（E） 避免氧化亚氮

　　发生火灾需要 3 个要素：热量（或点火源）、燃料和氧化剂。手术室中常见的热源包括电灼单元、激光器和光纤电缆。大量的燃料源包括窗帘、纱布、头发、亚麻布等。在气道火灾的情况下，气管导管通常是燃料源，而激光（不太常见的电烙器）是热源。氧气本身通常是氧化剂，但氧化亚氮也支持燃烧，并且在气道手术的执行过程中，这 2 种气体的吸入浓度应该尽可能低（即如果可能的话，使用空气）。在激光手术期间，当激光与气管导管接触时，会产生气道火灾。某些导管是易燃的，不适用于气道手术，包括通常用于大多数其他情况的 PVC 管，以及硅树脂和红色橡胶块。在铝箔带上缠绕管子的做法是不安全和不提倡的，因为导管可能扭结，或者铝箔带没有重叠到的部分导管可能不受保护。特制的激光管是由金属制成的（或覆盖了金属的橡胶），它们包含 2 个套囊，应该用混有亚甲蓝的盐水充气。如果激光或火花击碎了其中一个套囊，外科医师会被蓝色的飞溅的液体警示；盐水也可能扑灭火灾。使用气管导管的另一种方法是使用手术支气管镜，或者间歇性通气，喷射通气或自主通气。尽管气道中的易燃物质较少，但其缺点是 FiO_2 不太可靠。

参考文献：Barash PG: *Clinical Anesthesia*, 7th ed. Philadelphia, PA: Lippincott Williams & Wilkins; 2013.

18. 喉部肉芽肿的激光凝固期间，患者正在通入 40% 的氧气。突然间，外科医师呼喊气管内导管已着火。最合适的第 1 步应该是：

（A） 关闭氧气流量计的氧气。

（B） 将无菌盐水注入着火野。

（C） 立即从患者身上取出燃烧的气管导管。

（D） 关闭吸入麻醉药。

（E） 从患者身上断开呼吸环路管道，并取出气管导管。

　　管理这种情况的首要任务是防止患者呼吸道进一步受伤。将气管内导管与回路断开连接会剥夺燃料源的氧气，然后可以迅速将其移除。相比之下，如果氧气（或氧化亚氮）在管道移除时继续流过管道，则会产生喷射效应，撤回导管时会对先前未烧伤的上呼吸道、舌头和嘴唇区域造成火焰损伤（图 28 - 2）。调节流量表只会浪费宝贵的时间，把导管从回路中断开，然后移除导管可以通过一个平稳、连续的动作来完成。

　　气道损伤可以由热灼伤迅速发展为水肿，直接损伤区域迅速肿胀。未直接接触火焰的区域会被过热的只是损伤同时软组织会充当散热源。才会要和肺部损伤包括气雾（尤其塑料）刺激物引起的反应性气道，黏膜脱落，表面活性物质的丢失引起的肺不张，毛细血管漏引起的肺小肿。一旦拔除气管导管，需迅速实施再次插管，因为肿胀和水肿会迅速使喉镜暴露变得困难。需要大口径的气管导管。ND 管，因为几乎可以肯定需要进行支气管镜检查，并且可能

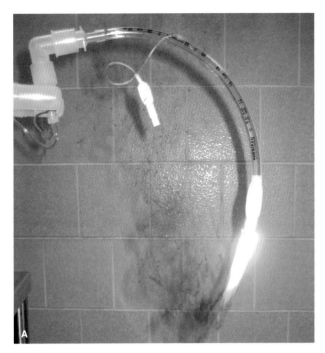
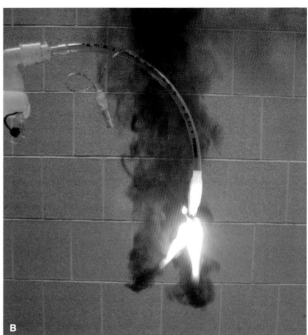
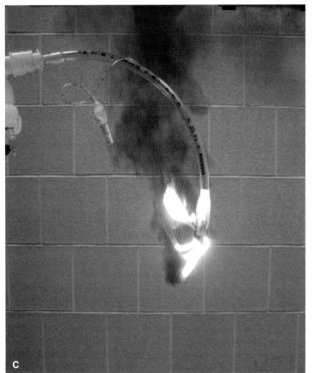

图 28-2　标准的聚氯乙烯的 7.0# 气管导管着火

A. 正在接受 1 L 氧气和 2 L 一氧化氮起火后约 3 s,显示"吹管";

B. 起火后约 10 s,火焰增强并伴随大量可燃产物;

C. 气流已经停止,但管道仍在剧烈燃烧。(Bil Ragan 提供)

需要去除烧焦/脱落的气道组织。

参考文献：Apfelbaum JL，Caplan RA，Barker SJ，et al. Practice Advisory for the Prevention and Management of Operating Room Fires：An Updated Report by the American Society of Anesthesiologists Task Force on Operating Room Fires. Anesthesiology 2013；118：271-290.

Longnecker DE，Brown DL，Newman MF，Zapol WM. *Anesthesiology*，2nd ed. New York，NY：McGraw Hill；2012.

19. 手术室环境的职业暴露最有可能增加女性工作者下列哪一个事件的风险？

(A) 自然流产

（B） 先天性唇裂畸形后代

（C） 后代的自闭症

（D） 乳腺癌

（E） 感音神经性听力损失

有几项大规模的流行病学研究着眼于在手术室工作对工作人员健康的影响。危害包括麻醉剂污染气体、辐射、变应原（尤其是乳胶）的暴露、感染以及其他仪器的噪声。由于存在多种混杂因素，并且诸如麻醉暴露的程度和持续时间等重要数据丢失，因此这些研究中的大多数存在一种或多种方式的缺陷。例如，早期研究显示手术室工作与女性自然流产和先天性异常的风险增加有关。然而，其他结果与此相矛盾，并且证明诸如压力、夜班和长时间站立等因素更为重要。

尽管如此，我们所掌握的最好证据确实表明女性医师和在手术室工作的护士的自然流产风险增加（*RR*＝1.3）。证据不足以预测先天性异常。氧化亚氮可能是一个致病因素：对女性牙科医疗工作者的调查结果显示，这些女性患有自然流产的可能性是那些在气体被清除的办公室工作者的 2.6 倍。对 19 项流行病学研究进行的一项荟萃分析表明，职业接触麻醉气体的妇女发生自然流产的风险增加 50%。

有关手术室人员癌症发病率的数据与其他类似的流行病学研究有相同的缺陷。然而，女

性患白血病、淋巴瘤和宫颈癌的风险略高。NIOSH 建议单独使用卤素麻醉剂时，废物麻醉气体的含量为 2 ppm（1 h 上限），或者 0.5 ppm 的卤化剂和 25 ppm 的氧化亚氮（麻醉剂给药期间的时间加权平均值）。该机构还建议采取以下措施减少氧化亚氮的暴露：① 监测手术室内的空气；② 实施适当的工程控制，工作实践和设备维护程序；③ 制定工作人员教育计划。旨在减少废气的措施包括经常更换室内空气（美国建筑师协会的手术室建筑标准要求每小时 15～21 次空气交换），适当的空气净化，注意不必要的电路/面罩泄漏以及避免开放式输送系统。

没有证据表明手术室工作人员的听力损失比普通人群更高。

参考文献：Butterworth JF IV，Mackey DC，Wasnick JD. *Morgan & Mikhail's Clinical Anesthesiology*，5th ed. New York，NY：McGraw Hill；2013.

20. 麻醉期间身体核心体温开始下降是由以下哪个因素造成的？

（A） 代谢率降低

(B) 血流的再分布

（C） 向大气辐射热量

（D） 皮肤和暴露组织的蒸发

（E） 热量传导至手术台

人清醒时的核心体温波动保持在非常窄的范围内（0.1～0.2℃）。在此范围之外，温度调节机制会被激活，即核心体温下降，发生寒颤，血管收缩，或者如果核心温度升高，则发汗。四肢的血管收缩和动静脉分流可防止血液流失到远端肢体，这就是为什么手和脚通常比身体核心温度低几度。

全身麻醉以 2 种方式改变了这种血流分布。首先，大多数麻醉药是内在血管扩张剂。其次，麻醉药（包括挥发性药物和丙泊酚）可以降低血管收缩激活的阈值。这是一种剂量依赖性效应，因此随着异丙酚浓度或挥发性制剂分压的增加，患者将需要越来越高的低温才能引

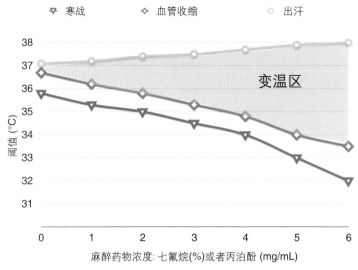

寒战　　　血管收缩　　　出汗

变温区

阈值（°C）

麻醉药物浓度：七氟烷(%)或者丙泊酚 (mg/mL)

图 28 - 3　麻醉药物浓度对于体温调节阈值的影响

发血管收缩（图 28 - 3）。实质上，患者变得具有变温性，直到其核心体温降低到足以达到"新"阈值并再次刺激血管收缩。

总之，血管收缩的丧失导致了热量从核心部分（头部、胸部、腹部和骨盆）向外周部分转移（图 28 - 4）。在最初 1～2 h 内，这种重新分布是造成绝大多数核心热量损失（～1. 5℃）的原因。请注意，在这段时间内，身体内的总热量大致相似，但分布在更宽广的体积中。

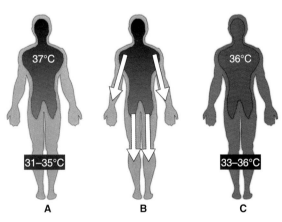

图 28 - 4　热量从核心部分重新分配至外周部分。(A) 核心部分和外周部分之间的正常温度梯度；(B) 手/脚动静脉分流减少，四肢血流量增加；(C) 重新分布的热量图，核心部分温度降低，外周部分温度升高。

参考文献：Longnecker DE，Brown DL，Newman MF，Zapol WM. *Anesthesiology*，2nd ed. New York，NY：McGraw Hill；2012.

21. 在 4 种基本的热转移机制中，哪 2 种对全身麻醉期间低温的线性阶段起最主要的作用？

(A) 传导和辐射

(B) 传导和蒸发

(C) 对流和辐射

(D) 对流和传导

(E) 蒸发和辐射

术中低温遵循可预测的三相模式。第 1 阶段，持续 1～2 h，是从核心部分到外围部分的热量重新分配。在此之后，接下来的 2～4 h 内核心温度（线性相）缓慢线性下降，这可以量化为热量产生和热损失之间的差异。由于代谢率下降，麻醉患者的热量减少。第 3 阶段称为平台阶段，其特征在于由于肢体中血管收缩分流的重新激活导致的热损失衰减（图 28 - 5）。

有 4 种基本的热损失手段：① 辐射：热损失是因为红外热射线从物体发射并撞击路径中的其他物体。所有高于绝对零度以上的物体都会发射红外热，随着温度升高，辐射强度增加。② 对流：皮肤表层薄薄的热空气层流失并被冷空气置换。③ 传导：热量直接从一个物体表面传递到另一个较低温度的表面（例如床垫）。④ 蒸发：将水转化为蒸气所需的热量损失。

由于只有相对较小的体表面积与手术室床垫接触，通过传导几乎没有热损失；此外，泡沫

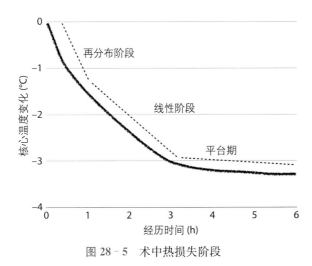

图 28-5　术中热损失阶段

床垫是良好的绝缘体,不容易受热。在皮肤切口较大并且内脏暴露于环境空气的手术中,蒸发发挥更大的作用,但这通常不是热损失的主要因素。大部分热量是通过辐射和对流而丢失的。空气加热器减少了这 2 种热丢失机制的影响。

参考文献: Longnecker DE, Brown DL, Newman MF, Zapol WM. *Anesthesiology*, 2nd ed. New York, NY: McGraw Hill; 2012.

22. 椎管内麻醉与全身麻醉比较,术中低体温的机制描述以下哪项最佳?

(A) 再分布在低体温中作用微小。

(B) 患者迅速告知有冷的感受。

(C) 平台期血管收缩受损。

(D) 热对流相对较少。

(E) 术中颤抖减少。

　　局部麻醉导致阻滞区域血管扩张,皮肤温度增加(如大腿/骨盆及轴索)。通过"欺骗"调节系统接受较正常核心温度低的体温,抑制体温调节中枢对低体温做出适当的反应。此外,即使已经达到体温的最低阈值,局部麻醉可直接抑制交感系统做出反应。再分布是第 1 个小时核心温度降低 0.8℃ 的主要原因(80%)。虽然如此,局部麻醉仍可导致体温进一步降低,患者局部麻醉后由于传入脉冲的异常调节,常感受到温暖,所以无寒冷主诉。尽管如此,局部麻

醉后寒战反应较为常见。与全身麻醉平台期体温稳定不同,区域麻醉常因持续的血管扩张致热量丢失而导致低体温持续存在。

参考文献: Longnecker DE, Brown DL, Newman MF, Zapol WM. *Anesthesiology*, 2nd ed. New York, NY: McGraw Hill; 2012.

23. 以下关于术后轻度低体温与正常体温的心脏效应描述哪项正确?

(A) 存在心肌保护效应。

(B) 心房颤动的风险增加。

(C) 心肌收缩性降低。

(D) 心肌缺血风险增加。

(E) 心脏效应无差别。

　　轻度低体温激活肾上腺素系统,增加循环内去甲肾上腺素(3~4 倍)和肾上腺素水平。儿茶酚胺类增加导致心肌做功增加,包括心率、收缩力和心率血压乘积增加。在健康志愿者中,这与冠状动脉循环的相应扩张相匹配。然而,在那些有流速限制的动脉粥样硬化病变的患者中,低体温诱导的儿茶酚胺激增导致的氧需求增加可能会导致心肌缺血。

　　Frank 等对 300 例腹部、血管或胸外科手术的高危患者接受被动保温(简单的洞巾覆盖)和主动保温(加压气流保温)进行了比较。结果表明:到达重症监护病房时,平均核心温度的差异是 1.3℃。在连续监测 24 h 后,接受主动保温的患者出现病态心脏事件(不稳定性心绞痛/心肌缺血、心脏骤停或心肌梗死)的可能性降低了 55%。此外,被动保温组的患者室性心动过速的发生率增加了 3 倍。

参考文献: Frank SM, Fleisher LA, Breslow MJ, et al. Perioperative Maintenance of Normothermia Reduces the Incidence of Morbid Cardiac Events. A Randomized Clinical Trial. *JAMA* 1997; 277: 1127-1134.

24. 以下关于围术期低体温效应哪项描述不正确?

(A) 伤口感染风险增加

(B) 出血风险和输血需求增加

（C）血红蛋白对氧的亲和性增加

（D）支气管炎

（E）神经肌肉阻断时间延长

众所周知,体温过低增加伤口感染风险(例如,结肠切除术患者感染风险增加 3 倍)主要包括以下 2 种机制:第一,体温过低会直接影响细胞和体液免疫功能,包括自然杀伤细胞、巨噬细胞和中性粒细胞的损伤。第二,皮肤温度降低导致体温调节血管收缩,减少切口区氧含量。

即使轻度的低体温(体温下降 0.85℃)也会导致出血和输血需求的显著增加。这是多种因素导致的,包括凝血因子酶的功能和血小板功能的降低等。

体温对呼吸系统的影响包括呼吸急促,咳嗽反射抑制,以及分泌物增加(例如"冷的支气管黏液分泌")。更重要的是,低体温导致氧-血红蛋白解离曲线左移,降低了分子在组织水平上卸载氧气的能力(例如对氧的亲和力增加)。

低体温对药物代谢的影响。在中心体温较正常体温低 2℃的患者中,维库溴铵的作用持续时间增加了 2 倍。或者说,维库溴铵在低体温患者中的作用时间超过了正常体温下泮库溴铵的持续时间。这种效应同样适用于罗库溴铵,在较低程度上也适用于阿曲库铵。挥发性麻醉剂的组织溶解度随体温下降而增加,即当患者体温降低时,体内麻醉药的含量增加。但这并不影响效能(记住:效能与局部压力相关,而与浓度无关),但随着更多的麻醉气体需要被冲洗,可能会延长麻醉恢复的时间。每降低 1℃,MAC 下降约 5%/。因此,当体温下降 20℃时,MAC 为零,此时不需要麻醉。体温过低增加了丙泊酚和芬太尼的稳态浓度,这可能与中心和外周效应室之间的室间清除减少相关。

参考文献：Longnecker DE, Brown DL, Newman MF, Zapol WM. *Anesthesiology*, 2nd ed, New York, NY: McGraw Hill; 2012.

25. 以下哪项是低体温初始阶段再分布最小化的最佳策略?

（A）术前注射血管收缩药物

（B）术前充气加温 1～2 h

（C）可能的情况下选择脊椎麻醉

（D）全身麻醉使用透明塑料包裹患者头部保温

（E）使用棉毯

再分布期间中心体温降低主要涉及手和脚的体温调节血管收缩动静脉短路,以及血液流向较冷肢体的增加。如果在麻醉诱导前能预防和纠正短路,则之后无核心热量损失,体温再分布可被忽略。有 2 种方法可达到此目的。第一个是使用加压气流保温使皮肤"预热"。为了达到此效果,四肢的温度必须与核心温度相匹配,这就是为什么需要在诱导前的 1～2 h 启动保温措施。另一种方法是在手术前一晚开始使用血管舒张药(如硝苯地平),并在手术的早晨继续进行药物治疗,以引起血管舒张。这 2 种方法都成功地减少了通常在全身麻醉后 1～2 h 内的核心温度下降。

加压气流保温是一种非常有效的防止热量损失和治疗低体温的方法。人体的大部分热量都是通过辐射和对流丢失的,而现代的加压气流保温系统可以在皮肤表面传输超过 50 W 的热量,从而抵消这 2 种机制的影响。覆盖患者皮肤表面的碳纤维电热毯与加压气流保温一样有效,而且体积更小。此外,一些调查人员认为,气流加温在无菌区增加了菌落聚集,而电热毯加温则无此影响。

利用毯子、塑料和混合塑料盖("太空毯")等被动绝缘材料,可以在材料表面和皮肤之间建立和维持一层薄薄的暖空气。因此,它们都具有同等效力。一层被动绝缘层可以减少皮肤热量损失约 30%。额外的毯子层不会带来更多的益处。辐射加热器("法式取暖灯")是有效的,特别是当身体的某些部分不能被强制的加压气流保温覆盖时(如儿童和婴儿)。

参考文献： Longnecker DE，Brown DL，Newman MF，Zapol WM. *Anesthesiology*，2nd ed，New York，NY：McGraw Hill；2012.

26. 以下哪个位置监测核心体温最准确？

(A) 鼓膜

(B) 膀胱

(C) 腋窝

(D) 食管

(E) 直肠

许多位置可以精确地监测核心温度。肺动脉、鼻咽部、食管和鼓膜都位于高度灌注的核心位置，在大多数情况下都可用于反映核心温度。食管温度可能不能反映胸部或肝脏手术的核心温度，当鼻胃管与体温热敏电阻相邻时，也不能反映真实的核心温度。膀胱温度在稳定状态下能可靠的反映核心温度，但当动态时，比如在心肺旁路手术中，则不能反映核心温度。类似地，直肠温度也可以是可靠的，在椎管内麻醉期间尤其有用，但在恶性高热患者则与核心体温没有相关性。皮肤温度是不精确的；腋窝温度可以反映核心温度，但体温传感探头必须准确定位在腋窝动脉，且手臂必须紧贴于胸部测量体温。

鼓膜由于非常靠近大脑，是测量核心温度的理想位置，即使在动态情况下，如快速降温和复温过程中也能反映核心温度。此外，即使是在清醒患者中，特别是红外体温计上，鼓膜温度也可以轻松安全的实施。

参考文献： Longnecker DE，Brown DL，Newman MF，Zapol WM. *Anesthesiology*，2nd ed，New York，NY：McGraw Hill；2012.

27. 以下关于热射病的描述哪项不正确？

(A) 高龄

(B) 高血压

(C) 多器官系统衰竭

(D) 精神状态改变

(E) 横纹肌溶解

体温过高可分为热衰竭和热射病。热衰竭的特征是体温高达 39℃、类似流感的症状、肌肉疼痛、不适、恶心/呕吐。主要的问题是血容量不足，治疗的核心是有效的容量补充。

热射病是一种危及生命的疾病，它是由身体温度的显著升高引起的（41℃）。热射病包含 2 种类型：典型的热射病通常发生在环境极其炎热时（例如夏季的热浪）的老年人或虚弱的人，以及合并严重的心脏衰竭，或有酒精/药物滥用史的患者；劳累型热射病通常发生在年轻的运动员和士兵身上，他们被要求长时间工作，且休息和饮水不足。除了炎热的环境外，其中一个危险因素是环境湿度，因为在相对湿度大于 75% 的情况下，蒸发变得无效。

温度升高会导致耗氧和代谢率增加、呼吸急促和心动过速。在 42℃ 以上时，氧化磷酸化变得无耦合，许多酶停止运作。血液从胃肠道转移到皮肤和肌肉，导致肠道缺血，并增加了细菌的异位。细胞因子相关的炎症反应增加。

热射病的临床症状包括皮肤发红、神经功能障碍（如头晕、言语变化、烦躁、谵妄、抽搐和昏迷）、血容量不足和低血压、肺水肿、横纹肌溶解、急性肾损伤、弥散性血管内凝血、肝损伤和低血糖。死亡率为 20%～65%，与温度升高的程度、启动冷却措施的时间以及所涉及的系统的数量有关。

治疗从初始复苏措施开始，关注气道、呼吸和循环。冷却措施是降低发病率和死亡率的主要手段，包括用冷喷雾、冷水浸泡，以及将冰袋敷在腋下、颈部和腹股沟。更多的侵入性措施包括胸廓、腹膜和胃内灌洗。然而，妊娠和有腹部手术史的患者，腹膜灌洗是禁忌的。胃内灌洗需要气管插管来保护气道，并与水中毒有关。

参考文献： Longnecker DE，Brown DL，Newman MF，Zapol WM. *Anesthesiology*，2nd ed，New York，NY：McGraw Hill；2012.

28. 以下关于预防哮喘患者行开放性腹股沟疝修补术术中支气管痉挛的策略描述,哪项无效?

    (A) 建议术前停止吸烟 2 个月

    (B) 建议使用喉罩(而非气管导管)

    (C) 选择阿曲库铵作为神经肌肉阻断剂

    (D) 每日口服甲泼尼龙 40 mg,服用 5 d

    (E) 氯胺酮作为诱导药物

    在本身存在气道反应性增高的患者中,很多因素可以刺激诱发支气管收缩(见表 28 - 2)。

表 28 - 2　触发支气管痉挛的因素

患者内在因素	药　物	麻醉剂相关
分泌物增加	神经肌肉阻断剂	乳胶
迷走反射增加	抗生素	气管内导管
急性呼吸道感染	β-受体阻断剂	未湿化的气体
	鱼精蛋白	气道吸引
	吗啡	拔管

这些因素大都是可以预防和纠正的。如果可能的话,应该建议吸烟者提前 2 个月停止吸烟,促使最大限度地纤毛黏液清除恢复。病情严重者,已经证明增加皮质激素(吸入或口服)可以减少肺顺应性差患者的插管后喘息发作。口服 5 d 剂量为 40 mg 的甲泼尼松不太可能引起肾上腺抑制,除非患者在过去的 6 个月里服用了超过 2 周的类固醇,并且正在进行一项重大的手术,且预期会有强烈的应激反应。吸入支气管扩张剂应持续至手术日的早晨,包括喷雾器或 MDI(如果使用正确,二者均有效)。抗胆碱能治疗,如格隆溴铵,可以抑制呼吸道迷走反射同时抑制气道分泌物。

释放组胺的药物会引起支气管痉挛,如米库溴铵、阿曲库铵和吗啡。氯胺酮可能是麻醉诱导的最佳选择,且没有禁忌,因为它通过释放儿茶酚胺扩张支气管。由于氯胺酮可致唾液分泌增加,所以推荐联合使用止涎剂抑制唾液分泌。挥发性麻醉药因具备潜在的扩张血管作用,常用于麻醉的维持;然而,已经证明地氟醚可诱发吸烟者发生支气管痉挛。长期以来,

避免气管内插管和拔管一直是对哮喘患者管理的一个重要考虑因素。喉罩由于不直接接触气管黏膜和进入声门下气道,因此可减少分泌物分泌,是此类患者的选择之一。

参考文献: Butterworth JF IV, Mackey DC, Wasnick JD. Morgan & Mikhail's Clinical *Anesthesiology*, 5th ed. New York, NY: McGraw Hill; 2013.

29. 21 岁患者哮喘发作状态入 ICU。非再吸入面罩吸氧情况下,动脉血气提示:PaO_2 72 mmHg, $PaCO_2$ 46 mmHg。峰流速率为基础值的 35%。以下哪项治疗措施可改善患者状况?

    (A) 茶碱

    (B) 氦氧混合物

    (C) 光谱抗生素

    (D) 静脉内镁剂

    (E) 白三烯受体拮抗剂治疗

    该患者的血气结果提示在增加 FiO_2 时仍缺氧,仅见于严重的哮喘患者。随后可出现高二氧化碳血症提示呼吸肌疲劳,及即将出现的呼吸衰竭。重度哮喘患者推荐的治疗手段包括:

    (1) 吸氧,维持 SaO_2 大于 90%。

    (2) 吸入 β 受体激动剂。可使用喷雾器或 MDI,吸入 $β_2$ 受体激动剂在早期治疗中发挥重要作用。

    (3) 吸入抗胆碱药。重症监护病房重度哮喘患者,每 20 min 使用异丙托溴铵 500 mg,连续使用 3 次,之后必要时使用,当与沙丁胺醇合用时较沙丁胺醇单独使用,显著改善了支气管扩张。

    (4) 全身性使用糖皮质激素。这对缓解难治性支气管痉挛患者的气道炎症和黏液栓十分重要。患者在极端情况下应静脉内注射糖皮质激素;严重的打击常常需要治疗 10～14 d 的疗程。

    (5) 硫酸镁。静脉注射镁剂(2 g)推荐用于存在威胁生命的哮喘患者或经传统治疗 1 h 后

病情仍严重的患者(最大流量小于 40%)。2 篇系统性综述表明：镁剂治疗对传统治疗严重哮喘有帮助作用。

(6) 麻醉剂。研究表明吸入麻醉药和氯胺酮在此类患者中有效,但仍缺乏强力的证据支持。

氦氧混合物密度减少是气流改善的理论基础,但目前有效的数据仍存在矛盾。同时,由于其吸入氧浓度的限制(30%),因此用于重度哮喘患者的治疗存在局限性。甲基黄嘌呤,如茶碱与 β_2 受体激动剂合用时无效并存在不良反应。经验性使用抗生素在哮喘持续状态的急性期治疗无效。

参考文献：Hall JB, Schrnido GA, Kress JP. *Principles of Critical Care*, 4th ed. New York, NY：McGraw Hill；2015.

30. 医疗工作者中乳胶过敏的发生率为

(A) 1%

(B) 4%

(C) 12%

(D) 16%

(E) 20%

20 世纪 80 年代,乳胶是作为艾滋病传染的普遍预防措施,而乳胶过敏已发展为一个重要的健康关注问题。医务工作者中乳胶过敏的估计发生率为 4%,显著高于大众人群(0.8%)。

天然乳胶是来自巴西的橡胶树的乳状液。原产品的加工过程包括添加防腐剂、加速剂和氧化剂,以增强橡胶的强度和可拉伸性。天然乳胶中有不少于 14 种抗原蛋白,这些蛋白可以通过人工合成过程进行修改。对乳胶过敏的个体与对香蕉、猕猴桃、鳄梨和栗子过敏之间存在关联。该产品中的蛋白质部分会导致 Ⅰ 型过敏症[IgE-介导的荨麻疹和(或)过敏反应]；乳胶中的化学物质有时会导致发生 Ⅳ 型反应(接触性皮炎)。

乳胶暴露可以通过多种途径进行,但黏膜和呼吸道是最重要的。乳胶过敏原被玉米淀粉吸收并雾化播散,导致医院工作人员产生呼吸道症状。出于此原因,人们已经放弃了使用含粉手套。许多医院已经转移到一个完全没有乳胶的环境,以保证专业人员和患者免受乳胶过敏的危险。

参考文献：Bousquet J, Flahault A, Vandenplas O, et al. Natural Rubber Latex Allergy Among Health Care Workers：A Systematic Review of the Evidence. *J Allergy Clin Immunol* 2006；118：447 - 454.

31. 以下哪项不是全身麻醉中过敏反应的特征?

(A) 皮疹

(B) 发红

(C) 通气困难

(D) 脉搏消失

(E) 低血压

Ⅰ 型,IgE-介导的超敏反应,也称为过敏反应,在 3%~10% 病例中是致命的,及时发现症状并开始治疗是至关重要的。在手术室里,镇静和麻醉会使这一过程变得复杂,并且需要依赖于客观证据。

过敏反应最常见初始表现为严重的低血压和(或)无脉搏(28% 的患者),其次是高气道压力肺通气困难(26%)和皮肤发红(21%)。不太常见的症状包括咳嗽(6%)、皮疹(4%)、脉搏血氧饱和度降低、发绀、心电图变化、喘息和荨麻疹(共占 15%)。

在严重的过敏反应中,皮疹和荨麻疹等黏膜皮肤的症状较少见。这很可能是由于其血管扩张和毛细血管渗漏导致严重低血压,血液灌注从皮肤和肌肉组织转移到心脏、大脑和肾脏等关键器官所致。因此,循环的抗原可能不被送到皮下的肥大细胞中,因浓度不足而不能引起风团及潮红应答反应。任何皮下释放的组胺(或其他介质)可能不足以克服皮肤上的血液分流。一旦血压稳定下来,由于皮肤组织灌注恢复,皮肤的症状就会出现。

参考文献：Longnecker DE，Brown DL，Newman MF，Zapol WM. *Anesthesiology*，2nd ed，New York，NY：McGraw Hill；2012.

32. 以下哪项不是过敏反应的早期治疗措施？

（A）沙丁胺醇

（B）氢化可的松

（C）肾上腺素

（D）补液

（E）雷尼替丁

过敏反应首先是暴露于抗原（如：罗库溴铵、乳胶、花生）。通常第 1 次接触在临床上是不常见的，但可导致 B 细胞产生针对这种抗原的特定抗体。它们在 2 种类型的细胞表面表达。柱状细胞位于皮下结缔组织及肺和肠道黏膜；嗜碱粒细胞是循环中的粒细胞。在随后接触到相同抗原时，肥大细胞和嗜碱粒细胞将颗粒的内容物释放到组织（皮肤、肺、肠道）和血液中。这些颗粒含有多种血管活性物质和炎症介质，如前列腺素、白介素、蛋白聚糖、蛋白酶、肝素和血小板活性因子；然而，到目前为止，最重要的介质是组胺。组胺是一种潜在的血管扩张剂，增加毛细血管通透性。这在很大程度上解释了过敏反应的临床症状和 4 个目标系统：皮肤（红斑、荨麻疹、血管性水肿）、呼吸（水肿、支气管痉挛）、心血管（血管舒张、低血氧）和胃肠道（黏膜水肿、腹泻）。

肾上腺素是过敏反应的首选药物。α - 1 受体激动逆转了血管扩张，而 β2 受体激动逆转了支气管收缩。此外，肾上腺素可防止从肥大细胞和嗜碱细胞释放更多的介质。过敏反应导致死亡通常是由于未及时使用肾上腺素所致。在最初的 10 min 内，超过 50% 的患者由于毛细血管渗漏导致血管内容积丢失。因此，早期和积极的液体疗法十分重要。在轻度过敏时，喘息是主要的症状，雾化沙丁胺醇可能是有帮助的，但当出现心血管症状时，则应注射肾上腺素治疗。早期静脉注射类固醇因具备抗炎作用，被推荐用于此类患者，尤其是当合并血管性水肿

和支气管痉挛时，推荐使用类固醇激素。这些药物的起效时间较长；通常需要 4～6 h 才会看到效果。氢化可的松是起效最快的类固醇激素。

组胺阻滞剂是与大多数疾病过程有关的配体，因此具有很直观的作用。然而，其药效学十分复杂（表 28 - 3）。

表 28 - 3　组胺 1 受体和组胺 2 受体激活对不同组织的影响

效　应	H1 受体	H2 受体
正向变时效应		√
正向变力作用		√
冠状动脉扩张	√	√
外周血管阻力降低	√	√
血管通透性增加	√	
支气管收缩		√
支气管扩张		√
肺血管收缩	√	
肺血管扩张		

一般来说，在早期的过敏反应中，组织胺-1 受体阻滞剂（例如二苯甲胺）作用相对温和，其在心血管疾病中的使用仍存在争议。不推荐使用组胺 - 2 受体阻滞剂（如雷尼替丁、法莫替丁），因其可阻断组胺的正性肌力和正向变时以及扩张冠状动脉作用。

参考文献：Longnecker DE，Brown DL，Newman MF，Zapol WM. *Anesthesiology*，2nd ed，New York，NY：McGraw Hill；2012.

33. 以下哪项是导致术中发生过敏反应的最常见的物质？

（A）抗生素

（B）丙泊酚

（C）神经肌肉阻断剂

（D）乳胶

（E）局部麻醉药

麻醉过敏反应 70% 是肌松药所引起的。与氨基甾体类药物相比，苄基异喹啉类肌松剂更容易导致过敏反应。有报道该类药物首次使用

时也出现过敏反应,提示该类药物和其他非肌松药之间存在交叉过敏反应。

一些研究表明,有些药物之间确实存在交叉反应。

抗生素无疑是一种重要的变应原,但现有的抗生素过敏发生率较以往的青霉素完全不同。由于第 1 代的头孢菌素和青霉素药瓶存在交叉污染,导致这类药品过敏发生率在 10% 左右。现有的药物分子结构更单纯,即使患者既往有青霉素过敏史,注射头孢菌素也可能是安全的。

乳胶过敏在麻醉过敏反应中占 12% ～ 13%。高危人群主要包括家族性遗传过敏反应患者,接受多次手术治疗和(或)膀胱导尿的儿童,医务人员及其他工作上需要接触乳胶手套的职业工作者,对香蕉、栗子、猕猴桃和牛油果过敏的人也容易发生。

硫喷妥钠的过敏发生率为 1/30 000,但目前暂无对美索比妥发生过敏的报道。同样,对依托咪酯和氯胺酮过敏的报道也很罕见。由于丙泊酚制剂成分含有大豆油、卵磷脂和甘油,对豆油过敏的患者应避免使用。因为乳剂成分里不含鸡蛋蛋白,对鸡蛋蛋白过敏的患者同样可以使用。

人工胶体(羟乙基淀粉、右旋糖酐和明胶)过敏占整个麻醉过敏反应的 4.5%。高渗性碘对比剂可以直接引起(非 IgE 介导)肥大细胞和嗜碱粒细胞脱颗粒而导致过敏反应。临床上对类过敏反应(anaphylactoid)和过敏性反应(anaphylactic reaction)难以鉴别。

大部分其他临床常用的麻醉药品,包括阿片类药物、局部麻醉剂,所引起的麻醉风险非常小。

参考文献:Longnecker DE,Brown DL,Newman MF,Zapol WM. *Anesthesiology*,2nd ed,New York,NY:McGraw Hill;2012.

34. 下列哪种诊断试验应与过敏反应同一天进行?

(A) 血清组胺

(B) 血清类胰蛋白酶

(C) 肥大细胞计数

(D) 免疫球蛋白 E 测定

(E) 放射变应原吸附试验

通常先根据临床症状进行治疗,然后再完善相应的诊断性检查。患者病情稳定后立即行血清类胰蛋白酶检测有助于确诊是否为过敏反应。类胰蛋白酶是肥大细胞分泌的中性蛋白酶前体,半衰期为 3 h,而组胺半衰期只有 3 min,因此更适合作临床症状控制后的诊断性标志物。通常建议在发病后第 1 天内连续测 3 次:临床症状控制后进行第 1 次检查,1 h 后第 2 次,6～24 h 后行第 3 次检查。类胰蛋白酶基线水平波动在 0.8～1.5 ng/mL,超过 20 ng/mL 通常提示过敏反应的发生。

确诊为过敏反应后需请变态反应科医师会诊,并根据情况完善相应检查。放射变应原吸附试验(RAST)可以检测血清内特异性抗原(对于麻醉相关的过敏反应通常为某种药物)。皮肤试验评估 IgE 反应敏感性的金标准。该试验通过在皮内注入少量可疑过敏原并观察患者反应。由于这个试验具有发生过敏反应的风险,具有广泛皮损、服用抗组胺药或近期有过敏反应发生的患者避免该项检查,可以用 RAST 代替。

过敏性一旦明确,预防性使用抗组胺剂或皮质醇对后续麻醉并不能提供帮助。这样虽然能减少过敏反应症状,但也可能掩盖过敏反应的早期症状并延误诊断,直到心血管系统衰竭时才有表现。最有效的办法是避免接触最可能的过敏原。

参考文献:Longnecker DE,Brown DL,Newman MF,Iapol WM. Anesthesiology,2nd ed,New York,NY:McGraw Hill;2012.

通过以下场景回答 35～37 题。

25 岁男性患者,全身麻醉腹腔镜疝修补术后常规苏醒期,该患者既往有轻度哮喘病史并按需吸入沙丁胺醇,近期无哮喘加重或呼吸道感染病史。无其他服药史,运动耐量好,胸部检查无特殊。住院医师为减少气管内插管的风险,在呼气末吸入七氟烷浓度为 1%,患者尚未苏醒的情况下拔除气管导管。患者拔管后很快出现咳嗽并开始用力呼吸,伴随高调吸气音,面罩通气下,潮气量极低。

35. 以上场景最可能的诊断为以下哪项?

（A）过敏反应

（B）支气管痉挛

（C）喉痉挛

（D）气管异物

（E）气胸

　　喉痉挛是麻醉过线情况下唾液、血液或异物刺激气道情况下引起的声带反射性的关闭。该保护性反射是由于咽部压力感受器、化学感受器及温度感受器受到刺激所引起的。这些受体在声带后部分布更密集。这些传入刺激引起反射性的喉内肌收缩,进一步导致声带内收及会厌下降。喉痉挛可以分为部分性(部分气体交换,喘息)和完全性(声带紧紧靠在一起,不管患者如何努力都没有气体交换)2 种。所有年龄段人群喉痉挛的发生率为 0.9% 左右,9 岁以下儿童发生率翻倍,而 3 个月以内患儿发病率是一般人群的 3 倍。

　　虽然这些患者合并气道反应性疾病,但发生时间(拔管后立即发生)、呼气末挥发性药物浓度(1% 的七氟烷接近 0.5 MAC,这个浓度对深麻醉下拔管的患者来讲太小了)和高频吸气音(喘鸣)。呼气时喘鸣更像是支气管痉挛的表现。

参考文献: Longnecker DE, Brown DL, Newman MF, Zapol WM. *Anesthesiology*, 2nd ed, New York, NY: McGraw Hill; 2012.

36. 该患者 SPO_2 下降至 89%,以下哪种治疗手段可有效终止血氧饱和度下降?

（A）沙丁胺醇喷雾

（B）消旋肾上腺素

（C）静注类固醇激素

（D）针刺胸腔内减压

（E）司可林

　　喉痉挛一旦确诊,需要尽早解除。静推丙泊酚(30～50 mg)加深麻醉和托下颌手法有时候会有效。大多情况下需要采用面罩正压通气。喉痉挛严重时气道彻底闭合,气道正压通气只能挤压杓状会厌皱襞并将气体挤入胃内。如果以上气道处理都无效,就需要静脉注射(0.1 mg/kg)或肌内注射(3 mg/kg)司可林。

参考文献: Longnecker DE, Brown DL, Newman MF, Zapol WM. *Anesthesiology*, 2nd ed, New York, NY: McGraw Hill; 2012.

37. 10 min 后,住院医师被叫到苏醒室,该患者已经苏醒但仍处于恐慌状态。呼吸频率为 40 次/min,合并心动过速和高血压。面罩吸氧下 SPO_2 为 86%,咳出大量泡沫状分泌物,胸部听诊提示双侧粗湿啰音。以下哪项为最佳诊断?

（A）惊恐发作

（B）过敏反应

（C）支气管痉挛

（D）肺水肿

（E）心肌梗死

　　这是典型的负压性肺水肿表现。它的特征性表现是发生在上气道梗阻解除后,通常是喉痉挛,也有支气管痉挛的报道。其他情况包括气道异物、会厌炎症、声带麻痹、阻塞性睡眠呼吸暂停、气管插管或喉罩刺激、气管内插管套管内负压吸引过于强烈。其病理生理机制与胸腔内产生强烈的负压有关。该负压会引起肺毛细血管渗出增加,引起细胞外和肺泡积液。其他因素包括低氧、高碳酸血症、血儿茶酚胺水平升高会使其临床表现更为严重。尤其是低氧情况下,肺血管阻力增加、心肌收缩力降低都会导致肺水肿形成。

　　典型的临床表现包括快速发生呼吸窘迫、

咳泡沫样痰、咳血、低氧血症及胸部听诊广泛湿啰音。胸片提示双侧间质性肺水肿表现（Kerley B 线、支气管袖套征、胸腔渗出），胸腔内负压严重的情况下还会出现肺泡渗出表现（肺实变）。负压性肺水肿具有自限性，通常在 24 h 内缓解。但大部分患者确诊后需要相应的治疗，包括保持气道通畅、吸氧及正压通气。偶尔会需要重新插管和机械通气治疗，但通常情况下无创正压通气可以替代。利尿剂也经常使用，但没有足够多的临床证据证实其有效性。

参考文献：Longnecker DE，Brown DL，Newman MF，Zapol WM. *Anesthesiology*，2nd ed，New York，NY：McGraw Hill；2012.

38. 以下哪项不是误吸的危险因素？

    （A）妊娠

    （B）进行性系统性硬化症

    （C）癫痫发作后状态

    （D）哌替啶

    （E）美托洛尔

    引起胃内容物误吸的 3 个主要因素是：胃内容物增加（比如胃排空时间延迟）、下食管括约肌功能障碍、咽部保护性反射功能障碍。可以想象成"瑞士三明治"，胃内容物误吸的发生需要 3 个条件同时具备。

    胃排空延迟

    ● 自主神经功能障碍（糖尿病、慢行肾功能衰竭）

    ● 进行性系统性硬化（硬皮病）

    ● 神经系统疾病（帕金森、多发性硬化、弥漫性神经肌肉接头疾病）

    ● 妊娠

    ● β2 受体激动（疼痛、应急、创伤）

    ● 药物（阿片类、抗胆碱能药物）

    ● 迷走神经切断术后

    ● 幽门功能障碍/十二指肠动力障碍

    ● 病毒感染后胃瘫

    下食管功能障碍/反流高危因素

    ● 妊娠

    ● 食管裂孔疝

    ● 肥胖

    ● 进行性系统性硬化（硬皮病）

    ● 酗酒

    ● 吸烟

    ● 贲门失迟缓

    ● 未行环状软骨压迫

    ● 麻醉过浅

    ● 截石位

    ● 药物（阿托品、吡咯糖、多巴胺、硝普钠、β 受体激动剂、阿片类药物、布洛芬、丙泊酚、硫喷妥钠、吸入麻醉、胰高血糖素）

    咽部功能不全

    ● 全身麻醉/镇静

    ● 神经功能障碍（延髓疾病、脑外伤、脑血管病、癫痫发作后、昏迷）

    ● 插管时间超过 8 h（物理效应）

    ● 喉返神经阻滞

    ● 阿片类药

    ● 高龄

    美托洛尔是一种 β 受体阻断剂，增加食管下括约肌张力及胃排空。

参考文献：Longnecker DE，Brown DL，Newman MF，Zapol WM. *Anesthesiology*，2nd ed，New York，NY：McGraw Hill；2012.

39. 健康人群胃内清液体的半排空时间？

    （A）6 min

    （B）12 min

    （C）20 min

    （D）30 min

    （E）45 min

    胃和十二指肠内压力存在梯度差时会产生胃排空效应。生理学研究表明健康人群的半胃排空时间为 12 分钟。胃 90% 排空需要 4 个半胃排空时间，约 48 分钟。引起胃排空延迟的因素包括某些疾病（糖尿病、慢行肾功能不全）、β2

受体激动剂(应激、疼痛)、药物(阿片类、抗胆碱能药物)及妊娠后体型改变与内分泌激素变化。

禁食禁饮(NPO)2 h和标准的半夜后NPO相比,胃液排空程度相近,因此不同系统趋向于将2 h作为一个节点。同时,2 h禁饮和标准NPO相比能减少结肠手术后恢复时间。另外,手术前2 h饮用碳水化合物可以防止脱水、低血糖发生,尤其是能避免饥饿、口渴对(尤其是)儿童带来的不适。目前并无证据表明禁饮2 h会增加死亡率及误吸发生。

参考文献: Hauser B, Roelants M, De Schepper J, et al. Gastric emptying of liquids in children. *J Pediatr Gastroenterol Nutr* 2016;62:403-408.

40. 以下关于饱胃的阐述哪项正确?
(A) ASA指南建议术前4 h禁食婴儿配方奶
(B) 向右后上方压迫环状软骨可以预防被动性反流
(C) 奥美拉唑20 mg术前口服显著增加胃内pH
(D) 经验性使用糖皮质激素对误吸无用
(E) 喉罩较气管内导管误吸的发生率高

ASA禁食指南建议术前2 h的禁清液体,术前4 h禁母乳,术前6 h禁婴儿配方奶、非母乳和固体食物,术前8 h禁大的及脂肪肉类食物。

该方法(BURP)可改善喉镜检查时声门暴露,但并不是防止胃内容反流的安全措施。正如最初所描述的,并且在尸体研究中已得到验证,正确使用Sellick手法(或环状软骨压迫)需要44 N的力向后方压迫环状软骨以堵塞食管。然而,按压环状软骨的效果目前仍存在争议,因为磁共振成像研究显示,当从前方压迫环状软骨时,食管"滑出"到椎体的前外侧。此外,有几项研究表明,环状软骨压迫妨碍喉头的暴露,以及有效和正确地放置气管导管和喉罩。最后,关于环状软骨压迫是否能在合适的时间以适当的方式进行是有争议的。例如,训练不佳的助

手可能会用手指抓住错误的软骨结构,或者对软骨施加无效的压力。

手术日晨单剂量的雷尼替丁150 mg口服已被证实可以减少胃容积和增加pH,而奥美拉唑则需要连续服用2次才能达到以上效果:即手术前1 d晚上,及手术日晨。单次剂量对改变胃分泌物的化学成分或体积几乎没有作用。

一旦发生反流,治疗措施应当集中在预防胃内容物进一步反流入肺内(如头低位),然后进行气管内插管并对气管支气管树进行吸引。胃内应被充分吸引,如怀疑存在颗粒物质,应进行支气管镜检查确认气道的污染程度。支持性治疗旨在维持氧合和预防/治疗支气管痉挛。由于吸入性肺炎在大多数情况下是无菌的,所以经验性使用抗生素是没有作用的。类似地,经验性的类固醇治疗已被证明是无效的,在某些情况下甚至会导致病情恶化。

包括pH测量、标记染料和支气管镜检查等多种方法均表明,喉罩能有效对抗反流物质进入气管支气管。近期一项大型的系统性综述表明,在比较这2种设备的随机对照试验中,对于择期手术患者,胃内容物反流致吸入性肺炎的风险2组间比较没有差异。

参考文献: Yu SH, Beirne OR. Laryngeal Mask Airways have a Lower Risk of Airway Complications Compared with Endotracheal intubation: A Systematic Review. *J Oral Maxillofac Surg* 2010;68:2359-2376.

41. 以下关于恶性高热的遗传学和病理生理学描述哪项正确?
(A) 恶性高热是常染色体隐性遗传。
(B) 恶性高热患者多有家族遗传史。
(C) 恶性高热主要的基因突变位点为染色体17。
(D) 恶性高热的主要诱发因素为不受调控的雷诺定释放。
(E) 恶性高热是一种离子通道病导致钙平衡紊乱。

恶性高热是一种由药物引起的疾病,它可以在药物的作用下产生代谢亢进、肌肉僵硬和横纹肌溶解。因为挥发性麻醉药和琥珀胆碱均可诱发恶性高热,麻醉医生对此特别关注。

恶性高热是常染色体显性遗传,在世界范围内均可见到。据估计,它在普通人群中的流行病学发病率在 1∶5 000～1∶10 000。尽管恶性高热的遗传模式与性别无关,但许多注册中心和观察者报道:男性发病率大约为女性的 3 倍。其发生与青年,肌肉发达,肌肉张力增加(张力亢进)以及肌肉痉挛等相关。在北美恶性高热注册中心,仅有 7% 由于麻醉剂诱发恶性热的患者有家族病史。

恶性高热的病理生理学与骨骼肌肉中肌质网中钙的释放有关。在正常的肌肉细胞膜的去极化过程中,电压门控钙离子通道会发生构象变化,并允许从肌原体中释放钙。钙离子流入细胞质,并与肌钙蛋白 C 结合,引起机械收缩事件。随后,钙在泵的作用下返回肌质网。

易发生恶性高热的患者存在一个或多个钙释放相关的蛋白质离子通道病。到目前为止,研究最多的是 1 型利阿诺定受体(RYR1)蛋白。通过钙或咖啡因激活 RYR1,增加钙离子释放并进入细胞质。相反的,恶性高热特异性治疗药物丹曲林,则是一种有效的 RYR1 抑制剂。60% 以上的恶性高热易感家庭,其 RYR1 的基因编码发生突变,常位于 19q12 - 13 染色体上。目前有超过 30 种已知的突变产生了功能失调的 RYRI 蛋白质。这些功能失调的受体对多种刺激(包括挥发性麻醉剂、钙离子和钾离子流及咖啡因)有以下两种反应:① 受体通道开放的阈值降低,② 闭合速度降低。这延长了钙离子沿着浓度梯度下降的时间,增加细胞内的总钙离子浓度。导致恶性高热事件中的强直收缩、僵化和高代谢等特征。

参考文献: Longnecker DE, Brown DL, Newman MF, Zapol WM. *Anesthesiology*, 2nd ed, New York, NY: McGraw Hill; 2012.

(魏庆麒　于静　夏晨钟译　邬伟东校)

第 29 章

术 后 期

1. 条件允许的情况下,建议使用多模式镇痛治疗术后疼痛。在全膝关节置换术后,哪种多模式技术治疗术后疼痛最有效?
   - (A) 布比卡因切口浸润
   - (B) 椎管内麻醉内使用吗啡
   - (C) 静脉注射阿片类药物和普瑞巴林
   - (D) 静脉注射阿片类药物和氯胺酮
   - (E) 静脉注射阿片类药物和对乙酰氨基酚

2. 非阿片类镇痛药经常应用于减轻术后慢性疼痛,最佳证据证明下列辅助药中哪一种可以减少术后慢性疼痛的发生率?
   - (A) 氯胺酮
   - (B) 加巴喷丁
   - (C) 右美托咪啶
   - (D) 镁剂
   - (E) 阿米替宁

3. 按照临床剂量应用,下列哪种非阿片类辅助药物能引起低血压?
   - (A) 利多卡因浸润
   - (B) 氯胺酮
   - (C) 普瑞巴林
   - (D) 右美托咪啶
   - (E) 地塞米松

4. 传统的 NSAIDS 类药物和 COX-2 抑制剂也有很多不良反应。与 COX-2 抑制剂相比,传统的 NSAIDS 类药物注射经常发生的不良反应包括:
   - (A) 消化道出血
   - (B) 肾功能衰竭
   - (C) 心肌缺血
   - (D) 哮喘
   - (E) 头痛

5. 术后镇痛应用非阿片类辅助药有以下好处除了:
   - (A) 减少了阿片类药物诱导的痛觉过敏
   - (B) 减少了慢性疼痛的发生率
   - (C) 减少了术后疼痛的程度
   - (D) 预防性镇痛
   - (E) 超前镇痛

6. 术后经常使用低剂量的氯胺酮[$0.5 \sim 1$ mg/kg,并以 $2 \sim 10$ mcg/(kg·min)持续泵入]进行镇痛。其机制是什么?
   - (A) NMDA 受体拮抗剂
   - (B) Mu-阿片类受体拮抗剂
   - (C) Kappa 阿片类受体拮抗剂
   - (D) 毒蕈碱样受体拮抗剂
   - (E) 钠离子通道抑制剂

7. 一例经历高风险血管外科手术的患者,选择可乐定作为术后镇痛的辅助用药。以下哪项是应用可乐定的额外好处?
   (A) 更早的运用肠内营养
   (B) 减少呼吸抑制的发生率
   (C) 减少显著低血压的发生率
   (D) 减少心肌梗死的发生率
   (E) 降低死亡率

8. 在治疗中重度术后疼痛的方案中,以下哪类阿片类药物效果最差?
   (A) 芬太尼贴片
   (B) 静脉注射丁丙诺啡
   (C) 静脉注射芬太尼
   (D) 口服羟考酮
   (E) 肌内注射哌替啶

9. 成人术后中重度疼痛,以下哪种镇痛药物给予单次剂量即可以最大限度地缓解疼痛?
   (A) 布洛芬 400 mg 口服
   (B) 曲马多 50 mg 口服
   (C) 对乙酰氨基酚 650 mg 口服
   (D) 可待因 60 mg 口服
   (E) 阿司匹林 650 mg 口服

10. 成人行浸润麻醉,布比卡因的最大剂量是多少?
    (A) 1 mg/kg
    (B) 2 mg/kg
    (C) 4.5 mg/kg
    (D) 7 mg/kg
    (E) 9 mg/kg

11. 未对阿片类药物成瘾的成年患者,术后使用患者自控芬太尼止痛泵,下列哪种初始剂量是可以接受的?
    (A) 每 5 min 0.5 mg 静脉注射
    (B) 每 5 min 15 μg 静脉注射
    (C) 每 15 min 30 μg 静脉注射
    (D) 每 20 min 50 μg 静脉注射
    (E) 持续静脉浸润 0.01 mg/(kg·h)

12. 门诊行膝关节镜手术,阿片类药物腔内注射的剂量是多少?
    (A) 吗啡 100 μg
    (B) 吗啡 200 μg
    (C) 吗啡 300 μg
    (D) 芬太尼 25 μg
    (E) 芬太尼 100 μg

13. 在肠段切除手术利用低胸段椎管内麻醉来进行术后镇痛,不同的局部麻醉药中加入或者不加入阿片类药物都是有用的。相对于 0.125% 的布比卡因,使用 0.05% 布比卡因复合芬太尼 5 mcg/mL 有什么优势?
    (A) 恶心和呕吐发生少
    (B) 瘙痒发生率低
    (C) 镇静更少
    (D) 运动阻滞发生率低
    (E) 呼吸抑制出现更低

14. 未对阿片类药物成瘾的患者术后使用自控镇痛泵,除了需求剂量外还会设置一个阿片类药物的持续背景剂量,背景剂量的优点是什么?
    (A) 改进了术后镇痛
    (B) 改进了术后的睡眠方式
    (C) 减少了患者的生理需求
    (D) 减少了总阿片类的用量
    (E) 减少了呼吸抑制的发生率

15. 多种替代疗法和补充疗法对于术后镇痛的管理是有用的。以下哪种技术需要患者的易感性?
    (A) 经皮电刺激疗法
    (B) 冷冻
    (C) 针灸
    (D) 催眠
    (E) 超声波

16. 在以下的替代和补充疗法中,哪种假定是通过释放内啡肽来起作用的?

 (A) 针灸

 (B) 催眠

 (C) 冷冻

 (D) 超声波治疗

 (E) 治疗性抚触

17. 肺不张为术后患者低氧血症的原因。以下哪项最符合肺不张患者的术后低氧血症发生机制?

 (A) 低潮气量

 (B) 弥散障碍

 (C) 血流通气比例失调

 (D) 右向左分流

 (E) 低氧引起的肺血管收缩

18. 在围手术期,有很多原因可以引起功能残气量的减少。一例已经麻醉并摆好体位准备手术的患者:仰卧位,麻醉已诱导,并已处于肌肉松弛状态。病人被安置在大约 30°的头低位,开始进行非腔镜类上腹部手术,以下哪个因素最不可能减少功能残气量?

 (A) 患者处于仰卧位

 (B) 全身麻醉的诱导

 (C) 增加肌肉松弛作用

 (D) 大于 30°的头高脚低位

 (E) 非腹腔镜的上腹部手术

19. 一例患者术后出现显著的高血压。下列哪项为术后高血压发生的最大风险因素?

 (A) 长期的高血压病史

 (B) 由于疼痛引起交感兴奋

 (C) 高碳酸血症引起的交感兴奋

 (D) 寒战

 (E) 高血容量

20. 因肠穿孔行剖腹探查的患者,术后被转运至复苏室出现持续的低血压。初始治疗是静滴晶体液。低血压并未因为液体复苏而得到纠正。心电图未曾改变,血压 95/42 mmHg,中心静脉压 8 mmHg,心排血量 8.4 L/min。基于以上信息,以下哪项干涉是需要的?

 (A) 只需要持续的静脉液体滴注

 (B) 增加多巴胺的滴注

 (C) 增加抗利尿激素的滴注

 (D) 增加去甲肾上腺素的滴注

 (E) 增加肾上腺素的滴注

21. 预测成人术后恶心呕吐(PONV)风险的多个患者相关的独立因素中,以下哪个是最有预见性的指标?

 (A) 女性

 (B) 非吸烟者

 (C) 晕车病史

 (D) 肥胖

 (E) 年龄小于 50 岁

22. 脑干呕吐中枢可能会收到以下的刺激除了:

 (A) 化学感受器触发区

 (B) 胃肠道的迷走神经传入

 (C) 前庭系统的迷走神经传入

 (D) 内脏和躯体的细胞核

 (E) 大脑皮质

23. 有很多的预防策略可以减少成人术后的恶心呕吐。以下哪个策略是最有用的?

 (A) 避免用新斯地明

 (B) 用 N_2O 代替其他挥发性麻醉剂

 (C) 辅助吸氧

 (D) 常规胃肠减压

 (E) 充分补液

24. 呕吐与下列哪个生理反应有关系?
    （A）唾液的分泌减少
    （B）膈肌的收缩
    （C）小肠的蠕动
    （D）心动过缓
    （E）上腹部肌肉的松弛

25. 以下哪种药物不是用来预防和治疗术后恶心呕吐的?
    （A）地塞米松
    （B）莨菪碱
    （C）埃索美拉唑
    （D）氟哌啶醇
    （E）奋乃静

26. 预防成人术后恶心呕吐,以下哪个是 H1 受体拮抗剂?
    （A）盐酸非索非那定
    （B）氯雷他定
    （C）乘晕宁/茶苯海明
    （D）西替利嗪
    （E）氨苯那敏

27. 下列药物哪项在减少术后恶心呕吐方面效果最差?
    （A）昂丹司琼 4 mg 静脉注射
    （B）阿瑞匹坦 40 mg 口服
    （C）地塞米松 8 mg 静脉注射
    （D）氟哌利多 1.25 mg 静脉注射
    （E）甲氧氯普胺 10 mg 静脉注射

28. 为了减少术后恶心呕吐,何时使用昂丹司琼(五羟色胺抑制剂)最有效?
    （A）诱导期
    （B）手术结束
    （C）术前 1 d 晚上
    （D）麻醉诱导前 2 h
    （E）在麻醉维持阶段

29. 一例患者预防性给予昂丹司琼,在术后 4 h 仍有恶心呕吐,以下术后恶心呕吐补救治疗方案除了:
    （A）乘晕宁(茶苯海明)
    （B）昂丹司琼
    （C）氟派利多
    （D）经皮莨菪碱
    （E）地塞米松

30. 氟哌利多被用于治疗术后恶心呕吐,但 2001 年,FDA 公布了一个关于使用氟哌利多的黑匣子警告。与警告一致,一旦考虑注射氟哌利多,需要执行以下哪种措施?
    （A）避免注射氟哌利多的患者出现高钾
    （B）避免注射氟哌利多的患者出现心动过速
    （C）氟哌利多只能用于预防术后恶心呕吐
    （D）注射完氟哌利多后心电监护 2～3 h
    （E）注射完氟哌利多注意锥体外系的不良作用

31. 存在术后恶心呕吐高风险的患者,经常选择多模式的方式预防恶心呕吐,以下哪类组合在减少术后恶心呕吐方面作用最小?
    （A）昂丹司琼＋地塞米松
    （B）昂丹司琼＋氟哌利多
    （C）昂丹司琼＋卡索匹坦
    （D）地松米松＋胃复安
    （E）地塞米松＋氟哌利多

32. 最佳的证据显示以下哪类非药物治疗方法对术后恶心呕吐最有效?
    （A）音乐治疗
    （B）吟唱
    （C）催眠
    （D）P6 针灸指压
    （E）异丙酯的芳香疗法

33. 在运用神经肌肉阻滞药的全身麻醉后,患者苏醒并在复苏室里复苏。患者似乎有上气道梗阻和反常呼吸。在鉴别诊断中考虑有残余的神经肌肉阻滞。在这种情况下,下列哪种方法可以评估维持和保护气道的能力?

    (A) 四个成串刺激

    (B) 强直刺激

    (C) 握力

    (D) 持续抬头

    (E) 伸舌

34. 在围手术期,以下哪类并发症最常见?

    (A) 上呼吸道梗阻

    (B) 低血压

    (C) 高血压

    (D) 精神状态的改变

    (E) 恶心呕吐

35. 既往体健的 30 岁男性接受住院手术治疗。气道管理使用肌松剂量的罗库溴铵和司可林。他在术后很快就能活动但术后 3 d 却出现明显的肌肉疼痛。以下哪个原因导致术后肌肉疼痛?

    (A) 肌肉强壮的患者

    (B) 男性

    (C) 住院手术

    (D) 早期移动

    (E) 运用了肌肉松弛剂量的罗库溴铵

36. 下面哪项是术后认知功能障碍的风险因素?

    (A) 全身麻醉

    (B) 患者的年龄

    (C) 术中低血压

    (D) 术中低氧血症

    (E) 门诊手术

37. 对于成人来说,下列哪项是术后谵妄的高风险因素?

    (A) 功能障碍

    (B) 术中应用氧化亚氮

    (C) 术中血细胞比容小于 35%

    (D) 年龄>40 岁

    (E) 全身麻醉

38. 一例患者经过近 8 h 的手术,术后出现精神状态的改变。该患者先前没有认知功能缺陷,现在存在注意力和意识的改变,症状大概在 1 周后缓解。下列哪项最符合这些改变?

    (A) 术后认知功能障碍

    (B) 术后谵妄

    (C) 兴奋

    (D) 痴呆

    (E) 苏醒延迟

39. 一例需在全身麻醉下行腹腔镜下乙状结肠切除术的患者。术中维持选用七氟烷、芬太尼和罗库溴铵。手术结束,麻醉停止后患者未能在 60 min 内恢复意识。以下哪项最能解释这种突发的苏醒延迟状况?

    (A) 镇静药物的残留作用

    (B) 残留的肌肉松弛作用

    (C) 低体温

    (D) 围术期卒中

    (E) 低血糖

答案与解析：术后期

1. 条件允许的情况下，建议使用多模式镇痛治疗术后疼痛。在全膝关节置换术后，哪一种多模式技术治疗术后疼痛最有效？
   (A) 布比卡因切口浸润
   (B) 椎管内麻醉内使用吗啡
   (C) 静脉注射阿片类药物和普瑞巴林
   (D) 静脉注射阿片类药物和氯胺酮
   (E) 静脉注射阿片类药物和对乙酰氨基酚

   Meta 分析显示静脉联合注射阿片类药物和钙通道阻滞剂(加巴喷丁或者普瑞巴林)相对于单独使用阿片类药物可以提供更有效的镇痛效果。多模式疼痛管理技术是指应用 2 种及以上的麻醉药物(每种药物都有不同的作用机制)，因此，虽然椎管内应用吗啡以及使用布比卡因进行切口浸润都可以改善术后镇痛但并不是多模式技术。静脉注射阿片类药物联合氯胺酮和静脉注射阿片类药物联合对乙酰氨基酚也属于多模式技术，但目前的证据并不能证明优于单独使用阿片类药物。除非有禁忌，所有的手术患者都应该接受多模式镇痛管理，包括 24 h 的 NSAIDS 类药物、COX－2 选择性 NSAIDS 类药物或对乙酰氨基酚。

   参考文献： American Society of Anesthesiologists Task Force on Acute Pain Management，Practice guidelines for acute pain management in the perioperative setting: an updated report by the American Society of Anesthesiologist Task Force on Acute Pain Management，*Anesthesiology* 2012；116：248－273.
   Miller RD. *Miller's Anesthesia*，8th ed. Philadelphia，PA：Elsevier；2015.

2. 非阿片类镇痛药经常应用于减轻术后慢性疼痛，最佳证据证明下列辅助药中哪一种可以减少术后慢性疼痛的发生率？
   (A) 氯胺酮
   (B) 加巴喷丁
   (C) 右美托咪啶
   (D) 镁剂
   (E) 阿米替宁

   最佳证据显示加巴喷丁能很好地预防术后慢性疼痛。术后慢性疼痛是指术后 2 个月后存在的无法解释的疼痛。根据手术方式的不同，术后慢性疼痛的发生率为 10%～50%。为了减少术后慢性疼痛的发生率，多种非阿片类药物投入到研究当中，研究对象包括：氯胺酮,右美托咪啶,镁剂浸润,利多卡因浸润,以及不同的抗抑郁药物(三环类抗抑郁药-阿米替林、五羟色胺再摄取抑制剂、去甲肾上腺素再摄取抑制剂)但是他们的作用是有限的,甚至有可能出现相反的效果。

   参考文献： Miller RD. *Miller's Anesthesia*，8th ed. Philadelphia，PA：Elsevier；2015.
   Ramaswamy S，Wilson JA，Colvin L. Non-opioid-based adjuvant analgesia care. *Contin Educ Anaesth Crit Care* 2013；13 (5)：152－157.

3. 按照临床剂量应用，下列哪种非阿片类辅助药物能引起低血压？
   (A) 利多卡因浸润
   (B) 氯胺酮
   (C) 普瑞巴林

(D) 右美托咪啶

（E）地塞米松

临床剂量的 α_2 受体激动剂右美托咪啶和可乐定可以引起低血压和心动过缓。作用机制是 α_2 受体激动剂降低了交感神经的活性。其他非阿片类辅助药理论和潜在的影响包括：

（1）氯胺酮：低血压等精神性不良反应；谵妄，心动过速

（2）普瑞巴林/加巴喷丁：头晕、镇静和疲劳

（3）地塞米松/甲泼尼龙：胃肠疲劳，消化道出血，切口愈合延迟

利多卡因：局部麻醉药中毒（中枢性的和心血管性的）

参考文献： Butterworth JF IV，Mackey DC，Wasnick JD. *Morgan & Mikhail's Clinical Anesthesiology*，5th ed. New York，NY：McGraw Hill；2013.

4. 传统的 NSAIDS 类药物和 COX‐2 抑制剂都有很多不良反应。与 COX‐2 抑制剂相比，传统的 NSAIDS 类药物注射经常发生的不良反应包括：

(A) 消化道出血

（B）肾功能衰竭

（C）心肌缺血

（D）哮喘

（E）头痛

传统的 NSAIDS 类药物较 COX‐2 抑制剂有更高的概率发生消化道出血。有消化道出血的患者是 COX‐2 抑制剂的适应证。NSAIDS 类药物和 COX‐2 抑制剂增加的风险包括：① 不利的肾脏事件（有肾、脑疾病的患者）；② 心血管事件（心肌缺血和卒中）；③ 高敏反应（哮喘、荨麻疹、血管神经性水肿）；④ 中枢神经系统影响（头痛、头晕、意识混淆）。

参考文献： Brunton LL，Chabner BA，Knollman BC. *Goodman & Gilman's the Pharmacological Basis of Therapeutics*，12th ed. New York，NY：McGraw Hill；2011.

5. 术后镇痛应用非阿片类辅助药有以下好处除了：

（A）减少了阿片类药物诱导的痛觉过敏

（B）减少了慢性疼痛的发生率

（C）减少了术后疼痛的程度

（D）预防性镇痛

(E) 超前镇痛

术后应用非阿片类辅助药拥有很多预防性镇痛效果，包括：① 减少阿片类药物导致的痛觉过敏；② 减少术后的疼痛程度；③ 减少阿片类的使用（并减少阿片类药物的不良反应）；④ 减少慢性疼痛发生的概率。

超前镇痛由 Patrick WALL 于 1988 年提出，用来描述在手术开始前使用麻醉药物阻止中枢敏化和改善术后疼痛控制。研究证实超前镇痛是没有说服力的；这是因为全身麻醉和系统运用阿片类药物并不能完全阻断中枢敏化（同时引起了关于超前镇痛的基础定义和实验设计的争议），预防性镇痛的含义是在围手术期运用麻醉药以减少中枢敏化。中枢敏化是指术后由手术切口引起持续性的疼痛扩大的效应。

参考文献： Miller RD. *Miller's Anesthesia*，8th ed. Philadelphia，PA：Elsevier；2015.
Butterworth JF IV，Mackey DC，Wasnick JD. *Morgan & Mikhail's Clinical Anesthesiology*，5th ed. New York，NY：McGraw Hill；2013.
Katz J，Clarke H，Seltzer Z. Preventive analgesia：quo vadimus？ *Anesth Analg* 2011；113(5)：1242‐1253.

6. 术后经常使用低剂量的氯胺酮[$0.5\sim1$ mg/kg，并以 $2\sim10$ mcg/(kg·min)持续泵入]进行镇痛。其机制是什么？

(A) NMDA 受体拮抗剂

（B）μ 阿片类受体拮抗剂

（C）κ 阿片类受体拮抗剂

（D）毒蕈碱样受体拮抗剂

（E）钠离子通道抑制剂

低剂量氯胺酮的首要作用机制是作为

NMDA 受体拮抗剂,可以阻断疼痛传导通路。氯胺酮的药理学机制复杂:

(1) 低剂量的氯胺酮,作用机制与 NMDA 受体拮抗剂相同,阻滞了阿片类受体的内化,并阻止了阿片类药物诱导的痛觉过敏和急性耐受。

(2) 大剂量的氯胺酮类似于 μ 和 κ 阿片类受体的拮抗剂。

(3) 氯胺酮有单胺能、毒蕈样、烟碱样的拮抗剂作用,同时可以阻断钠离子通道(可以解释它的局部麻醉特性)。

参考文献: Butterworth JF IV, Mackey DC, Wasnick JD. *Morgan & Mikhail's Clinical Anesthesiology*, 5th ed. New York, NY: McGraw Hill; 2013.
Pai A, Heining M. Ketamine. *Contin Educ Anaesth Crit Care Pain* 2007; 7 (2): 59-63.
Hirota K, Lambert DG. Ketamine: new uses for an old drug? *BJA* 2011; 107(2): 123-126.

7. 一例经历高风险血管外科手术的患者,选择可乐定作为术后镇痛的辅助用药。以下哪项是应用可乐定的额外获益?

(A) 更早的运用肠内营养

(B) 减少呼吸抑制的发生率

(C) 减少显著低血压的发生率

(D) 减少心肌梗死的发生率

(E) 降低死亡率

α_2 受体拮抗剂比如可乐定和右旋美托咪啶不会增加呼吸抑制的发生率。α_2 受体拮抗剂在血管手术以后能明显减少死亡率和心肌梗死的发生率。然而,最近的试验中发现可乐定并不能减少心肌梗死后的死亡率。可乐定能明显增加低血压的发生率。

利多卡因静脉注射可以获得术后改善肠道功能的益处。

参考文献: Devereaux PJ, Sessler DI, Leslie K, et al. Clonidine in patients undergoing noncardiac surgery. *NEJM* 2014; 370 (16): 1504-1513.
Wijeysundera DN, Bender JS, Beattie WS. Alpha-2 adrenergic agonists for the prevention of cardiac complications among patients undergoing surgery. *Cochrane Database Syst Rev* 2009; 4 (CD004126). doi: 10.1002/14651858. CD004126. pub2.
Butterworth JF IV, Mackey DC, Wasnick JD. *Morgan & Mikhail's Clinical Anesthesiology*, 5th ed. New York, NY: McGraw Hill; 2013.

8. 在治疗中重度术后疼痛的方案中,以下哪类阿片类药物效果最差?

(A) 芬太尼贴片

(B) 静脉注射丁丙诺啡

(C) 静脉注射芬太尼

(D) 口服羟考酮

(E) 肌内注射哌替啶

因为起效太慢,芬太尼贴剂一般不作为术后镇痛的常规治疗,大概需要 16 h 才能完全起效。在术后中重度疼痛管理中有很多选择,包括注射丁丙诺啡(阿片类激动——拮抗剂)、静脉注射芬太尼、口服羟考酮、肌内注射哌替啶(存在注射痛)。

参考文献: Miller RD. *Miller's Anesthesia*, 8th ed. Philadelphia, PA: Elsevier; 2015.
Brunton LL, Chabner BA, Knollman BC. *Goodman & Gilman's the Pharmacological Basis of Therapeutics*, 12th ed. New York, NY: McGraw Hill; 2011.

9. 成人术后中重度疼痛,以下哪种镇痛药物给予单次剂量即可以最大限度地缓解疼痛?

(A) 布洛芬 400 mg 口服

(B) 曲马多 50 mg 口服

(C) 对乙酰氨基酚 650 mg 口服

(D) 可待因 60 mg 口服

(E) 阿司匹林 650 mg 口服

在列出的止痛药中,布洛芬 400 mg 口服可以极大地缓解术后中重度疼痛。镇痛药一般用需治疗人数(NNT)来衡量。NNT 是指与安慰剂相与,为缓解 1 例患者 50% 或以上疼痛所需要治疗的患者数量：

布洛芬 400 mg 口服，NNT＝2.5

曲马多 50 mg 口服，NNT＝8.3

对乙酰氨基酚 650 mg 口服，NNT＝4.6

可待因 60 mg 口服，NNT＝16.7

阿司匹林 650 mg，口服 NNT＝4.4

参考文献： Bandolier，由 http://www. medicine. ox. ac. uk/bandolier/booth/painpag/ Acutrev/ Analgesics/Leagtab. html. 获取
Miller RD. *Miller's Anesthesia*，8th ed. Philadelphia，PA：Elsevier；2015.

10. 成人行浸润麻醉，布比卡因的最大剂量是多少？

　（A）1 mg/kg

　（B）2 mg/kg

　（C）4.5 mg/kg

　（D）7 mg/kg

　（E）9 mg/kg

　　成人行浸润麻醉，布比卡因的最大剂量 2 mg/kg。其他常规使用的镇痛药剂量包括利多卡因 4.5 mg/kg 和普鲁卡因 7 mg/kg。加入肾上腺素，最大剂量可以增加 1/3。

参考文献： Brunton LL，Chabner BA，Knollman BC. *Goodman & Gilman's the Pharmacological Basis of Therapeitics*，12th ed. New York，NY：McGraw Hill；2011.

11. 未对阿片类药物成瘾的成年患者，术后使用患者自控芬太尼止痛泵，下列哪种初始剂量是可以接受的？

　（A）每 5 min 0.5 mg 静脉注射

　（B）每 5 min 15 μg 静脉注射

　（C）每 15 min 30 μg 静脉注射

　（D）每 20 min 50 μg 静脉注射

　（E）持续静脉浸润 0.01 mg/(kg・h)

　　未对阿片类药物成瘾的成年患者使用阿片类药物进行术后镇痛非常普遍，术后静脉镇痛的初始剂量包括：

　　（1）芬太尼 10～50 mcg 静脉单次负荷剂量，锁定间隔时间为 4～10 min

　　（2）吗啡 0.5～0.25 mg 静脉单次负荷剂量，锁定间隔时间为 5～10 min

　　（3）氢吗啡酮 0.05～0.4 mg 静脉单次负荷剂量，锁定间隔时间为 5～10 min

　　对于未成瘾的成人患者不需要持续注入。

参考文献： Miller RD. *Miller's Anesthesia*，8th ed. Philadelphia，PA：Elsevier；2015.

12. 门诊行膝关节镜手术，阿片类药物腔内注射的剂量是多少？

　（A）吗啡 100 μg

　（B）吗啡 200 μg

　（C）吗啡 300 μg

　（D）芬太尼 25 μg

　（E）芬太尼 100 μg

　　门诊行膝关节镜手术阿片类药物腔内注射的剂量是 10～25 μg。这个剂量可以改善术后过度的制动。对于门诊患者的关节腔内吗啡注射并非必须，因为会有延迟的呼吸抑制风险（注射后 6 h）。

参考文献： Miller RD. *Miller's Anesthesia*，8th ed. Philadelphia，PA：Elsevier；2015.

13. 在肠段切除手术利用低胸段椎管内麻醉来进行术后镇痛，不同的局部麻醉药中加入或者不加入阿片类药物都是有用的。相对于 0.125% 的布比卡因，使用 0.05% 布比卡因复合芬太尼 5 μg/mL 有什么优势？

　（A）恶心和呕吐发生少

　（B）瘙痒发生率低

　（C）镇静更少

　（D）运动阻滞发生率低

　（E）呼吸抑制出现更低

　　椎管内注射 0.05% 布比卡因和芬太尼 5 μg/mL 较椎管内注射 0.125% 的布比卡因有下列优势：（1）运动阻滞发生率低；（2）低血压发生率低。

　　硬膜外注射阿片类药物较单纯使用局部麻

醉药有更大的概率发生阿片类相关的并发症（高风险的恶心/呕吐、瘙痒、镇静、呼吸抑制）。

参考文献：Butterworth JF IV，Mackey DC，Wasnick JD. *Morgan & Mikhail's Clinical Anesthesiology*，5th ed. New York，NY：McGraw Hill；2013.

14. 未对阿片类药物成瘾的患者术后使用自控镇痛泵，除了需求剂量外还会设置一个阿片类药物的持续背景剂量，背景剂量的优点是什么？

(A) 改进了术后镇痛

(B) 改进了术后的睡眠方式

(C) 减少了患者的生理需求

(D) 减少了总阿片类的用量

(E) 减少了呼吸抑制的发生率

　　自控镇痛泵持续输注阿片类药物对于那些没有认知能力或者生理障碍的患者是非常有用的。同时对于由于年龄过小而不知道如何使用镇痛泵的儿科患者也是非常有帮助的。阿片类耐受的病人也存在对阿片类药物的基础需求，即持续输注对他们也是适合的。

　　对于成人，自控镇痛泵持续输注并不能改善术后镇痛，睡眠模式和减少阿片类药物，而且增加了类似呼吸抑制的阿片类药物不良反应。有一些临床证据显示持续泵注可以改进儿科患者的术后睡眠方式。

参考文献：Miller RD. *Miller's Anesthesia*，8th ed. Philadelphia，PA：Elsevier；2015.

15. 多种替代疗法和补充疗法对于术后镇痛的管理是有用的。以下哪种技术需要患者的易感性？

(A) 经皮电刺激疗法

(B) 冷冻

(C) 针灸

(D) 催眠

(E) 超声波

　　多种替代疗法和补充疗法应用于术后镇痛的管理包括经皮电刺激疗法、冷冻、针灸、催眠和超声波。研究证实效果非常有限甚至有些时

候是相反的。催眠需要主动参与，如果患者不易感，催眠将毫无效果。

参考文献：Hadzic A. NYSORA *Textbook of Regional Anesthesia and Acute Pain Medicine*，1st ed. New York，NY：Mcgraw Hill；2007.

16. 在以下的替代和补充疗法中，哪种假定是通过释放内啡肽来起作用的？

(A) 针灸

(B) 催眠

(C) 冷冻

(D) 超声波治疗

(E) 治疗性抚触

　　许多辅助治疗术后疼痛的作用机制尚未完全清楚。针灸有可能通过刺激产生内啡肽进行术后镇痛。针灸其他的作用机制包括疼痛的门控理论。

　　催眠改变了疼痛的感知，但机制并不清楚。冷冻可以减慢神经的传导并减少组织的炎症。超声波治疗可以增加血流和促进组织的愈合。治疗性抚触可以改变患者身边的能量场。

参考文献：Hadzic A. NYSORA *Textbook of Regional Anesthesia and Acute Pain Medicine*，1st ed. New York，NY：Mcgraw Hill；2007. Furlan AD，van Tulder MW，Cherkin D，et al. Acupuncture and dry-needing for low back pain. Cochrane Darabase Syst Rev 2005；1（CD001351）. doi：10. 1002/14651858. CD001351. pub2.

17. 肺不张为术后患者低氧血症的原因。以下哪项最符合肺不张患者的术后低氧血症发生机制？

(A) 低潮气量

(B) 弥散障碍

(C) 血流通气比例失调

(D) 右向左分流

(E) 低氧引起的肺血管收缩

　　术后肺不张引起的低氧血症是因为右向左分流。当由于肺不张和肺突变（肺炎、ARDS），部分肺不通气就会发生右向左分流。和通气血流比例失调不同，分流并不能通过增加氧浓度

来轻易纠正。围术期肺不张可以通过呼吸末正压通气、肺复张手法以及运用低氧浓度使气体吸收最小化来缓解。

围术期分钟通气量由于代谢需求而降低，导致低通气量的发生。在肺纤维化和系统性血管病变时会发生肺弥散障碍。无效腔一般占总肺活量的 30% 左右。当通气增加或者血流减少，无效腔就会增加。通气血流比例失调一般用来形容无效腔的增加。通气血流比例失调的例子包括肺纤维化，阻塞性疾病比如哮喘、肺气肿以及慢性支气管炎。肺不张可以引起缺氧性的肺血管收缩，是围术期低氧血症的结果而不是引起原因。低氧引起的肺血管收缩可以将通气差的部分肺的静脉血转移。

参考文献：Levitzky MG. *Pulmonary Physiology*，8th ed. New York NY：Mcgraw Hill；2013.

18. 在围术期，有很多原因可以引起功能残气量的减少。一例已经麻醉并摆好体位准备手术的患者：仰卧位，麻醉已诱导，并已处于肌肉松弛状态。患者被安置在大约 30° 的头低位，开始进行非腔镜类上腹部手术，以下哪个因素最不可能减少功能残气量？

(A) 患者处于仰卧位

(B) 全身麻醉的诱导

(C) 增加肌肉松弛作用

(D) 大于 30° 的头低脚高位

(E) 非腹腔镜的上腹部手术

处于麻醉状态的患者增加肌松作用（和机械通气量）并不能明显地减少功能残气量。当患者从直立到仰卧位时，功能残气量减少 0.8—1.0 L，麻醉诱导后，功能残气量减少 0.4—0.5 L，头低脚高位（大于 30° 的头低位）更减少了功能残气量。上腹部手术也会减少 60%～70% 的功能残气量，并持续 7～10 d。

参考文献：Butterworth JF IV，Mackey DC，Wasnick JD. *Morgan & Mikhail's Clinical Anesthesiology*，5th ed. New York，NY：McGraw Hill；2013.

19. 一例患者在术后出现显著的高血压。下列哪项为术后高血压发生的最大的风险因素？

(A) 长期的高血压病史

(B) 由于疼痛的交感兴奋

(C) 高碳酸血症引起的交感兴奋

(D) 寒战

(E) 高血容量

在复苏室中，拥有长期高血压病史的患者会有更大的概率发生显著的高血压。引起围术期高血压的原因是非常广泛的，包括：(1) 交感神经活性增加① 疼痛；② 激动；③ 高碳酸血症；④ 肠段扩张和尿潴留；(2) 动脉低氧血症；(3) 高血容量；(4) 寒战；(5) 颅内压的增高；(6) 反跳现象；(7) 紧急状态下的情绪激动。

参考文献：Miller RD. *Miller's Anesthesia*，8th ed. Philadelphia，PA：Elsevier；2015.

20. 因肠穿孔行剖腹探查的患者，术后被转运至复苏室出现持续的低血压。初始治疗是静脉滴注晶体液。低血压并未因为液体复苏而得到纠正。心电图未曾改变，血压 95/42 mmHg，中心静脉压 8 mmHg，心排血量 8.4 L/min。基于以上信息，以下哪项干涉是需要的？

(A) 只需要持续的静脉液体输注

(B) 增加多巴胺的输注

(C) 增加抗利尿激素的输注

(D) 增加去甲肾上腺素的输注

(E) 增加肾上腺素的输注

由于疑似因感染性休克而引起低血压的患者需增加去甲肾上腺素的输注（疑似有感染，液体复苏不能逆转低血压）。脓毒症治疗指南提出液体复苏当以晶体液作为初始治疗，控制目标为：中心静脉压（CVP）维持在 8～12 mmHg，平均动脉压（MAP）＞65 mmHg，尿量＞0.5 mL/(kg·h)，上腔静脉血氧饱和度（$SCVO_2$）为 70%。加用缩血管药物以靶向控制 MAP 为 65 mmHg。去甲肾上腺素为首选，当需要额外的药物维持血压时，则建议使用血管升压素和肾上腺素。

术后,低血压的鉴别诊断范围广泛,包括:

(1) 前负荷降低(低血容量、出血和第三间隙丢失)

(2) 后负荷降低(脓毒症、过敏反应和交感神经切断术)

(3) 心源性因素影响心率、心律、收缩性(心肌缺血、心肌病、瓣膜病、心律失常)

(4) 梗阻性因素(张力性气胸、心包填塞和大面积肺栓塞)

休克是指为纠正低血压导致的器官灌注受损。指南指出,前负荷降低通过输注晶体液、胶体液以及血制品来改善,后负荷降低则通过去氧肾上腺素、去甲肾上腺素以及血管升压素来处理。肾上腺素是治疗过敏性反应的首选药物。可以通过正性肌力药物(如多巴酚丁胺)提高心排血量。根据心排血量下降的潜在原因,可以采用其他一些治疗措施,包括紧急心脏介入治疗、放置主动脉球囊反搏或者起搏器。同时也应高度怀疑阻塞性因素引起的心排血量下降,包括张力性气胸、心包填塞或肺动脉栓塞。床旁超声检查快速评估已经成为一种快速评估和指导患者治疗的通用手段。

持续性低血压的治疗程序一般建议立即评估气道、呼吸和循环;放置适当的静脉通道以及实施合适的液体替代治疗。如果血压维持在较低水平,应尽快采用超声心动图或超声检查评估血流动力学、肺动脉导管或有创动脉测压评估心排血量应尽快完善。这些数据都应考虑到低血压或休克的分类:

(1) 低血容量性休克以每搏量(SV)降低、代偿性心动过速、中心静脉压(CVP)下降、心排血量(CO)降低、外周血管阻力(SVR)增加为特征

(2) 后负荷降低(分布性休克)以 SVR 降低、SV 降低、CVP 降低以及正常或增加的 CO 为特征

(3) 心源性低血压/休克是以 CO 降低、

CVP 增加以及 SVR 增加为特征

(4) 梗阻性低血压/休克与心源性因素导致的低 CO、CVP 增加以及 SVR 增加的特征类似,超声检查可能是鉴别可疑病因的有效工具。

参考文献:Miller RD. *Miller's Anesthesia*, 8th ed. Philadelphia, PA: Elsevier; 2015.

21. 预测成人术后恶心呕吐(PONV)风险的多个患者相关的独立因素中,以下哪个是最有预见性的指标?

(A) 女性

(B) 非吸烟者

(C) 晕车病史

(D) 肥胖

(E) 年龄<50 岁

根据 2014 年门诊手术麻醉术后恶心呕吐的共识指南中(Society for Ambulatory Anesthesiology consensus guidelines),成人 PONV 存在多种独立危险因素:

(1) 女性

(2) 有 PONV 史或晕车史

(3) 年轻(<50 岁)

(4) 全身麻醉而不是局部麻醉

(5) 使用吸入性麻醉药以及氧化亚氮

(6) 术中阿片类药物的应用

(7) 麻醉持续时间

(8) 手术类别(腹腔镜手术、妇科手术以及胆囊切除术)

不被证实的成人 PONV 的因素(或临床相关性有限的因素)包括:

(1) 肥胖

(2) 焦虑

(3) 鼻胃管

(4) 吸氧

(5) 围术期禁食

(6) 偏头痛

参考文献:Gan TJ, Diemunsch P, Habib AS, et al.

Consensus guidelines for the management of postoperative nausea and vomiting. *Anesth Analg* 2014；118(1)：85‐113.

22. 脑干呕吐中枢可能会受到以下的刺激除了：

(A) 化学感受器触发区

(B) 胃肠道的迷走神经传入

(C) 前庭系统的迷走神经传入

(D) 内脏和躯体的细胞核

(E) 大脑皮质

在恶心呕吐传导路径上，内脏和躯体的细胞核是呕吐中枢的下行系统。呕吐中枢的躯体和内脏细胞核的兴奋导致交感和迷走症状以及呕吐的发生。呕吐中枢也受到化学感受器触发区、前庭系统的神经传入、胃肠道的迷走传入和大脑皮质的影响。

参考文献：Miller RD. *Miller's Anesthesia*，8th ed. Philadelphia，PA：Elsevier；2015.

23. 有很多的预防策略可以减少成人术后的恶心呕吐。以下哪个策略是最有用的？

(A) 避免用新斯地明

(B) 用 N_2O 代替其他挥发性麻醉剂

(C) 辅助吸氧

(D) 常规胃肠减压

(E) 充分补液

临床指南推荐以下预防措施减少成人术后恶心呕吐发生的风险因素。① 在合适的条件下尽可能使用区域阻滞麻醉来代替全身麻醉；② 避免使用氧化亚氮以及其他挥发性麻醉药；③ 使用丙泊酚进行麻醉诱导以及维持；④ 使用多模式镇痛使得术中阿片类药物应用最小化；⑤ 充分补液。

目前临床证据对于尽可能少的或者避免使用新斯的明可以减少术后恶心呕吐发生仍存在争议。辅助吸氧并不会减少恶心以及总体呕吐发生率(但可能减少早期呕吐的发生)。尚不推荐常规胃部减压以避免术后呕吐的发生。

参考文献：Gan TJ，Diemunsch P，Habib AS，et al.

Consensus guidelines for the management of postoperative nausea and vomiting. *Anesth Analg* 2014；118(1)：85‐113.

24. 呕吐与下列哪个生理反应有关系？

(A) 唾液分泌的减少

(B) 膈肌的收缩

(C) 小肠的蠕动

(D) 心动过缓

(E) 上腹部肌肉的松弛

恶心是一件令人不快的事情，呕吐是胃内容物强制溢出的过程。在呕吐过程中：

(1) 膈肌的收缩

(2) 分泌物的增加

(3) 小肠的反常蠕动

(4) 心动过速

(5) 腹部肌肉的收缩

(6) 胃底和贲门的松弛

(7) 胃窦部的收缩

参考文献：Miller RD. *Miller's Anesthesia*，8th ed. Philadelphia，PA：Elsevier；2015.

25. 以下哪种药物不是用来预防和治疗术后恶心呕吐的？

(A) 地塞米松

(B) 莨菪碱

(C) 埃索美拉唑

(D) 氟哌啶醇

(E) 奋乃静

质子泵抑制剂并不是预防术后恶心呕吐的适应用药。质子泵抑制剂用来治疗十二指肠溃疡、胃食管反流病、Zollinger‐Ellison综合征，可以减少围手术期的胃容量和胃酸分泌。

药物预防和治疗术后恶心呕吐包括：① NK‐1拮抗剂(阿瑞匹坦)；② 抗组胺药(维甲酸、甲嗪)；③ 五羟色胺抑制剂(昂丹司琼等)；④ 糖皮质激素(地塞米松)；⑤ 丙泊酚(维持剂量，镇静剂量)；⑥ 丁酰苯(氟哌利多)；⑦ 抗胆碱能药(莨菪碱)；⑧ 酚噻嗪类(奋乃静)。

参考文献：Gan TJ，Diemunsch P，Habib AS，et al. Consensus guidelines for the management of postoperative nausea and vomiting. *Anesth Analg* 2014;118(1)：85-113.

American Society of Anesthesiologists：Practice guidelines for preoperative fasting and the use of pharmacologic agents to reduce the risk of pulmonary aspiration：application to healthy patients undergoing elective procedures. An updated report by the e American Society of Anesthesiologists Task Force on Preoperative Fasting. *Anesthesiology* 2011;114：495-511.

26. 预防成人术后恶心呕吐，以下哪个是 H1 受体拮抗剂？

（A）盐酸非索非那定

（B）路雷他定

（C）乘晕宁/茶苯海明

（D）西替利秦

（E）氨苯那敏

　　乘晕宁/茶苯海明是 H1 受体拮抗剂用于治疗术后的恶心呕吐。其他 H1 受体拮抗剂治疗术后恶心呕吐的药物包括苯海拉明、异丙嗪和羟嗪。第二代抗组胺药如氯雷他定、盐酸非索非那定和西替利嗪不能透过血脑屏障所以并不是有效的止吐剂，故氨苯那酸等第一代抗组胺药也不能止吐。

参考文献：Butterworth JF IV，Mackey DC，Wasnick JD. *Morgan & Mikhail's Clinical Anesthesiology*，5th ed. New York，NY：McGraw Hill；2013.

27. 下列药物哪项在减少术后恶心呕吐方面效果最差？

（A）昂丹司琼 4 mg 静脉注射

（B）阿瑞匹坦 40 mg 口服

（C）地塞米松 8 mg 静脉注射

（D）氟哌利多 1.25 mg 静脉注射

（E）甲氧氯普胺 10 mg 静脉注射

　　虽然甲氧氯普胺 10 mg 静脉注射经常用来预防恶心呕吐，但作用甚微。大剂量的甲氧氯普胺（20～50 mg 静脉注射）很大概率会出现不良反应。昂丹司琼 4 mg 静脉注射、阿瑞匹坦 40 mg 口服、地塞米松 8 mg 静脉注射、氟哌利多 1.25 mg 静脉注射对减少术后恶心呕吐都有效果。考虑到氟哌利多可以使 QT 间期延长所以很少使用。

参考文献：Gan TJ，Diemunsch P，Habib AS，et al. Consensus guidelines for the management of postoperative nausea and vomiting. *Anesth Analg* 2014;118(1)：85-113.

28. 为了减少术后恶心呕吐，何时使用昂丹司琼（五羟色胺抑制剂）最有效？

（A）诱导期

（B）手术结束

（C）术前 1 d 晚上

（D）麻醉诱导前 2 h

（E）在麻醉维持阶段

　　大多数五羟色胺抑制剂，包括昂丹司琼、格拉司琼、多拉司琼和托烷司琼，在手术结束后使用可以有效预防恶心呕吐。帕洛司琼同样是五羟色胺抑制剂，但该药需要在诱导前给药。阿瑞匹坦（NK-1 抑制剂）在诱导前给药。东莨菪碱通常在手术前一晚给药或者手术前 2 h 给药。氟哌利多在手术结束前特定给药。

参考文献：Gan TJ，Diemunsch P，Habib AS，et al. Consensus guidelines for the management of postoperative nausea and vomiting. *Anesth Analg* 2014;118(1)：85-113.

29. 一例患者预防性给予昂丹司琼，在术后 4 h 仍有恶心呕吐，以下术后恶心呕吐补救治疗方案除了：

（A）乘晕宁（茶苯海明）

（B）昂丹司琼

（C）氟派利多

（D）经皮莨菪碱

（E）地塞米松

　　给予昂丹司琼的患者术后 4 h 仍有明显症状不应追加额外剂量的昂丹司琼。除非恢复期已经过了 6 h，否则不能应用同样的止吐药。

术后恶心呕吐的补救措施包括：

（1）使用与原先不同的止吐药

（2）在恢复期大于 6 h 后运用同样的止吐药作为补救

（3）非药物性技术包括针灸指压法作为补救治疗

（4）不要重复使用东莨菪碱和地塞米松。透皮的地塞米松和东莨菪碱起效慢、作用时间长。

参考文献：Miller RD. *Miller's Anesthesia*，8th ed. Philadelphia，PA：Elsevier；2015.
Gan TJ，Diemunsch P，Habib AS，et al. Consensus guidelines for the management of postoperative nausea and vomiting. *Anesth Analg* 2014；118（1）：85 - 113.

30. 氟哌利多被用于治疗术后恶心呕吐，但 2001 年，FDA 公布了一个关于使用氟哌利多的黑匣子警告。与警告一致，一旦考虑注射氟哌利多，需要执行以下哪种措施？

（A）避免注射氟哌利多的患者出现高钾

（B）避免注射氟哌利多的患者出现心动过速

（C）氟哌利多只能用于预防术后恶心呕吐

（D）注射完氟哌利多后心电监护 2～3 h

（E）注射完氟哌利多注意锥体外系的不良反应

　　一旦氟哌利多被注射，需要心电监护 2～3 h 以评估是否发生心律失常。应用氟哌利多有可能出现 QT 间期延长，甚至有可能出现更严重的心律失常包括尖端扭转。FDA 黑盒子警告建议：

（1）氟哌利多只能用于在其他止吐药无效的情况下而不能用来当作预防用药。

（2）氟哌利多一旦被考虑使用就需要使用十二导联心电图来评估 QT 间期。如果 QT 间期延长则不考虑使用氟哌利多。

（3）氟哌利多在那些有 QT 间期延长的患者需要谨慎使用，包括有心动过缓、心力衰竭、高钾、高镁的患者。

参考文献：http//www. fda. gov/Safety/MedWatch/ SafetyInformation/SafetyAlertsforhuman-MedicalProducts/ucm173778. htm

31. 存在术后恶心呕吐高风险的患者，经常选择多模式的方式预防恶心呕吐，以下哪类组合在减少术后恶心呕吐方面作用最小？

（A）昂丹司琼＋地塞米松

（B）昂丹司琼＋氟哌利多

（C）昂丹司琼＋卡索匹坦

（D）地塞米松＋甲氧氯普胺

（E）地塞米松＋氟哌利多

　　相比单独使用地塞米松，增加甲氧氯普胺的应用并不能远期减少术后恶心呕吐的发生率。其他已经被证实的较单独用药更有效果的合并用药包括（1）昂丹司琼＋地塞米松、（2）昂丹司琼＋氟哌利多、（3）昂丹司琼＋卡索匹坦、（4）地塞米松＋氟哌利多。

参考文献：Gan TJ，Diemunsch P，Habib AS，et al. Consensus guidelines for the management of postoperative nausea and vomiting. *Anesth Analg* 2014；118（1）：85 - 113.
Miller RD. *Miller's Anesthesia*，8th ed. Philadelphia，PA：Elsevier；2015.

32. 最佳的证据显示以下哪类非药物治疗方法对术后恶心呕吐最有效？

（A）音乐治疗

（B）吟唱

（C）催眠

（D）P6 针灸指压

（E）异丙酯的芳香疗法

　　最佳的证据显示，P6 穴位的针灸指压包括针刺、经皮神经刺激和指压对于术后恶心呕吐是有效的。多个实验的荟萃分析总结 P6 穴位的针灸指压与药物治疗如昂丹司琼或者氟哌利多有同样的效果。音乐治疗，异丙酯的芳香疗法对于术后恶心呕吐是无效的。吟唱和催眠是否有效，临床证据显示不足。

参考文献：Gan TJ，Diemunsch P，Habib AS，et al. Consensus guidelines for the management of postoperative nausea and vomiting. *Anesth Analg* 2014;118(1)：85 - 113.

Miller RD. *Miller's Anesthesia*，8th ed. Philadelphia，PA：Elsevier；2015.

33. 在运用神经肌肉阻滞药的全身麻醉后，患者苏醒并在复苏室里复苏。患者似乎有上气道梗阻和反常呼吸。在鉴别诊断中考虑有残余的神经肌肉阻滞。在这种情况下，下列哪种方法可以评估维持和保护气道的能力？

 （A） 4 个成串刺激

 （B） 强直刺激

 （C） 握力

 （D） 持续抬头

 （E） 伸舌

  对于一个清醒的患者，临床评估优于使用 4 个成串刺激和强直刺激来评估是否有残余的神经肌肉阻滞。持续抬头 5 s 是评估（是否有能力）维持和保护气道的标准。其他的临床评估包括握力和舌头前伸。另一种与咽部肌肉相关的临床测量方法是：能使门齿抵抗压舌板。

参考文献：Miller RD. *Miller's Anesthesia*，8th ed. Philadelphia，PA：Elsevier；2015.

34. 在围手术期，以下哪类并发症最常见？

 （A） 上呼吸道梗阻

 （B） 低血压

 （C） 高血压

 （D） 精神状态的改变

 （E） 恶心呕吐

  围术手期最常见的并发症是恶心呕吐。其他常见的并发症包括上呼吸道梗阻、低血压、心律失常、高血压以及精神状态的改变。关于医疗事故索赔和严重的医疗事故，心血管及呼吸系统事故是最显著的。

参考文献：Miller RD. *Miller's Anesthesia*，8th ed. Philadelphia，PA：Elsevier；2015.

35. 既往体健的 30 岁男性接受住院手术治疗。气道管理使用肌松剂量罗库溴铵和司可林。他在术后很快就能活动但术后 3 d 却出现明显的肌肉疼痛。以下哪个原因导致术后肌肉疼痛？

 （A） 肌肉强壮的患者

 （B） 男性

 （C） 住院手术

 （D） 早期移动

 （E） 运用了肌肉松弛剂量的罗库溴铵

  在应用司可林之后的早期活动有较大概率发生术后肌肉疼痛，据报道其术后发生率为 $0.2\% \sim 98.0\%$。与使用司可林相关的术后肌肉疼痛高风险因素包括：

  （1） 小手术；

  （2） 男性；

  （3） 肌肉含量少的患者如长期卧床；

  （4） 术后早期活动。

  有很多减少司可林相关肌肉痛的方法，包括利多卡因、非甾体类抗炎药以及非去极化神经肌肉阻滞药。但是临床证据是矛盾的。有些研究证明应用非去极化神经肌肉阻滞药可以减少 30% 的司可林相关肌肉疼痛的发生。但其他研究则认为虽然司可林诱导的相关肌肉疼痛是可以阻止，但是使用非去极化神经肌肉阻滞药预处理是不能减少肌肉疼痛的发生概率的。

参考文献：Miller RD. *Miller's* Anesthesia，8th ed. Philadelphia，PA：Elsevier；2015.

Wong SF，Chung F. Succinylcholine-associated postoperative myalgia. *Anaesthesia* 2000；55：144 - 152.

36. 下面哪项是术后认知功能障碍的风险因素？

 （A） 全身麻醉

 （B） 患者的年龄

 （C） 术中低血压

 （D） 术中低氧血症

 （E） 门诊手术

  术后认知功能障碍的危险因素包括年龄增长、麻醉持续时间、二次手术、感染、呼吸系统并发症、患者的受教育水平。而麻醉的方式、术中低血压、低氧血症和术后认知功能障碍与其没有关联,门诊手术相对于住院手术术后认知功能障碍发生较少。

参考文献: Silverstein JH, Timberger M, Reich DL, et al. Central nervous system dysfunction after noncardiac surgery and anesthesia in the elderly. Anesthesiology 2007;106: 622 - 628. Miller RD. *Miller's* Anesthesia, 8th ed. Philadelphia, PA: Elsevier; 2015.

37. 对于成人来说,下列哪项是术后谵妄的高风险因素?

    (A) 功能障碍

    (B) 术中应用氧化亚氮

    (C) 术中血细胞比容小于 35%

    (D) 年龄>40 岁

    (E) 全身麻醉

    术前有功能障碍的患者增加了术后谵妄的发生率。谵妄定义为:不能归因于本来存在的医疗情况、食物中毒和药物治疗的认知和意识的急性改变。其他的风险因素包括:年龄大于70 岁,有谵妄病史,早期存在的认知缺陷和滥用酒精。术中的高风险因素包括:红细胞压积小于 30%,大量的术中失血和大量的输血。麻醉方式、运用氧化亚氮以及术中低血压和谵妄发生率无关。

    参考文献: Miller RD. *Miller's* Anesthesia, 8th ed. Philadelphia, PA: Elsevier; 2015.

38. 1 例患者经过近 8 h 的手术,术后出现精神状态的改变。先前没有认知功能缺陷的患者,存在注意力和意识的改变,症状大概在 1 周后缓解。下列哪项最符合?

    (A) 术后认知功能障碍

    (B) 术后谵妄

    (C) 兴奋

    (D) 痴呆

    (E) 延迟苏醒

    术后谵妄存在注意力的损害以及意识状态

的改变,而且一般是可逆的。术后谵妄的特点是症状突然开始并持续几天甚至几周。

术后认知功能障碍的特点是缓慢开始,持续几周甚至几个月。术后认知功能障碍与注意力损害有关,术后认知功能障碍也是可逆的但持续时间较长。

急性谵妄一般发生在全身麻醉结束即刻,然后在几分钟至几小时内恢复。

痴呆与记忆、学习能力、语言和判断力的干扰有关。病程自然进展与意识改变无关。苏醒延迟指麻醉停止后患者对外在刺激无反应(一般需要 60~90 min 内有反应)。

参考文献: Miller RD. *Miller's* Anesthesia, 8th ed. Philadelphia, PA: Elsevier; 2015.

39. 一例需在全身麻醉下行腹腔镜下乙状结肠切除术的患者。术中维持选用七氟烷、芬太尼和罗库溴铵。手术结束,麻醉停止后患者未能在60 min 内恢复意识。以下哪项最能解释这种突发的推迟状况?

    (A) 镇静药物的残留作用

    (B) 残留的肌肉松弛作用

    (C) 低体温

    (D) 围术期卒中

    (E) 低血糖

    术后延迟苏醒的主要原因是镇静药物的残留(吸入麻醉、诱导药物、阿片类药物、苯二氮䓬类药物)。虽然麻醉后的复苏时间可能因人而异,全身麻醉后的延迟苏醒被定义为麻醉终止后 30~90 min 意识未能恢复。其他可能导致苏醒延迟的原因包括:(1)神经肌肉阻滞药的作用延长;(2)神经并发症包括卒中;(3)代谢障碍包括高血糖和低血糖、高钠和低钠血症、高钙血症和高镁血症;(4)低体温;(5)呼吸衰竭。

    治疗延迟苏醒的患者建议评估生命体征和意识状态,包括回顾围术期用药和拮抗剂的应用,血糖、体温和动脉血气的评估以及其他检查包括 X 线和头颅 CT 检查。

参考文献：Miller RD. *Miller's* Anesthesia，8th ed. Philadelphia，PA：Elsevier；2015.

Butterworth JF IV，Mackey DC，Wasnick JD. *Morgan ＆ Mikhail's Clinical Anesthesiology*，5th ed. New York，NY：McGraw Hill；2013.

（陈聪聪　陈翀　夏晨钟译　邬伟东校）

第 30 章

麻醉学中的特殊问题

1. 为了减少住院医师的疲劳和睡眠缺乏，住院医师的工作时间需调整。疲劳是工作失误的重要原因。由于睡眠缺乏而引起的工作失误最容易发生在一天中的哪个时间点？

(A) 2 点到 7 点

(B) 7 点到 12 点

(C) 12 点到 17 点

(D) 17 点到 22 点

(E) 22 点到凌晨 2 点

2. 人在手术室的表现可能受到许多不同因素的影响。最佳证据显示在手术室当中最可能影响麻醉医师工作状态的是下面哪项？

(A) 在手术室中的阅读

(B) 在手术室中播放音乐

(C) 工作 8 h 前摄入酒精型饮品

(D) 24 h 中仅 4 h 睡眠时间

(E) 25％浓度的一氧化氮的职业暴露

3. 依据美国化学药品监督管理局，下列描述中哪种是成瘾麻醉医师最典型的特征？

(A) 丙泊酚的滥用

(B) 过度参与学术实践

(C) 成瘾的家族史

(D) 2 年之内被发现

(E) 在麻醉住院医师中发生最多

4. 不幸的是，药物成瘾的医师通常发现得较晚。药物依赖的体征和症状的认知可促使进行早期干预。以下与工作相关的体征和症状哪项有可能是阿片类药物依赖患者所拥有的？

(A) 制图细致

(B) 不愿接电话

(C) 体重增加

(D) 喜欢单独工作

(E) 不愿救济他人

5. 一名受害的医师愿意接受针对阿片类药物依赖的治疗。完成治疗方案后，医师要求返回工作场所。美国化学药品监督管理局提供了对有药物依赖史的医师的相关保护。一般来说，下列哪种情况与美国化学药品监督管理局提供的是一致的？

(A) 雇主必须为正处于恢复期的医生提供住宿和工作的场所

(B) 目前正在使用药物（治疗）的医生不会失去工作

(C) 雇主可以为处于恢复期的医生提供修改后的工作时间表

(D) 雇主必须为处于恢复期的医生提供持续的治疗

(E) 重返工作岗位的医生必须完成至少 6 个月的纳曲酮治疗

6. 一名麻醉医师在患者的错误一侧行肌间沟阻滞后,麻醉医师会受到医疗事故诉讼。下列哪项最容易认为是引起事件的主要原因?

(A) 遗弃

(B) 犯罪过失

(C) 替代责任

(D) 侵犯

(E) 攻击

7. 一名精神混乱的老年患者拟行手术治疗。该患者有预先医疗照护指示:不做心肺复苏。术晨,患者代理决策人要求在手术和麻醉过程中暂停不做心肺复苏的指示。下列哪项是正确的?

(A) 麻醉医师按照法院命令暂停不做心肺复苏的指示。

(B) 忽略代理决策人的在手术和麻醉中暂停不做心肺复苏的指示。

(C) 麻醉医师应该仔细检查"不做心肺复苏指示"的例外情况。

(D) 麻醉医师必须参与患者的照护。

(E) 在手术室,"不做心肺复苏"的指示是无法律约束的。

8. 一位专业的歌剧演唱者在手术过程中需要全身麻醉和气管插管,考虑到患者的职业,知情同意过程中对关于气管内导管放置和潜在的声带损伤进行漫长的讨论。以下哪个方面在知情同意告知中最好向患者公开告知?

(A) 合理的个人标准

(B) 主观标准

(C) 专业标准

(D) 治疗特权

(E) 家长作风

9. 一名麻醉医师因与知情同意有关的疏忽而被起诉。这是一名孕妇接受了硬膜外阻滞的分娩镇痛,由于过于疼痛患者声称硬膜外镇痛是无效的。根据患者的情况,下列哪项在麻醉告知中是缺乏的?

(A) 自愿

(B) 公开

(C) 推荐

(D) 理解

(E) 自主授权

10. 医院安全委员会在回顾了 1 例药物差错后,尝试去设计一个体系以防止类似的药物差错的发生。该系统应该包括下面哪个进程?

(A) 请医师在患者护理区准备静脉输液。

(B) 对所有药物使用相同的程序。

(C) 减少在病床边使用药剂师。

(D) 使用电脑化命令输入。

(E) 改善患者护理区危险药物的明示化。

11. 在手术中麻醉医师给患者输注了错误的红细胞悬液,从而发生了急性溶血。但患者预后良好。以下哪项必须做到?

(A) 因为没有长期的损害发生,图表上的记录无须向患者公开

(B) 有义务向患者公开

(C) 初次公开应在对错误进行完整的回顾

(D) 风险控制人员而非麻醉医师须向患者公开

(E) 向患者公开的内容中必需包括谁是责任人

答案与解析：麻醉学中的特殊问题

1. 为了减少住院医师的疲劳和睡眠缺乏,住院医师的工作时间需控制。疲劳是工作失误的重要原因。由于睡眠缺乏而引起的工作失误最容易发生在一天中的哪个时间点?

   (A) 2点到7点

   (B) 7点到12点

   (C) 12点到17点

   (D) 17点到22点

   (E) 22点到凌晨2点

   凌晨2点到7点是一个人最想睡觉的时候,第二个最想睡觉的时间是下午2点到6点,为了减少潜在的因睡眠不足和疲劳而引起的工作错误,美国医学教育评审委员会规定了住院医师的工作时间。

   参考文献: Miller RD. *Miller's Anesthesia*, 8th ed. Philadelphia, PA: Elsevier; 2015.

2. 人在手术室的表现可能受到许多不同因素的影响。最佳证据显示在手术室当中最可能影响麻醉医生工作状态的是下面哪项?

   (A) 在手术室中的阅读

   (B) 在手术室中播放音乐

   (C) 工作8 h前摄入酒精型饮品

   (D) 24 h中仅4 h的睡眠

   (E) 25%浓度的一氧化氮的职业暴露

   理论上,通常成年人每晚需要7~8 h的睡眠,每晚睡眠不足2 h会对工作表现产生不利的影响。不幸的是在社会上睡眠不足非常普遍,并成为医疗错误以及工程错误的常见原因之一。

在手术室阅读可能会分散人们的警惕性和注意力,但对工作表现有何种程度的影响却未可知。在手术室阅读会使外科医生和患者对麻醉医生产生负面看法,甚至会质疑其专业性

通常噪音对工作表现有负面影响。在手术室里播放音乐会使氛围轻松还是干扰了工作的证据仍然是矛盾的。

没有明确的证据表明,在麻醉废气中的职业暴露会损害工作表现。

关于饮酒方面,几乎没有关于医疗领域相关研究证据。在其他领域的职业调查提示,宿醉后会影响工作表现,即使在血液酒精浓度已经检测不到的情况下。

参考文献: Miller RD. *Miller's Anesthesia*, 8th ed. Philadelphia, PA: Elsevier; 2015.

3. 依据美国化学药品监督管理局,下列描述中哪种是成瘾麻醉医师最典型的特征?

   (A) 丙泊酚的滥用

   (B) 过度参与学术实践

   (C) 成瘾的家族史

   (D) 2年之内被发现

   (E) 在麻醉住院医师中发生最多

   美国麻醉医师协会化学依赖专责小组已经明确了一些有成瘾特性的麻醉医师的一些特征:(1) 阿片类药物的滥用(芬太尼滥用最为普遍);(2) 大部分在学术实践;(3) 有成瘾的家族史;(4) 虽然关联的大多数是住院医师,但多数却是麻醉主治医师。(5) 大约一半人的年龄小于35岁。

大多数成瘾的麻醉医师在滥用药物1年内被发现。原因在于有能力进行药物滥用检测。相反，酒精滥用多年后才会被发现。

参考文献：Arnold WP，Bogard TD，Harter RL，et al. Model curriculum on drug abuse and addiction for residents in anesthesiology，American Society of Anesthesiologists，Committee on Occupation Health，Task Force on Chemical Dependence，http://www. asahg. org/. . . /Practice Management/modelcurriculum/en/1.
Miller RD. *Miller's Anesthesia*，8th ed. Philadelphia，PA：Elsevier；2015.

4. 不幸的是，药物成瘾的医师通常发现得较晚。药物依赖的体征和症状的认知可促使进行早期干预。以下与工作相关的体征和症状哪项有可能是阿片类药物依赖患者所拥有的？

（A）制图细致

（B）不愿接电话

（C）体重增加

(D) 喜欢单独工作

（E）不愿救济他人

虽然药物成瘾没有特异性的征象，阿片类药物的成瘾性与单独工作的表现有关联性，其他阿片类依赖的表现包括：（1）对外界兴趣的减少；（2）异常的行为变化（大幅度的情绪变化）；（3）无故的缺席；（4）粗心地制图；（5）频繁地上厕所；（6）不愿意接电话；（7）不愿意原谅其他人；（8）不能在需要时随时待命；（9）表现为麻醉医师在阿片类药物使用的增长以及患者过多的术后疼痛。

其他症状和迹象与药物戒断症状有关。对于阿片类成瘾者，体重的减低、针尖样瞳孔、寒战以及发汗应加以注意。综合来看，阿片类成瘾的医师会努力维持正常的工作和家庭关系，寻找机会运送药品，并显示其他戒断迹象。不幸的是，他们否认阿片类成瘾可能会推迟治疗干预直到被发现死亡。

参考文献：Miller RD. *Miller's Anesthesia*，8th ed. Philadelphia，PA：Elsevier；2015.

5. 一名受伤害的医师愿意接受针对阿片类依赖的治疗。完成治疗方案后，医师要求返回工作场所。美国残疾人协会提供了对于药物依赖医师的相关保护。一般来说，下列哪种情况与美国化学药品监督管理局提供的是一致的？

（A）雇主必须为处于恢复期的医师提供住宿和工作的场所。

（B）目前正在使用药物（治疗）的医师不会失去工作。

(C) 雇主可以为处于恢复期的医师提供修改后的工作时间表。

（D）雇主必须为处于恢复期的医师提供持续的治疗。

（E）重返工作岗位的医师必须完成至少6个月的纳屈酮治疗。

《美国残疾人法》将有成瘾史的医师纳入残疾的范畴。《美国残疾人法》要求雇主为残疾人提供合理的住宿。为处于恢复期的医师提供一份调整的工作时间表也是与《美国残疾人法》一致的。

《美国残疾人法》并没有保护正在滥用药物的医师。《美国残疾人法》并没有明确规定雇主为恢复期的医师提供治疗。雇主同样不需要负担恢复期医师的过度花费。虽然很多治疗阿片类药物成瘾医师的方法要求至少6个月的纳屈酮治疗，但并不是《美国残疾人法》所要求的。

参考文献：Miller RD. *Miller's Anesthesia*，8th ed. Philadelphia，PA：Elsevier；2015.

6. 一名麻醉医师在患者的错误一侧行肌间沟阻滞后，麻醉医师会受到医疗事故诉讼。下列哪一项最容易认为是引起事件的主要原因？

（A）遗弃

（B）犯罪过失

（C）替代责任

(D) 侵犯

（E）攻击

麻醉医师在错误的一侧进行操作可因不同

原因带来诉讼,包括:手术知情同意的缺失,医疗疏忽和侵犯。(因为在错误的部位进行操作,患者并不知情,所以这不能称为知情同意)未经同意而去碰触患者叫侵犯(攻击是指尝试去接触其他人),医疗过失是因为违背责任而造成的伤害。如果护理水平远低于标准水平,可能会因为犯罪过失被起诉。如果一个麻醉医师一旦承担了职责却无法提供持续的照护,就会造成遗弃。如果一个麻醉医师无法合理的监督自己的工作就会产生替代责任。

参考文献: Miller RD. *Miller's Anesthesia*, 8th ed. Philadelphia, PA: Elsevier; 2015.

7. 一名精神混乱的老年患者拟行手术治疗。该患者有预先医疗照护指示:不做心肺复苏。术晨,患者代理决策人要求在手术和麻醉过程中暂停不做心肺复苏的指示。下列哪项是正确的?

　　(A) 麻醉医师按照法院命令暂停不做心肺复苏的指示。

　　(B) 忽略代理决策人的在手术和麻醉中暂停不做心肺复苏的指示。

　　(C) 麻醉医师应该仔细检查"不做心肺复苏指示"的例外情况。

　　(D) 麻醉医师必须参与患者的照护。

　　(E) 在手术室,"不做心肺复苏"的指示是无法律约束的。

　　预先医疗照护指示,包括不做心肺复苏不能被手术医师和麻醉医师自主暂停。根据美国麻醉医师协会制定的有拒绝心肺复苏指示患者的护理指南,对于这类患者,术前的讨论包括:① 根据需要对不做心肺复苏指示进行澄清和修改;② 对不做心肺复苏指示的任何例外情况进行审查;③ 对麻醉恢复后恢复不做心肺复苏指示的计划进行审查。经讨论,不做心肺复苏指示可能继续、修改或者撤销。如有必要,麻醉医师应将同意的具体复苏措施记录在案。在某些情况下,麻醉医师可以拒绝为有不做心肺复

苏指示的患者进行治疗,并提供替代治疗。

参考文献: Miller RD. *Miller's Anesthesia*, 8th ed. Philadelphia, PA: Elsevier; 2015.
Kelly RJ. Periopetative Do-Not-Resuscitate Orders. ASA Monitor, 2014;78(3): 14 - 47.

8. 一位专业的歌剧演唱者在手术过程中需要全身麻醉和气管插管,考虑到患者的职业,知情同意过程中对关于气管内导管放置和潜在的声带损伤进行漫长的讨论。以下哪个方面在知情同意告知中最好向患者公开告知?

　　(A) 合理的个人标准

　　(B) 主观标准

　　(C) 专业标准

　　(D) 治疗特权

　　(E) 家长作风

　　为了充分的权衡气管插管的风险和麻醉技术的知情同意,有特殊需求的患者(如歌剧演员)需向其公开特殊的信息(气管损伤的风险)以便患者充分权衡气管插管的风险,同意麻醉。这就是所谓的主观标准。医师在知情内容上需要公开医学相关信息。其中有 2 项主要标准:前面提到的特定信息的主观标准以及合理的被告知人员的标准。合理的人员需要医师向其公开他需要的所有的信息。

　　专业标准是指目前并未被普遍认知,对于同样的专业事物,麻醉医师向另一名麻醉医师阐述的信息。治疗特权是指为了避免对于患者的心理上和生理上的损害而避免医疗信息泄露,但很少使用。

　　"家长作风"是一种信念指医生知道什么对患者最好。现行的知情同意书要求患者自主决策。

参考文献: Miller RD. *Miller's Anesthesia*, 8th ed. Philadelphia, PA: Elsevier; 2015.

9. 一名麻醉医师因与知情同意有关的疏忽而被起诉。这是一名孕妇接受了硬膜外阻滞的分娩镇痛,由于过于疼痛患者声称硬膜外镇痛是无效

的。根据患者的情况,下列哪项在麻醉告知中是缺乏的?

(A) 自愿

(B) 公开

(C) 推荐

(D) 理解

(E) 自主授权

现代的知情同意书包括以下7个方面:

(1) 决策能力-与特定时间的特殊决定有关,患者需要了解治疗方案以及拒绝治疗的后果。

(2) 自愿性——患者必须心甘情愿的参与治疗不能强迫。

(3) 公开——向患者阐述信息以做决定。

(4) 推荐——麻醉医师关于治疗方案的优点和缺点。

(5) 理解——风险和收益。疼痛和风险都不能完全避免。

(6) 决定——患者对于麻醉技术的决定。

(7) 自主授权——患者可以独立的授权特殊程序(比如手术知情同意书或不同的麻醉知情同意书)。

参考文献:Miller RD. *Miller's Anesthesia*, 8th ed. Philadelphia, PA: Elsevier; 2015.

10. 医院安全委员会在回顾了1例药物差错后,尝试去设计一个体系以防止类似的药物差错的发生。该系统应该包括下面哪个进程?

(A) 请医师在患者护理区准备静脉输液。

(B) 对所有药物使用相同的程序。

(C) 减少在病床边使用药剂师。

(D) 使用电脑化命令输入。

(E) 改善患者护理区危险药物的明示化。

减少药物错误需要评估所有涉及的系统,包括处方、文档、转录、配置、注射、监控。

安全操作包括在注射前建立权威标准从而检查和确认药物。建议减少药物错误的最佳实践建议包括:

(1) 以电子技术为基础的系统包括:电脑化的订单录入,电脑化剂量和过敏反应检查/计算机化的药物跟踪,药物准备和用来管理的条码阅读器。

(2) 由药剂师而不是医师来准备静脉输液。

(3) 为高风险药物制定特殊的程序而不是对所有类型的药物使用相同的程序。

(4) 增加临床医师接近药房的概率。

(5) 改善医师、护士和患者的药物教育——从患者护理区移除潜在的危险药物。

参考文献:Brunton LL, Chabner BA, Knollman BC. *Goodman & Gilman's the pharmacological Basis of Therapeitics*,12th ed. New York, NY: McGraw Hill; 2011.

11. 在手术中,麻醉医师给患者输注了错误的红细胞悬液,从而发生了急性溶血。但患者预后良好。以下哪项必须做到?

(A) 因为没有长期的损害发生,图表上的记录无须向患者公开

(B) 有义务向患者公开

(C) 初次公开应在对错误进行完整的回顾

(D) 风险控制人员而非麻醉医师须向患者公开

(E) 向患者公开的内容中必需包括谁是责任人

根据医疗机构认证联合委员会的数据,无论是预期的还是未预期的都需要公开。尽管要求向患者公开医务错误,但常常提供的信息是不完整的或是因没有及时保存好信息而在需要时不能提供。这是因为缺乏对医学法律的关注和不完善的医学知识而无法决定应公开哪些内容和如何去公开。一般来说,初次公开需及时进行内容其包括对发生事物进行没有任何猜测或推断的解释,不需要道歉和承认责任。一般来说,负责的医生需要向病人公开,然而在一些特定场合风险管理人员可以提供辅助。应建立起与患者家属的持续沟通,以在患者安全审查过程中提供额外的信息。

参考文献：Longnecker DE，Brown DL，Newman MF，Zapol WM. *Anesthesiology*，2nd ed. New York，NY：McGraw Hill；2012.

Gallagher TH，Denham CR，Leape LL，et al. Disclosing unanticipated outcomes to patients：the art and practice. *J Patient Saf* 2007；3：158 - 165.

（郁丽娜译　严敏校）

图书在版编目(CIP)数据

麻醉学基础知识要点解析 /(加)杰夫·加兹登,
(加)迪恩·琼斯编著;严敏译. —上海:上海世界图
书出版公司,2020.1
ISBN 978 - 7 - 5192 - 7045 - 2

Ⅰ. ①麻… Ⅱ. ①杰… ②迪… ③严… Ⅲ. ①麻醉学
-资格考试-自学参考资料 Ⅳ. ①R614

中国版本图书馆 CIP 数据核字(2019)第 260686 号

书　　名　麻醉学基础知识要点解析
　　　　　Mazuixue Jichu Zhishi Yaodian Jiexi
编　　著　[加]杰夫·加兹登　[加]迪恩·琼斯
主　　译　严　敏
责任编辑　胡　青
装帧设计　南京展望文化发展有限公司
出版发行　上海世界图书出版公司
地　　址　上海市广中路 88 号 9 - 10 楼
邮　　编　200083
网　　址　http://www.wpcsh.com
经　　销　新华书店
印　　刷　上海景条印刷有限公司
开　　本　889mm×1194mm　1/16
印　　张　32.75
字　　数　880 千字
印　　数　1—3200
版　　次　2020 年 1 月第 1 版　2020 年 1 月第 1 次印刷
版权登记　图字 09 - 2018 - 197 号
书　　号　ISBN 978-7-5192-7045-2/ R·531
定　　价　220.00 元